病態生理・生化学・栄養

ILLUSTRATED 図説

病気の成立ちとからだ Ⅰ

症候別病態生理編

普及版

中野昭一 編集

中野昭一
佐伯武頼
堀内正久
松宮輝彦
武田弘志
足立穰一
中野浩志

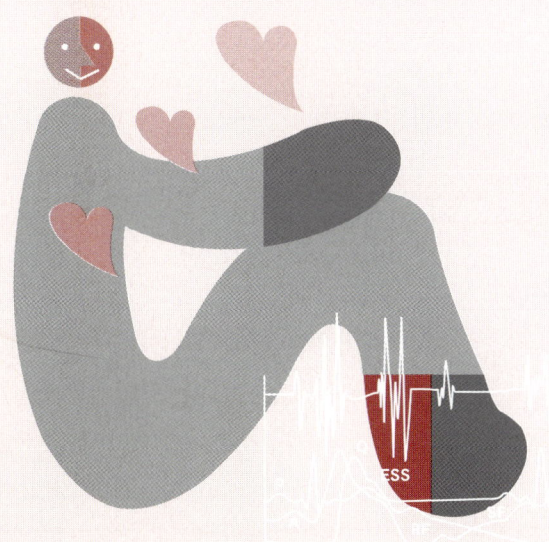

Illustration;
Process of
Various S...
and Patho-...
Basis in Human Body

医歯薬出版株式会社

図説シリーズ・普及版の発行に際して

　1960年代後半から1970年代後半にかけて，電子顕微鏡やX線・γ線などの放射線，さらにはMRIなどの物理的検索，また，酵素法やアミノ酸分析，組織化学・酵素学的染色などの化学的検索方法の発達は著しく，多くの生理機能の解明がなされ，基礎医学に携わる者は勿論，co-Medicalの部門に関係する諸兄姉にとっても，からだ全体としてそのすべてを理解することの難しさが痛感されていた．

　当時，東京慈恵会医科大学の生理学教室から東海大学体育学部に移り，さらに1974年，医学部に転じ，生理学の教鞭をとっていた私としては，この精密で難解なヒトのからだの生理的機能や，運動による変動，さらには生理機能の変調による症候，種々の疾病の病態，その栄養学的見地からの解析などを，より簡明に解説し，これらをさらに深く追究する端緒になればと考え，この図説シリーズの発刊を企図したのである．

　すなわち，本シリーズの姿勢は，からだの仕組みから解説した生理・解剖学部門，体内で栄養素がいかに利用されて行くかを解説した栄養・生化学部門，さらに病気の仕組みと栄養・代謝との関係から解説した病態生理・栄養学的部門を骨子として，一貫して著述されている．また，精密で難解なヒトのからだの構造や働き，運動や病気の成立ちなどを，視覚的にもより理解され易くするため，全巻を通じて，左ページに図表を纏め，右ページでそれを解説する形式をとり，これを一つの単位として幾つかの単位を纏め，一つの生理機能を理解できるようにと努力したのである．

　さて，本シリーズは，ほぼ20年前の1979年に上梓された第一作『からだの仕組みと働き』に始まり，以来，1981年に症候の病態生理ともいうべき『病気の成立ちとからだⅠ』，さらに1982年には『運動の仕組みと応用』，1983年に疾患別病態生理である『病気の成立ちとからだⅡ』，1997年に『運動・スポーツの功と罪』，さらに臓器・組織別に解剖と生理との関連を追究した『ヒトのからだ』を刊行して，この一連のシリーズ全6冊を完結させた．

　しかし，この約20年間のうちにも医学に関連した諸学問の進歩は著しく，初版で10～22刷を重ねたのちすべて改定第2版を発行した．その総数は13万7千余部にも及び，各方面にわたる教育・研究者の諸兄姉あるいは学生諸君に多大のご支持を戴いていることは感謝にたえない．

　なお，本書の最大の目的の一つは，これから学問を学ぼうとする人達の格好の入門書たらんことにあり，これ以上の学問的研究については各個の専門書を参照されたい．

　さて，今回，これらの実績を踏まえ，より多くの読者の入門書として利用されんことを考え，また，医歯薬出版株式会社の意向もあって，その内容を変えることなく，より価格を抑えた新装丁による本シリーズ普及版の発行を企図した．この普及版シリーズが，前シリーズと共に，皆様のお役に立つことを願ってやまない次第である．

　2001年8月22日

　　　　　　　　　　　　　　　　　　　　　　　　　　日本体育大学大学院研究科長室にて
　　　　　　　　　　　　　　　　　　　　　　　　　　　　　　　　　　中野昭一

第2版の出版にあたって

　本図説シリーズも，『ヒトのからだ』，『からだの仕組みと働き』，『病気の成立ちとからだ［Ⅰ］』，『病気の成立ちとからだ［Ⅱ］』と，ヒトのからだの正常な働きに関する解剖と生理，その変調ともいえる症候の病態生理と疾患別病態生理の4冊に加え，わが国の高齢化，健康指向に伴う運動の奨励に関連して『運動の仕組みと応用』と『運動・スポーツの功と罪』の2冊を加え，1979年以来6冊の発刊を行い，科学の発達に伴うそれらの全面的な改訂第2版の出版もすでに4冊に及んでいる．

　すなわち，本シリーズ発行の目的は，ヒトのからだの正常な働き，その異常の発見と予防，加齢現象の対策として運動の効用と障害などについて，少なくとも現時点での新しい知識を，生理学，病態生理学，生化学，栄養学，さらには薬理学的など，多方面から考えられる限りの考察を加え，医学に携わる人達はもちろん，いわゆるコ・メディカルに従事される人達の知識と理解を深めることにある．

　さて，本書初版の"はじめに"にも述べてあるように，『病気の成立ちとからだ［Ⅰ］』の主題である症候は，ヒトの機能のうえからそれを一元的に解釈することは困難である．それは，症候が必ずしも一つの生理機能の変調のみによって起きてくるものではなく，いくつかの機能が程度の差こそあれ同時に変調をきたした場合，あるいは一つの働きの異常が他の機能に影響を与え，その症候が強く現われてくる場合などがあり，病態生理的な考え方から，一元的にその取捨選択を行うことが非常に難しく，膨大な知識を必要とすることにある．そこで本書は，それらを理解するために，生理機能がどのように変化するとどのような症候が現われるのか，あるいはその症候を起こさせる機序，その経過を捉えるための知識を得られる手段の一つになればと考え，症候の病態生理として，本書の初版を出版したのである．

　しかし近年，科学の発展に伴う医科学的知識の進歩は著しく，化学的超微量定量法，酵素染色法，免疫学的・細胞生物学的・電子顕微鏡的手法などの発達に伴い，たとえば，肥満因子のサイトカインであるレプチンの発見，インスリンの分泌・糖の吸収に関するグルット2～5など多くの細胞膜受容体の作用の解明などがあり，この改訂第2版の発行では，できうる限り新しい知見を取り入れる努力を行うとともに，従来入れていなかった精神機能の面も加え，それらの不備を補捉し，全面的にその内容の見直しを行ったのである．なお，『病気の成立ちとからだ［Ⅱ］』は，個々の疾患別の病態生理であるために，すでに新たな知見を加え，血液疾患を独立させた改訂第2版を発行してある．まずはこの2冊を並べて通読され，ヒトのからだの生理と病態の概要についての理解を深められることを希望している．

　さて，本書の改訂にあたっても，従来より本図説シリーズで行っている左ページに判りやすい図を，それを右ページで，できうる限り簡略に説明する視覚的手段に訴える手法をとり，少なくも現時点における症候の病態生理と疾患別病態生理との概要の解説と理解とを企図した目的は果たされているものと確信している．

　しかし，毎回申し上げているように，内容をコンパクトにまとめる目的もあって，紙面が制約され，ある分野では，解説の不備，科学の進歩に追従し得なかった点も多々あることは否めない．今後さらに諸先生方のご教示，ご教導を賜り逐次改訂していく所存である．

また，本書の編集にあたり，多くの先輩，諸兄姉の論文，著書その他から多くのご教示をいただいており，心から感謝の意を捧げるとともに，本書に引用させていただいた図書，文献，あるいは座右にあった書籍を，各章の終わりに挙げ，これらの図書などを，その方面の教科書，研究書として，とくに推薦させていただく次第である．

　さらに，本書の出版には多くの人々のご好意を受けており，個々に感謝の辞を述べることは不可能に近い．しかし，私を臨床の内科学から生理学，病態生理学，運動生理学，スポーツ医学への道にご教導いただいた恩師，先輩諸兄姉に心から感謝の意を捧げるとともに，本書の企画，出版に際して多大なご助力をいただいた医歯薬出版株式会社および図版制作にあたっていただいた高雄デザイン・高橋雄作氏に謝意を表する次第である．

　1999年4月

　　　　　　　　　　　　　　　　　　　　日本体育大学　大学院体育科学研究科長室にて

　　　　　　　　　　　　　　　　　　　　　　　　　　　中　野　昭　一

はじめに

　ヒトが病気にかかった場合，まず，その病気の成立ちを考える必要があろう．しかし，病気といっても多種多様であり，その成立ちもたいへん複雑である．
　病因論的な考え方からすると，細菌感染の場合，その細菌が存在したからといって，もちろん病気になるわけではないし，仮にその細菌が体内に侵入したからといって，必ずしも発病するものでもない．すなわち，細菌が侵入した生体の条件，たとえば体質，体調，免疫の状態や侵入した細菌の毒性，繁殖状態などが微妙に組み合わされて発病の条件が整ってくるのである．
　一方，生体内の種々の変調によって起きてくる病気の場合には，体内の個々の生理機能が相互に関連してくるため，さらにこれらの条件が複雑になってこよう．すなわち，ヒトが病気にかかると，それらの病気に特異的なサインを出す．これは当然，そのヒトが自覚する症状として，あるいは他覚的に観察される症候として現われてくる．
　しかし，これらの症状や症候として現われるサインは，必ずしも生体内における一つの機能の変調のみによって起きてくるものではなく，いくつかの機能が同時に変化した場合，あるいは一つの機能が変化したために他の機能に影響を与え，それによるサインが現われてくる場合など，きわめて多種多様である．
　このような考え方からすると，病気によって招来される一般的な，あるいは特異的な症状や症候を解析することは非常に難しいものとなってくる．しかし一歩譲って，生理機能の変化を起こさせる機序と，その経過として，種々の病態を捉えることができるならば，より病態生理学的な考え方からの探究ができ，それがその病態を緩解する糸口の一つになるとも考えられるわけである．

　さて，私たちは，これから生理学，生化学，栄養学を学ぼうとする人達が，その概要を把握するための入門書として役立てばという意図のもとに，すでに，『生理・生化学・栄養─図説・からだの仕組みと働き』という小著を刊行した．その内容は，比較的基礎的なからだの仕組みを概説した生理部門，栄養とそれが体内でいかに利用されるかを解説した栄養生化学部門，および病気の仕組みと栄養との関係を論じた病態生理・栄養学部門から成り立っている．その特徴とするところは，視覚的理解を促すことを第1の目的として，できうる限りその内容を簡明に図，表として左ページにまとめ，右ページでその解説を行い，各ページごとに一つの機能，一つの事柄を理解できるように努力したことにあった．しかし，この小著は，紙面の都合もあって，必ずしも筆者らの意図をすべて反映しているとはいえず，また，筆者らの力及ばなかった点も多く，反省すべき点が数多く存在している．
　そこで今回，医歯薬出版株式会社の好意ある薦めによって，これらの点を種々勘案し，その姉妹編である『病態生理・生化学・栄養─図説・病気の成立ちとからだ』ⅠおよびⅡの出版を企図したのである．
　さて，そのⅠである本書は，病気に対応して，生体内で起こりうるであろう生理機能，生化学的な対応，治療薬物の作用点，さらにはそれらの病態によって出現するであろう種々の症状に対する考え方などについての解説を試みた基礎編ともいうべき項と，種々の病気によって出現してくるであろう種々の症候についての病態生理学的な解説を行っている症候編，それらの生化学的検索を試みた病態生化学編，さらには薬物投与による影響を解説した病態薬理編，お

よび，それらの症候や種々の機能変化に対応した臨床的な検索としての機能検査編，の5部から成り立っている．

なお，そのIIでは主要疾患別に，その病態生理，生化学，栄養，さらには薬理学的な考察を試み，臨床的な対応についても言及する．

本書も，左ページに図，表を，右ページにその解説をするという特徴ある形式をとり，これらを通読することによって一つ一つの症候の病態を理解するとともに，病態生理，病態生化学，病態薬理および病態栄養，さらには臨床的な機能検査などを有機的に結合して考えることができるようにも配慮したつもりである．したがって，視覚的手法による解説ともあいまって，それらの理解を促すという点では，ある程度その目的を果していると考えているが，紙面の制約もあって，ある分野では解説の不備，不足，あるいは科学の進歩に追従し得なかった点も多々あることは否めない．今後さらに諸先生方のご指摘，ご教示を賜わり，漸次改訂していきたいと考えている．

しかし，本書の目的とする病気のサインとしての症状や症候の全般的な把握，理解という点では，いわゆる教科書または副読本としての責を果しうるものではないかと考えている．

なお，本書を編纂するにあたって，多くの先輩諸兄姉の論文，著書，その他から多くの御教示をいただいており，心から感謝の意を捧げるとともに，本書に引用させていただいた図書，文献，少なくとも常に座右にあった図書を各編の終りに挙げ，これらの図書を本書よりさらに進んだ教科書，研究書として推薦する次第である．

また本書は，多くの人々のご好意を受けており，個々に感謝の辞を述べることは不可能に近い．しかし，私を生理学への道へご教導いただいた慈恵医大の故杉本良一教授，生理学の名取禮二名誉学長，内科学の阿部正和教授，さらには東海大学医学部長佐々木正五教授に心から感謝の意を捧げるとともに，種々ご援助いただいた教室の吉岡利忠助教授に感謝したい．

なお，本書の企画，出版に際して多大なご助力をいただいた医歯薬出版株式会社および図版製作にあたっていただいた高橋雄作氏に謝意を表する次第である．

1981年8月

東海大学医学部生理学教室にて
中 野 昭 一

目　次

I．病気の基礎となる医学的知識

1章　病気に対応する生理学的基礎知識
　　　　　……………………………（中野）3
1．からだの制御機構としての神経性協関と液性協関 …………………… 3
　1）自律神経系とは ………………… 3
　2）自律神経系による調節―交感神経系と副交感神経系 ……………… 3
　3）液性協関とは ………………… 3
　4）ホルモンによる調節 ………… 3
2．ストレッサーと汎適応症候群 ……… 5
　1）ストレスとは ………………… 5
　2）汎適応症候群 ………………… 5
3．環境に対する人体の適応 ………… 7
　1）気温，気湿，気流の影響 ……… 7
　2）加速度の影響 ………………… 7
　3）高度と気圧の影響 …………… 7
4．免疫の機構 ……………………… 9
　1）免疫系とは …………………… 9
　2）免疫反応 ……………………… 9
5．細菌の侵入に対する白血球の対応 … 11
　1）化膿菌の侵入とからだの反応 …… 11
　2）侵入細菌に対する白血球の対応過程 … 11

2章　病気に対応する生化学的基礎知識
　　　　　……………………（佐伯・堀内）13
1．病気と代謝 ……………………… 13
　1）生命現象と代謝 ……………… 13
　2）代謝を司る因子とその異常 …… 13
2．癌の生化学 ……………………… 15
　1）癌とは ………………………… 15
　2）癌遺伝子と癌抑制遺伝子 ……… 17
　3）転移の機構 …………………… 17
3．病気に対する生体の対応 ………… 17
　1）感染に対する生体防御機構 …… 17
　2）免疫（特異的防御機構） ……… 19
　3）疾病からの回復 ……………… 19

3章　病気に対応する薬理学的基礎知識
　　　　　……………………（松宮・武田）23
1．薬理学とは ……………………… 23
2．薬理学の範囲 …………………… 23
3．薬物作用の分類 ………………… 23
　1）興奮作用と抑制作用 …………… 23
　2）直接作用と間接作用 …………… 25
　3）局所作用と全身作用 …………… 25
　4）選択作用と一般作用 …………… 25
　5）主作用と副作用 ……………… 25
　6）その他の作用 ………………… 25
4．薬物の作用機序 ………………… 25
　1）物理化学的作用 ……………… 27
　2）代謝拮抗物質 ………………… 27
　3）酵素に対する作用 …………… 27
　4）細胞に対する作用 …………… 27
5．薬物受容体 ……………………… 27
　1）薬物受容体説 ………………… 27
　2）受容体と薬物結合 …………… 29
6．薬物の適用経路 ………………… 29
　1）経口投与 ……………………… 29
　2）注射 …………………………… 29
　3）吸入 …………………………… 30
　4）粘膜からの吸収 ……………… 30
　5）経皮投与 ……………………… 30

II．病態のサインとその見極め方　　（中野）
1．バイタル・サインと病態のサイン … 33
2．病気の成立ちとその見極め方 …… 33
3．種々の症候とその原因 …………… 33
4．ICDによる疾病の分類 …………… 35
5．主要臓器組織別機能の検査 ……… 37
6．病名の想定とそのプロセス……… 37

III．症候とその病態生理学　　（中野・中野浩）

1章　疲　労　……………………… 41
1．疲労とは ………………………… 41
2．疲労の分類 ……………………… 41

目次

  1）急性疲労と慢性疲労 …… 41
  2）精神疲労と肉体疲労 …… 41
  3）全身疲労と局所疲労 …… 41
 3．疲労に伴う生体の変化 ……… 43
  1）自覚症状 …………………… 43
  2）他覚症状 …………………… 43
 4．疲労の回復 …………………… 43
  1）エネルギーの供給 ………… 43
  2）休息，睡眠 ………………… 43
  3）理学的療法 ………………… 43

2章 炎症 ……………………………… 45
 1．炎症とは ……………………… 45
 2．急性炎と慢性炎 ……………… 45
 3．炎症の経過 …………………… 45
  1）第Ⅰ期 ……………………… 45
  2）第Ⅱ期 ……………………… 47
  3）第Ⅲ期 ……………………… 47

3章 渇き ……………………………… 49
 1．体内の水の分布とバランス … 49
 2．渇きとは ……………………… 49
 3．渇きを招来する因子 ………… 49
  1）体液浸透圧の上昇 ………… 49
  2）細胞外液量の減少 ………… 49

4章 食欲と食欲不振 ………………… 51
 1．食欲と摂食中枢 ……………… 51
 2．食欲不振 ……………………… 51

5章 肥満 ……………………………… 53
 1．肥満とは ……………………… 53
 2．肥満の判定 …………………… 53
 3．肥満の分類と型 ……………… 55
 4．肥満の要因とレプチンの関与 … 55
 5．肥満者にみられる異常と合併症 … 57
 6．肥満の対策 …………………… 57
  1）食事の制限 ………………… 57
  2）運動 ………………………… 59
  3）薬物療法 …………………… 59

6章 嘔気と嘔吐 ……………………… 61
 1．嘔気，嘔吐とは ……………… 61

 2．嘔吐運動 ……………………… 61
 3．嘔吐中枢と化学受容器引金帯 … 61
 4．嘔吐の成因とその原因による分類 … 61
  1）中枢性嘔吐 ………………… 63
  2）反射性嘔吐 ………………… 63
  3）精神性嘔吐 ………………… 63

7章 下痢と便秘 ……………………… 65
 1．排便の仕組み ………………… 65
 2．下痢 …………………………… 65
  1）下痢発生の分類と仕組み … 65
  2）下痢の原因 ………………… 67
 3．便秘 …………………………… 67
 4．生理機能に及ぼす影響 ……… 67
  1）下痢 ………………………… 67
  2）便秘 ………………………… 67

8章 黄疸 ……………………………… 69
 1．肝臓の構造と機能 …………… 69
  1）肝臓の構造とその特徴 …… 69
  2）肝臓の機能 ………………… 69
  3）胆汁色素の生成と排泄 …… 69
 2．肝機能障害時にみられる主な症状 … 71
 3．黄疸 …………………………… 71
  1）黄疸とは …………………… 71
  2）黄疸の分類 ………………… 71

9章 体温と発熱・うつ熱（熱中症） …… 75
 1．体熱の平衡と正常体温 ……… 75
  1）体温の評価 ………………… 75
  2）体温調節の仕組み ………… 75
 2．体温の異常（発熱，うつ熱） … 75
  1）高体温の状態 ……………… 75
  2）発熱 ………………………… 77
  3）うつ熱と熱中症 …………… 79

10章 出血と止血 ……………………… 81
 1．出血とそれに伴う症状 ……… 81
 2．出血の病態生理 ……………… 81
  1）ショックを伴わない出血 … 81
  2）ショックを伴う出血 ……… 81
 3．止血の機序 …………………… 83

11章 貧血 ……………………………… 85
1．貧血とは ……………………………… 85
2．赤血球の生成過程とその障害 ……… 85
　1）赤血球の生成とその部位 ………… 85
　2）赤血球の生成過程とその障害要因 … 85
　3）鉄の不足と必要量 ………………… 85
　4）鉄の代謝 …………………………… 87
3．赤血球指数と恒数 …………………… 87
4．貧血の型と分類 ……………………… 87
　1）貧血の成因 ………………………… 87
　2）貧血の分類と貧血を呈する疾患 … 87
5．貧血の診断と一般症状 ……………… 89
6．生理機能に及ぼす貧血の影響 ……… 89
　1）代謝障害 …………………………… 89
　2）心臓機能への負担 ………………… 89
7．主な貧血症 …………………………… 91
　1）鉄欠乏性貧血 ……………………… 91
　2）悪性貧血 …………………………… 91
　3）再生不良性貧血 …………………… 91
　4）溶血性貧血 ………………………… 91

12章 血圧とその異常・高血圧 ……… 93
1．血圧とは ……………………………… 93
2．最大，最小および平均血圧 ………… 93
3．血圧の正常範囲 ……………………… 93
4．血圧調節の仕組み …………………… 95
　1）心臓機能の調節 …………………… 95
　2）末梢循環の調節 …………………… 95
5．血圧の異常 …………………………… 95
6．高血圧症 ……………………………… 95
　1）本態性高血圧症 …………………… 97
　2）二次性高血圧 ……………………… 97
　3）高血圧の重症度分類 ……………… 97
7．低血圧症 ……………………………… 99
　1）二次性低血圧 ……………………… 99
　2）起立性低血圧症 …………………… 99
　3）本態性低血圧症 …………………… 99

13章 心拍と動悸・息切れ・不整脈 …… 101
1．動悸（心悸亢進） …………………… 101
2．息切れ ………………………………… 101
3．不整脈 ………………………………… 103
　1）不整脈発生の要因と病気 ………… 103
　2）病的不整脈 ………………………… 103
4．心不全と心筋梗塞 …………………… 103

14章 呼吸とせき・たん・呼吸困難 …… 105
1．呼吸機能の基本的事項 ……………… 105
2．せき（咳嗽） ………………………… 105
3．たん（痰） …………………………… 105
4．呼吸困難 ……………………………… 107

15章 糖尿と糖尿病 …………………… 109
1．尿糖発生の仕組み …………………… 109
　1）腎臓におけるブドウ糖の再吸収能力 …………………………………… 109
　2）尿糖発生の原因 …………………… 109
2．血糖調節の仕組み …………………… 109
　1）体内糖代謝における血糖調節の仕組み …………………………………… 109
　2）内分泌による血糖の調節 ………… 109
3．細胞膜におけるブドウ糖の取り込み …………………………………… 111
4．インスリンの分泌とその作用 ……… 111
5．インスリン不足をきたす仕組み …… 111
6．糖尿病とその新しい分類 …………… 113
7．糖尿病の新しい診断基準 …………… 113
8．糖尿病の症候と，インスリン不足の病態 …………………………………… 113
　1）糖尿病の主な自覚症状 …………… 113
　2）糖尿の臨床検査 …………………… 113
　3）インスリン不足の病態 …………… 115

16章 蛋白尿と腎臓機能 ……………… 117
1．蛋白尿とは …………………………… 117
2．糸球体および尿細管の機能 ………… 117
　1）糸球体におけるろ過 ……………… 117
　2）尿細管における再吸収機能 ……… 117
3．蛋白尿の分類とその発生機序 ……… 117
　1）生理的蛋白尿 ……………………… 117
　2）病的蛋白尿 ………………………… 119
4．類蛋白尿 ……………………………… 121

17章 むくみ（浮腫） ………………… 123
1．からだと水 …………………………… 123
　1）体内の水の分布 …………………… 123

2）水の出納 …………………… 123
　　3）体内における水の一般作用 …… 123
　　4）水および電解質の調節 ………… 123
　2．むくみ（浮腫）とは ……………… 125
　　1）むくみ発生の仕組み …………… 125
　　2）むくみの成因とその分類 ……… 127
　　3）心臓および腎臓性の機序によるむく
　　　み …………………………………… 127
　　4）その他の機序によるむくみ …… 129

18章　痛み ……………………………… 131
　1．痛み（反応）とは ………………… 131
　2．痛みの伝導路と痛みの分類 ……… 131
　　1）痛みの伝導路 …………………… 131
　　2）痛みの種類 ……………………… 131
　3．痛みを感ずる神経の分布 ………… 135
　4．臨床的な痛みの成因 ……………… 135
　　1）末梢性の痛み …………………… 135
　　2）神経障害による痛み―中枢性の痛み
　　　 …………………………………… 135
　　3）心因性の痛み …………………… 135
　5．内臓の痛み ………………………… 135
　　1）関連痛の成因 …………………… 137
　　2）関連痛と皮膚投射範囲 ………… 137

19章　睡眠と不眠 ……………………… 139
　1．睡眠 ………………………………… 139
　　1）睡眠とは ………………………… 139
　　2）睡眠の成因 ……………………… 139
　　3）睡眠と脳波 ……………………… 141
　　4）パラ睡眠（逆説睡眠） ………… 141
　　5）睡眠のリズムと型 ……………… 141
　2．不眠 ………………………………… 141
　　1）内因性不眠 ……………………… 141
　　2）外因性不眠 ……………………… 141

20章　めまい（眩暈）とめまい感 …… 143
　1．めまいとは ………………………… 143
　2．平衡機能の働き …………………… 143
　　1）平衡機能を司る眼や大脳の働き 143
　　2）内耳における迷路と三半規管の働き
　　　 …………………………………… 143
　3．めまいの分類 ……………………… 145

　　1）前庭性末梢性（耳性）のめまい 145
　　2）前庭性中枢性のめまい ………… 145
　　3）非前庭性のめまい ……………… 147
　4．平衡機能の検査 …………………… 147

21章　ショック ………………………… 149
　1．ショックとは ……………………… 149
　2．ショックの本態 …………………… 149
　3．ショック時の状態と生理機能の変化 149
　　1）ショックの原因と自・他覚症状 149
　　2）ショック時の臨床検査項目 …… 151
　4．ショックの分類 …………………… 151
　5．ショック状態の進展と悪循環 …… 151
　6．ショック状態での心臓循環系の変化 151
　　1）心機能低下をきたしてくる要因 … 151
　　2）末梢循環不全による障害 ……… 151
　　3）心拍出量の低下 ………………… 153
　　4）動脈血圧の低下 ………………… 153
　　5）全末梢血管抵抗の増大 ………… 153
　　6）静脈圧の上昇 …………………… 153
　　7）冠動脈血流量の減少 …………… 153
　　8）循環血液量の減少 ……………… 153
　　9）肺のうっ血，水腫 ……………… 153
　　10）代謝性および呼吸性アシドーシス 153
　7．各種ショックの鑑別 ……………… 153

22章　意識の障害 ……………………… 155
　1．意識障害とは ……………………… 155
　2．意識水準の維持 …………………… 155
　3．意識障害の分類 …………………… 155
　　1）意識混濁 ………………………… 155
　　2）夢幻様意識 ……………………… 157
　　3）狭縮性意識 ……………………… 157
　4．意識障害の原因疾患 ……………… 157
　　1）エネルギー代謝の障害 ………… 157
　　2）神経細胞膜透過性の障害―体液の電
　　　解質異常 ………………………… 159
　　3）てんかん，など ………………… 159
　5．意識障害時における全身症状 …… 159

23章　感情の障害・うつ（鬱） ……… 161
　1．うつ病の出現頻度と原因 ………… 161
　2．うつ病の症状 ……………………… 161

3．うつ病の治療 ……………………… 161

24章　記憶の障害・痴呆（ぼけ）　163
　1．痴呆とは ……………………………… 163
　2．痴呆の出現頻度と原因 ……………… 163
　3．痴呆の症状 …………………………… 163
　4．痴呆の検査 …………………………… 165
　5．痴呆の治療 …………………………… 165

25章　てんかん（癲癇）　167
　1．てんかんとは ………………………… 167
　2．てんかんの出現頻度とその原因 …… 167
　3．てんかん発作型の分類 ……………… 167
　　1）部分発作 …………………………… 167
　　2）全般発作 …………………………… 169
　4．てんかんの診断と検査 ……………… 169
　5．てんかんの治療 ……………………… 169

IV．症候とその病態生化学　（佐伯・堀内）

1章　糖代謝の異常　175
　1．糖代謝と臓器特異性 ………………… 175
　　1）糖とは ……………………………… 175
　　2）消化吸収 …………………………… 175
　　3）糖代謝における肝臓の役割 ……… 175
　　4）細胞外から細胞内へのグルコース輸送 ………………………………………… 175
　　5）細胞内でのグルコースの代謝 …… 175
　　6）糖代謝の臓器特異性とその分担 … 175
　　7）血糖に対するホルモン作用と作用点 ……………………………………… 177
　　8）糖新生 ……………………………… 177
　　9）調節酵素 …………………………… 177
　　10）絶食による糖代謝の変化 ………… 177
　2．糖原病 ………………………………… 179
　　1）von Gierke病 ……………………… 179
　　2）McArdle病 ………………………… 181
　3．赤血球における糖代謝と溶血 ……… 181
　　1）赤血球におけるATPの役割とその障害 ……………………………………… 181
　　2）赤血球におけるNADPHの役割とその障害 ………………………………… 181

2章　アミノ酸，蛋白質代謝の異常　183
　1．アミノ酸代謝と臓器特異性 ………… 183
　　1）消化吸収 …………………………… 183
　　2）肝臓の働き ………………………… 183
　　3）筋肉，小腸，腎臓のアミノ酸代謝の特徴 …………………………………… 183
　　4）アミノ酸代謝の臓器相補性 ……… 183
　2．高アンモニア血症 …………………… 183
　　1）アンモニアの発生源とアンモニア解毒機構 ……………………………… 183
　　2）尿素サイクル ……………………… 185
　　3）高アンモニア血症の成因 ………… 185
　3．フェニルアラニン代謝とフェニルケトン尿症 …………………………………… 187
　　1）フェニルアラニンの代謝 ………… 187
　　2）フェニルアラニンヒドロキシラーゼ（モノオキシゲナーゼ） ……………… 187
　　3）テトラヒドロビオプテリンの合成 … 187
　　4）フェニルケトン尿症 ……………… 187

3章　脂質代謝の異常　189
　1．脂質代謝と臓器特異性 ……………… 189
　　1）脂質とは …………………………… 189
　　2）消化吸収 …………………………… 189
　　3）脂肪代謝における臓器特異性 …… 189
　2．血漿リポ蛋白とその代謝 …………… 191
　　1）リポ蛋白とは ……………………… 191
　　2）リポ蛋白の分類と成分 …………… 191
　　3）リポ蛋白の代謝と役割 …………… 191
　　4）リポ蛋白代謝異常 ………………… 193

4章　ビタミン欠乏症　195
　1．ビタミンの代謝 ……………………… 195
　　1）ビタミンとは ……………………… 195
　　2）ビタミンの代謝 …………………… 195
　　3）ビタミンの働きと関連する疾患 … 197

5章　ホルモンの異常　199
　1．ホルモンとは ………………………… 199
　2．ホルモンの作用 ……………………… 199
　3．ホルモンの作用機序 ………………… 199
　　1）ステロイドホルモン ……………… 199
　　2）ペプチドホルモン ………………… 199

4．ホルモンの異常 …………… 201
　　5．糖尿病 ………………………… 201
　　　1）糖尿病の原因と分類 ……… 201
　　　2）糖耐容力試験 ……………… 201
　　　3）肥満と糖尿病 ……………… 201
　　　4）糖尿病における代謝異常 … 201

6章　無機質の異常 ……………… 205
　1．水と電解質の出納 …………… 205
　　1）体内の水と電解質 ………… 205
　　2）水と電解質出納の調節 …… 205
　　3）水および電解質出納の異常 … 205
　2．酸・塩基平衡の調節と異常 … 207
　　1）アシドーシスとアルカローシス … 207
　　2）緩衝系 ……………………… 207
　　3）酸・塩基平衡の調節 ……… 207
　3．カルシウムとリン代謝の調節とその異常 …………………………… 209
　　1）カルシウムとリンの体内分布と役割 ……………………………… 209
　　2）カルシウムとリン酸の代謝に関与するビタミンとホルモン …… 209
　　3）カルシウム，リン代謝異常 … 209

7章　遺伝子の異常 ……………… 211
　1．遺伝子とは …………………… 211
　2．遺伝子部位別にみた遺伝子異常 … 211
　　1）翻訳領域の異常 …………… 211
　　2）イントロン部分の異常 …… 211
　　3）プロモーターおよび転写調節領域の異常 ………………………… 211
　3．染色体異常を伴う遺伝子異常 … 211
　　1）癌遺伝子の活性化 ………… 211
　4．遺伝子異常が引き起こす病態 … 213
　　1）細胞周期に関連する蛋白質の遺伝子の異常は癌に関与する …… 213
　　2）細胞死にみられる遺伝子異常 … 213
　5．体質 …………………………… 213
　　1）肥満 ………………………… 213

V．症候とその病態薬理学　（松宮・武田）
1章　薬物の代謝 ………………… 217
　1．薬物代謝とは ………………… 217

　2．小胞体の働き ………………… 217
　　1）粗面小胞体の働き ………… 217
　　2）滑面小胞体の働き ………… 217
　　3）肝小胞体とは ……………… 217
　3．ミクロゾーム酵素系の働き … 217
　　1）チトクローム P-450 による薬物酸化機構 ……………………… 219
　4．薬物代謝の代表的な様式 …… 219
　　1）酸化的反応 ………………… 219
　　2）還元反応 …………………… 221
　　3）加水分解反応 ……………… 221
　　4）脱ハロゲン反応 …………… 221
　　5）S原子のO原子による変換反応 … 221
　　6）薬物抱合 …………………… 223

2章　薬物の生体内分布 ………… 229
　1．薬物の生体内での移行 ……… 229
　2．薬物の生体膜通過形式 ……… 229
　　1）受動輸送 …………………… 229
　　2）能動輸送 …………………… 229
　　3）細胞の食作用 ……………… 229
　3．薬物の生体内分布を支配する条件 … 229
　　1）血流量 ……………………… 229
　　2）脂溶性薬物の溶解度 ……… 229
　　3）組織との結合 ……………… 229
　　4）血漿蛋白との結合 ………… 229
　　5）沈着 ………………………… 231
　　6）血液脳関門 ………………… 231
　　7）胎児への移行 ……………… 231
　4．薬物の濃縮 …………………… 231
　　1）メチル水銀（水俣病） …… 231
　　2）クロロキン掻痒症，皮膚沈着症 … 231
　5．薬物と胎児 …………………… 231
　　1）薬物の胎盤通過 …………… 231
　　2）薬物の胎児に及ぼす影響 … 233
　6．薬物と血液脳関門 …………… 233
　7．薬物の適用経路と生体内分布 … 233
　8．薬物の排泄 …………………… 233

3章　薬物の血中濃度 …………… 235
　1．薬物の血中濃度の変化 ……… 235
　　1）薬物の血中濃度を規定する因子 … 235
　　2）拡散容積と薬理作用 ……… 235

3）薬物動態学とは …………… 235
2．薬物動態学の基本原理 …………… 237
　1）体内で変化しない薬物を静脈内投与した場合 …………… 237
　2）他のコンパートメントに出ていく種類の薬物を静脈内投与した場合 … 237
　3）簡単な経口投与の場合 …………… 237
　4）吸収および排泄速度のいずれかが変化する場合 …………… 237
　5）薬物療法における薬物増量の場合 …… 237
　6）長期薬物療法の場合 …………… 239
　7）長期にわたる薬物療法を中断した場合 …………… 239
　8）投薬の配合が間違っている場合 239

4章　薬効に影響を与える因子 …………… 241
　1．生体側の因子 …………… 241
　　1）体重 …………… 241
　　2）年齢 …………… 241
　　3）性別 …………… 241
　　4）種差 …………… 241
　　5）個体差 …………… 241
　　6）特異体質と過敏性 …………… 241
　　7）環境 …………… 243
　　8）疾病 …………… 243
　　9）心理的効果 …………… 243
　2．薬物側の因子 …………… 243
　　1）投与経路 …………… 243
　　2）投与時間 …………… 243
　　3）用量 …………… 243
　　4）薬物の併用 …………… 245
　　5）薬物の反復投与 …………… 245

5章　薬物の生物学的半減期 …………… 247
　1．薬物の血中濃度の経時的変化と生物学的半減期 …………… 247
　2．薬物の組織中濃度と体内への移行 … 247
　3．作用持続薬と作用増強化薬 …………… 247

6章　薬物依存 …………… 249
　1．耐性 …………… 249
　　1）耐性とは …………… 249
　　2）耐性の形成原因 …………… 249

　2．薬物依存 …………… 249
　　1）薬物依存の種類―精神的依存（習慣）と身体的依存（嗜癖） …………… 249
　　2）精神的依存の形成される条件 … 251
　　3）身体的依存と禁断症状 …………… 251
　　4）薬物依存を起こす薬物のタイプ 253
　3．薬物の乱用と薬物依存 …………… 253
　　1）薬物依存形成試験法 …………… 253

Ⅵ．症候とその機能・臨床検査医学　（足立）

1章　一般検査 …………… 257
　1．尿検査 …………… 257
　　1）尿の一般検査 …………… 257
　　2）試験紙法による尿検査 …………… 257
　　3）尿蛋白 …………… 259
　　4）尿糖 …………… 259
　　5）尿沈査 …………… 261
　　6）胆汁色素 …………… 263
　　7）尿アセトン体 …………… 263
　　8）バニールマンデル酸 …………… 265
　2．糞便検査 …………… 265
　　1）肉眼的観察 …………… 265
　　2）潜血反応 …………… 265
　　3）顕微鏡的検査 …………… 265

2章　血液学的検査 …………… 267
　1．採血法 …………… 267
　2．血球計算 …………… 267
　　1）赤血球 …………… 267
　　2）白血球 …………… 267
　　3）血小板 …………… 267
　3．血色素量 …………… 267
　4．ヘマトクリット …………… 267
　5．ウィントローブの赤血球平均恒数 269
　6．白血球像 …………… 269
　7．骨髄像 …………… 269
　8．血液型 …………… 269
　9．出血時間 …………… 271
　10．凝固時間 …………… 271
　11．毛細血管抵抗試験 …………… 271
　12．血餅収縮試験 …………… 271
　13．プロトロンビン時間と部分トロンボプラスチン時間 …………… 271

14. FDP 271

3章　呼吸機能検査 273
1．肺気量の測定 273
2．努力性呼出曲線 275
　1）努力性肺活量 275
　2）1秒量および1秒率 275
3．換気機能障害の型 275
　1）拘束性換気障害 275
　2）閉塞性換気障害 275
　3）混合性換気障害 275
4．フロー・ボリウム曲線 277
5．動脈血ガス分析 277

4章　循環機能検査 279
1．心電図 279
　1）心電図とは 279
　2）負荷心電図 279
　3）ホルター心電図 279
　4）ヒス束心電図 279
2．心音図 281
3．心機図 281
　1）心尖拍動図 281
　2）頸動脈波 281
4．心カテーテル法 281
5．心エコー（心臓の超音波検査） 283
　1）Mモード 283
　2）Bモード 283
　3）カラードプラ法 283
6．血圧の測定 283
　1）動脈圧 283
　2）静脈圧 283

5章　胃機能検査 285
1．胃液とその役割 285
2．胃液検査 285
　1）胃液検査の意義 285
　2）胃液検査方法 285
3．キャッスル内因子の測定 285
4．消化管ホルモンの測定 285

6章　膵機能検査 287
1．外分泌機能検査 287
　1）アミラーゼ 287
　2）セクレチン試験 289
　3）PFD試験（ベンチロミド試験） 289
　4）出納試験 291
　5）アイソトープを用いた消化吸収試験
　　　................................. 291
　6）その他の消化吸収試験 291
2．内分泌機能検査 291
　1）尿糖の検査 291
　2）血糖の検査 293
　3）糖負荷試験 293
　4）グリコヘモグロビン 293

7章　肝機能検査 295
1．尿検査，糞便検査 295
2．血液化学検査 295
　1）ビリルビン 295
　2）トランスアミラーゼ 295
　3）乳酸脱水素酵素 295
　4）アルカリホスファターゼ 295
　5）ロイシンアミノペプチダーゼ 297
　6）γ-グルタミールトランスペプチダー
　　　ゼ 297
　7）コリンエステラーゼ 297
　8）血清蛋白 297
　9）コレステロール 297
　10）プロトロンビン時間 297
3．色素排泄試験 297
　1）ブロムサルファレイン排泄試験 297
　2）インドシアニングリーン排泄試験 ... 299
4．胆汁の検査 299
5．胆道造影法 299

8章　腎機能検査 301
1．クリアランスとは 301
2．尿検査 301
3．血液化学検査 301
　1）尿素窒素 301
　2）クレアチニン 301
　3）尿酸 301
　4）β_2-マイクログロブリン 301
　5）その他の血液成分 303
4．フィシュバーグ濃縮試験 303

Ⅰ. 病気の基礎となる医学的知識

1章　病気に対応する生理学的基礎知識 / 3

2章　病気に対応する生化学的基礎知識 / 13

3章　病気に対応する薬理学的基礎知識 / 23

I. 病気の基礎となる医学的知識

図 I-1 からだの制御機構

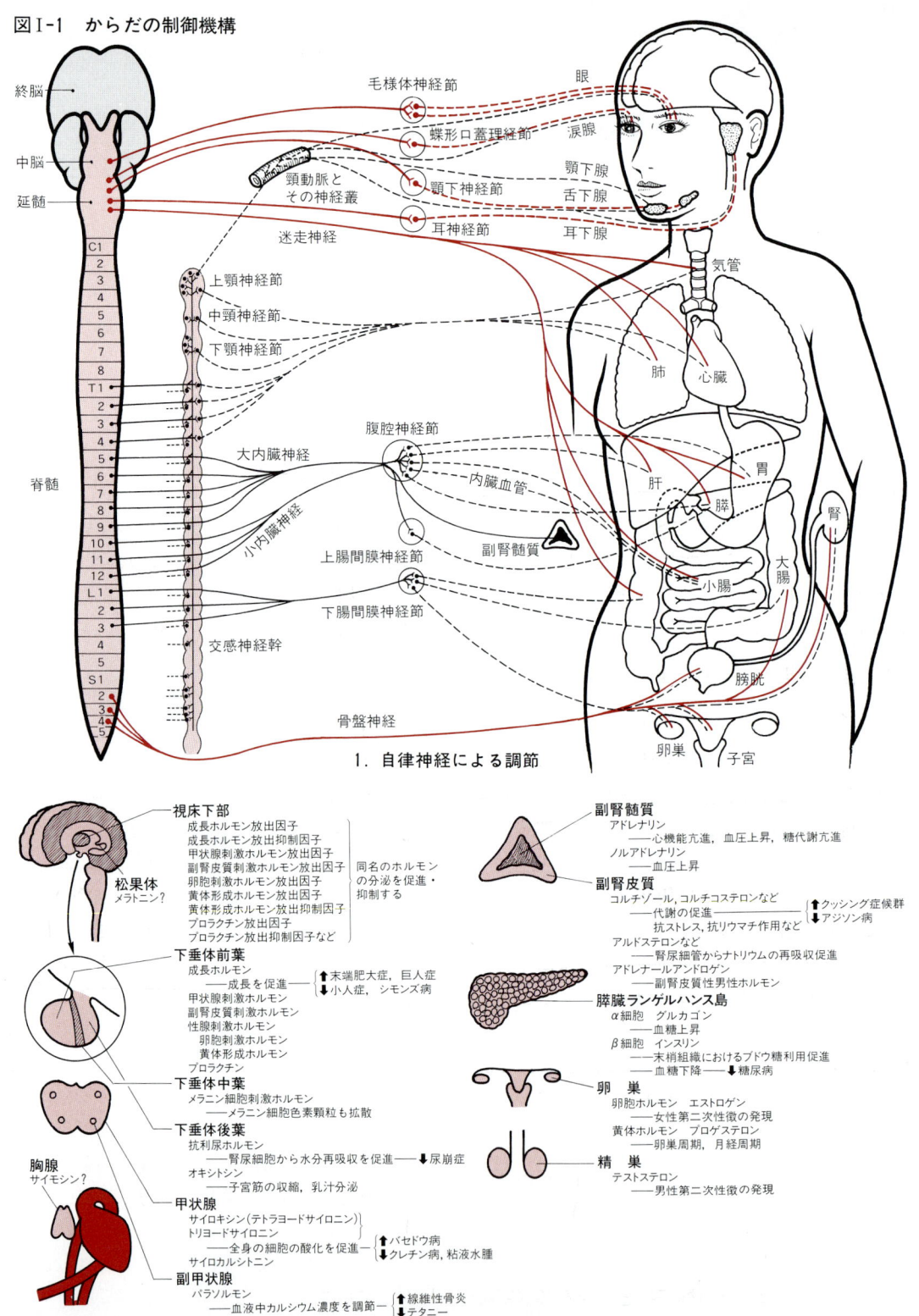

1. 自律神経による調節

2. 体液性（ホルモン）による調節

1章　病気に対応する生理学的基礎知識

1．からだの制御機構としての神経性協関と液性協関
（図Ⅰ-1）

ヒトのからだには，からだの内外の変化に対応してからだの中の状態を常に正常に保とうとする働きがある．

すなわち，私たちのからだの中では，無意識のうちにも諸臓器，諸器官が互いに連絡し，調整し合って，からだ全体としての co-ordination（協関）を保っているのである．この co-ordination を自動的に行っている機構の最大のものが，自律神経系による神経性協関（調節）neural co-ordination (regulation) と，主にホルモンによって体液を介して行われる液性協関（調節）humoral co-ordination (regulation) である．

1）自律神経系 autonomic nervous system とは
（図Ⅰ-1・1）

自律神経系とは，内臓，血管，腺，平滑筋など体内で不随意に働く臓器組織に分布して，生命維持に必要な種々の機能を無意識のうちに調整しているもので，主に呼吸，循環，消化吸収，排泄，内分泌，生殖などの機能に関係している．広い意味でこれらの機能は植物ももっているというところから，ドイツ学派では植物神経系とよぶこともあるが，大脳からの意志の支配を受けず独立して働くという意味で自律神経系といわれているのである．これによって睡眠中でも心臓が働き，呼吸を行い，消化吸収，体温の調節などが自然と行われているわけである．

2）自律神経系による調節——交感神経系 sympathetic system と副交感神経系 parasympathetic system
（図Ⅰ-1・1）

自律神経系には，交感神経系と副交感神経系とがあり，この両者は，それぞれ求心性神経，中枢，遠心性神経の反射弓をつくり各器官を支配している．また，多くの器官が図Ⅰ-1・1のようにこの両者の二重支配を受け，多くの場合その作用は拮抗的である．

すなわち，一方が促進的に働けば他方が抑制的に働き，この両者の平衡の上に立って各臓器組織の機能が正常に維持されていると考えればよい．

なお，これらの詳細については『図説・からだの仕組と働き』第2版（p.36～39）を参照されたい．

3）液性協関とは

ヒトのからだの中には，微量で特異な作用を有する物質を生成する器官があり，これらの器官は生成した物質を分泌する導管をもたないために，その物質を直接血液やリンパ液中に放出する．このような腺器官を内分泌腺といい，その分泌物をホルモンという．液性協関とは，体内の液体すなわち血液やリンパ液を介して行われる調節機構によって行われるもので，その主たるものはホルモンということになる．

4）ホルモン hormone による調節
（図Ⅰ-1・2）

ホルモンは，体内の内分泌臓器で生成されるもので，内分泌臓器の主たるものと，そこから分泌されるホルモンおよびその作用を図Ⅰ-1・2に示してある．一般にホルモンは臓器組織の代謝を調節する働きをもっているが，代謝そのものには直接関係せず，その速度を調節するものと考えられている．一般的な作用としては，発育，成長の調整，生殖器および副性器，骨格などの発達，母性行動，性行動，交感神経緊張状態など，とくに本能的行動の調整，また電解質や栄養素などのバランス，蓄積，処理など内部環境の維持調節などに関与している．

なお，これらの詳細については『図説・からだの仕組と働き』（p.40～45）を参照されたい．

4 **I．病気の基礎となる医学的知識**

図I-2　セリエの汎適応症候群

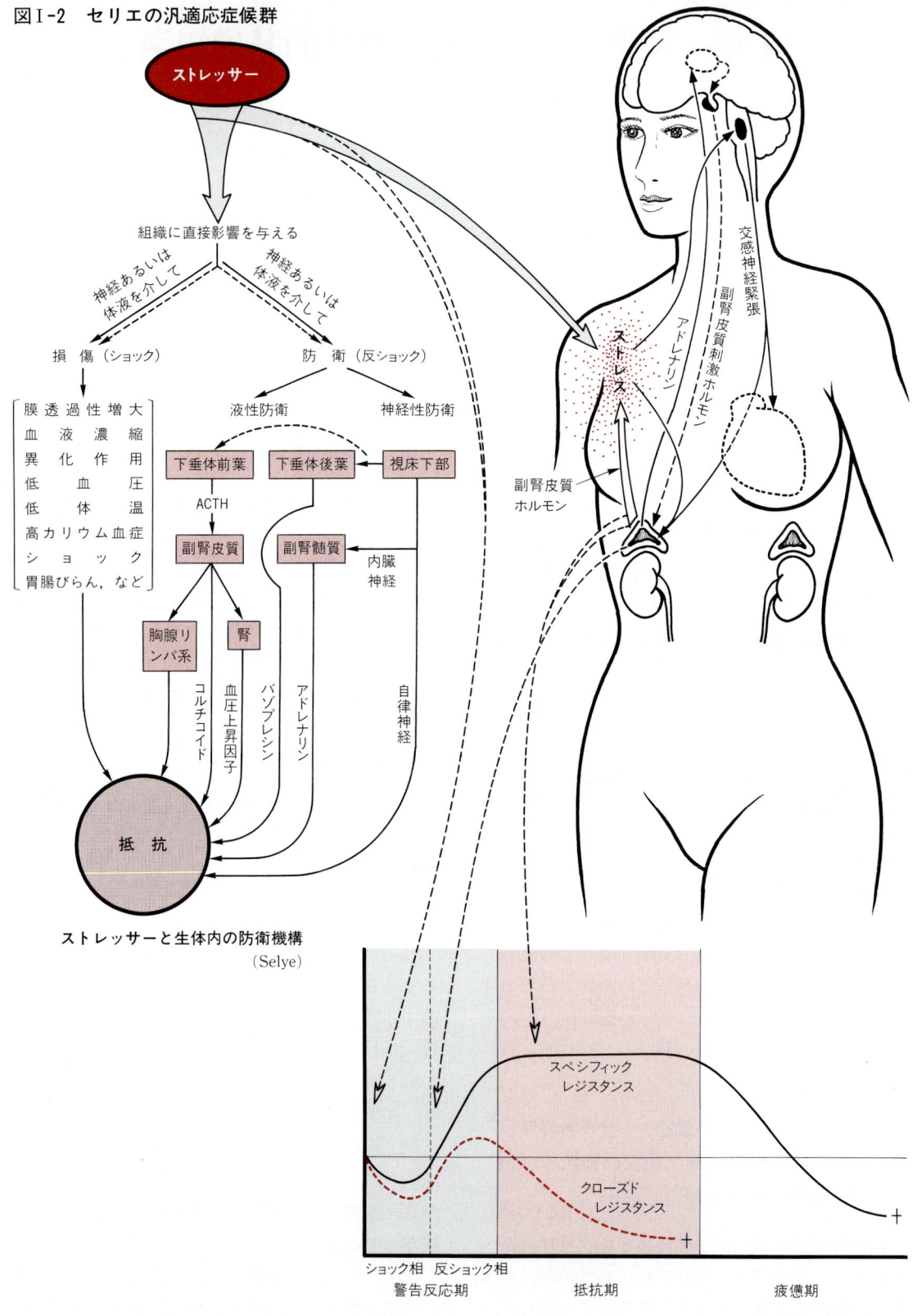

ストレッサーと生体内の防衛機構
（Selye）

2．ストレッサーと汎適応症候群

（図I-2）

　ヒトのからだは，前述のようにからだの内外から加わる多くの刺激に対応して常にからだの機能を最良の状態に保っているが，この体内の環境を守る機構の働きを総称して，Cannon はホメオステーシス homeostasis と名付けた．その後，Selye がこれらの概念を取り入れ，からだが種々の刺激に対し，動的な平衡状態を保つ仕組みとして汎適応症候群という概念を提唱した．いわゆるストレス学説である．

1）ストレス stress とは

　Selye は，日常からだに加えられるごくふつうの刺激，たとえば，寒さ，暑さ，放射線，外傷，出血，疲労，酸素欠乏，飢餓などの物理化学的変化，情動の激変，精神的ショックなどの非特異的刺激をストレッサー stressor とよび，これらが加わることによって体内で起こるであろう変化を，あたかも外力に対して応力が生じるようにストレイン（適応力）を生じると考え，この体内で起こる一連の反応をストレスと名付けたのである．

2）汎適応症候群 general adaptation syndrom, GAS

（図I-2）

　GAS とは，からだがストレッサーを受け，ストレス状態に陥った場合，体内で起こるであろう対応策としての一連の反応をいっており，その防衛機構の上から次の3期に区別される（図I-2下図）．

（1）警告反応期 alarm reaction

　はじめてストレッサーが加わった場合，からだとして何の準備も整っていないために受身の状態となり，ストレッサーそのものの作用が現われ，からだはショックを受けることになる（ショック相）．しかし，このショックによる心悸亢進，血圧低下などの変調によって，体内では交感神経緊張，アドレナリン分泌などストレッサーに対する対応策の引金が引かれることになる．これによって Selye は図I-2の右上図のように，大脳の視床下部が刺激され，下垂体前葉—副腎皮質系を通じて副腎皮質ホルモンであるグルココルチコイドの分泌が促されるほか，血圧下降に対しては腎臓から血圧上昇因子の放出，結果的に体液を保持させるように働く ADH の分泌，さらにはリンパ系における抗体産生などが促されると考えている．すなわち，からだとしては反ショック相に入ることになる．この二つの相を合わせて図I-2下図のように，からだに警鐘を鳴らしているという意味から警告反応期といっている．

（2）抵抗期 resistance stage

　ストレッサーに耐え抜くと，からだはそのストレス状態に順応し，抵抗力が増大してそれに打ち勝ち，その状態で日常の生活をつつがなく送れるようになる．これを抵抗期という．ここで注意しなければならないのは，この抵抗性は加えられたストレッサーのみに有効で，他のストレッサーに対しては，その適応エネルギーが同じプールから供給されるという点を考えると，むしろ抵抗性が減弱しているということである．図I-2下図にみられるクローズド・レジスタンスとは，この異なった刺激に対する抵抗性が減少していたために，ある程度まで抵抗したものの，それには限度があってついには死に至るという現象を指している．

（3）疲憊期 exhaution stage

　もし抵抗期に入ったとしても，ストレス状態があまりにも長く続くと，一つのストレッサーといえども，からだが獲得しうる抵抗のエネルギーには限度があって，ついには死に至るというものである．

　以上が，Selye のいう GAS の考え方であるが，なにもこれは特定な反応ではなく，ごく一般的な外来刺激に対するからだの対応策としての概念的な仮説であると考えればよいであろう．

I. 病気の基礎となる医学的知識

図 I-3 環境に対する人体の適応

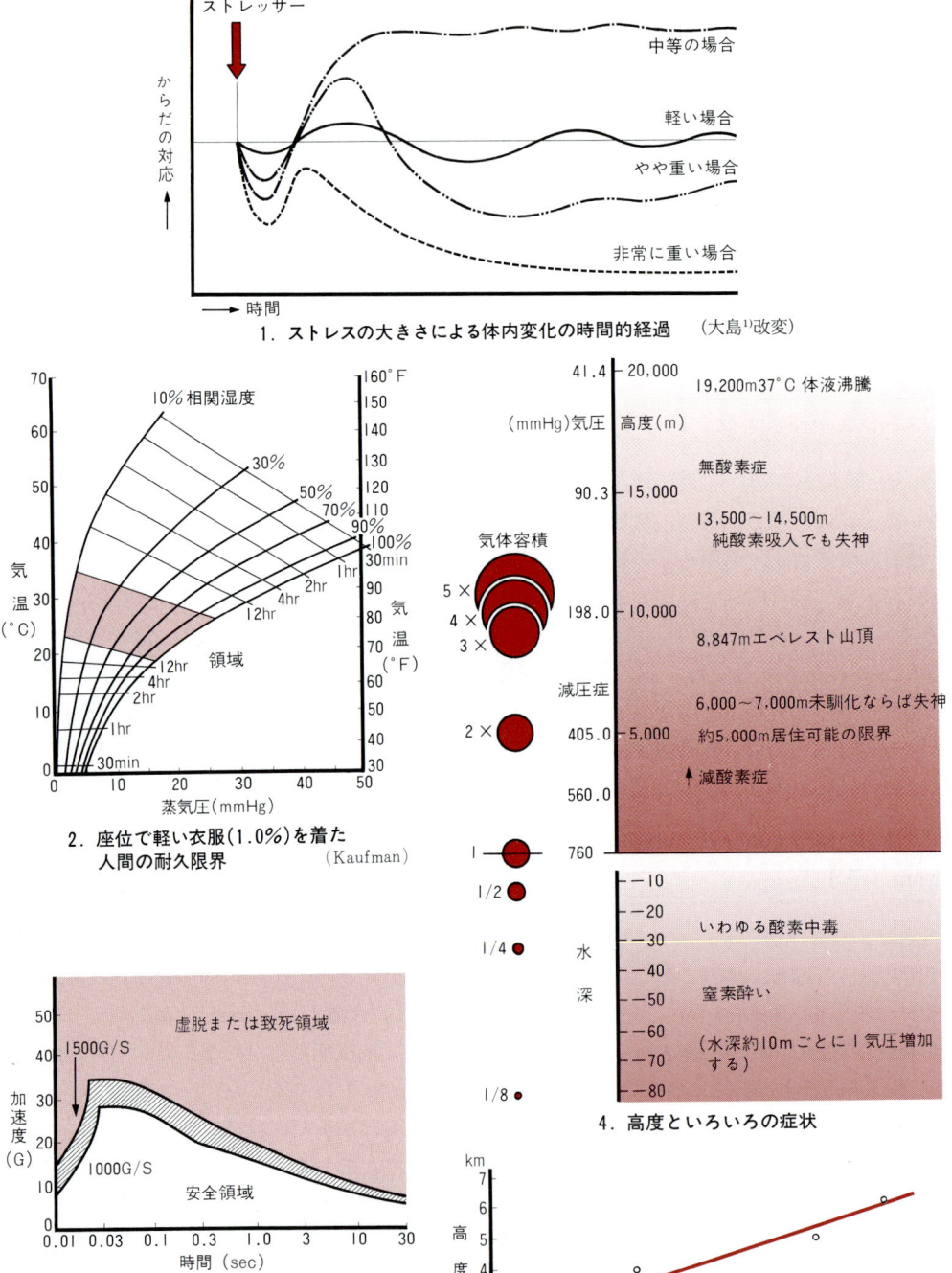

3．環境に対する人体の適応

(図Ⅰ-3・1)

　私たちのからだは，その外部環境が変化しても，無意識のうちにからだの中を最良の状態に整えるような仕組みが働いている．ここでは日常よくみられる外部環境の変化として気温と気湿，加速度，高度と気圧などに対応する人体の適応について考えてみたい．なお，図Ⅰ-3・1は前述のGAS的な概念から，ストレッサーの大きさに比例したからだの対応を模式図的に画いたもので，非特異的な刺激はもとより特異的な刺激であっても，体内で起こりうるであろうからだの対応の時間的経過は，概念的にこのような経過をとるものと考えておけばよい．

1）気温，気湿，気流の影響

(図Ⅰ-3・2)

　体熱の平衡で述べられているように，体熱の産生と放散は体温調節中枢のバランスによって一定の体温が維持されているわけである．しかし，物理的な輻射，伝導，対流，水分蒸発などの機序による体熱の放散は，常に外気の影響を受けることになり，したがって暑さ，寒さの感じ方は次の三つの条件によって決まることになる．

　①　気温：気温の上昇は，輻射，伝導，対流による熱放散の機構を抑制するために発汗による水分蒸発の手段によって対応することになる．人体の適温とされている温度は，他の条件によっても異なるが，一般に16～19℃といわれる．

　②　気湿：空気の湿度が高くなると水分蒸発による熱放散の効率が低下する．したがって，気湿の高いときほど気湿の影響が強く現われる．他の条件によっても異なるが，一般に40～70％の湿度が快適とされる．

　③　気流：気流が速ければ対流を促進し，体熱放散量を増大させる．

　さて，私たちの温度感覚は，上記の三つと，からだからの輻射による熱放散の条件によって決まるわけで，ふつう輻射条件を一定として実効温度（感覚温度，実感温度）が決められている．すなわち，湿度100％，風速0の条件で，これと等しい温熱感覚を与える気温，気湿および気流の組合せを実効温度図表から求めるものである．また，感覚的な温度の表現としてよく用いられるものに不快指数がある．不快指数＝0.72（乾球温度℃＋湿球温度℃）＋40.6というもので，この指数が70％で10％のヒトが不快を感じ，75％以上で半数のヒトが，80％以上で誰もが不快になるといわれている．

　図Ⅰ-3・2は，座位で軽い衣服を着たヒトの気温と気湿の耐久限界を示したものである．

2）加速度の影響

(図Ⅰ-3・3)

　ヒトのからだに力が加わった場合には，それを支えるのは筋力であり，しかも，からだの各部の重量が異なっているために，それぞれ異なった限界があるが，およそその重量の5～7倍までを支えるといわれている．一方，からだに加速度と力が加わる方向によってもその影響が異なっている．頭→足の方向を＋G，足→頭を－Gで表現し，横方向はからだに直角のGとして表現される．一般に直角のGに対する抵抗が強く，ついで＋G，－Gの順となる．いちばん問題となるのは血液循環と呼吸機能である．図Ⅰ-3・3にその耐久限界を示した．

3）高度と気圧の影響

(図Ⅰ-3・4，Ⅰ-3・5)

　高度の人体に及ぼす影響でもっとも顕著なのは，低酸素状態と気圧の影響であろう．図Ⅰ-3・4は高度といろいろな症状およびそのときの気体容積を示したもので，高度3,000～4,500mぐらいの低圧では，主に呼吸循環機能の亢進によってある程度代償できるが，4,500～6,000mになると種々の障害がみられ，6,000～7,000mでは意識喪失など危険な状態になり，7,000m以上では死に至ることもあるといわれている．

　なお，図Ⅰ-3・5は仮に赤血球増加などによって低酸素状態にある程度対応して馴化しうる日数を示した．これらの詳細については専門書を参照されたい．

I．病気の基礎となる医学的知識

図 I-4　免疫とその仕組み

1. Tリンパ球とBリンパ球

		Tリンパ球	Bリンパ球
1.	起　　　源	骨　　髄	骨　　髄
2.	寿　　　命	年余以上	数日～数週
3.	再　循　環	60％	わずか
4.	主な在る所 リンパ節 脾 Peyer板	深皮質部 細胞 動　脈　周　囲 細胞周囲 あ　　り	被膜下 髄質 胚中心 赤　　　髄 中　心 な　　し
5.	PHA反応	あ　　り	な　　し
6.	機　　　能	細胞免疫 体液免疫の導入 抗体産生 記　　憶	
7.	Marker (細胞膜に存在する抗原性物質)	ヒト：胸腺リンパ球抗原（HTL抗原），羊赤血球結合性（マウス：θ抗原，Ly抗原，LT抗原）	ヒト：補体結合性（E-AC4,3）免疫グロブリン，（マウス：免疫グロブリン，補体結合性，骨髄リンパ球抗原）
8.	形　　　態	比較して大きい 表面比較的滑らか	比較して小さい 著明な毛状突起あり

(小林[3])

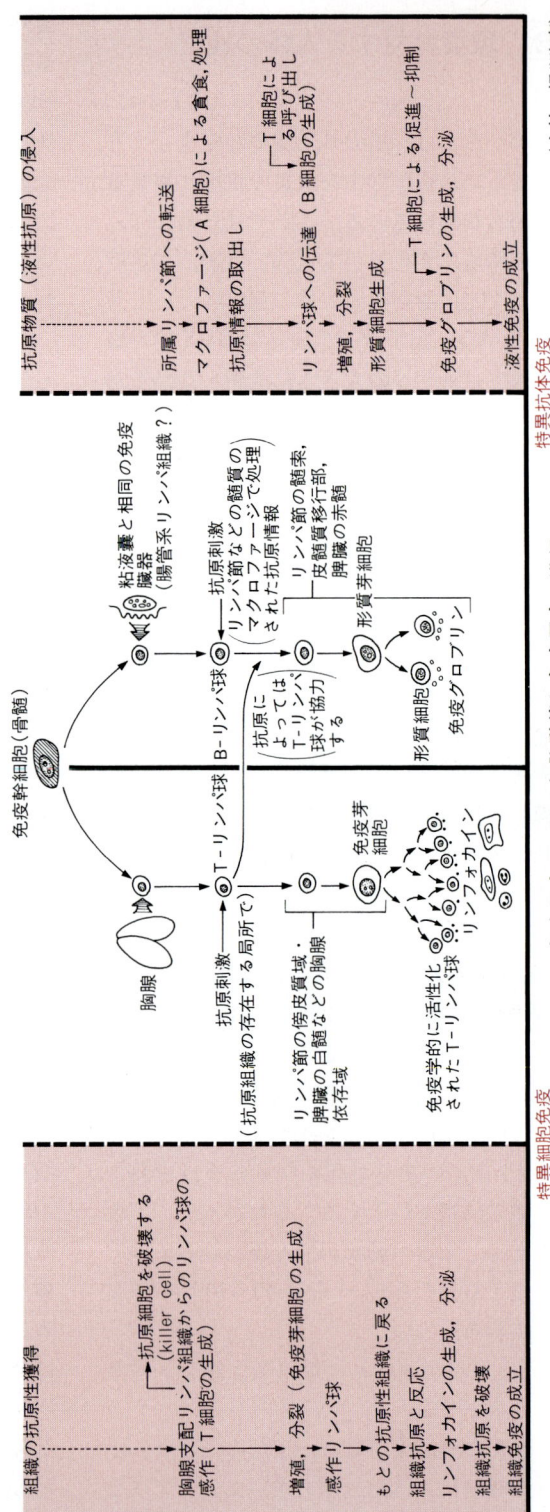

2. 免疫反応における細胞動態と免疫反応の進行

(小林，橘[4]改変)

4. 免疫の機構

"疫を免れる"という免疫の機構はきわめて複雑で，とてもこの紙面をもって明らかにすることはできない．ここでは生体に抗原となるべき物質が侵入し，生体内の免疫系が連鎖的に反応して抗体を産生する機構のみについて簡単に述べてみたい．

1) 免疫系とは
(図 I-4・1)

生体内には，細網内皮リンパ系・骨髄系の諸臓器組織およびこれらを構成する各種の免疫細胞が存在する．また抗原刺激を受けて活性化され，免疫グロブリン，リンホカインなどの免疫液性因子を生成する過程がある．この両者が常に協調的に作用して免疫反応を行っているわけで，さらにこの免疫反応をいろいろな意味で助長させる因子も存在している．

免疫臓器は，その組織学的構造や機能からみて二つの型に分けられる．その一つは上皮と関係の深い中枢的な免疫臓器としての胸腺と，腸管系リンパ組織（パイエル板，扁桃アデノイドなど）で，その2は上皮と関係のない脾臓，リンパ節などの末梢免疫臓器である．また，免疫臓器に準ずるものとしては肝臓，骨髄があげられる．

これらの免疫臓器組織を構成している免疫細胞は細網細胞，内皮細胞，食細胞，リンパ球などで，ことに胸腺は骨髄の幹細胞からのリンパ球を分化成熟させ，いわゆるT-リンパ球（胸腺由来リンパ球 thymus-derived lymphocyte）を生成し，特異細胞免疫の主役を演じさせる．一方，骨髄で分化成熟するB-リンパ球（骨髄由来リンパ球 bone marrow-derived lymphocyte）は特異抗体免疫を担当する．このT-リンパ球とB-リンパ球の相違を示したのが図 I-4・1 である．

2) 免疫反応
(図 I-4・2)

生体内に抗原となるべき物質が侵入すると，まず，細網内皮系の食細胞，ことにマクロファージで処理され，その抗原情報が取り出される．この情報が免疫担当細胞であるリンパ球に伝えられるわけであるが，この場合，それを受け取るリンパ球にT-リンパ球とB-リンパ球とがあると考えればよい．しかし多くの場合，まずT-リンパ球に作用し，これを介してB-リンパ球が分化するといわれている．すなわち，結果的に免疫反応は免疫担当細胞が増殖して，B-リンパ球から分化した抗体産生細胞から免疫グロブリンが生成され特異抗体免疫を，T-リンパ球がリンホカインを生成して特異細胞免疫を遂行することになる．

さて，免疫反応のもっとも特異的なことは，生成された抗体はその抗原にのみ作用するということであろう．図 I-4・2 はこれらを簡単に図示したものである．

(I) 特異抗体免疫とは

特異抗体免疫とは，一般に溶解性の抗原が流血中に入り，リンパ節，脾臓などのマクロファージに取り込まれ，その抗原刺激が直接あるいはT-リンパ球の助けを受けてB-リンパ球に伝えられ，それが形質芽細胞，形質細胞に分化し，免疫グロブリンの産生を行うといわれている．なお，B-リンパ球が抗体産生細胞に分化するのを助けるT-リンパ球を helper T-cell といい，また，この機能を抑制するT-リンパ球を suppressor T-cell という．実際にはこの二つのT-リンパ球の相互作用によって抗体産生の調節が行われているとも考えられている．

なお，血清γ-グロブリンには，多くの免疫抗体が含まれており，その主なものをあげると次のごとくである．

① **IgG**：分子量約 15,000，血清免疫グロブリンの約 80% 以上を占め，ウイルス，細菌に対する抗体の大部分を含む．

② **IgA**：分子量約 15,000，血清免疫グロブリンの約 15% を占める糖蛋白体で，その機能はまだ明らかではないが，局所免疫に関係すると考えられている．

③ **IgM**：血清全免疫グロブリンの約 5% を占め，分子量約 90,000 の巨大分子で，主に血管内に存在し，血液型抗体，Rh抗体，リウマチ因子，寒冷凝集因子，グラム陰性桿菌の抗体などがこれに属するといわれる．

図 I-5 細菌の侵入に対する対応

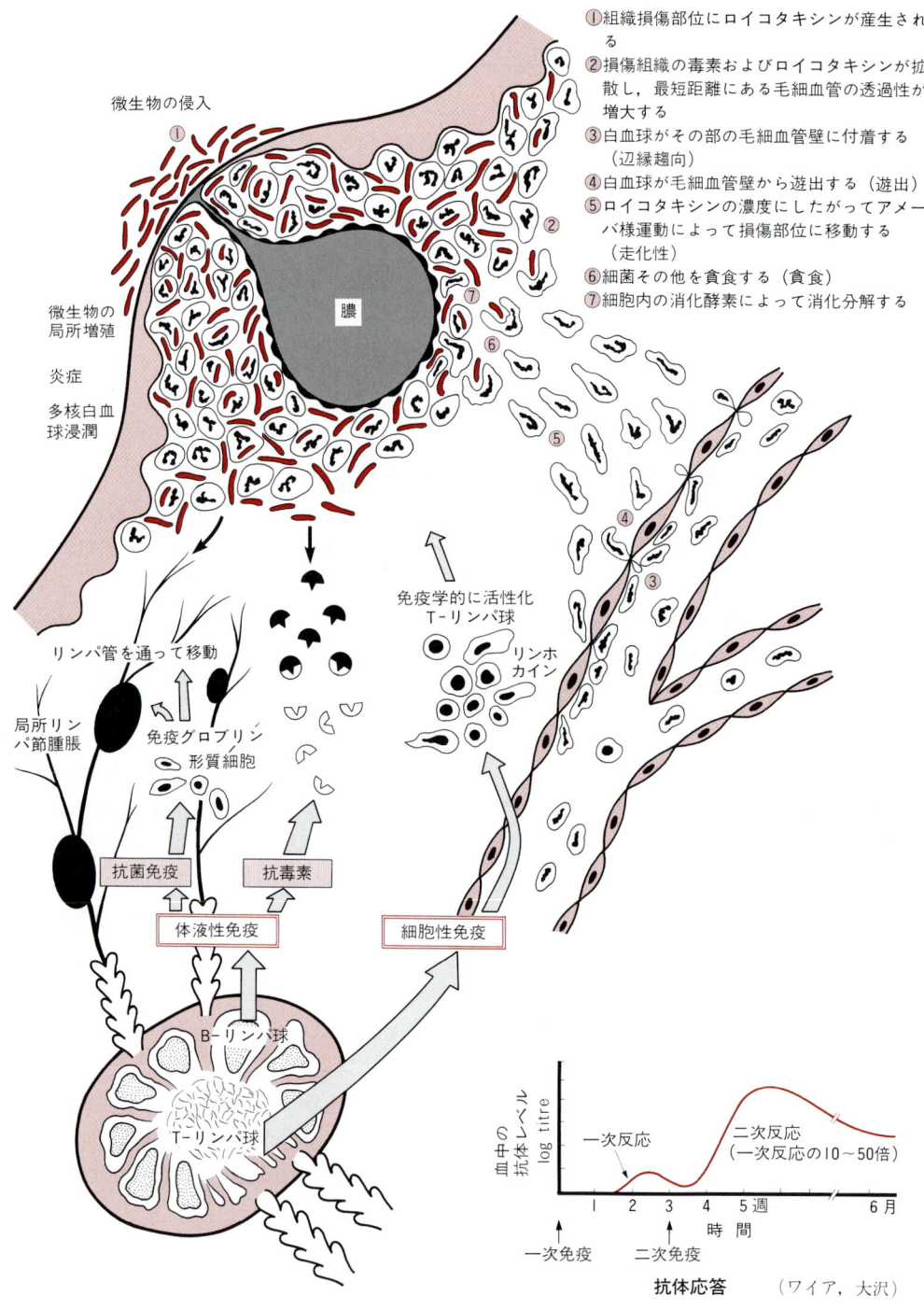

（2）特異細胞免疫とは

特異細胞免疫とは，一般に固型組織，微生物，ウイルス感染細胞などが抗原となって，多くの場合マクロファージとは無関係に，末梢でT-リンパ球に作用し，T-リンパ球が増殖して免疫学的に活性化されたT-リンパ球が抗原組織に戻り，リンホカインといわれる各種の液性因子を分泌して免疫反応の行われることをいっている．

5．細菌の侵入に対する白血球の対応

（図I-5）

1）化膿菌の侵入とからだの反応

皮膚や粘膜の表面が傷つき，そこから病原性ことに化膿性の細菌が侵入した場合，私たちのからだの中では無意識のうちにこれらの異物に対応してそれを無毒化すべく多くの手段がとられることになる．前述の免疫反応の機序もこの大きな手段の一つであり，前もって体内にそれらに対する抗体が存在するならば，当然，それらの抗原抗体反応が起こり，無毒化の過程が進行することになろう．一方，私たちの皮膚などが傷つき化膿菌が侵入した場合，往々にしてその部が発赤，腫脹し，いわゆる"おでき"となり，膿が貯留し，切開排膿によって治癒の過程をとることがある．ここではこの化膿の過程における白血球の機能について考えてみたい．

2）侵入細菌に対する白血球の対応過程

すなわち，白血球のことに好中球の主たる機能は，血液中から血管内皮細胞の間を通って血管外に遊出し，組織内に侵入してきた細菌や異物などをその食作用 phagocytosis によって細胞内へ取り込み，消化分解して無毒化することにある．それをその過程からみると次のごとくである．

① 組織損傷部位に白血球の走化性 hemotaxis を誘導する化学物質（ロイコタキシン）が産生され周囲の組織に拡散する．

② 損傷組織における細菌の毒素や，ロイコタキシンなどが周囲に拡散していき，その最短距離にある毛細血管に到達すると，その部の毛細血管壁の透過性が増大する．

③ ついで，流血中の白血球がその部の毛細血管内壁に集まり付着する．これを辺縁趨向 magination という．

④ 白血球が毛細血管壁の細胞間隙から組織に遊出する．この作用は好中球がいちばん強い．

⑤ 白血球は遊出後，ロイコタキシンの濃度にしたがって，漸次その濃いほうへ比較的直線的にアメーバー運動によって組織間隙を移動する．これを走化性という．

⑥ 白血球がその組織損傷部位に到達すると，その部に存在する細菌や異物を捕捉して細胞内に取り入れ，細胞内に存在する消化酵素によって消化分解する．いわゆる食作用である．この作用も好中球がいちばん強い．

⑦ 多くの場合，一般的に存在する細菌ならば1個の白血球が10〜50個ぐらいの細菌を消化分解する能力があるといわれている．しかし，細菌の毒性が強いか，あるいはより多くの細菌の侵入があると，白血球は細菌の毒素，その他によって，逆に死滅することになる．これが膿球であり，からだのために全力をあげて戦い，刀折れ矢つきて討ち死にした白血球の死骸である．

⑧ 化膿菌が死滅して膿が排出され，炎症が治まると，その組織の損傷部位を清掃し，正常な細胞の増殖を促すことに大きな働きをしているのは白血球の中でも単球の作用である．これによって損傷部位の修復が促進される．

図I-5は，これら細菌の侵入に対する白血球の対応と，前述の免疫応答とを模式図的に示したものである．

図 I-6 栄養と代謝と生命

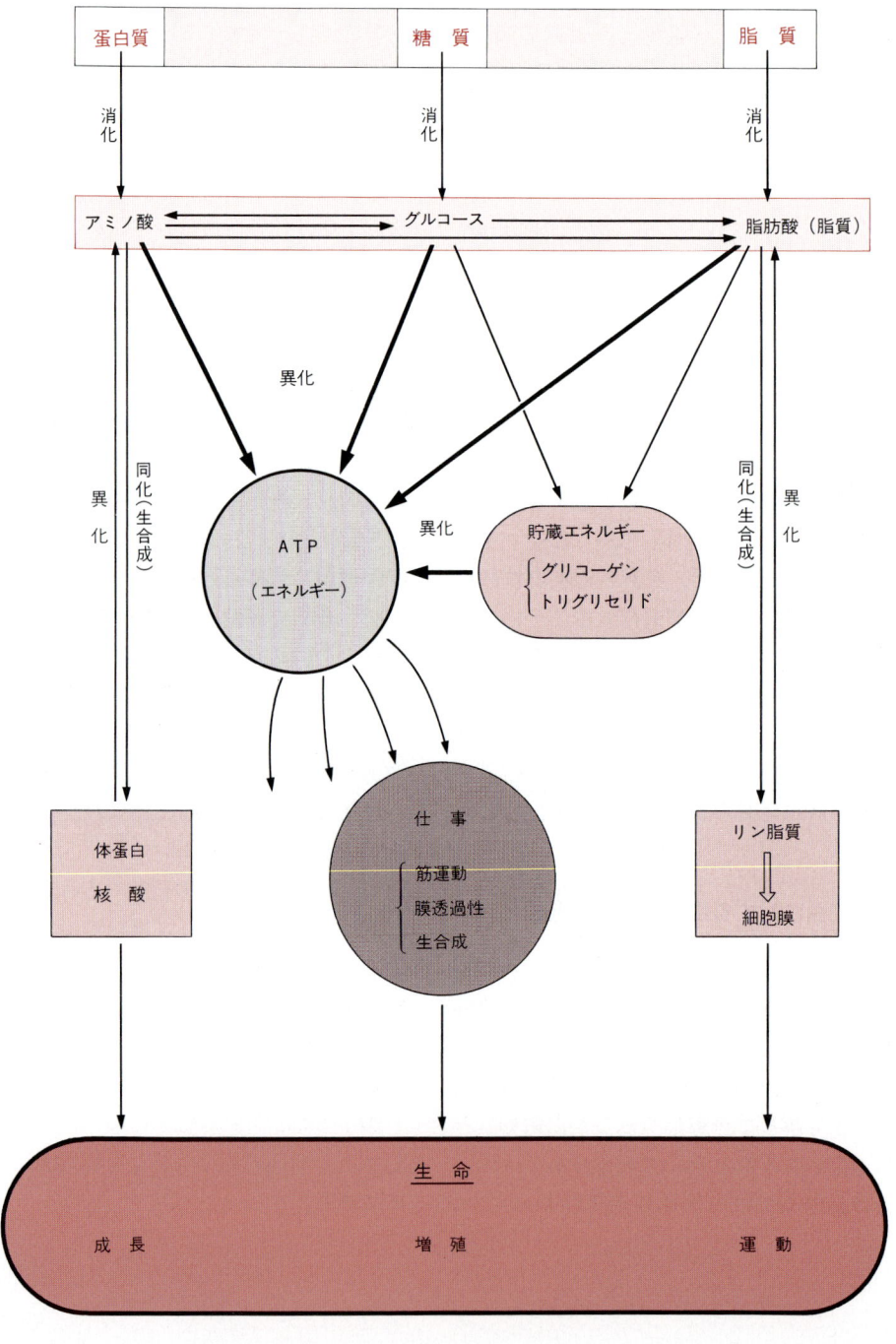

2章　病気に対応する生化学的基礎知識

1．病気と代謝

1）生命現象と代謝 metabolism
（図Ⅰ-6）

生物が生きているということは，生物が生長し，運動し，そして生殖によって種族を維持するといった生命現象が認められることから知ることができる．このような生命現象を維持していくためには，外界から栄養素を取り入れ，これを分解し，エネルギーを産生し，また生物のからだを形成する物質を合成するといった物質ならびにエネルギー交代（代謝）が不可欠な過程となる．

2）代謝を司る因子とその異常
（図Ⅰ-7）

代謝に関与する酵素や種々の因子の障害は代謝の流れの障害を引き起こし，それはさらに生命現象の障害，すなわち病気，ついには死に至らしめる．そこで，代謝に関与する種々の因子を列挙し，その障害によって引き起こされる病的状態を考えてみよう．

（1）遺伝子 gene

すべての蛋白質の構造（アミノ酸配列）と，その蛋白質がどの臓器細胞でどれだけの量合成されるかを決めているのが遺伝子である．

DNA 上の塩基配列の変化（置換）や欠失・挿入は蛋白質の構造の変化や合成量の異常を起こす可能性がある．変異の部位によっては何も起こらないこともある．突然変異によって新たな変異が生じる．卵子や精子の DNA に存在する変異は子孫に伝わるので，遺伝病の原因になりうる．DNA の変異はメンデルの法則によって遺伝する．酵素蛋白質の変異で代謝に異常が起これば，先天性代謝異常症という．卵子・精子以外の体細胞 DNA の変異は遺伝しないが，癌の原因になりうる．

（2）酵素 enzyme

代謝とは生体内の物質の流れのことである．その中の個々の物質の変化（化学変化）を触媒するのが酵素である．酵素の異常の多くはその活性の低下をきたし，物質の流れをその段階で止め，基質やその前駆物質の蓄積，生成物の欠損を引き起こし，病的状態をつくり出す．

構造遺伝子の異常は，基質や補酵素に対する親和性の異常（Km が大きくなる）や至適 pH の異常などの酵素の質の異常をつくり出し，生理的条件下での働きが悪くなる．構造遺伝子の完全欠損や調節遺伝子の異常などは，酵素の量の異常を引き起こす．また，ホルモンの異常も酵素の量の異常を介して疾患をつくり出す．ある臓器で，ある一つの反応を触媒する酵素が欠損していても，必ずしも全身でその反応がまったく起こらないとはいえない．異なる構造をもつ複数の酵素が同じ反応を触媒していることもあり，これをアイソザイム isozyme とよび，それぞれの臓器特異の代謝機能を果たしている．

（3）基質 substrate

食物，栄養素は代謝全体としてみたとき，その基質とみなすことができる．

栄養素摂取不足は代謝全体の流れを止めることになり，必要物質の不足をきたす（栄養失調，栄養不良，クワシオコール）．逆に栄養の摂りすぎもまたその栄養素や代謝産物の蓄積を引き起こし，糖尿病，高血圧，動脈硬化症などのいろいろな疾患の原因となる．

（4）補酵素 coenzyme

水溶性ビタミンのほとんどは生体内でいろいろ変化した後，補酵素となってその生理作用を果たしている．おのおののビタミンはそれぞれ特定の一群の反応（たとえばビタミン B_2 は FAD となり，酸化還元反応に関与する）に関与しているの

図1-7 代謝と酵素

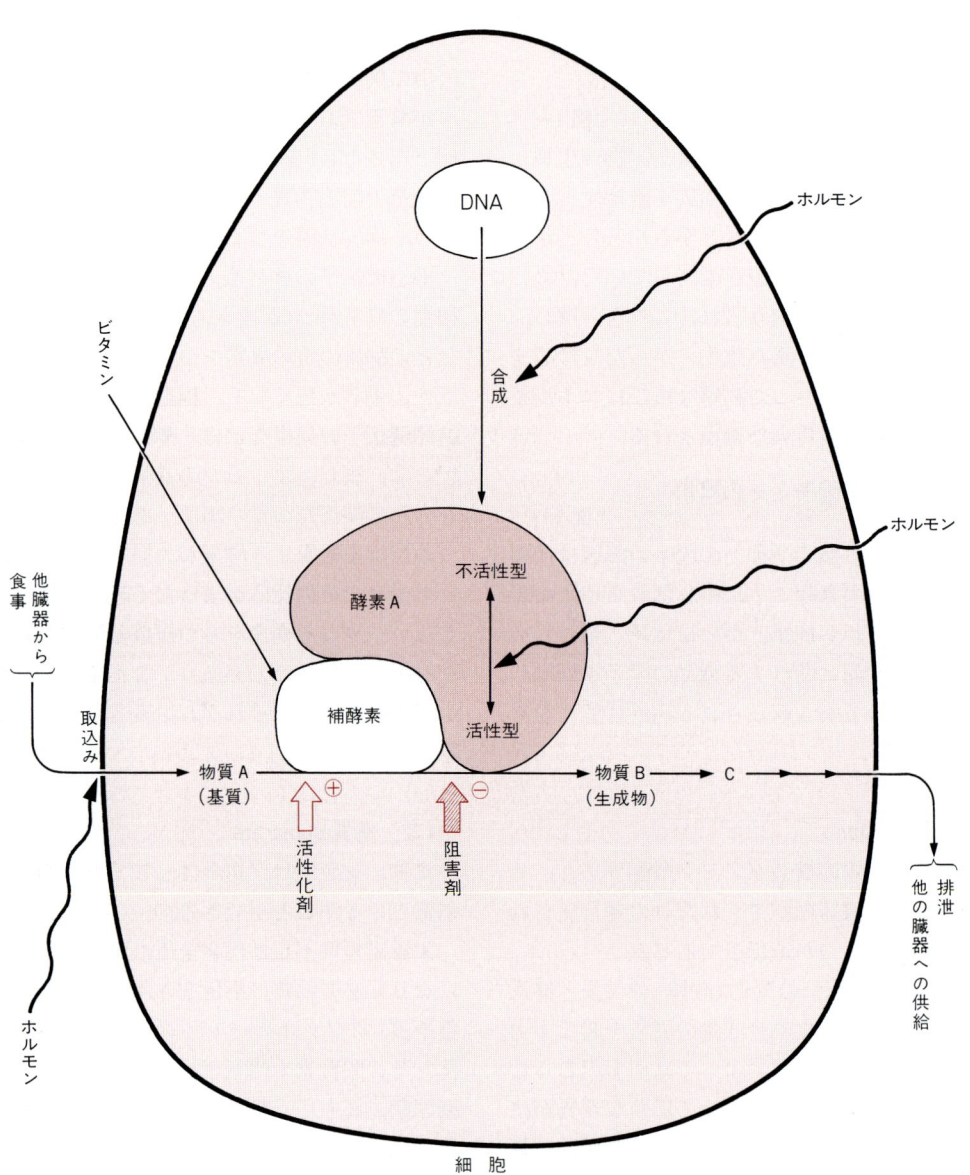

で，あるビタミンの欠乏はその一群の酵素が触媒する反応群の異常となり，種々の複雑な症状を呈する．

（5）阻害剤 inhibitor，活性化剤 activator

酵素は種々の重金属や毒物によって阻害される．たとえば，有機リンはセリンを活性中心とする酵素と結合して阻害する．とくに神経末端の刺激伝達物質であるアセチルコリンの分解を司るアセチルコリンエステラーゼを阻害し，アセチルコリンの蓄積による重篤な有機リン中毒を呈する．

コレラは激烈な下痢を主症状とする感染症であるが，これはコレラ菌の産生するコレラトキシンの作用によるものである．コレラトキシンは腸管粘膜細胞のアデニレートサイクラーゼ adenylate cyclase を活性化して，cAMP 濃度を上昇させる．cAMP は細胞膜の酵素のリン酸化を介し，Na の吸収の低下，水の腸管腔内への透過性の増大を引き起こして下痢症状を発現すると考えられている．

（6）代謝調節とホルモン hormone

個々の酵素反応，さらに種々の代謝は，1個1個の細胞内で行われているが，高等動物のような多細胞生物では，それはさらに1個体全体として統合された形で代謝が行われている．このような多細胞生物全体として統一された代謝が営まれるように調節する（代謝調節）役割を演じているのがホルモンである．

ホルモンが酵素活性を調節する機構には，次のように，二つの機構が知られている．

① **アデニレートサイクラーゼの活性化**：アドレナリン adrenaline やグルカゴン glucagon など多くのホルモンは細胞膜に結合することによって，細胞膜のアデニレートサイクラーゼを活性化し，細胞内の cAMP 濃度を上昇させる．cAMP はプロテインキナーゼ protein kinase を活性化し，多くの基質酵素蛋白をリン酸化し，その酵素を不活性化したり，活性型にかえたりすることによって，ホルモンの広範な作用を発現している．

② **酵素蛋白質の合成の促進**：ステロイドホルモン steroid hormone は標的細胞内に入り，細胞質，または核内に存在する受容体 receptor に結合する．ホルモンを結合した受容体は核内の特定の DNA 塩基配列を認識して結合し，その近くに存在する構造遺伝子からの mRNA（メッセンジャーRNA）の合成（転写）を促進する．ひいては酵素蛋白質の合成が盛んになる．

ホルモンによる代謝の調節は，一つの代謝系にいくつかの作用の異なるホルモンが作用してバランスをとっている場合が多い．

そのため一つのホルモンの分泌異常によっても代謝異常を引き起こすが，ホルモンの相互間のバランスがくずれても病的な代謝状態を生み出すことになる．

（7）代謝における各臓器の役割

各臓器，組織はそれぞれ特有の機能を果たしているが，その基礎となる代謝にもその臓器の特有な特徴と機能的な分化がみられる．

筋肉では血液からグルコースを取り込み，グリコーゲンとして蓄積している．筋肉運動時にこのグリコーゲンが分解し，嫌気的解糖によって乳酸を生じる．乳酸は血液を介して肝臓に運ばれ，肝臓の糖新生作用によりグルコースに再合成され，再び血液を介して筋肉に補給されている．これは Cori のサイクル Cori cycle とよばれるもので，このような臓器相互間での代謝の分担がある場合に，それに関与する一つの臓器の疾患が他の臓器の機能の低下や異常をもたらす場合がある．すなわち，一つの臓器の疾患は代謝上での関連性によって，その臓器だけの疾患にとどまらず，しばしば全身性の異常を引き起こすことになる．

2．癌の生化学　　（図 I-8）

1）癌とは

癌（悪性腫瘍）とは，無制限の細胞増殖によって，正常細胞が機能を果たせなくなり，放置すれば死に至る疾患である．癌細胞は正常細胞の間にどんどん侵入（浸潤）し，遠く離れた臓器に転移し，病巣を広げる．

I. 病気の基礎となる医学的知識

図 I-8 癌遺伝子

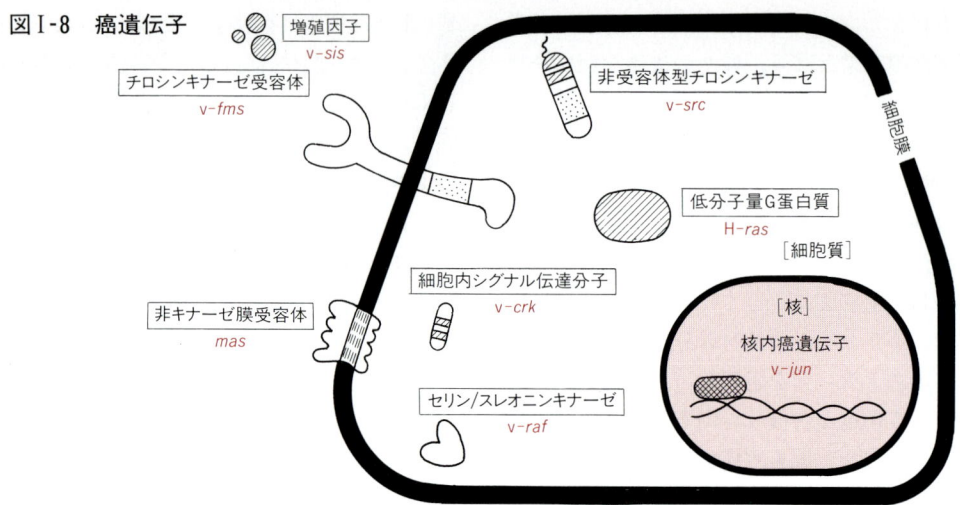

1. 代表的なウイルス癌遺伝子産物(v-onc)の細胞内局在と機能 (松井[5])

ローマ字記号は癌遺伝子の名前を,日本語はそのプロトオンコジーンの機能を示す.

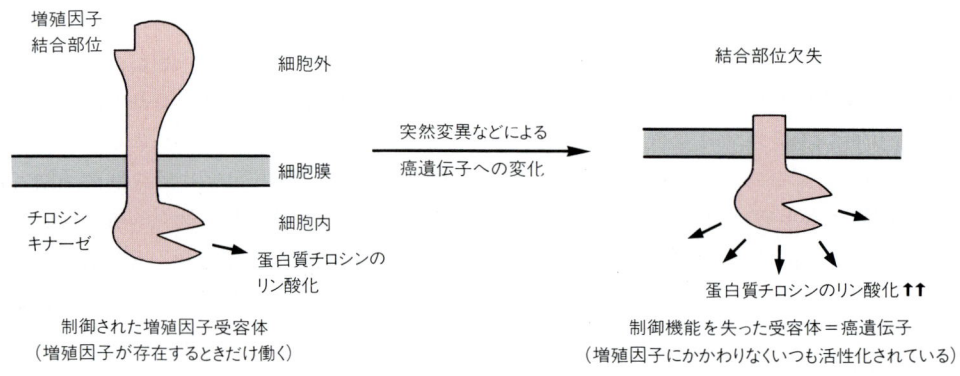

2. プロトオンコジーンから癌遺伝子への変化の例

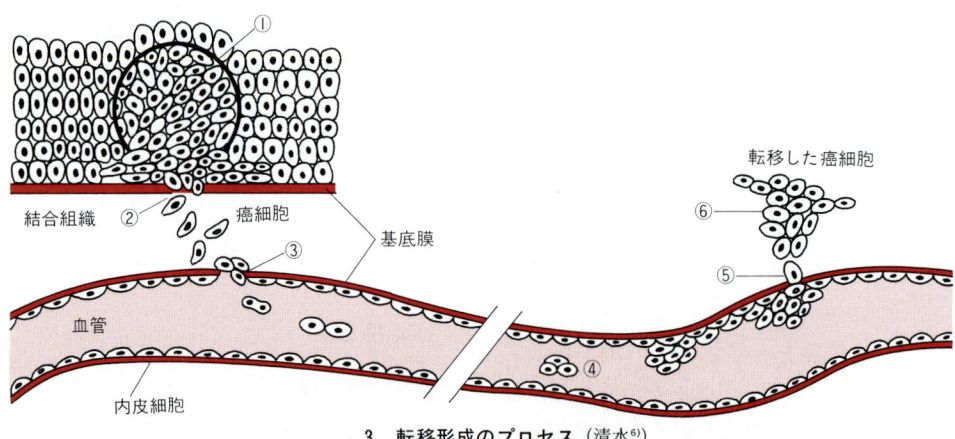

3. 転移形成のプロセス (清水[6])

①原発巣での増殖と離脱 ②組織の浸潤 ③脈管への侵入 ④血流での運搬 ⑤臓器血管へのトラップと血管外脱出 ⑥二次臓器への浸潤と再増殖

2）癌遺伝子と癌抑制遺伝子

（図 I-8・1, I-8・2）

癌は基本的には遺伝子の異常によって，細胞増殖の制御が効かなくなった状態である．制御の効かない細胞増殖，ひいては癌を起こす遺伝子を癌遺伝子（オンコジーン oncogene）という．ウイルスがもつ癌遺伝子を v-onc といい，同様の構造をもつが，細胞に元来存在し，制御機構をもつ遺伝子をプロトオンコジーンまたは c-onc（細胞性癌遺伝子）という．プロトオンコジーンには，細胞増殖因子，細胞膜の増殖因子受容体，蛋白質リン酸化酵素，G-蛋白質，転写因子などがある．また細胞増殖を制御する蛋白質が存在し，癌の発生を抑えている．これをコードする遺伝子を癌抑制遺伝子という．プロトオンコジーンの変異によってその制御機構を失ったとき，また癌抑制遺伝子が変異によってその作用を失ったときに癌が発生する．一般にはいくつかの遺伝子変異が段階的に重なって癌が発生する（多段階説）．

プロトオンコジーンや癌抑制遺伝子の変異は発癌物質などの化学物質やX線などの物理的作用による DNA の損傷によって生じる．ウイルスによる発癌は v-onc による直接の作用や癌抑制遺伝子と相互作用する蛋白質の作用による場合などがある．白血病などでは染色体の転座によって，プロトオンコジーンが活性化されていることがよく知られている．

3）転移の機構

（図 I-8・3）

癌が恐れられる一つの原因は，転移によって遠く離れた臓器に癌細胞が飛び火して，外科的には対応できなくなるからである．転移は最初に癌細胞が発生した所（原発巣）から飛び出し，血管内に入り，さらに別の部位で血管外に出ていく現象である．その過程では細胞同士の接着が外れ，血管の壁を破っている．細胞同士の接着に働く蛋白質の作用が落ち，血管壁を壊すプロテアーゼの活性が強くなっている．そのような現象を抑えることができれば，転移を防ぐこともできるであろう．

3．病気に対する生体の対応

1）感染に対する生体防御機構

（図 I-9）

細菌やウイルスなどの病原体が生体に侵入（感染）し，増殖すると，生体の栄養，代謝物質を奪ったり，病原体の産生する毒素の作用などのために臓器細胞が障害され，破壊される．破壊された細胞の種類によってさまざまな病変を生じ，ついには死に至る．

このような病原体の生体への侵入を防ぐために種々の機構が働いている．

一つは非特異的に異物の侵入や増殖を防ぐ防御機構であり，もう一つは異物の一つ一つを認識して特異的に反応して，その増殖を阻止し，処理する，いわゆる免疫現象である．

（I）非特異的防御機構

異物の侵入を物理的に防ぐ皮膚の角化層や，気道でのせん毛運動のような形態学的防御機構のほかに次のような生化学的防御機構がある．

① 汗腺，皮脂腺からの乳酸，脂肪酸の分泌：皮膚表面の pH を下げて細菌が増殖できない環境をつくっている．

② 粘膜における粘液の分泌：粘膜上皮から分泌される粘稠な液である粘液は糖蛋白質や糖類を含み，粘膜表面をおおい，異物が粘膜に吸着するのを防いでいる．

③ リゾチーム lysozyme：リゾチームは涙，唾液，尿，血漿，さらに多形核白血球やマクロファージ macrophage の中にも含まれる酵素で，多糖類中の N-アセチルグルコサミン N-acetylglucosamine と N-アセチルノイラミン酸 N-acetylneuraminic acid（ムラミン酸）の間の β-1,4-グルコシド結合を切断する反応を触媒する．このような構造をもつ多糖類はグラム陽性菌の細胞膜中にあり，リゾチームの作用を受けると細菌外層の固い膜が破壊され，細菌は溶解する．グラム陰性菌ではこの多糖類の膜の外側にさらに脂質層があるため，リゾチームの作用を受けにくい．

④ 多形核白血球，マクロファージの食作用

I. 病気の基礎となる医学的知識

図 I-9　感染防御機構

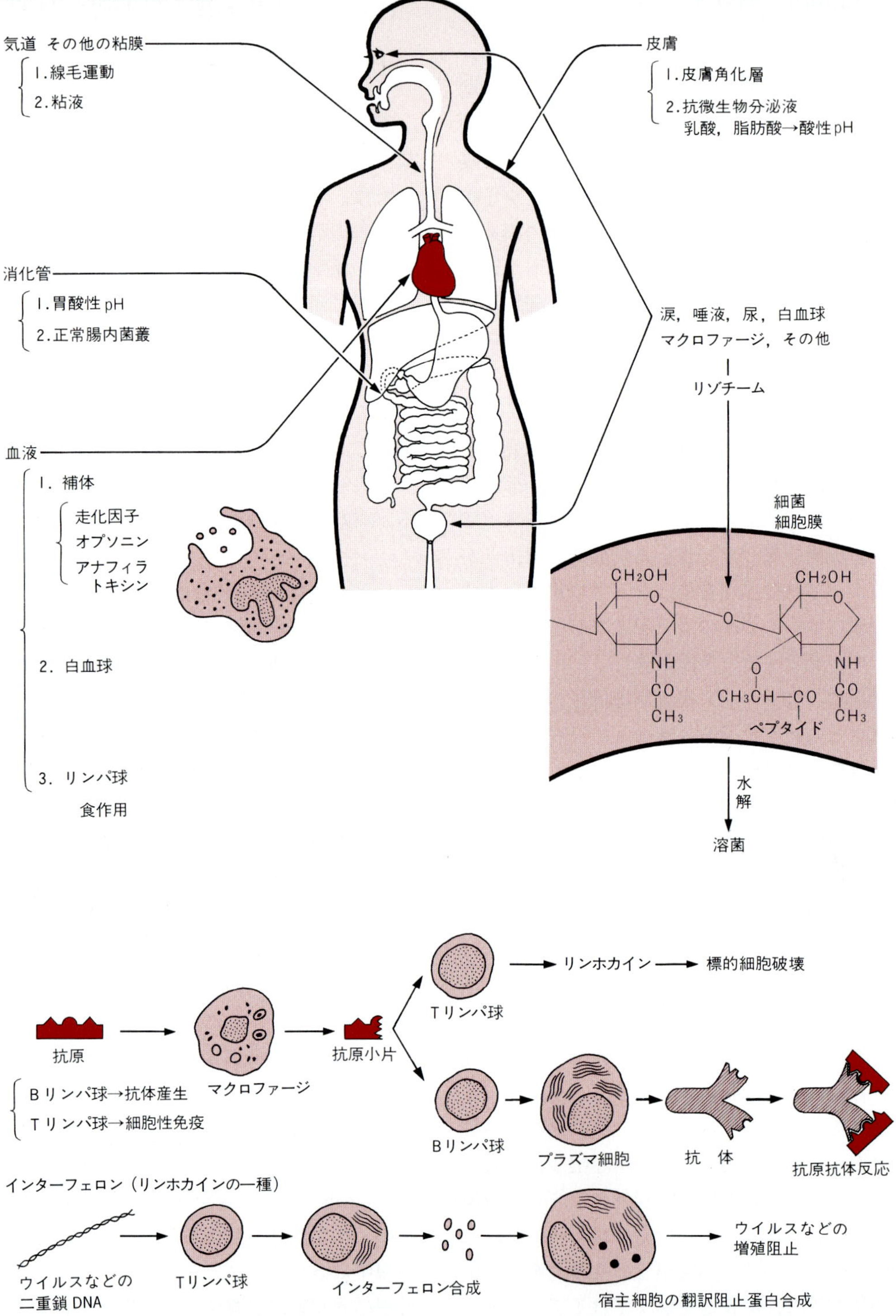

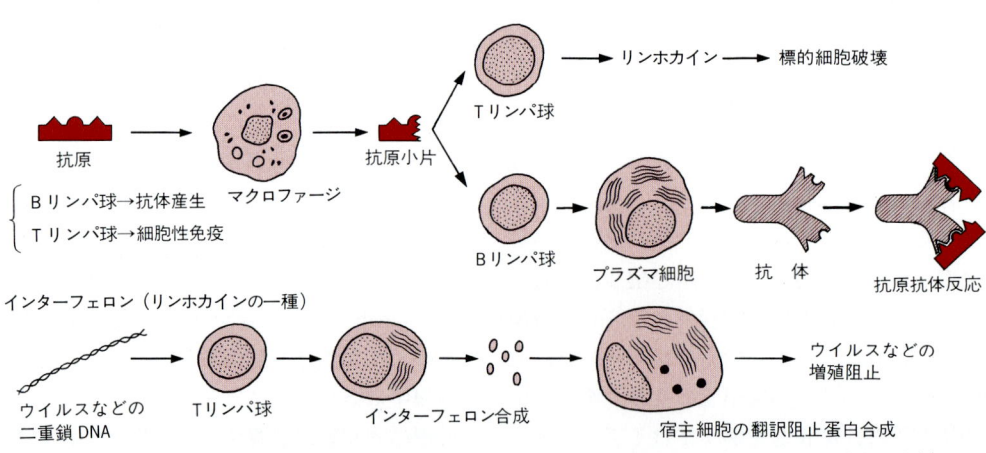

（J.T.Barrett, 小沢ら改変）

phagocytosis：多形核白血球やマクロファージは細胞表面に吸着した細菌を細胞内に取り込み，各種の水解酵素を含む細胞内小器官であるリソソーム lysosome で分解消化する．

⑤　異物に対する急性炎症反応：異物が侵入すると生体は急性炎症反応を起こし，毛細血管の透過性を増し，血清から異物の処理を促進する因子が滲出し，前述の食作用をもつ多形核白血球やマクロファージの遊出を促進する．

この炎症反応では，血清中に存在する補体 compliment とよばれる一群の蛋白が体内への異物の侵入や後に述べる抗原抗体反応に伴って活性化され，ⓐ 白血球をひきつける機能（走化性 chemotaxis）をもつ物質，ⓑ 異物にくっついて食細胞の食作用を増強する作用（オプソニン opsonin 作用）をもつ物質，ⓒ 血管の透過性を増す作用があるヒスタミンの肥胖細胞（マスト細胞 mast cell）からの遊離を促進する物質（アナフィラトキシン anaphylatoxin）などを産出する．

⑥　インターフェロン interferon：ウイルスの感染によって細胞内で産生される蛋白で，細胞内でのウイルスの増殖を抑制する作用をもつ．

⑦　腸管内の正常細菌叢：病原微生物が腸管内にすみつくことを阻止している．

2）免疫（特異的防御機構）immunity

（図Ⅰ-9）

（1）抗体 antibody 産生

生物にとって自己でない（非自己）物質が体内に侵入してきたとき，その特定の物質を認識して排除する機構がある．骨髄由来のリンパ球であるB-リンパ球が変化したプラズマ細胞は，そのような自己でない物質（抗原 antigen）に対して特異的に反応して結合する蛋白質である免疫グロブリン immunoglobulin（抗体）を産生する（抗体の種類については，p.9「4．免疫の機構」を参照）．抗原と抗体の結合した抗原—抗体複合物は速やかに多形核白血球などによって取り込まれ除去される．

胸腺由来のリンパ球（T-リンパ球）はB-リンパ球の作用を助けたり，抑制したりして，B-リンパ球の調節作用を行っている．また，マクロファージは侵入した抗原を処理して，その情報をB-リンパ球やT-リンパ球に伝える作用をしている．

（2）細胞性免疫 Cellular immunity

このように異物の侵入に対応して産生される免疫グロブリン（抗体）を体液性抗体とよぶのに対し，抗原と反応する能力が蛋白質のような体液性成分ではなく，細胞自身にあるとき，これを細胞性免疫という．T-リンパ球がその役割を果たしている．細胞性免疫に属する免疫反応には，① ツベルクリン反応のような遅延型アレルギー，② 移植拒否反応，③ 癌に対する免疫，④ 結核，サルモネラ，リステリアなどの感染に対する免疫反応がある．細胞性免疫では免疫活性をもつのは細胞自身であり，異物細胞（移植片，癌細胞，結核菌など）と直接結合して，その細胞に傷害を与え破壊する．

3）疾病からの回復

（図Ⅰ-10）

生体に生じた障害に対して，生体は自分自身で治癒回復させる能力をもっている．

（1）創傷治癒

（図Ⅰ-10・1）

刃物などで組織を傷つけたとき，損傷された血管は次のような過程を経て止血，修復される．

①　血小板粘着：血管内皮細胞が破壊されると血管平滑筋は収縮して，コラーゲン線維が露出し，これに血球成分である血小板が粘着する．

②　血小板凝集：粘着した血小板からはアデノシン二リン酸（ADP）が遊離し，粘着した血小板の上に血中の血小板が凝集する．このとき同時にセロトニン serotonin が放出され，血管の収縮を強める．

③　血小板変態：損傷局所組織からの組織トロンボプラスチン thromboplastin によって形成された少量のトロンビン thrombin は血小板の膜を変化させ，血小板の凝固因子やセロトニンの放出を顕著にする．

④　一時的止血血栓形成：以上のような過程で血小板塊が出血局所を封鎖し，止血する．

⑤　完全止血血栓形成：血液凝固系の活性化によって血小板凝塊はフィブリン fibrin におおわ

図 I-10　創傷からの回復

1．止血機構

（竹内ら[7]）

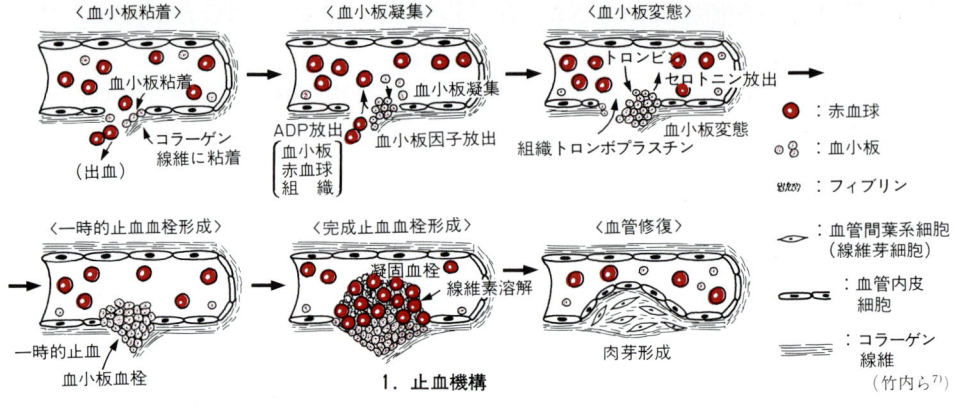

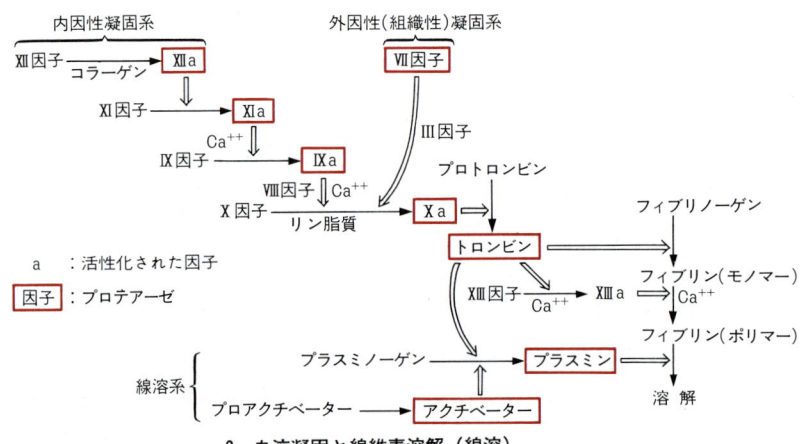

2．血液凝固と線維素溶解（線溶）

3．紫外線障害・DNAの酵素的除去修復

（A.L.Lehninger[8]）

4．チミンダイマー

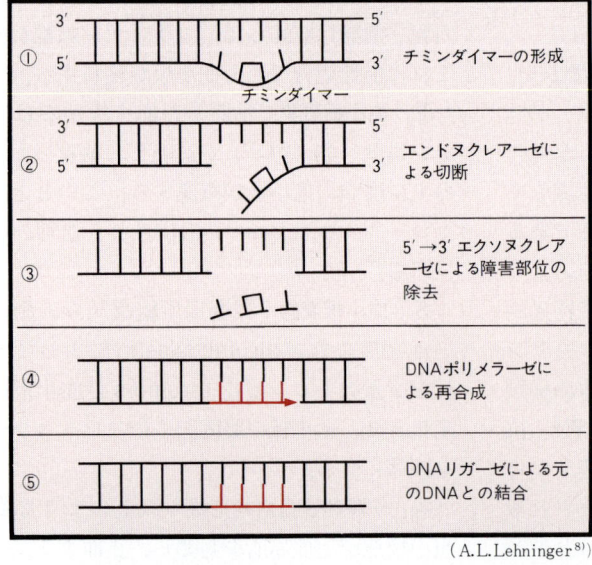

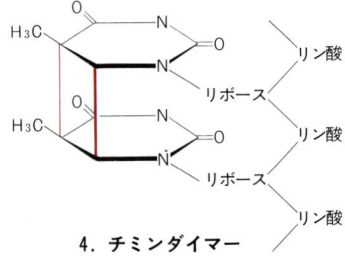

れ，不可逆的な完全止血血栓となる．

⑥ **血管修復**：完全止血血栓は線維素溶解系によってしだいに溶解していく．この間に線維芽細胞が出現し，血管壁を修復し，血栓中にも入り，肉芽を形成する．血栓表面も内皮細胞におおわれ，修復が完成する．

（2） 血液凝固と線維素溶解（線溶）fibrinolysis
（図I-10・2）

血管・損傷の修復には血液凝固による止血と再生のための線溶現象が重要な役割を演じている．血液凝固は次の三つの段階からなっている．

① **第1段階**：血液が血管外異物（コラーゲン）に触れるとⅫ因子 Hageman factor が活性化し，図のような血管内因子による一連の反応が進み，X因子が活性化される（内因性機序）．一方，血管が損傷し，組織中からの組織トロンボプラスチンとよばれるⅢ因子の関与によってX因子が活性化される経路もあり，これを外因性機序とよぶ．

② **第2段階**：活性化されたX因子（Xa）によってプロトロンビン prothrombin はトロンビンに変換，活性化される．

③ **第3段階**：トロンビンはフィブリノーゲン fibrinogen をフィブリンに変換する．50％尿素に溶解するこのフィブリンの単量体はⅩⅢ因子（トランスグルタミナーゼ）によって互いのポリペプチド鎖中のグルタミン残基とリジン残基の間に架橋を形成し，尿素にも不溶性の安定なフィブリンポリマーとなる．多くの血液凝固因子はプロテアーゼであり，ふだんは不活性な前駆体として存在している．

線維素溶解は生じたフィブリンの網がプロテアーゼであるプラスミン plasmin によって溶解していく現象をいう．不活生型のプラスミノーゲン plasminogen からプラスミンへの活性化には，トロンビンが関与していることからもわかるように，線溶現象もまた血液凝固→止血→血管壁再生の正常修復過程である．

（3） DNAの傷害と修復 （図I-10・3，I-10・4）

遺伝を司るDNAは安定なものではなく，紫外線やX線，いろいろな薬剤などの環境因子の作用によって修飾され，損傷を受ける．これらの損傷が修復されないと突然変異という結果となり，癌や代謝異常を引き起こす．しかし，健常人ではこのようなDNAの損傷はほとんど修復されている．

紫外線がDNAに照射されると，DNA鎖中の塩基であるチミン thymine は隣接したチミンと結合し，チミン-チミン二量体（チミンダイマー thymine dimer）を形成する（図I-10・3）．チミンダイマーは除去されないと複製や転写のとき正確に読みとられない．色素性乾皮症 xeroderma pigmentosum は光線過敏症とさらには皮膚癌を生じる疾患であるが，まさにこの修復過程の異常によるものである．通常チミン二量体は次の三つの酵素系で除去される．

① チミン二量体を単量体に切り離す酵素（可視光線によって活性化される）．

② 図I-10・4のような一連の酵素反応による除去修復．

③ 複製中は，ギャップとして放置し，後に他の経路で合成する．

これらの過程のいずれかが傷害されると色素性乾皮症となる．

I. 病気の基礎となる医学的知識

図 I-11 薬理学とは

1. 薬物は「両刃の剣」

2. 薬理学の使命

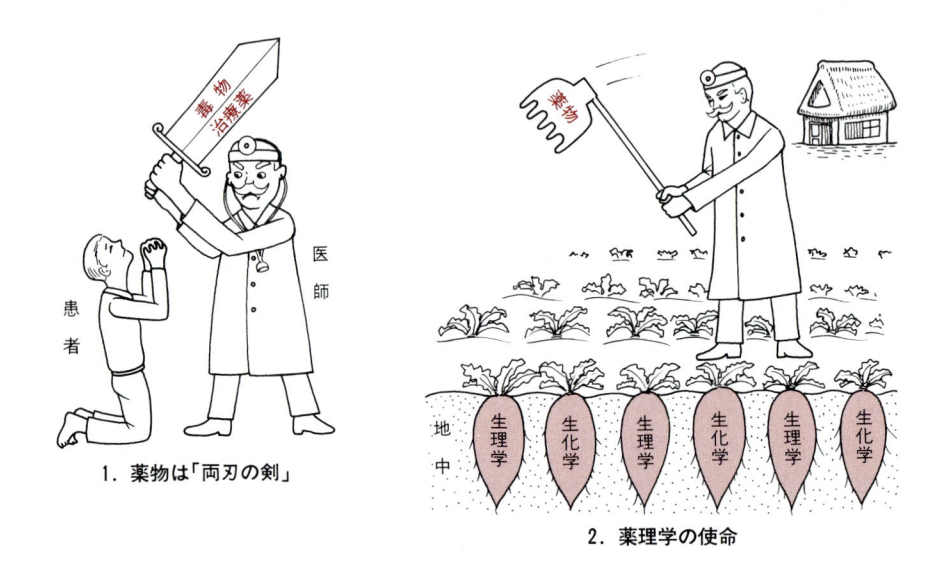

図 I-12 薬理学の範囲

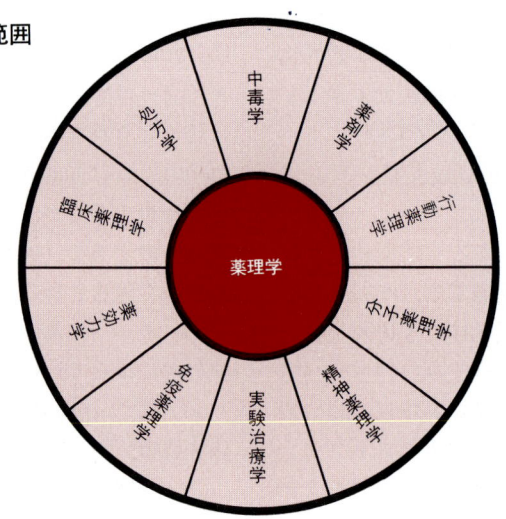

薬理学
- 中毒学
- 処方学
- 臨床薬理学
- 薬効学
- 免疫薬理学
- 実験治療学
- 精神薬理学
- 分子薬理学
- 応用薬理学
- 薬剤学

図 I-13 薬物作用の分類(1)

薬物作用の基本型
① 興奮作用と抑制作用
② 直接作用と間接作用
③ 局所作用と全身作用
④ 選択作用と一般作用
⑤ 主作用と副作用
⑥ その他

2）直接作用と間接作用　（図Ⅰ-14・1）

薬物が標的器官に作用して，その機能に影響を与える場合を直接作用 direct action または一次作用 primary action といい，直接作用の結果，他の器官の機能を変えさせる場合を間接作用 indirect action または二次作用 secondary action とよんでいる．たとえば，ジギタリスの心臓に対する強心作用は直接作用または一次作用であり，その結果，循環状態が改善されて発現する利尿作用や浮腫軽減作用は，間接作用または二次作用である．

3）局所作用と全身作用　（図Ⅰ-14・2）

薬物を適用した部位に限局して起こる薬理作用を局所作用 local action という．皮膚粘膜に対する重金属塩類，酸，アルカリ類の作用や局所麻酔作用がその例である．これに対し薬物が適用（投与）部位から吸収され，循環系を介して全身の組織に達して起こる作用を全身作用 systemic action という．なお，全身作用は薬物が一度吸収されてから起こるので，吸収作用 absorptive action ともいわれ，また，作用が適用部位から離れた場所で起こるため遠隔作用 remote action ともよばれている．

4）選択作用と一般作用

薬物が特定の器官，組織，細胞あるいは受容体に対してのみ強く作用する場合を選択作用 selective action とよぶ．たとえば，ジギタリスは他の器官より心臓に強く作用してその機能を促進する．このような選択性の機序については現在不明の点が多い．特定の細胞との親和性が高いことによるか，特定の細胞がその薬物に対して感受性が高いためか，あるいはとくにその部位に受容体が存在するためか，などの説がある．一方，一般作用 general action あるいは非選択作用 non-selective action とは，薬物が生体の器官，組織などに対して普遍的に作用する場合をいう．これは細胞原形質に対する薬物の広い親和性によるもので，とくに原形質に有害な作用を及ぼす場合，これを原形質毒 protoplasmic poison という．たとえば，石炭酸，アルカリ，キニーネなどの薬物の作用がそれに当たる．一般的には選択作用を有する薬物のほうが有害反応も現われにくいので治療に利用されることが多い．

5）主作用と副作用　（図Ⅰ-14・3）

薬物治療学的立場からみると，多くの薬物は複雑で多面的な薬理作用をもっており，必ずしも一方向の作用のみとは限らない．その中で治療の目的に有用な作用を主作用 principal action という．これに対し，治療上不必要または障害となる作用を副作用 side action とよぶ．また副作用は，有害無益な点を強調して有害反応 adverse or untoward reaction ともよばれたり，重要な障害の意味合いをこめた毒作用 toxic action という語も用いられる．この主作用，副作用という言葉は，本来固定したものではなく，目的論的立場からつけられた名称であるため，治療の目的によっては，一つの作用が主作用とも副作用ともなることがある．たとえば，モルヒネは鎮痛薬として適用したとき止瀉作用（便秘）は副作用であるが，止瀉薬として使用した場合は，この止瀉作用は主作用となる．

6）その他の作用

以上のほかに，薬理作用は，作用発現までの時間，作用の持続性，さらには特定の疾患に対する治療効果などでさまざまなよび方をされる．たとえば，薬物の投与後，速やかに作用が発現する場合を速効性作用といい，数時間～数日を経て作用が徐々に現われる場合を遅効性作用という．また，作用の持続が極めて短い場合を一過性作用，作用持続が長い場合を持続作用という．治療効果による分類では，抗てんかん作用，抗不整脈作用，抗精神病作用，抗感染作用などがある．

4．薬物の作用機序

（図Ⅰ-14・4）

薬物の作用機序は，最終的に細胞膜に対する作用や細胞内の代謝機構に及ぼす作用まで考えなけ

I. 病気の基礎となる医学的知識

図 I-15 アセチルコリンと薬物レセプターとの結合

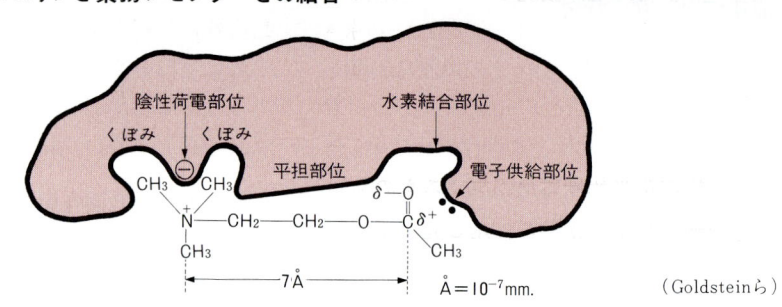

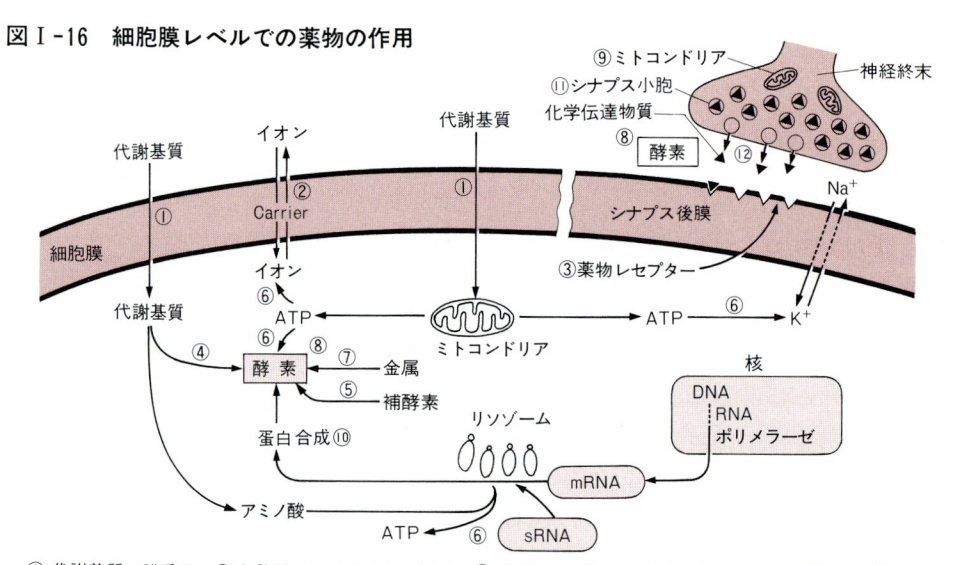

(Goldsteinら)

図 I-16 細胞膜レベルでの薬物の作用

① 代謝基質の膜透過　② 細胞膜におけるイオン輸送　③ 薬物レセプター（受容体）　④ 代謝基質の供給
⑤ 補酵素の利用　⑥ ATPの利用　⑦ 重金属の利用　⑧ 酵　素　⑨ ミトコンドリア　⑩ 蛋白合成系
⑪ シナプス小胞　⑫ 化学伝達物質の遊離

(高木ら[9])

図 I-17 シナプスにおける薬物の作用点

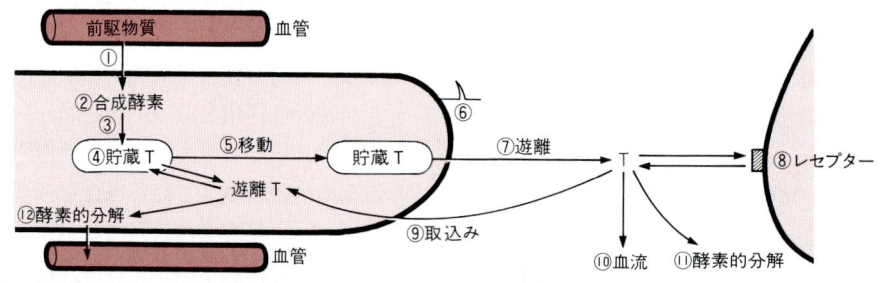

① 化学伝達物質（T）の前駆物質の取込み　　⑤ シナプス小胞の移動　　　⑨ Tの神経終末への再取込み
② Tの合成酵素　　　　　　　　　　　　　　⑥ 神経インパルスの伝導　　⑩ 血流へ
③ Tの貯蔵部位（シナプス小胞）への取込み　⑦ Tの遊離　　　　　　　　⑪ 酵素的分解
④ Tの貯蔵機構　　　　　　　　　　　　　　⑧ レセプターとの相互作用　⑫ 酵素的分解

(Kopin)

ればならない．また，生体機能のレベルで薬物の作用様式を，その作用点あるいは侵襲点の立場から観察することも欠くことができない．薬物の作用機序を考える場合，まずその作用点がどこであるかを知ることが重要である．薬物の効果は，薬物そのものの物理化学的性質に由来するものや，生体の特定の輸送系や酵素系に作用し発現するものもあるが，多くの薬物は，細胞膜に局在する特異蛋白分子に作用して効果を生じさせる．これらの蛋白は薬物受容体 drug receptor とよばれている．

1) 物理化学的作用

① 浸透圧作用 osmotic action：細胞膜内外における浸透圧の勾配を変えて，水の移動を起こさせる作用をいう．浸透圧作用は水の移動をきたさせる結果として細胞内代謝系にも影響を与える．その代表的なものが塩類である．

② 界面活性作用 surface active action：これは，細胞膜の表面張力を低下させ，薬物の膜面の濃度に影響を及ぼし，また膜の性状に変化を与えることで細胞の機能に影響を与える作用をいう．

③ 細胞構成物質に対する物理化学的作用：これは細胞膜に吸着したり，これを溶解して凝固，沈殿させるような作用をいい，その結果として，膜の内外のイオンの分布を変化させ，細胞の機能に影響を与えることになる．

2) 代謝拮抗物質 antimetabolite

これは，生体の代謝に必須な物質と拮抗して，その作用を妨げ，作用を発現する薬物をいう．

3) 酵素に対する作用

これは，生体内における各種反応の触媒を司っている酵素 enzyme の活性を阻害または賦活することによって作用を発揮することをいう．

4) 細胞に対する作用

① 細胞膜に対する作用：細胞膜における各種イオンの膜透過性の変化がその細胞の機能に密接な関係を有していることがわかっている．そこで薬物の細胞膜透過性に対する作用が重要視される．この場合，細胞膜表面にある薬物受容体 drug receptor と，その薬物が結合し，膜の透過性を変化させ，種々の反応を誘発して，ついには細胞機能を変化させると考えられている．

② 細胞内成分に対する作用：これは，薬物が細胞膜を透過して細胞成分（核，ミトコンドリア，ミクロゾーム，リボゾームなど）に作用する場合である．さらにこれらの薬理作用は細胞内代謝過程，とくに酵素に対する作用と，ミトコンドリア，リボゾームなどの膜透過性や形態学的変化を起こさせる作用とに分けて考えられている．たとえば，細胞内顆粒に貯えられている生体活性アミン（カテコールアミン，セロトニンなど）の遊離や取り込みに対する作用があげられる．

5. 薬物受容体

1) 薬物受容体説

1913年頃，Ehrlich は，アルカロイド（モルヒネのような植物中に含まれるアルカリ性化合物をアルカロイド alkaloid という）のように微量で有効な薬物をはじめとして，多くの薬物の作用機序が生体細胞の一部分に存在すると仮定された受容体 receptor に結合し，はじめてその作用を発揮できるものと考え，"結合なきところに作用なし" と提唱した．その後，1930年頃 Clark は，1個の細胞に作用するために必要な薬物の分子数についての研究から，細胞内の受容体の存在をより確定的なものとした．

受容体とは，細胞の膜または細胞内部に存在する構成高分子物質であり，薬物を認識してそれと結合し，その結果，細胞に特定の反応を発現するものをいう．反応を伴わない薬物との結合部位は受容体とはいわない．受容体の存在を推定するための条件としては，次の4点があげられる．

① 微量で有効であること．
② 特異な化学構造を必要とし，共通構造をもつ薬物がその受容体と結合し，同一の薬理作用を示すこと．
③ 薬理作用が特異的であること．

I. 病気の基礎となる医学的知識

表 I-1 自律神経薬の種類

コリン作動薬
 a）アセチルコリン（ACh）およびその関連薬物
 b）抗コリンエステラーゼ剤：フィゾスチグミン，DFP
 c）その他：ピロカルピン，アレコリン

抗コリン作動薬
 a）ベラドンナアルカロイド：アトロピン，スコポラミン
 b）合成抗ムスカリン薬（アトロピン代用薬）

アドレナリン作動薬：ノルアドレナリン，アドレナリン，ドーパミン

アドレナリンレセプター遮断薬
 a）αレセプター遮断薬：フェノキシベンザミン，フェントラミン
 b）βレセプター遮断薬：DCI，プロプラノロール，プラクトロール，ソタロール

アドレナリン作動ニューロン末梢抑制薬：グアニチジン，α-メチルドーパ

神経節遮断薬：TEA，ヘキサメソニウム，メカミラミン

神経節刺激薬：ニコチン，ロベリン，TMA

図 I-18 薬物の適用経路

薬物の適用経路
 1) 経口投与
 2) 注 射 ── ① 皮下注射
              ② 筋肉注射
              ③ 静脈注射
              ④ その他，脊髄腔内注射，硬膜外注射，動脈内注射，腹腔内注射，心室内注射，骨髄注射など
 3) 吸 入
 4) 粘膜からの吸収
 5) 経皮投与

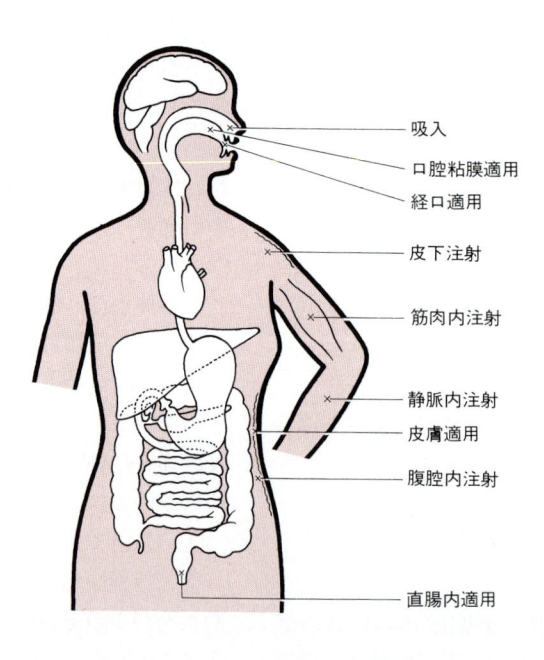

吸入
口腔粘膜適用
経口適用
皮下注射
筋肉内注射
静脈内注射
皮膚適用
腹腔内注射
直腸内適用

II．病態のサインとその見極め方

II. 病態のサインとその見極め方

図II-1　自覚症状

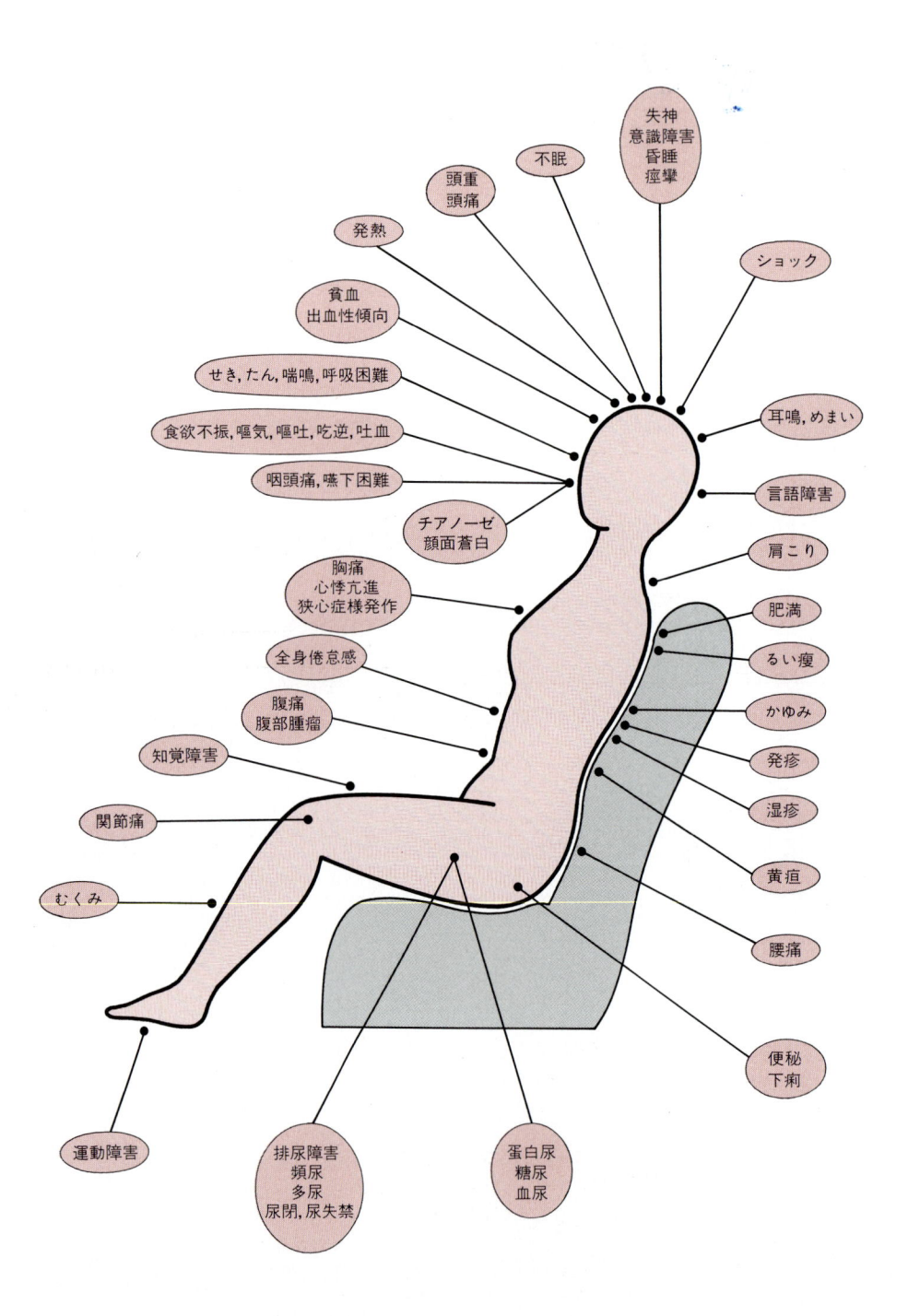

- 失神, 意識障害, 昏睡, 痙攣
- 不眠
- 頭重, 頭痛
- 発熱
- 貧血, 出血性傾向
- せき, たん, 喘鳴, 呼吸困難
- 食欲不振, 嘔気, 嘔吐, 吃逆, 吐血
- 咽頭痛, 嚥下困難
- チアノーゼ, 顔面蒼白
- 胸痛, 心悸亢進, 狭心症様発作
- 全身倦怠感
- 腹痛, 腹部腫瘤
- 知覚障害
- 関節痛
- むくみ
- 運動障害
- 排尿障害, 頻尿, 多尿, 尿閉, 尿失禁
- 蛋白尿, 糖尿, 血尿
- ショック
- 耳鳴, めまい
- 言語障害
- 肩こり
- 肥満
- るい瘦
- かゆみ
- 発疹
- 湿疹
- 黄疸
- 腰痛
- 便秘, 下痢

垂炎，肝障害，腹膜の炎症，あるいは他のほとんどの消化器疾患によっても招来される．しかも，嘔吐の仕組みから考えれば，嘔吐中枢に対する大脳皮質からの刺激，あるいは代謝性疾患，重症腎疾患などによる血中毒素，さらには循環器疾患の血液循環不全による局所性の貧血もその刺激となろう．

よくいわれることに，心筋梗塞の際，嘔気，嘔吐を訴えることがあり，とくに老人では消化器障害を考えるあまり，心電図検査など心疾患に対する配慮をおろそかにする危険があるということがある．

また，尿中にブドウ糖を証明した場合でも，それが食事性のものか，腎性のものか，血糖の内分泌的調節の異常によるものでもインスリン依存性糖尿病であるインスリンの不足か，あるいは高血糖を招来する他のホルモン，たとえば甲状腺ホルモン，副腎皮質ホルモンなどの過剰によるものか，などを臨床検査成績によって鑑別しなければならない．しかし，これらとは異なり，ある程度以上の蛋白尿を証明した場合には，そのよってきたるところがおそらく腎糸球体におけるろ過の異常であることを示唆していよう．

図では，これらの症候と主要臓器組織における疾患との関連を線で結んである．前述のように，ある疾患が，必ずしもある特定の症候のみを示すというものは少なく，一つの臓器あるいはそれらの系統が障害されても，他の臓器あるいはそれらの系統に影響を与え，それらの機能障害による症候が同時に現われてくることが多い．

4．ICD（International Classification of Diseases）による疾病の分類

種々の病気の病名は，その病気が発見された由来，発見したヒトの名前，著明な症候，その臓器組織の病態などによって，それぞれ名づけられている．したがって，同じ疾患と思われていても，国によって異なった病名が用いられていることもある．

しかし，最近では，国際的に共通な疾病分類を用いるような傾向になってきている．すなわち，1975年，国際連合の世界保健機構 World Health Organization, WHO によって，従来から用いられてきていた分類の第9回修正が行われ，「疾病，傷害および死因統計分類 International Statistical Classification of Disease, Injuries and Causes of Death」略してICDがわが国でも使用され，国際的にも広く，疾病，その他の症候などが比較検討されるようになった．

この分類は，病因を中心として，必ずしも死因にこだわることなく，疾病の現象をも加味したもので，下記のようにⅠ～ⅩⅦに大きく分類され，その中の疾病にそれぞれ3桁の番号がつけられており，必要に応じて小数点以下に1桁の番号をつけて細分することにしている．

＜疾病，傷害および死因統計分類＞
　Ⅰ．感染症および寄生虫症（infections and parasitic diseases）（001～139）
　Ⅱ．新生物（neoplasms）（140～239）
　Ⅲ．内分泌，栄養および代謝疾患ならびに免疫障害（endocrine, nutritional and metabolic diseases and immunity disorders）（240～279）
　Ⅳ．血液および造血器の疾患（diseases of blood and bloodforming organs）（280～289）
　Ⅴ．精神障害（mental disorders）（290～319）
　Ⅵ．神経系および感覚器の疾患（diseases of nervous system and sense organ）（320～389）
　Ⅶ．循環系の疾患（diseases of circulatory system）（390～459）
　Ⅷ．呼吸系の疾患（diseases of respiratory system）（460～519）
　Ⅸ．消化系の疾患（diseases of digestive system）（520～579）
　Ⅹ．泌尿生殖系の疾患（diseases of genito-urinary system（580～629）
　ⅩⅠ．妊娠，分娩および産褥の合併症（complications of pregnancy, childbirth and

II. 病態のサインとその見極め方

図II-3 主要臓器組織別機能の検査

血液検査
- 赤血球沈降反応　出血時間
- ヘマトクリット　凝固時間
- 赤血球数　　　　線維素溶解現象
- ヘモグロビン
- 白血球数　　　　血液型
- 白血球像　　　血 O_2, CO_2 分圧
- 血小板数　　　液 pH, 浸透圧
- 血漿蛋白とその分画
- ブドウ糖, インスリン, サイロキシンなど
- 脂質, コレステロール, 中性脂肪
- Na, K, Cl　　　　HDL, LDLなど
- GOT, GPT, LDHとそのアイソザイム
- CPK, ALP, LAP, γ-GTPなど

心臓循環機能
- 血圧, 脈波
- 末梢循環抵抗
- 心電図
- 心音図
- 心拍出量
- 血液循環時間
- X線所見, MRI
- 心臓カテーテル法など

呼吸機能
- 肺気量(肺活量, 残気量など)
- 換気能力　　気管支鏡検査
- 酸素摂取量　喀痰検査
- 肺コンプライアンス
- X線所見, MRI
- 血中 O_2, CO_2 分圧など

視力, 視野検査, MRI

聴力検査

脳・神経・筋機能
- 脳波, CT, X線所見, MRI, 筋電図など
- 自律神経機能検査

消化器系(胃・膵・腸)機能
- 胃液, 膵液検査
- 消化酵素
- 消化吸収試験
- X線所見, CT, MRI
- 内視鏡検査
- ヘリコバクタ, ピロリなど

肝機能
- 血漿蛋白　　　胆汁検査
- 非蛋白窒素　　硫酸亜鉛混濁試験
- コレステロール　チモール混濁試験
- 中性脂肪　　　X線所見
- ビリルビン　　胆嚢造影
- GOT, GPT　　肝シンチグラム
- LDH, アイソザイム　超音波検査
- γ-GTP, LAP　肝生検
- ALP, CAMP　など
- モイレングラハト
- ブロムサルファレイン試験

脊髄液検査
- 液圧　　ブドウ糖
- pH　　　蛋白
- 血液　　アセトン体
- 細胞　　クロール
- 膠質反応など

腎機能
- 腎血流量, 血漿量
- 糸球体ろ過量
- 各種クリアランス
- 非蛋白窒素, クレアチニン, 尿素
- 尿蛋白
- PSP
- インジゴカルミン試験
- 希釈・濃縮試験
- 腎生検
- 内視鏡検査
- X線所見, MRI など

尿検査
- 尿量, pH
- 浸透圧
- 蛋白
- ブドウ糖
- ケトン体
- ウロビリン体
- ビリルビン
- 血液成分
- 細胞
- 細菌
- 円柱など

糞便検査
- 血液成分
- ウロビリン体
- 脂肪
- 窒素
- 虫卵など

代謝内分泌機能
- 各種ホルモンの測定
- 各種内分泌腺機能検査
- 基礎代謝
- ブドウ糖負荷試験
- 11-OHCS
- 17-OHCS
- 17-KS
- アイソトープを用いるホルモンの定量およびシンチグラムなど

puerperium) (630〜679)
XII．皮膚および皮下組織の疾患(diseases of skin and subcutaneous tissue) (60〜709)
XIII．筋骨格系および結合組織の疾患 (diseases of musculoskeletal system and connective tissue) (710〜739)
XIV．先天異常 (congenital anomaly) (740〜759)
XV．周産期に発生した主要病態 (certain conditions organizing in the perinatal period) (760〜779)
XVI．症状，徴候および診断名不明確の状態 (symptoms, signs and ill-defined conditions) (780〜799)
XVII．損傷および中毒(injury and poisoning) (800〜999)

5．主要臓器組織別機能の検査

(図II-3)

　私たちが種々の病態に接した場合，そのヒトからうることのできる情報は相当限られた範囲にしかない．すなわち，前述のように，患者自身が訴える自覚症状と，その主訴，他覚的症状としての症候，打聴診，触診などによる臨床所見のほかはすべて臨床検査による成績にたよっているわけである．
　さて，患者自身から内科的に採取される情報源は，血液，尿，糞便，採取できうる消化液など，相当限られてくる．まず，これらの物理化学的検査が行われ，必要に応じて種々の臨床検査を組合せて実施することになる．図II-3は，主要臓器組織の機能異常に際して，一般に行われている臨床検査項目を示したものである．これらの詳細については，「VI．症候とその機能・臨床検査医学」を参照されたい．このほかにも，種々のX線検査，心電図，脳波，筋電図など，あるいは超音波診断，アイソトープ利用による種々の検査，内視鏡検査，心臓カテーテル法さらにはコンピュータ利用による解析などがその目的にしたがって施行されている．

6．病名の想定とそのプロセス

　さて，前述のように多くの症状や症候，さらには種々の臨床検査などの成績から，その病気を検索して，病名を確定させる場合のプロセスとしては，いくつかの方法があり，それを行う人によって，それぞれ異なった方式がとられている．

(1) 分岐方式

　ある症状の有無によって二者択一形式をとっていくもので，ちょうどトーナメント方式の勝抜き戦のようなものであるが，前述のように，共通症状が多い場合にはなかなか難しく，一応の振り分け方法である．

(2) マトリックス型方式

　鑑別を要するような類似疾患をあげ，それらに共通あるいは特有の症状を表記して，その有無により分類していく方法である．いわゆる鑑別診断表がこれに当たる．

(3) 消去方式

　訴えられる種々の症状，臨床検査成績などから，可能性のある複数の疾患を考え，その中から次々と必然性の少ないものを除外していく方法である．

　これらの方法には，それぞれ利点があるとともに欠点もあり，過去の経験，豊富な知識，十分な情報などが，正確な診断を下すうえにもっとも重要なことであることはいうまでもない．近年，数理的概念を取り入れた計量診断学ともいうべきものも研究されてきている．

III. 症候とその病態生理学

1章　疲労 / 41

2章　炎症 / 45

3章　渇き / 49

4章　食欲と食欲不振 / 51

5章　肥満 / 53

6章　嘔気と嘔吐 / 61

7章　下痢と便秘 / 65

8章　黄疸 / 69

9章　体温と発熱・うつ熱（熱中症）/ 75

10章　出血と止血 / 81

11章　貧血 / 85

12章　血圧とその異常・高血圧 / 93

13章　心拍と動悸・息切れ・不整脈 / 101

14章　呼吸とせき・たん・呼吸困難 / 105

15章　糖尿と糖尿病 / 109

16章　蛋白尿と腎臓機能 / 117

17章　むくみ（浮腫）/ 123

18章　痛み / 131

19章　睡眠と不眠 / 139

20章　めまい（眩暈）とめまい感 / 143

21章　ショック / 149

22章　意識の障害 / 155

23章　感情の障害・うつ（鬱）/ 161

24章　記憶の障害・痴呆（ぼけ）/ 163

25章　てんかん（癲癇）/ 167

III. 症候とその病態生理学

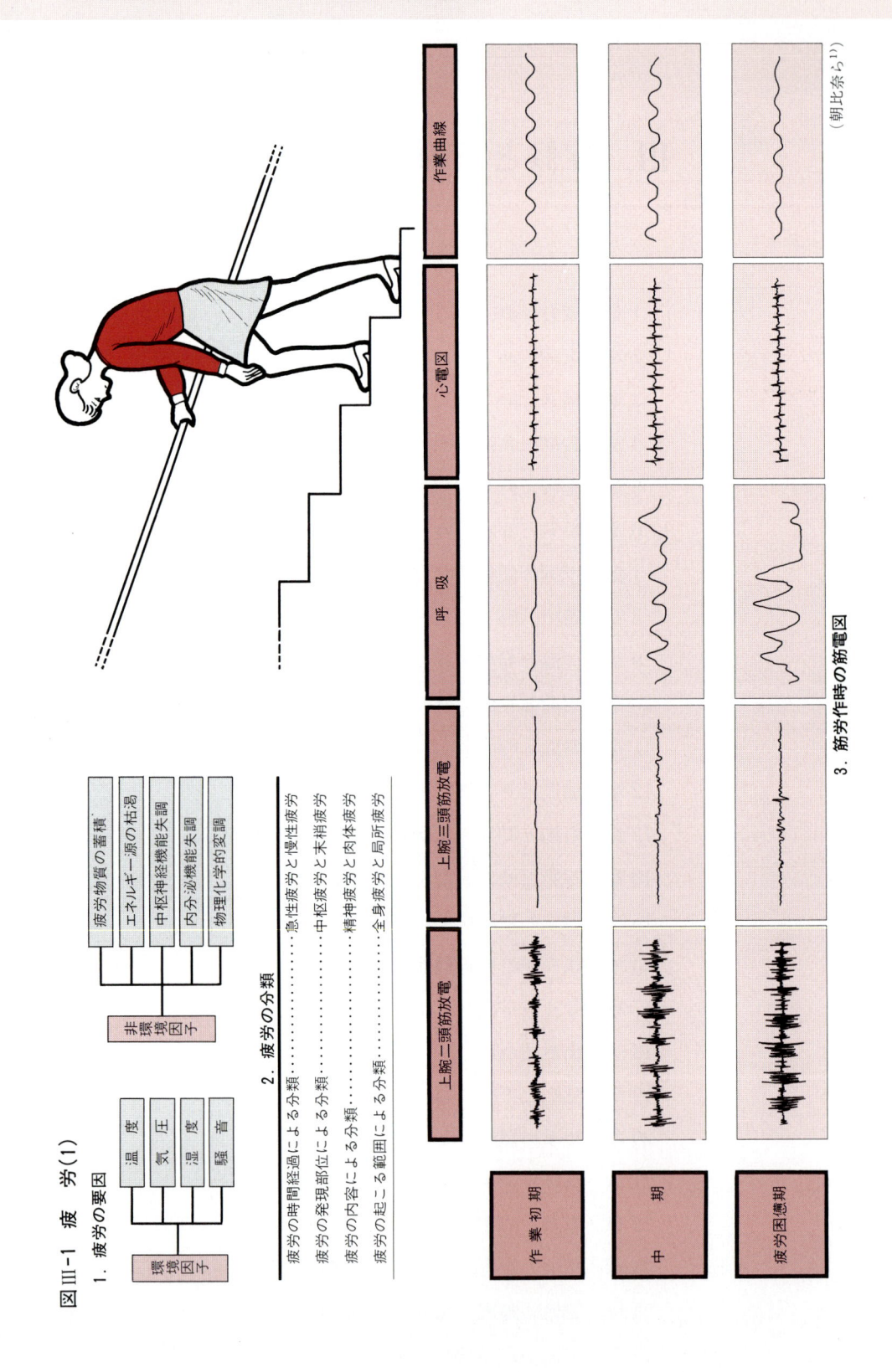

図III-1 疲労(1)

1. 疲労の要因

環境因子
- 温度
- 気圧
- 湿度
- 騒音

非環境因子
- 疲労物質の蓄積
- エネルギー源の枯渇
- 中枢神経機能失調
- 内分泌機能失調
- 物理化学的変化

2. 疲労の分類

- 疲労の時間経過による分類 …………… 急性疲労と慢性疲労
- 疲労の発現部位による分類 …………… 中枢疲労と末梢疲労
- 疲労の内容による分類 ………………… 精神疲労と肉体疲労
- 疲労の起こる範囲による分類 ………… 全身疲労と局所疲労

3. 筋労作時の筋電図

	上腕二頭筋放電	上腕三頭筋放電	呼吸	心電図	作業曲線
作業初期					
中期					
疲労困憊期					

(朝比奈ら[1])

1章 疲労

1．疲労 fatigue とは

（図Ⅲ-1・1）

疲労の概念や定義については，まだ統一された見解が示されていない．一般的には，精神的および肉体的な作業の能率や作業量が低下する状態で，とくに器質的な変化を伴わない回復可能な機能低下の状態と考えられている．また，疲労は作業能率や作業量を低下させることによって，それ以上の作業の続行を抑制あるいは停止させようとするもので，考え方によっては作業続行による生体への悪影響を最小限に止めようとする一種の防衛的な反応とも考えられよう．その要因には環境因子と非環境因子とが考えられる．

2．疲労の分類　　（図Ⅲ-1・2）

1）急性疲労と慢性疲労

急性疲労は，一般に肉体疲労時にみられる一過性の疲労で，適度な休息をとることによって速やかに回復するものをいっている．慢性疲労は，一般に肉体的あるいは精神的な疲労が完全に回復されず徐々に蓄積されていくものをいい，蓄積疲労ともいわれている．

肉体的疲労の場合，一般には急性疲労から移行し，疲労が高度になると不安，不眠などの精神症状，心悸亢進，盗汗などの自律神経失調症状などを伴ってくる．このような状態を，一般に疲労困憊といい，さらに臓器，組織の器質的な障害などが加わってきた状態を病的な過労といっている．

2）精神疲労と肉体疲労

精神疲労は，精神的な作業を続けた場合に出現し，肉体疲労は，からだを動かす肉体的な作業を続けた場合に出現する疲労であるといわれているが，中枢神経系にみられる疲労と，筋肉などの末梢にみられる疲労とに分けて考えることもできる．しかし，実際には精神疲労と肉体疲労とが，それぞれ単独で出現することはまれで，多くの場合，この両者が相互に関連し合って出現してくるためにそれらを区別して論じることは難しい．すなわち，一定の姿勢で精神的な作業を続けた場合には，精神疲労とともに肉体疲労も加わってくるし，精神の集中を必要とする身体的な作業には肉体疲労に伴って精神疲労が加わってくる．

3）全身疲労と局所疲労

（図Ⅲ-1・3，Ⅲ-2・1，2・2）

全身疲労は，走る，泳ぐなどの全身的な運動あるいは重作業などによって疲労が全身に及ぶもので，局所疲労は，手首，腕など，からだのある一部のみを使用する作業により，使用された部位あるいはその付近の筋肉や関節などの局所に疲労がみられるものである．しかし多くの場合，この両者を分別することは難しい．また，局所疲労はその発生原因によって，次のように分けられる．

（1）筋肉疲労

筋肉疲労では，運動や作業を持続することにより，そのエネルギー源となっている肝臓や筋肉中のグリコーゲンが減少するとともに，エネルギー源となる物質の供給不足をきたしたり，あるいは流血中の酸素が不足して，筋肉への酸素の供給不足が起こり代謝産物である乳酸の蓄積をきたすことなどが原因となって，刺激に対する筋肉の収縮速度の減少や弛緩時間の延長などが出現してくる．

（2）神経疲労

一般に，興奮の伝導速度など神経線維自体の機能が原因となって疲労を起こすことはほとんどみられないが，神経細胞接合部であるシナプスにおける刺激伝導が遅れ，いわゆる疲労に陥ることがあるといわれている．

したがって，多数の神経細胞から構成される中

III. 症候とその病態生理学

図III-2　疲　労 (2)

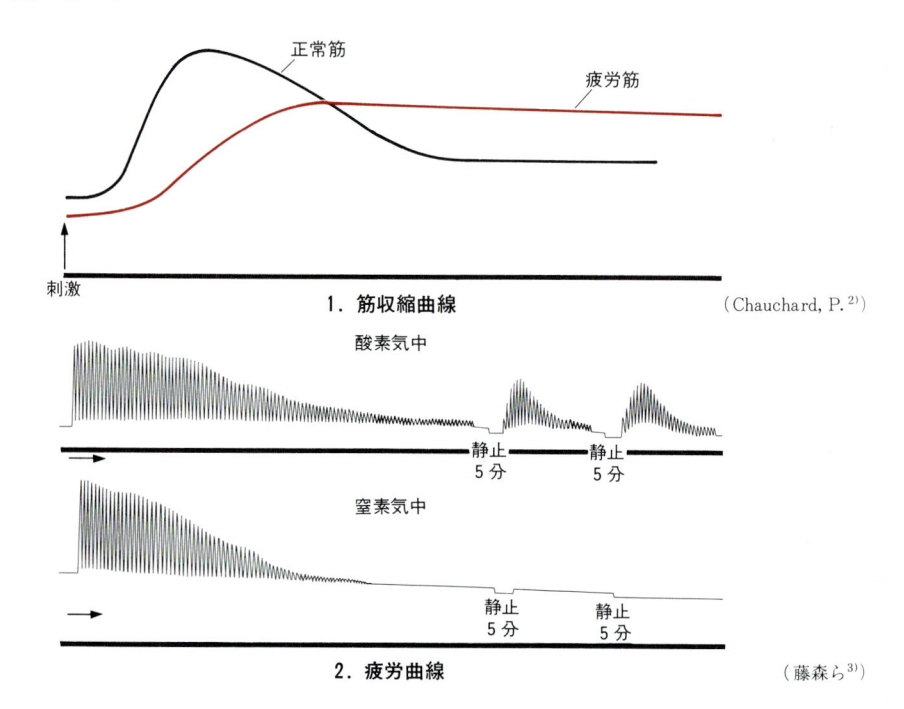

刺激　　　正常筋　　　疲労筋

1. 筋収縮曲線　　　　　　　　　　　　　　　　（Chauchard, P.[2]）

酸素気中　　　　　　　静止5分　　静止5分

窒素気中　　　　　　　静止5分　　静止5分

2. 疲労曲線　　　　　　　　　　　　　　　　　（藤森ら[3]）

3. 疲労の検査法

		検査項目および検査法
自覚的症状	疲労感の調査	日本産業衛生協会産業労働委員会調査表による
	全般的な症状	日本産業衛生協会産業労働委員会調査表による
他覚的症状	筋機能	筋力（握力，背筋力など），筋電図，筋作業曲線，クロナキシー関節可動度など
	呼吸機能	呼吸数，肺活量，最大換気量，肺残気量，酸素負債，酸素摂取量，止息時間など
	循環機能	脈拍数，血圧，血流速度，細胞外液の測定，Step test（Schneider法，Tuttle法，Harvard法など）
	神経機能	Czermak-test，寒冷昇圧試験，膝蓋腱反射閾値法，肺動脈幹反射など
	心理的機能	知能検査（Kraepelin法など），blocking-test，抹消試験など
	感覚機能	視力，近点距離，Flicker-test，空間定位能，Blinker法，電気閃光法，聴力，皮膚感覚，平衡機能など
	生化学的検査　血液	血清蛋白A/G比，血糖，焦性ブドウ糖，乳酸，予備アルカリ，pH，NH_3，尿素，尿酸，K^+，Na^+，ビタミンB，Cなど
	尿	定性反応（尿量，比重，蛋白，糖，ビタミンB,C，ウロビリノーゲン，アセトン体など）クレアチン，クレアチニン，ポルフィリン，Donaggio反応，小川膠質反応など
	唾液	唾液量，Zambrini反応（pH）など

② **血漿キニン類**：ブラドキニン，カリジンなどがあり，ヒスタミン同様，細静脈内皮細胞の結合を弱める作用があるといわれている．

③ **その他**：カリクレイン，プラスミンなどのプロテアーゼや，プロテアーゼの作用により生成されるといわれるバゾエキシン，補体の分解産物などがある．

2）第 II 期 (図III-3)

前述のように，血管透過性が亢進すると，好中球，好酸球，マクロファージなどが血管外に遊出し，白血球の食作用や，そこから放出される種々の酵素などの作用によって，炎症の原因因子や破壊された組織などが取り除かれ，好中球，好酸球のほかにリンパ球や形質細胞も加わって細胞浸潤が進行していく．

（1）白血球の遊走と細胞浸潤

一般に正常状態の細静脈血流は，軸流（白血球成分を含む中心部の流れ）と辺縁流（血漿のみの血管壁付近の流れ）とに区別される．しかし，炎症による血流速度の低下によって，軸流中の白血球が辺縁流に移行し，血管内皮細胞表面に付着して，偽足を出し，内皮細胞接合部から血管外に遊出する．これらの白血球は白血球遊走因子の作用を受けて障害組織へ遊走し，細胞浸潤が開始される．一般に炎症の初期には好中球浸潤が著しく，ついで単球が浸潤してくるが，慢性化するにしたがいマクロファージ，リンパ球，形質細胞などがめだってくる．

（2）浸出細胞

炎症に関与する細胞としては，好中球，好酸球，好塩基球，マクロファージ，リンパ球，形質細胞などがあげられる．これらの細胞は形質細胞を除いていずれも食作用をもち，炎症巣における原因因子や破壊された組織の細胞などを貪食し消化分解する作用がある．なかでも好中球とマクロファージはその作用が強く，アズール顆粒，特殊顆粒などの細胞内顆粒に含まれる諸酵素（アルカリホスファターゼ，β-グルクロニダーゼ，DNA分解酵素，RNA分解酵素など）によって細菌や異物などが消化される．また，ペルオキシダーゼなどは殺菌作用も有している．また，好中球に含まれるプロテアーゼは，血管透過性因子，白血球遊走因子などの生成にも関与しているといわれ，マクロファージは抗原を処理し，その情報をリンパ球に伝達して抗体産生に関与するといわれる．

好塩基球の顆粒中にはヘパリン，ヒスタミンなどが含まれ，これらは IgE 抗体と親和性をもち，I 型アレルギー反応発現にも関与している．好酸球，リンパ球，形質細胞の機能については，いまだ不明な点が多い．しかし，好酸球は一般に寄生虫感染症やアレルギー疾患に多く出現し，後二者は免疫反応と重要なかかわりをもっていると考えられている．

（3）白血球遊走因子

① **多核白血球遊走因子**：ⓐ 細菌性因子——黄色ブドウ球菌，肺炎球菌，緑膿菌などの菌代謝産物や菌体成分，ⓑ leucotaxine——SH プロテアーゼがヒト免疫グロブリンに作用して生成される，ⓒ 補体性因子——C_5 分解産物，C_3 分解産物など，多くは単球，好酸球にも作用する，ⓓ その他——フィブリノーゲンやコラーゲンの分解物，多核白血球からの抽出物など．

② **単球遊走因子**：リンホカイン，補体などに由来する物質など．

③ **好酸球遊走因子**：細菌，寄生虫感染などに由来する物質など．

3）第 III 期 (図III-3)

一般にリンパ球，形質細胞の浸潤が進行すると線維芽細胞増殖と毛細血管新生が始まる．この状態は肉芽組織とよばれ，組織の清掃と修復の二つの作用を有している．ついで膠原線維が増加し，浸潤細胞が漸次消失して，線維芽細胞も少なくなり，炎症の程度によって瘢痕が形成され，炎症の過程が終了する．

III. 症候とその病態生理学

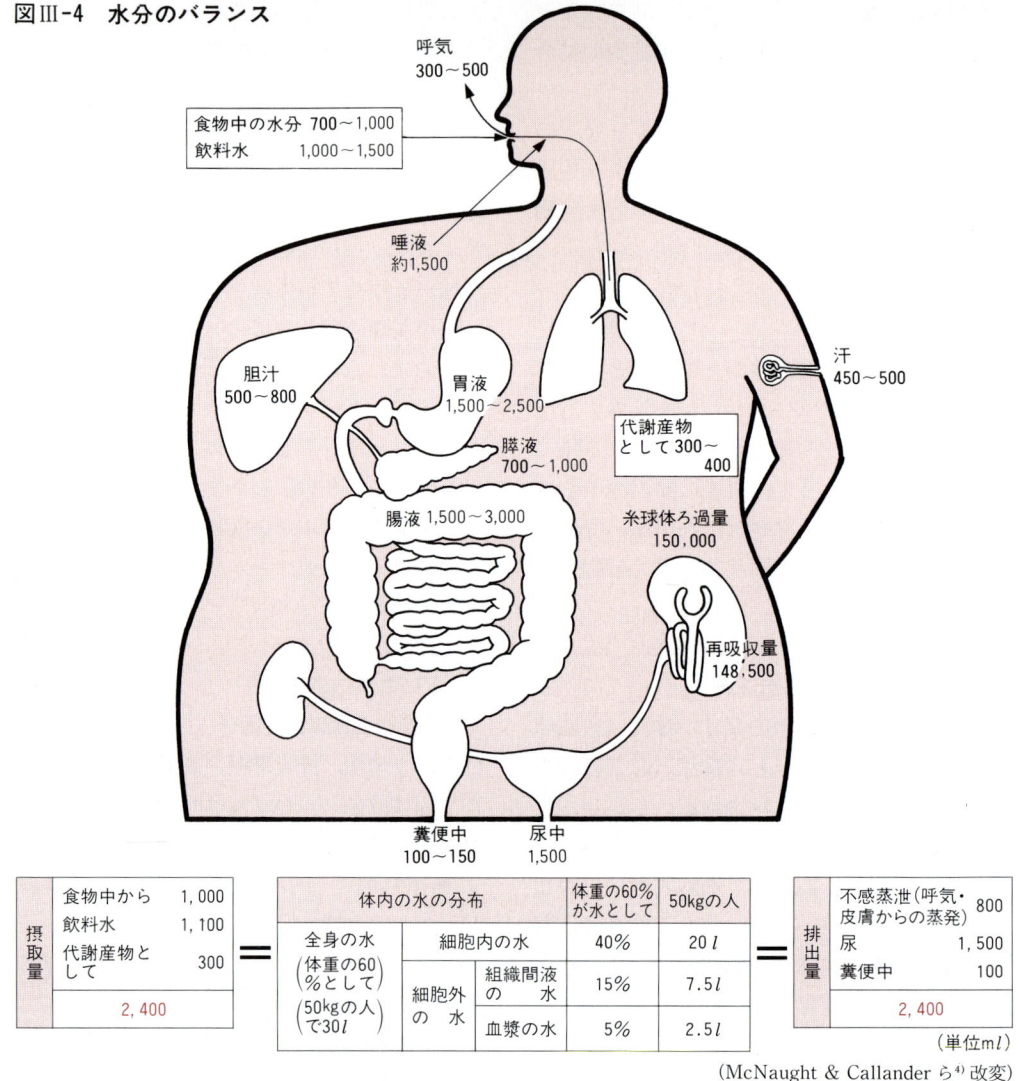

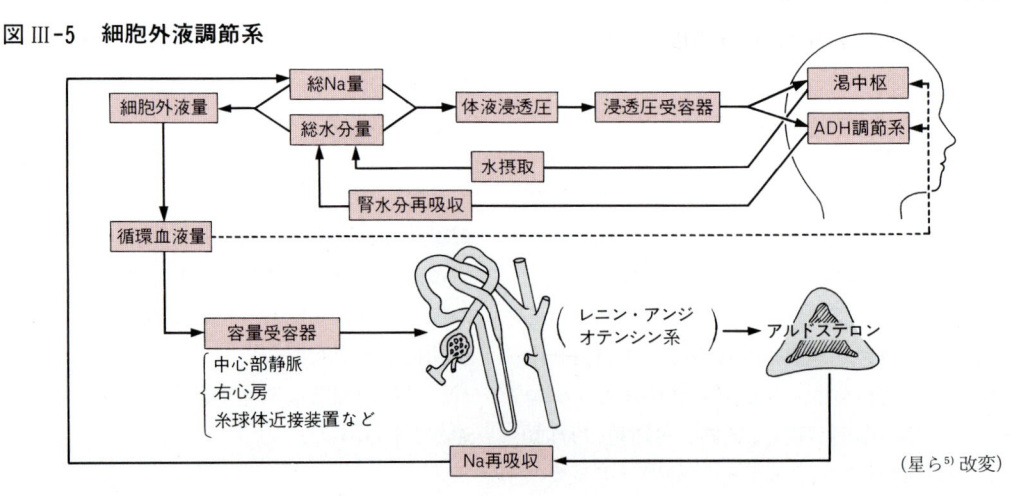

図III-4 水分のバランス

呼気 300〜500
食物中の水分 700〜1,000
飲料水 1,000〜1,500
唾液 約1,500
胆汁 500〜800
胃液 1,500〜2,500
膵液 700〜1,000
汗 450〜500
代謝産物として 300〜400
腸液 1,500〜3,000
糸球体ろ過量 150,000
再吸収量 148,500
糞便中 100〜150
尿中 1,500

摂取量	食物中から	1,000
	飲料水	1,100
	代謝産物として	300
		2,400

体内の水の分布		体重の60%が水として	50kgの人
全身の水（体重の60%として）（50kgの人で30l）	細胞内の水	40%	20 l
	組織間液の水	15%	7.5 l
細胞外の水	血漿の水	5%	2.5 l

排出量	不感蒸泄（呼気・皮膚からの蒸発）	800
	尿	1,500
	糞便中	100
		2,400

(単位ml)

(McNaught & Callander ら[4] 改変)

図III-5 細胞外液調節系

細胞外液量 → 総Na量／総水分量 → 体液浸透圧 → 浸透圧受容器 → 渇中枢／ADH調節系
水摂取
腎水分再吸収
循環血液量 → 容量受容器（中心部静脈、右心房、糸球体近接装置など）→ レニン・アンジオテンシン系 → アルドステロン → Na再吸収

(星ら[5] 改変)

3章 渇き

1. 体内の水の分布とバランス

(図Ⅲ-4)

私たちの体内には,図Ⅲ-4の下に示すように体重の約60〜66％の水分があり,そのうち約20〜30 l が細胞内に,血漿や組織間液として約10〜15 l が存在している.また,それを水の出納として考えると,図のように1日に摂取する水と排出する量とが約2,000〜3,000 ml でバランスが保たれていることになる.

2. 渇き thirst とは

(図Ⅲ-4, Ⅲ-5)

生体内の水分量は,水の摂取量と排出量とのバランスの上に立って,常に一定に保たれている.このバランスを調節するものとして,抗利尿ホルモン(ADH)調節系,渇中枢,レニン・アンジオテンシン・アルドステロン系などがあげられる.渇きとは,体内水分量を一定に保とうとする生理現象の一つで,体液浸透圧の上昇や細胞外液量の減少などによって生じる調節系のバランスの乱れが,渇中枢を刺激して飲水行動を起こさせようとするために起こるものと考えられている.

渇中枢の領域は,一般に視床下部に存在するといわれ,ネズミでは視床下部外側部(摂食中枢後方),イヌでは視床下部背側部(室旁核外側後方)付近と考えられているが,その伝達経路とともに,いまだ不明な点が多い.

3. 渇きを招来する因子

一般に,体液浸透圧の上昇と細胞外液量の減少が,渇きを招来する主要な因子であるといわれているが,そのほかにも,精神的因子や咽頭粘膜の乾燥なども渇きを招来する一因となる.

1) 体液浸透圧の上昇

(図Ⅲ-5)

体液浸透圧が上昇すると,脳下垂体後葉からADH,副腎からアルドステロンなどが分泌され,これらが腎遠位尿細管や集合管の透過性を高め,水分や Na^+ の再吸収を増大させる.これによって体液量が増加し,体液浸透圧が正常にもどされる.しかし,脳下垂体や視床下部,副腎皮質,尿細管,集合管の異常などによって,ADHやアルドステロンの分泌が停止したり,これらの作用が阻害されると,水分や Na^+ の再吸収が思うように行われず,上昇した浸透圧を正常化することができずに渇きが増大する.

体液の浸透圧変化を感知する浸透圧受容器が,末梢では内頸動脈に,中枢では視床下部視索上核の神経細胞や室旁核およびその付近の神経細胞に存在すると考えられているが,まだ明らかにされてはいない.また,これらの受容器と,渇きや飲水衝動との関連についても不明である.

2) 細胞外液量の減少

(図Ⅲ-5)

正常な浸透圧のもとにおける細胞外液量の増減は,総 Na^+ 量の増減によって決定される.この調節は,主としてレニン・アンジオテンシン・アルドステロン系によって行われている.すなわち,細胞外液量の減少は循環血液量の減少を招来し,この変化が各受容器に伝達されて腎旁糸球体装置からレニンが血中に分泌され,血漿中の α_2-グロブリンからアンジオテンシンⅠ→Ⅱを生成して副腎皮質に作用し,アルドステロンを分泌させる.前述のように,アルドステロンは尿細管における Na^+ 再吸収を促進し,体液量を増加させて結果的に循環血液量を増大させる.また,ADHも視床下部の浸透圧受容器,あるいは右心房にある伸展受容器などからの細胞外液量減少,およびその分布異常などの情報によって分泌され,尿細管,集合管における水の再吸収を促進して,体内水分の確保を助けるなど,種々の因子が作用して細胞外液量の増加をはかっている.

III. 症候とその病態生理学

図III-6 食欲と食欲不振

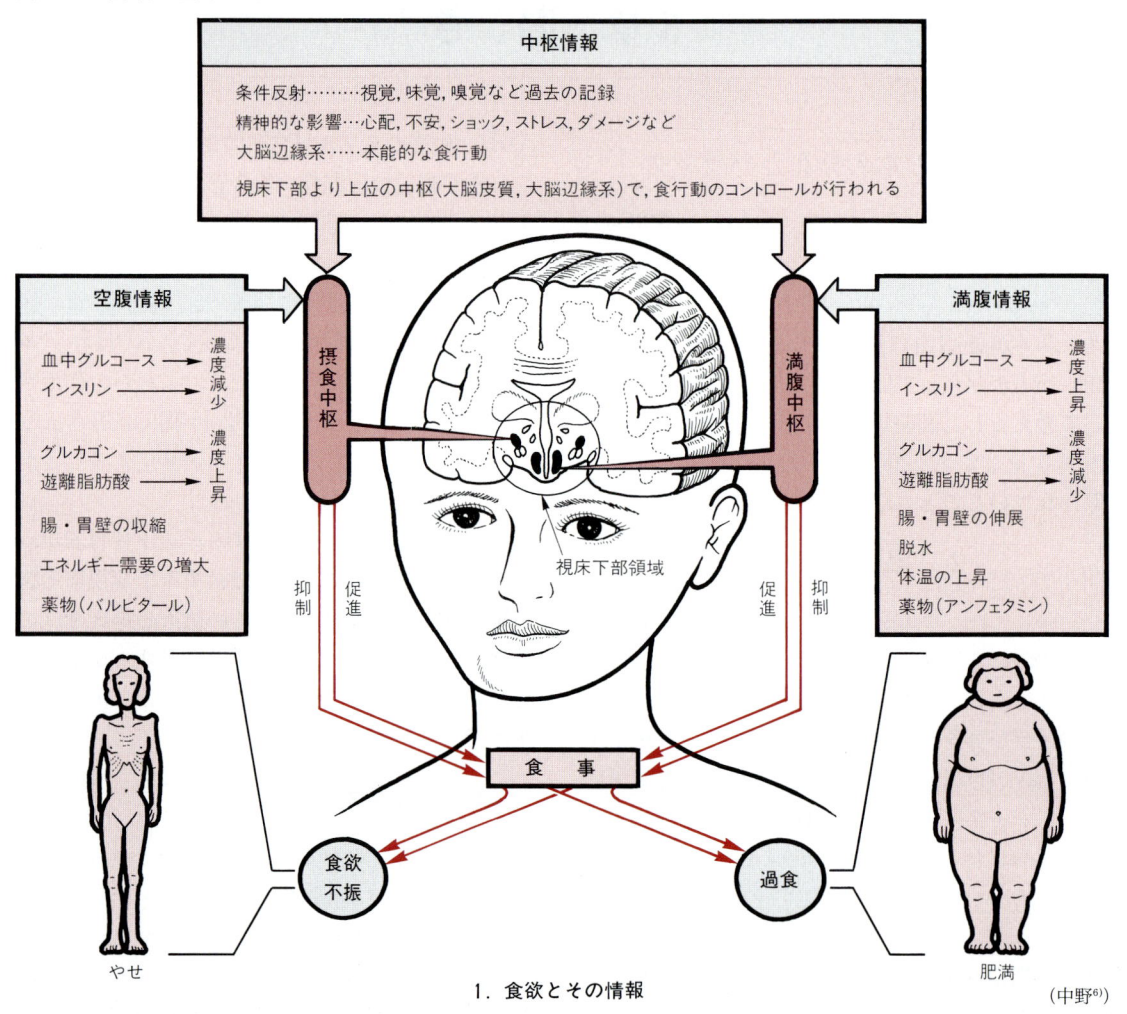

中枢情報
- 条件反射………視覚，味覚，嗅覚など過去の記録
- 精神的な影響…心配，不安，ショック，ストレス，ダメージなど
- 大脳辺縁系……本能的な食行動
- 視床下部より上位の中枢（大脳皮質，大脳辺縁系）で，食行動のコントロールが行われる

空腹情報
- 血中グルコース → 濃度減少
- インスリン → 濃度減少
- グルカゴン → 濃度上昇
- 遊離脂肪酸 → 濃度上昇
- 腸・胃壁の収縮
- エネルギー需要の増大
- 薬物（バルビタール）

満腹情報
- 血中グルコース → 濃度上昇
- インスリン → 濃度上昇
- グルカゴン → 濃度減少
- 遊離脂肪酸 → 濃度減少
- 腸・胃壁の伸展
- 脱水
- 体温の上昇
- 薬物（アンフェタミン）

摂食中枢　満腹中枢
視床下部領域
抑制　促進　　促進　抑制
食事
食欲不振　　過食
やせ　　　　肥満

1. 食欲とその情報

(中野[6])

2. 食欲不振をきたす主な疾患

I．消化器疾患
1）口腔疾患
　口内炎，咽頭炎，扁桃炎，舌癌
2）食道疾患
　食道炎，食道癌
3）胃疾患
　急性胃炎，慢性胃炎，胃潰瘍，胃癌，胃下垂
4）腸疾患
　便秘症，急性腸炎，吸収不良症候群，虫垂炎，腸結核，限局性腸炎，潰瘍性大腸炎，大腸癌
5）肝疾患
　急性肝炎，慢性肝炎，肝硬変，脂肪肝，肝潰瘍，肝癌
6）胆管系疾患
　胆石症，胆嚢炎，胆嚢癌，胆管癌
7）膵疾患
　慢性膵炎，膵臓癌
8）慢性腹膜炎
　癌性，結核性

II．精神神経疾患
1）機能性疾患
　各種神経症，神経性食欲不振症，自律神経失調症，内因性精神病
2）器質的疾患
　脳腫瘍，脳膿瘍，高血圧性脳症，脳炎

III．その他
1）急性感染症
2）心疾患（うっ血性心不全など）
3）腎疾患（尿毒症など）
4）血液疾患
　白血病，再生不良性貧血
5）内分泌疾患
　Simmonds病，Addison病
6）糖尿病性アシドーシス
7）妊娠悪阻
8）ビタミン欠乏症（B_1，B_2，B_6，ニコチン酸，D）
9）ビタミン過剰症（A，D）
10）薬物摂取（下熱，鎮痛剤，抗生剤，ジギタリスなど）
11）中毒（アルコール，睡眠薬，工業用薬品など）
12）放射線被曝

(藤平[7])

4章　食欲と食欲不振

1．食欲 appetite と摂食中枢

（図III-6・1）

　食欲とは，高度の選択的要求をもった食物を食べたいという意欲で，一般にその食物をとることによって満足感が得られるものである．したがって，満腹感や飢餓感とは本質的に異なっている．

　さて，この食欲は，視覚，嗅覚，味覚，温覚，触覚などの感覚，さらには精神的な面，過去の経験など非常に多くの要因，さらには各人の嗜好によっても異なってくるので，その成因を画一的に解釈することは難しい．しかし，図III-6・1のように，少なくとも間脳視床下部の正中前脳束が淡蒼球視床下部と連結する腹側核内の外側に食欲中枢があり，腹内側核中に満腹中枢が存在し，この二つの中枢のバランスの上に立って，中枢神経的に食欲が調節されていると考えられている（『図説・からだの仕組と働き』p.57を参照）．

2．食欲不振 anorexia

（図III-6・2）

　食欲が減退する状態は，ごく普通にみられる症状であり，食欲に影響を与える多くの因子の一つでも欠ければ常に招来されるわけで，必ずしも消化器疾患に限られたものでもない．したがって食欲不振を分類することはなかなか難しく，ここでは臨床的な分類の一つである Horner の分類に従って述べることにする．

　すなわち，①満腹中枢および大脳辺縁系に直接あるいは間接的な原因のある中枢性のもの，②薬物，毒物および細菌毒素などの影響による中毒性のもの，③腹部諸臓器からの刺激による内臓性のもの，④種々の欠乏疾患によるもの，の四つである．もちろんこれはきわめて便宜的なもので，その要因は相互に関連して，単一のものに分けることは困難であることはいうまでもない．

　①中枢性食欲不振：大脳の器質的疾患，たとえば脳の腫瘍，炎症，高血圧性脳症など脳圧の上昇を招来すれば当然，中枢に対する機械的刺激によって食欲不振を招来することが考えられ，嘔気，嘔吐に前駆して現われることになろう．一方，精神機能の不安定や障害，たとえば激怒，突然の悲しみ，急な情動の変化，さらにはヒステリー，神経症，精神性疾患でも往々にして食欲不振を訴えることがある．若い女性に多い神経性食欲不振症もこの一つであり，この場合，拒食と過食を繰り返すことも多い．その成因は中枢に体する大脳辺縁系からの直接刺激，アドレナリン，交感神経緊張状態などの影響が考えられる．また環境温度の上昇は体温調節機能の変調から，口腔内疾患では味覚障害，不快感などから食欲不振を招来することがあり，おそらく中枢への抑制がかかるものと考えられている．

　②中毒性食欲不振：種々の薬物，毒物などによって視床下部が直接刺激されたり，胃腸粘膜に直接作用した場合，しばしば食欲不振となる．中枢性に作用する薬物として覚醒アミン類，発熱性疾患でも発熱自体，細菌の毒素などの中枢への影響が考えられる．

　③内臓性食欲不振：この食欲不振は内臓，ことに消化器疾患にみられることが多い．胃疾患では胃壁の緊張低下，粘膜の浮腫，うっ血，さらには内臓・内臓反射，アレルギー性疾患，便秘，肝疾患では代謝障害，解毒機能低下による中毒物質の増量など，心疾患では内臓のうっ血，腎疾患では塩類代謝異常など多くの原因によって食欲不振が招来される．

　④欠乏性食欲不振：栄養素の摂取障害，ビタミン欠乏，栄養素の絶対量不足などによる代謝障害，内分泌腺機能不全によるホルモンの不足などによって食欲不振をきたすことがある．

　図III-6・2に，食欲不振をきたす主な疾患を示す．

III. 症候とその病態生理学

図III-7 肥満：体脂肪の割合

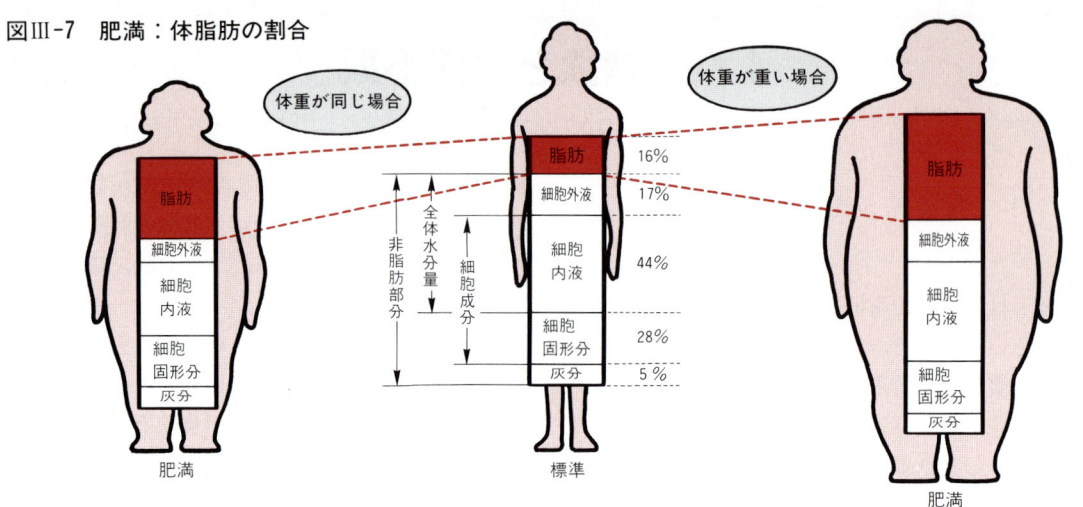

体重が同じ場合 / 体重が重い場合

標準：
- 脂肪 16%
- 細胞外液 17%
- 細胞内液 44%
- 細胞固形分 28%
- 灰分 5%

全体水分量／非脂肪部分／細胞成分

肥満　／　標準　／　肥満

表III-2 肥満の判定

1. **体脂肪の測定**：体重と体重比から計算する法
   ① 体重比 = $\dfrac{\text{空気中の体重} - \text{水中の体重}}{\text{そのときの水中における水の密度}}$
   ② 体脂肪量 = $\dfrac{\dfrac{\text{非脂肪部分の比重}}{\text{脂肪部分の比重}} - 1}{\dfrac{\text{体重比}}{\text{非脂肪部分の比重}} - 1}$　〔脂肪の比重は0.9 / 非脂肪部分の比重は1.1〕

2. **標準体重と比較する法**
   被検者の体重を，性別あるいは身長別の標準体重と比較して，肥満や"やせ"の判定の基準としようとする方法．
   肥満度(%) = $\dfrac{\text{測定体重} - \text{標準体重}}{\text{標準体重}} \times 100$

肥　　満	20%以上の超過
体重増加	10〜20%の増加
正　　常	±10%
体重減少	10〜20%の減少
や　せ	20%以上の減少

3. 生体インピーダンス法
4. 近赤外分光法
5. **皮下脂肪の厚さを測定する法**
   皮脂厚計により簡単に測定することができるためによく用いられ，一般に，上腕の中央部，腹壁，背部などで測定される．
6. **簡易，肥満，"やせ"判定法**
   身長，体重，胸囲，腹囲その他の計測を行い，計算式に入れて簡単に肥満の指数や，やせの程度を判定する方法．
   ① Davenport指数 = $\dfrac{\text{体重}}{\text{身長}^2} \times 10^4$　② Rohrer指数 = $\dfrac{\text{体重}}{\text{身長}^3} \times 10^7$　〔一般に110〜115までを正常，150以上を肥満傾向，200以上を肥満とする．〕
7. **簡易計算法**
   ① Broca法：身長(cm) − 100 = 体重(kg)　〔ただし，日本人では身長165cmまでは105を，165cm以上では110をひくか，あるいは100をひいた値の90%が妥当とされている．〕
   ② Oeder法：2×頭頂から恥骨までの距離(cm) − 100 = 体重(kg)
   ③ 桂法：身長(cm)の下2桁×0.9 = 体重(kg)

図III-8 有病率からみた理想体重

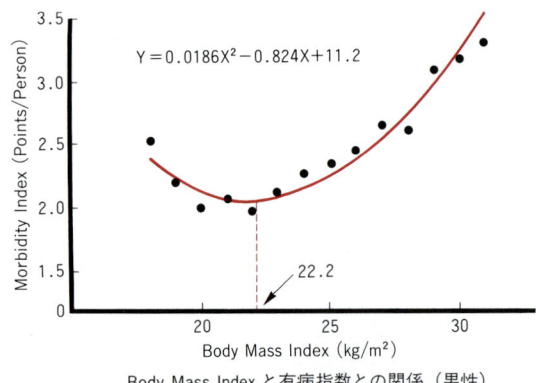

男性: $Y = 0.0186X^2 - 0.824X + 11.2$，最小値 22.2

女性: $Y = 0.0167X^2 - 0.733X + 8.92$，最小値 21.9

Body Mass Index と有病指数との関係（男性）　　Body Mass Index と有病指数との関係（女性）

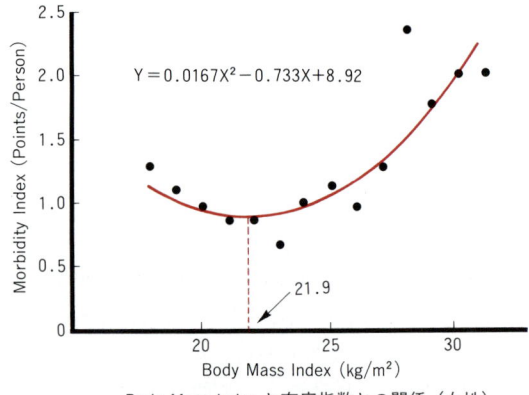

(藤岡[8]，松沢ら[9])

5章 肥満

1. 肥満 obesity とは
(図Ⅲ-7)

肥満とは,「からだの脂肪組織および種々の臓器組織に脂肪が異常に沈着した状態」と定義されており,一般に「体内の貯蔵脂肪が体重の30％以上を占めた場合」といわれている.したがって,図Ⅲ-7に示したように,体重が多いからといって必ずしも肥満とはいえないわけである.なお,肥満症とは,肥満と判定されたもののうち,生理機能の異常あるいは合併症を有するもので,その対策を必要とするものをいっている(表Ⅲ-4).

2. 肥満の判定
(表Ⅲ-2, Ⅲ-4, 図Ⅲ-8)

肥満は,体重に占める体脂肪の増加と定義されている.したがって,その判定は体脂肪量の測定が必要であるが,実際に体脂肪を測ることはなかなか難しい.

表Ⅲ-2に,体脂肪量をもっとも精確に測定できるといわれている水中体重法,また,一般によく用いられていた標準体重と比較する方法,簡易計算法などを示した.なお,近年,生体インピーダンス法,近赤外分光法などがよく用いられるようになってきており,国際的には肥満の指標として,体脂肪とよく相関するといわれる体重(kg)を身長^2(m)で除する Body Mass Index (BMI) が広く用いられてきている.WHO や NIH の新しい判定基準では,表Ⅲ-4のとおり BMI 30以上を肥満としているが,日本肥満学会では,WHO の肥満の判定基準を骨格としながらも,日本人に合った肥満判定基準を作成し,肥満を BMI 25以上にした.これは日本人が WHO の前肥満(pre-obese), NIH の overweight でも合併症を伴っていることが多いことによっている.なお,図Ⅲ-8に示すとおり,藤岡,松沢ら[*1,2]は,多くの健康診

表Ⅲ-3 肥満の原因と分類

A. 単純性肥満(原発性肥満)
　1. 外因性ないし多食性肥満:習慣性・精神性
　2. 体質性肥満
　　ⅰ)家族性体質肥満
　　ⅱ)家族性先天性巨人性肥満症
B. 二次性肥満(随伴性肥満)
　1. 視床下部性
　　a. 遺伝性
　　　ⅰ)LAURENCE-MOON BIEDL症候群
　　　ⅱ)MORGAGNI-STEWART-MOREL症候群
　　b. 外傷性
　　　ⅰ)頭蓋底損傷:骨折,銃弾による損傷など
　　　ⅱ)炎症,髄膜炎,脳炎(後脳炎性肥満症など)
　　c. 腫瘍による
　　　ⅰ)松果体腫瘍
　　　ⅱ)第3脳室腫瘍
　　　ⅲ)黄色腫——HAND-SCHÜLLER-CHRISTIAN症候群
　　　ⅳ)下垂体の色素嫌性腺腫
　　　ⅴ)頭蓋咽頭腫
　2. 内分泌性
　　a. 下垂体性:下垂体前葉の軽度の機能低下
　　b. 甲状腺性:甲状腺機能低下症
　　c. 副腎皮質性:CUSHING症候群
　　d. 膵性
　　　ⅰ)糖尿病
　　　ⅱ)インスリン分泌過剰症
　　　　① LANGERHANS島の腫瘍
　　　　② 機能性
　　e. 性腺性
　　　ⅰ)性腺機能低下症
　　　　① 男:FRÖHLICH症候群
　　　　② 女:更年期肥満,去勢後肥満,STEIN-LEVENTHAL症候群
　3. SIMMONDS症候群(リポジストロフィー)
　4. DERCUM病(疼痛性脂肪症)

(内藤[10])

[*1] 藤岡滋典:肥満症の診断.からだの科学,肥満症,184:26〜29,1995.
[*2] 松沢祐次,小谷一晃,徳永勝人:有病率が最も低くなる理想体重.肥満研究,(4)1(臨時増刊):65〜69,1998.

III. 症候とその病態生理学

図III-9　皮下脂肪型肥満と内臓脂肪型肥満

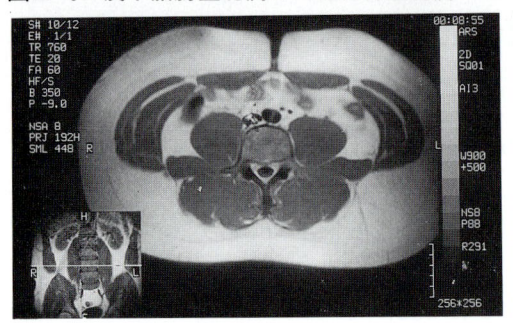

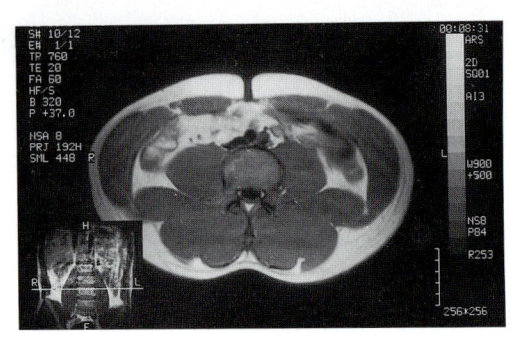

図III-10　レプチンの作用と肥満

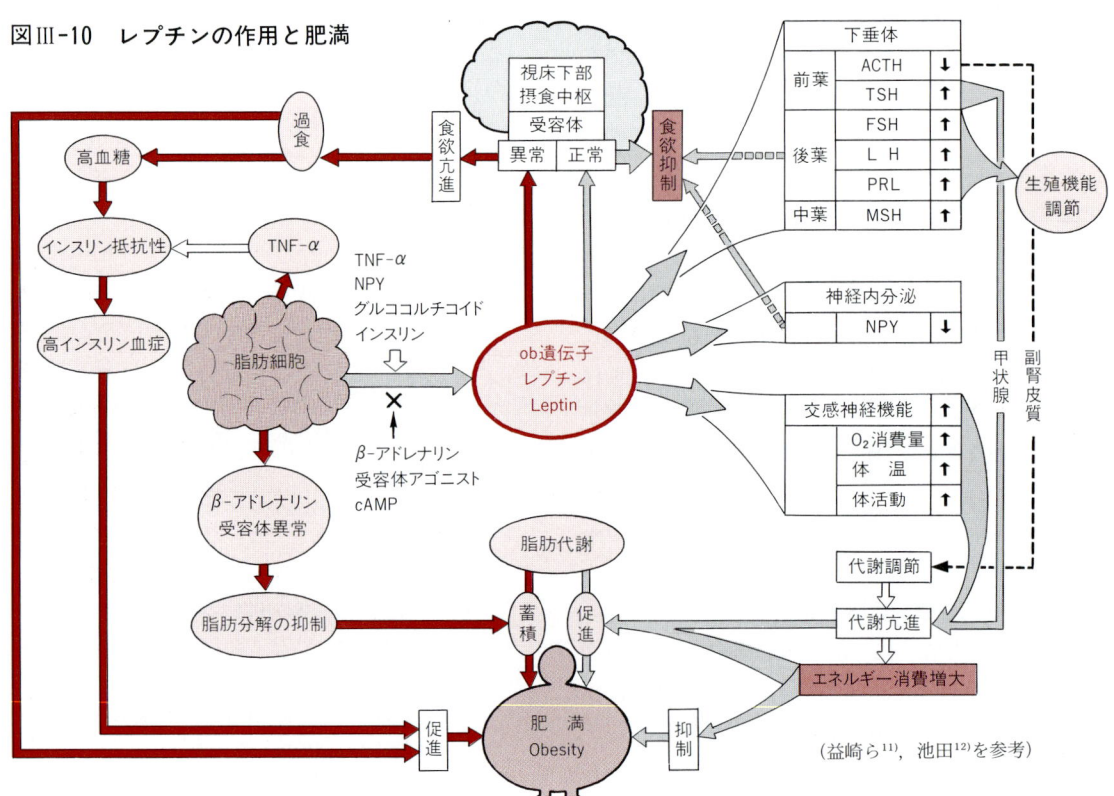

（益崎ら[11]，池田[12]を参考）

図III-11　健康医学からみた肥満の予防

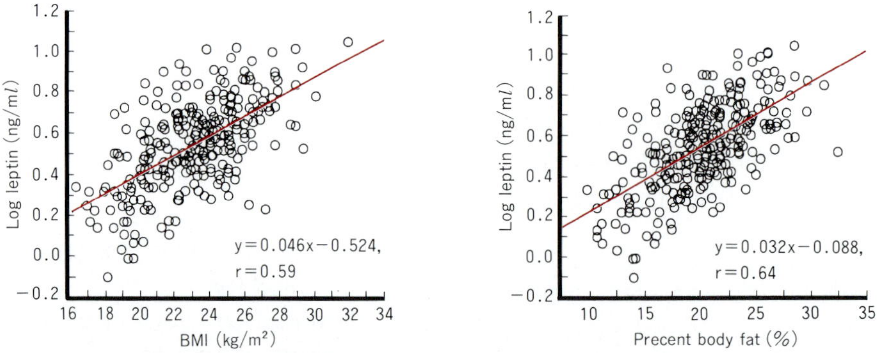

BMIと血中レプチン濃度との関係
$y = 0.046x - 0.524$, $r = 0.59$

体脂肪率と血中レプチン濃度との関係
$y = 0.032x - 0.088$, $r = 0.64$

（池田[13]）

断の検査結果から10種類の疾患別BMIの測定を行い，その有病率との関係が，男性ではBMI 22.2，女性ではBMI 21.9が最低になること，また，日本肥満学会でも標準体重(理想体重)(kg)＝22×身長^2(m)の式をあげ，肥満度が＋20％以上，すなわち，BMI 26.4以上になると合併症が多くなってくるとしている．

3．肥満の分類と型

(表III-3, 図III-9)

一般に肥満は，その原因から表III-3のように単純性肥満と二次性肥満とに分けて考えられているが，実際に問題となるのは，肥満が他の疾患の症候として現われたものであるかどうかということであり，また，肥満状態として合併症を有しているか否かであろう．

近年，X線CT (Computed Tomography) やMRI (Magnetic Resonance Imaging) などの方法で，体幹の横断面を撮影することによって，図III-9のように，脂肪が皮下に多く蓄積している皮下脂肪型肥満と，内臓に多く蓄積している内臓脂肪型肥満とに分ける方法が注目され，また，肥満のヒトの外観から，脂肪が上半身につくタイプ（りんご型）と下半身につくタイプ（洋梨型）とに分けて考えることが，肥満による異常や，合併症を推定する意味で重要であるといわれている．すなわち，りんご型あるいは内臓脂肪型の肥満のほうが，高血圧症や動脈硬化，心筋梗塞や糖尿病など，生活習慣病を合併しやすいことがわかっている．

4．肥満の要因とレプチンLeptinの関与

(図III-10, III-11)

本来，体内の貯蔵脂肪は，ヒトの防衛反応として飢餓に備えることと，ある程度体外からの衝撃を緩和するという意味があり，身体防衛の一つともいえよう．しかし，これが過剰になると前述のように種々の障害をもたらす誘因となることはいうまでもない．

① 肥満の第一の要因は，基本的に，栄養の摂取によるエネルギーが体内でのエネルギー消費を上回り，脂肪の形で体内貯蔵エネルギーとして蓄えられることにある．この場合，前述のようにその脂肪の蓄積部位が問題となる．

② 第二の要因として各種サイトカイン，ことにレプチンの作用がある．従来，過食の要因としては，大脳視床下部に存在する食欲中枢と満腹中枢とのバランスの問題，それぞれ個々の中枢に対する作用物質など多くの因子があげられている．

すなわち，1950年代には体内に脂肪が蓄積すると，そこからなんらかの体液性因子が生成され，それが摂食中枢に対して食物摂取を抑制させるというLipostatic Theoryが提唱され，1970年代になると，ob/obマウス（先天的肥満マウス）や，それと正常マウスとの筋膜縫合による実験により，肥満マウスには体内脂肪量を調節する体液性因子およびその受容体の存在することが提唱されたのである[*1]．

これらの説に対して，1994年には肥満遺伝子(ob遺伝子)が，1995年にはob遺伝子受容体が発見された[*2]．ヒトの肥満遺伝子に関連している蛋白がレプチンleptinである．ここでは，現時点で判明しているレプチンの作用を簡単に図III-10の右側に示した．すなわち，レプチンは体内の脂肪細胞からNPY，TNF-αなどのサイトカインあるいは副腎皮質のグルココルチコイド，膵臓ランゲルハンス島β細胞から分泌されるインスリンなどの作用によって誘導，合成される．その主たる作用を要約すると，下垂体前葉のACTH分泌を抑制するが，TSHの分泌を促進する結果，体内の代謝を亢進させ，結果的にエネルギー消費を増大させる．また下垂体中葉のMSHの分泌を促し，一方，神経内分泌調節としてのNPYの分泌を抑制して食欲を抑制することになる．結果的には，エネルギー消費の増大，脂肪の分解を促進し，体内脂肪の蓄積を抑制するとともに食欲をも抑制して，肥満の解消に役立っていると考えればよい．

なお，肥満を招来する仕組みとしては，図III-10左側に示した経過をとることになろう．すなわち，レプチンの発現異常あるいはレプチンに対する摂

[*1] Zang Y., et al : Nature, 372 : 425〜432, 1994.
[*2] Tartaglia L.A., et al : Cell. 83 : 1263〜1271, 1995.

III. 症候とその病態生理学

表III-4 肥満症の新しい判定基準

肥満の判定：一次スクリーニングとしてBMIにより判定する．

BMI	判定	WHO基準
＜18.5	やせ	低体重
18.5≦〜＜25	正常	正常
25≦〜＜30	肥満（1度）	前肥満
30≦〜＜35	肥満（2度）	I度
35≦〜＜40	肥満（3度）	II度
40≦	肥満（4度）	III度

ただし，標準体重（理想体重）はBMI 22とする．

肥満症の定義：肥満症とは，肥満に起因ないし関連する健康障害を合併するか，臨床的にその合併が予測される場合で，医学的に減量を必要とする病態（疾患単位）をいう．

肥満症の診断：肥満と判定されたもののうち，以下のいずれかの条件を満たすもの
BMI 25以上で以下の条件に該当するもの
1) 肥満に関連し，減量を要する，または減量により改善する健康障害を有するもの
2) 健康障害を伴いやすいハイリスク肥満
身体計測のスクリーニングにより内臓脂肪型肥満を疑われ，腹部CT検査によって確定診断された内臓脂肪型肥満

図III-12 主要10疾患（肺疾患，心疾患，上部消化管疾患，高血圧，高脂血症，腎疾患，肝疾患，高尿酸血症，耐糖能異常，貧血）のBMI別の有病率

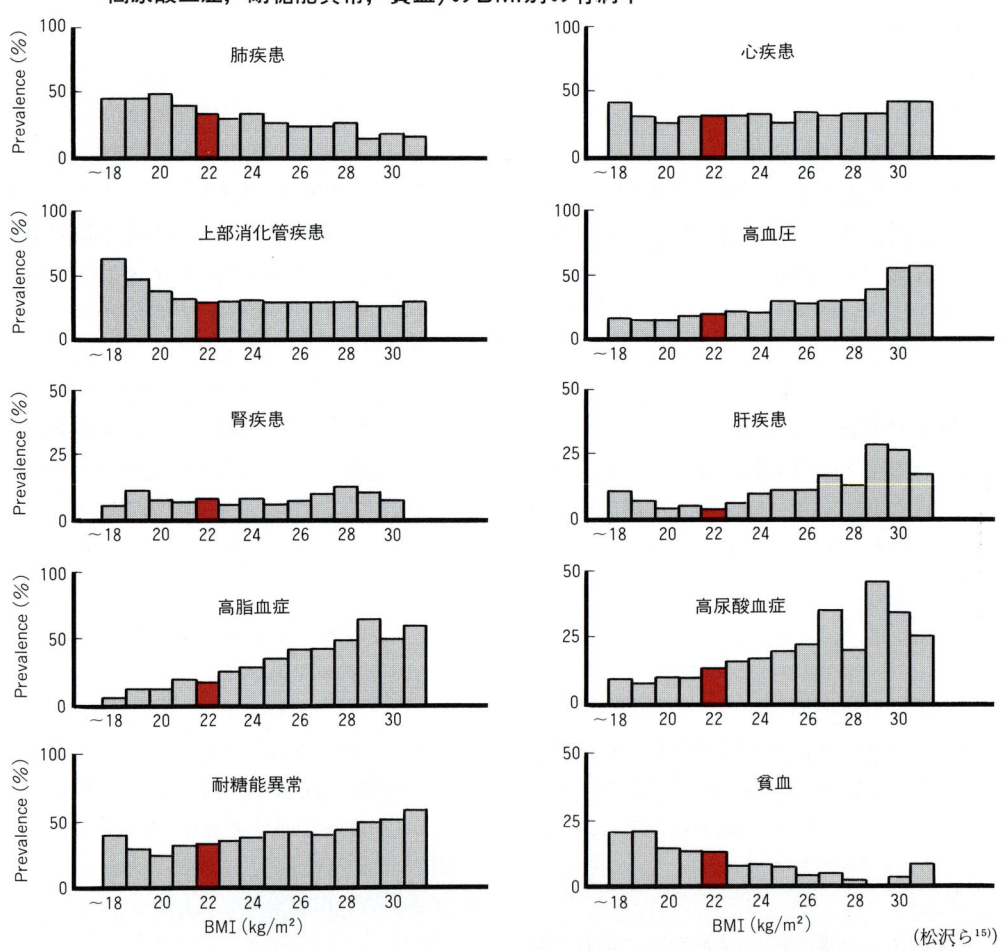

(松沢ら[15])

食中枢受容体の異常などによって食欲が亢進し，過食となり，その結果，高血糖をきたし，さらにTNF-αの作用ともあいまってインスリン抵抗性を招来し，高インスリン血症から肥満をきたさせることになる．さらに，β-アドレナリン受容体の異常が交感神経作用を抑え，脂肪分解を抑制し，結果的に体脂肪の蓄積を促し，肥満を助長することになる．このob遺伝子受容体などについては，現在，分子生物学的な研究が盛んに行われており，日々，多くの成果が報告されている状態にあり，今後の研究にまつところが大きいといえよう．

なお，図III-11は，BMIと血中レプチン濃度，および体脂肪率と血漿レプチン濃度との間に明らかな相関のあることを示したものである．

一方，レプチンの作用として下垂体前葉からFSH，LH，PRLなどの分泌を促し，とくに女性の生殖機能の調節に関与している．

5．肥満者にみられる異常と合併症

(図III-12)

肥満者は，正常者に比べて体内脂肪代謝異常の直接あるいは間接的な障害と，過剰の脂肪沈着による体重の増加のために多くの生理機能に負担をかけ，種々の障害を起こしてくる．

(1) 生理機能に対する影響

① **心臓に対する影響**：体重の増加は，血液を要求する組織がその分だけ増加することであり，心臓からの送血量も増加する．そのため肥満者ではそれだけ心臓に余分な負担がかかることになる．また，心臓自身にも脂肪沈着をきたして脂肪心となり，冠状動脈硬化も伴って心筋梗塞，狭心症などを誘発する危険がある．

② **血管系に対する影響**：血中コレステロール，低比重リポ蛋白，中性脂肪などの増加，血管壁内への脂肪沈着などで動脈硬化を起こしやすく血圧上昇をきたしてくる．一般に体重4kgの増加は，最大血圧約15mmHgの上昇をみるといわれる．

③ **代謝に対する影響**：脂肪代謝亢進，異常などから血中遊離脂肪酸の増加，脂血症，動脈硬化などに陥りやすい．また，インスリンの消費を増大させるため相対的インスリン不足の状態をもたらし，糖代謝の変調をきたさせる．過食などの影響とも相まって耐糖能の低下，高血糖，尿糖の出現などのみられることが多く，インスリン依存性糖尿病の誘発要因になることも多い．

④ **肝臓に対する影響**：ほとんどの例で脂肪肝がみられ，コレステロール代謝障害から胆嚢炎，胆石症などを招来することがある．

⑤ **脂肪沈着による影響**：胸部縦隔内，腹腔内，腹壁などの脂肪沈着により胸腔が圧迫され，呼吸が浅く頻数となり，肺循環が障害されて慢性気管支炎，肺炎などにかかりやすくなる．また，体重や体脂肪の増加による運動制限，不足はさらに肥満を助長する結果となる．

⑥ **性機能の障害，その他**：不妊，月経不順，性欲減退，性器の短小なども肥満の一つの徴候である．また，感染に対する抵抗が少なくなり，多くの化膿性疾患にかかりやすくなる．

(2) 肥満に合併しやすい疾患と病態

肥満に関連する内科，整形外科，婦人科，皮膚科，外科など各科別の疾患およびそれらの病態を表III-4に示した．

(3) BMI別有病率

なお，図III-12は，松沢らによって行われた男子約3,600名，女子約1,000名の年齢別健康診断受診者を対象とした診断成績から10種類の疾患を選別し，BMI値別に分類したものである．前述のように，もっとも疾病率の少ないといわれるBMI 22を基準としてみると，高血圧症，高脂血症，高尿酸血症では，BMIが増加するにしたがい明らかに有病率が増加し，肝機能障害，耐糖能異常でも同様の傾向がみられている．一方，肺疾患，消化器疾患，貧血などではそれほどBMIとの関連がみられておらず，心および胃疾患ではBMIとは無関係にほぼ一定値を示している．

6．肥満の対策

肥満は，きわめて多くの要因が相互に作用して生じてくるものであるが，一般に，ホルモンの失

58　III．症候とその病態生理学

表III-5　肥満の食事療法

1．食事療法の種類

1. 減食療法　　　　　　　　　1,200〜1,800kcal/日
2. 低エネルギー食療法　　　　600〜1,000kcal/日
   1) 通常（バランス）食低エネルギー食療法
   2) 特殊食低エネルギー食療法
      高脂肪食低エネルギー食療法
      高蛋白質食低エネルギー食療法
3. 超低エネルギー食療法　　　200〜600kcal/日

2．食事療法の原則

1. 適切な摂取エネルギーの決定
   標準体重×20〜25(kcal/日)
2. 適切な栄養素の配分
   蛋白質　標準体重×1.0〜1.2(g/日)
   糖質　　80〜100(g/日)
   脂質　　20(g/日)
   必須脂肪酸
   脂溶性ビタミン(A, D, E, K)
   ビタミン
   ミネラル
3. 食習慣の改善
   規則的3食制

(辻ら[16])

図III-13　食行動からみた認知障害の評価

1．食行動質問表

氏名（　　）　年齢（　　）　性（男，女）　身長（　　cm）　体重（　　kg）

以下の問いに，次に示す番号で答えて下さい．
（4：全くその通り　3：そういう傾向がある　2：時々そういうことがある　1：そんなことはない）

1) 自分は他人より太りやすい体質だと思う．（　）
2) 水を飲んでも太る方だ．（　）
3) それほど食べていないのに痩せない．（　）
4) 小さい頃からよく食べる方だった．（　）
5) 食べなければ元気が出ないと思う．（　）
6) この頃，食事を大切にしていない．（　）
7) 早食いである．（　）
8) ほとんど噛まない．（　）
9) よく噛まない．（　）
10) 朝食をとらない．（　）
11) 食事の時間がでたらめである．（　）
12) ゆっくり食事をとる暇がない．（　）
13) 食前にお腹がすいていることが多い．（　）
14) お腹一杯食べないと満腹感を感じない．（　）
15) 食後でも好きなものなら入る．（　）
16) 他人が食べていると，つられて食べてしまう．（　）
17) いつも胃がもたれたような感じがする．（　）
18) 昼食は外食である．（　）
19) 一日の食事中，夕食が最も豪華で量も多い．（　）
20) 夕食をとるのが遅い．（　）
21) 食事のメニューは和食より洋食が多い．（　）
22) 晩酌をしている．（　）
23) 甘いものに目がない．（　）
24) 麺類が好きである．（　）
25) 濃い味好みである．（　）
26) 油っこいものが好きである．（　）
27) ファーストフードをよく利用する．（　）
28) 昼間，間食をする．（　）
29) 夜食をとる．（　）
30) 好き嫌いが多い．（　）
31) 鉢に果物やお菓子を入れて身近に置いている．（　）
32) 果物やお菓子が置いてあるとついつい手が出てしまう．（　）
33) スナック菓子をよく食べる．（　）
34) 食べ物を貰うと，もったいないので食べてしまう．（　）
35) 連休や盆，正月にはいつも太ってしまう．（　）
36) いらいらしやすい．（　）
37) いらいらすると食べることで発散する．（　）
38) 食べ過ぎを他人によく注意される．（　）
39) たくさん食べてしまった後で後悔する．（　）
40) 食料品を買う時には，必要量より多めに買っておかないと気が済まない．（　）
41) 料理を作る時には，多めに作らないと気が済まない．（　）
42) 料理が余るともったいないので食べてしまう．（　）
43) 冷蔵庫に食べ物が少ないと不安になる．（　）
44) 外食や出前を取る時に注文してしまう．（　）
45) 夕食の品数が少ないと不愉快になる．（　）
46) ダイエットに失敗した経験がある．（　）
47) 肥満防止に，食べてはいけないものを決めている．（　）
48) 朝は弱い夜型人間である．（　）
49) 缶ジュース，缶コーヒー，ポカリスエット，栄養ドリンクをよく飲む．（　）
50) 食べ過ぎというよりも運動不足だ．（　）

質問表解析

項目	項目番号	点数
体質に関する認識	1, 2, 4	(10)点
空腹感，食動機	40, 41, 44	(11)点
代理摂食	16, 31, 32, 34, 35, 37	(19)点
満腹感覚	14, 15, 38, 39	(18)点
食べ方	7, 8, 9	(14)点
食事内容	24, 25, 26, 27, 33	(18)点
リズム異常	11, 12, 28, 29, 48	(20)点
合計		(110)点

2．治療前後での食行動質問表の結果から得られた認知障害度のダイアグラム化

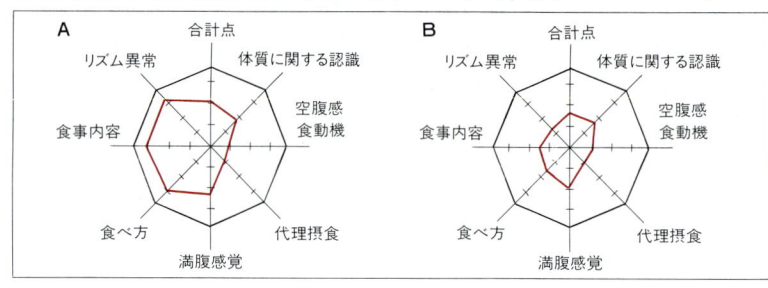

治療前（図A）では，夜間のかため食いや昼間の間食という「リズム異常」，油ものが多い「食事内容」，早食いなどの「食べ方」等の領域に問題のあることがわかる．治療後（図B）にはダイアグラムの環が小さくなり，以上の問題領域も修復されてきたことがわかる．患者の食生活や肥満にたいする認識などを，患者はもちろんのこと，治療者にも手っ取り早くわからせてくれる．治療の問題点，進むべき方向性，さらにその有効性を知るうえで有用な手だてになる．

(坂田[17])

図III-14　Medical Checkの一例

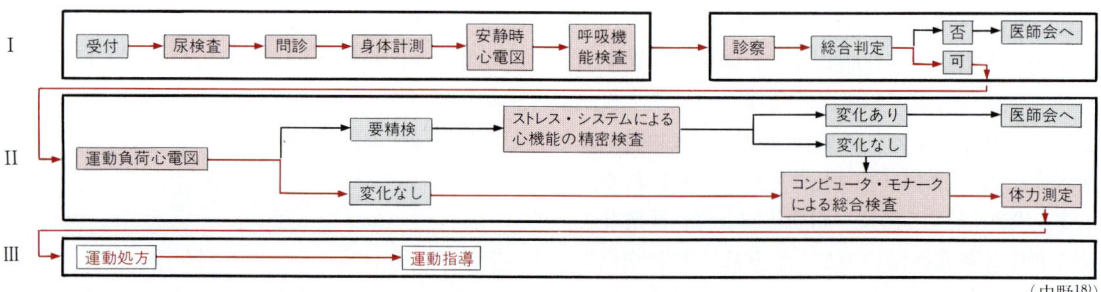

I：受付 → 尿検査 → 問診 → 身体計測 → 安静時心電図 → 呼吸機能検査 → 診察 → 総合判定 → 否→医師会へ／可

II：運動負荷心電図 → 要精検 → ストレス・システムによる心機能の精密検査 → 変化あり→医師会へ／変化なし → コンピュータ・モナークによる総合検査 → 体力測定
　　運動負荷心電図 → 変化なし

III：運動処方 → 運動指導

(中野[18])

調や視床下部の障害などによるものはまれで,過食による単純性肥満がいちばん多い.いずれにしても体重の減少をはかることが第一であり,これには食事療法,運動,薬物療法などが考えられる.

1) 食事の制限　　　　　　（表III-5,図III-13)

食事の制限は,肥満の対策として第一に行われるべきことで,体重を標準体重まで減少させることを目的として行われる.しかし,生理機能を正常に保ち,体構成蛋白質の崩壊を防ぐという意味からも窒素平衡を保った低エネルギー食が用いられ,努めて体脂肪の燃焼を促進する努力がされている.表III-5に食事療法の種類と,その原則を示した.ふつう高蛋白・低糖質・低脂肪・低エネルギー食が用いられる.総エネルギーでいうと,体内の脂肪1kgを減らすためには約6,000 kcalの消費を必要とするといわれ,仮に最低2,000 kcalの食事をとっていたとして,1週間に1kgやせるためには,6,000÷7＝約860 kcal少ない1,140 kcal/日の食事にしなければならない.この計算でいくと1週間に2kgやせるためには1日約300 kcalの食事ということになり,これでは生体の機能を維持することが不可能であり,基礎代謝量を考えてみても1日最低900～1,000 kcalが必要である.いずれにしても,からだを構成する蛋白質の平衡を維持して,長期間かけて徐々に減量することが望ましい.図III-13・1は,食行動の質問表の一例を示したもので,その質問解析の表から各項の点数を算出し,図III-13・2のAのような八角図形を画き,その食行動が食事療法によって図III-13・2のBのように変化したことを認識させることは,食事による減量の経過を追跡し,再認識させるためにもよい手段と考えられる.

その他,実際的には食物繊維の多い食物,蛋白ことに大豆蛋白などの減量に及ぼす影響なども検討されている.いずれにしても毎日の食事の栄養素組成の検討が必要である.

2) 運　動　　　　　　　　　　（図III-14)

体重を減少させるための一つの対策として運動が勧められる.もちろん運動は呼吸・循環,神経などの機能を賦活し,生理機能の維持向上につながる利点もある.しかし,運動はこれらの機能に大きな負担を強いることも事実で,このためには,事前に図III-14に示すような運動のためのMedical Checkを行い,ことに心肺機能の働きが,その運動に十分対応し得るか否かの検査を行っておかなければならない.運動によるエネルギー消費は意外に少なく,普通の歩行で前述の6,000 kcalを消費するためには,計算上飲まず食わずで約96 kmも歩かなければならない.歩けば空腹となり食欲は亢進し,体内代謝過程も促進されているわけで,この状態で食事をとればきわめて効果的に栄養となり,体重の減少につなげることは望み薄である.

しかし,運動をすればエネルギーを消費し,減量につながることも事実であり,また,週に500 kcal以上の運動を行った場合,行わなかった場合に比較し,BMIその他の減少がみられたという報告もある.このため運動の基本としては,毎日規則正しく,過労にならない程度の運動を食事制限と平衡して行うことが第一の条件となろう.この場合,運動の種類としては,同時に全身持久性,すなわち呼吸・循環機能を鍛錬するような運動を選ぶべきで,軽い走り方(ジョギング),あるいは全身を使う運動としての水泳などが勧められる.また,運動家のいうインターバルトレーニング法などがよいとされている.

3) 薬物療法

自律神経安定剤,鎮静剤,食欲抑制剤および代謝亢進剤などがある.しかし,肥満が生命に影響を及ぼさない限り薬物を用いるべきではない.ことに甲状腺ホルモン製剤は,確実に代謝を促進し体重の減少につながるが,多くの副作用があり,その効果も持続的で,単に体重の減少を目的とする場合には厳にその使用を慎むべきである.

なお,近年,抗肥満薬が報告され,その有用性が報告されているが,まだ研究途上にあり,その使用に際しては,各症例別にその適応,時期,服用量およびその期間について検討が必要である.

60 III. 症候とその病態生理学

図III-15 嘔吐運動とその神経支配

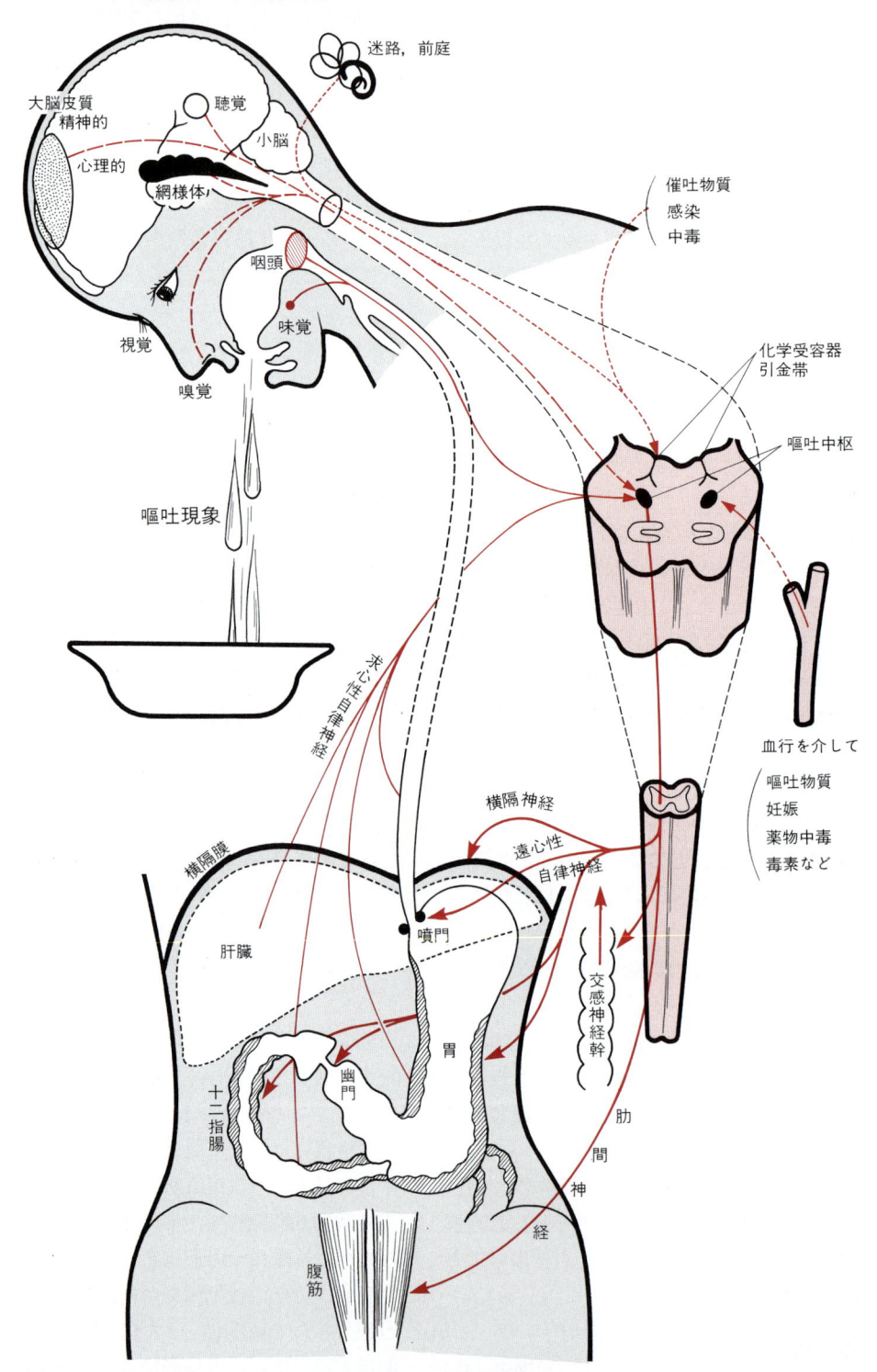

6章　嘔気と嘔吐

1．嘔気 nausea，嘔吐 vomiting とは

　嘔気とは，いまにも吐きそうになる切迫した要求であって，いわゆる"むかつき"という感覚である．腸管上部の逆蠕動，胃壁緊張の異常な低下などが引金となって起こるといわれ，嘔吐運動に先だって，咽頭後壁や上腹部に一種特有の不快感があり，食欲消失，胃運動の低下，胃液分泌減少，胃壁の貧血などのみられることが多い．

2．嘔吐運動
（図III-15）

　嘔吐とは，正常な胃の運動に対して，私たちが腐敗した食物や毒物を食べた場合，自己防衛反応ともいうべき現象として，胃内容を速やかに体外へ排出しようとする運動である．嘔気，嘔吐の状態をX線で透視すると，まず，嘔気が現われると思われる時期に一致して，小腸上部の逆蠕動と胃壁の緊張低下がみられ，ついで嘔吐運動に移ると，図III-15の下にみられるような一連の変化が起ってくる．すなわち，①胃上部の緊張が完全に消失する，②噴門括約筋の弛緩がみられる，③強い蠕動波が胃体中央部付近から起こる，④この収縮輪が角切痕あるいは少し幽門側で強く収縮する，⑤反射的に深い吸気が起こる．⑥声門を閉じる，⑦横隔膜および腹筋の強い収縮がみられ，腹圧が上昇する，⑧正常ではみられない胃の逆蠕動が起こり，⑨胃内容が噴門に向かって逆流し，食道，口腔を経て体外に吐出される．

　この胃内容の逆流に関しては，噴門括約筋の弛緩と腹圧の亢進による圧迫が主役を占めているといわれ，また，この嘔吐運動の際には，食道の弛緩，口蓋垂による鼻腔との連絡遮断，一時的呼吸停止などが反射的に行われている．

3．嘔吐中枢 vomiting center と化学受容器引金帯 chemoreceptor trigger zone
（図III-15，III-16）

　嘔吐運動は，一種の反射運動ともいうべきもので，延髄の求心性迷走神経背側核付近に嘔吐運動を司る中枢が存在する．この中枢は胃ばかりではなく，多くの求心性刺激，あるいは中枢を流れる血液中の有毒物質，特殊な化学物質などによって興奮し，遠心性の刺激を胃，食道，腸，横隔膜，腹筋などに送り，一連の反射的な嘔吐運動を順序よく起こさせることになる．一方，第4脳質底にアポモルフィンという催吐剤を注入すると嘔吐が招来されるところから，嘔吐中枢には化学的な受容器があり，直接的な神経刺激ばかりでなく，ことに化学的刺激によって興奮し，これが引金となってその刺激を嘔吐中枢に伝える部のあることが報告されている．すなわち，嘔吐には，嘔吐中枢を直接刺激して起こる場合と，まず，化学受容器引金帯が刺激され，それが嘔吐中枢に伝えられて起こるものの二つがあるということになる．

4．嘔吐の成因とその原因による分類
（図III-15，III-16）

　嘔吐の成因は，嘔吐中枢を直接刺激するか，あるいは化学受容器引金帯を介して嘔吐中枢に刺激を送ることによって異なってくる．

　したがって，この中枢を興奮させる仕組みとしては，①中枢を直接刺激する機序，②末梢の刺激が求心性の神経を介して中枢に伝えられる機序，③大脳皮質から中枢を刺激する機序，の三つが考えられる．すなわち，図III-15に示されているように，咽頭，食道，胃，腸，その他，腹部内臓からの求心性刺激は，交感，副交感神経のいずれの刺激でも嘔吐中枢を興奮させ嘔吐運動を起こすことができるのである．また，心理的，精神的な大脳皮質からの刺激，視覚，嗅覚，味覚などの中枢からの刺激，化学受容器引金帯を介する小脳および内耳の前庭迷路からの刺激，さらには血行を介する薬物，毒物などの刺激などきわめて多くの要因が嘔吐運動を惹起させることになる．嘔吐をその原因によって分類すると次のごとくになる．

III. 症候とその病態生理学

図III-16 嘔吐中枢および化学受容器引金帯に対する刺激

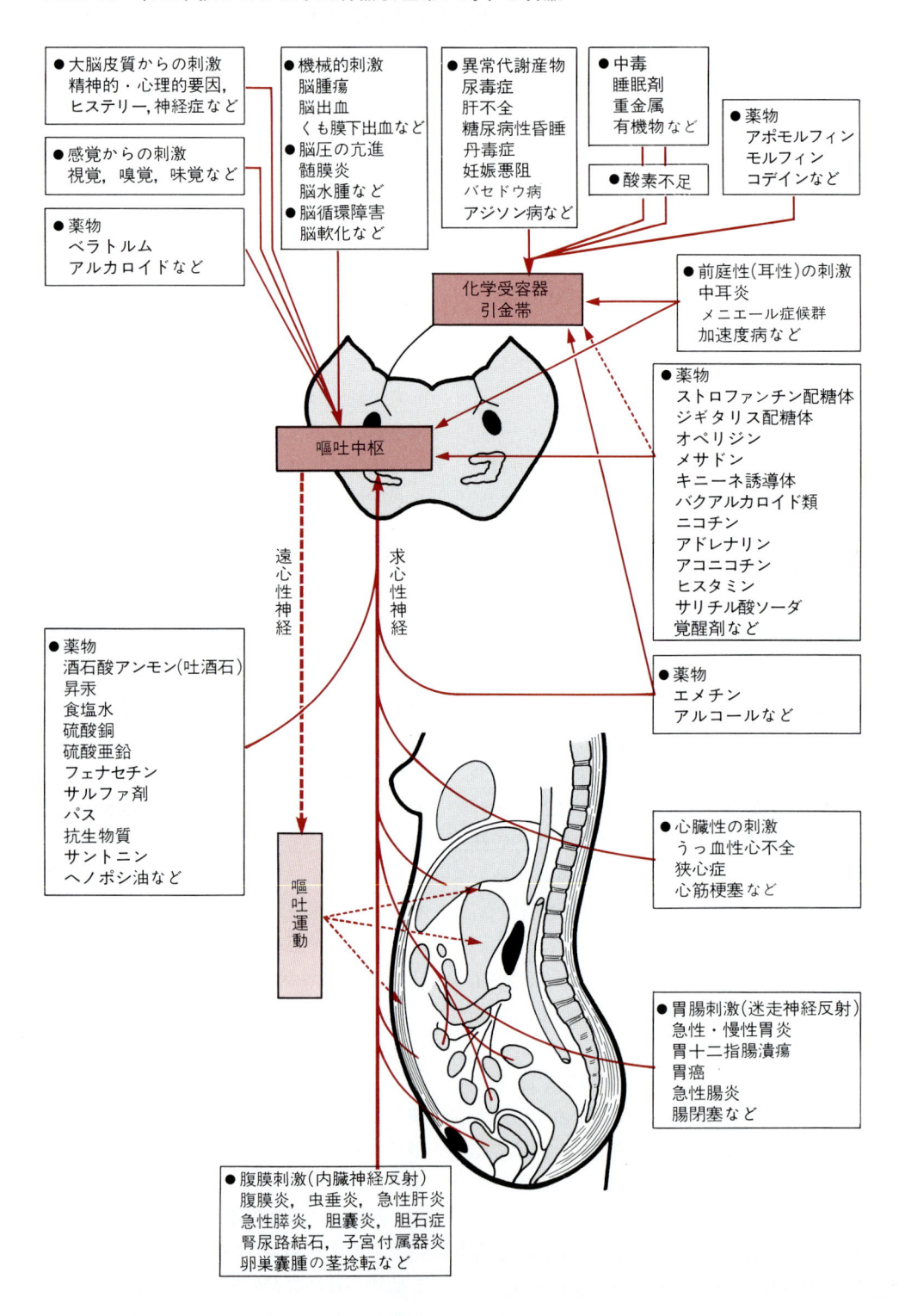

- ●大脳皮質からの刺激
  精神的・心理的要因,
  ヒステリー, 神経症など

- ●感覚からの刺激
  視覚, 嗅覚, 味覚など

- ●薬物
  ベラトルム
  アルカロイドなど

- ●機械的刺激
  脳腫瘍
  脳出血
  くも膜下出血など
- ●脳圧の亢進
  髄膜炎
  脳水腫など
- ●脳循環障害
  脳軟化など

- ●異常代謝産物
  尿毒症
  肝不全
  糖尿病性昏睡
  丹毒症
  妊娠悪阻
  バセドウ病
  アジソン病など

- ●中毒
  睡眠剤
  重金属
  有機物など
- ●酸素不足

- ●薬物
  アポモルフィン
  モルフィン
  コデインなど

化学受容器引金帯

嘔吐中枢

- ●前庭性(耳性)の刺激
  中耳炎
  メニエール症候群
  加速度病など

- ●薬物
  ストロファンチン配糖体
  ジギタリス配糖体
  オペリジン
  メサドン
  キニーネ誘導体
  バクアルカロイド類
  ニコチン
  アドレナリン
  アコニコチン
  ヒスタミン
  サリチル酸ソーダ
  覚醒剤など

遠心性神経　求心性神経

- ●薬物
  酒石酸アンモン(吐酒石)
  昇汞
  食塩水
  硫酸銅
  硫酸亜鉛
  フェナセチン
  サルファ剤
  パス
  抗生物質
  サントニン
  ヘノポシ油など

- ●薬物
  エメチン
  アルコールなど

嘔吐運動

- ●心臓性の刺激
  うっ血性心不全
  狭心症
  心筋梗塞など

- ●胃腸刺激(迷走神経反射)
  急性・慢性胃炎
  胃十二指腸潰瘍
  胃癌
  急性腸炎
  腸閉塞など

- ●腹膜刺激(内臓神経反射)
  腹膜炎, 虫垂炎, 急性肝炎
  急性膵炎, 胆嚢炎, 胆石症
  腎尿路結石, 子宮付属器炎
  卵巣嚢腫の茎捻転など

1）中枢性嘔吐　　　　　　　　（図III-16）

嘔吐中枢および引金帯を直接刺激することによって起こるものを中枢性嘔吐といい，その発生機序には次の二つがある．

（1）物理的な機序

中枢の機械的圧迫，破壊，脳圧の亢進，出血，充血などによる中枢への刺激が考えられる．脳腫瘍，髄膜炎，脳水腫，脳卒中などにみられる嘔吐で，一般に重篤な状態と考えなければならない．

（2）化学的な機序

薬物，毒素，代謝産物，内分泌異常などによる中枢，あるいは化学受容器に対する刺激が考えられる．たとえば，尿毒症，丹毒症，糖尿病性昏睡，バセドウ病，アジソン病など，薬物では中枢を直接刺激するものとしてアルカロイド，ベラトラムなど，化学受容器を介するものとしてアポモルフィン，ジギタリス配糖体などがある．酸素不足 anoxia も嘔吐中枢を刺激する要因となる．

2）反射性嘔吐　　　　　　　　（図III-16）

末梢神経終末が刺激されて，求心性に嘔吐中枢を興奮させ，反射的に嘔吐を招来するもので，交感，副交感神経のいずれでも求心性の刺激を送ることができる．主に消化器系からのものが多い．

（1）舌根，咽頭の刺激

胃内に食物が存在するときに指などで咽頭粘膜を刺激すると，舌咽あるいは三叉神経を介して反射的な嘔吐をきたす．

（2）胃からの刺激

嘔吐の原因の大部分を占めるもので，胃粘膜に分布する自律神経系の知覚終末が機械的，化学的に刺激されると嘔吐が起こる．アルコールの多飲，腐敗物，細菌の侵入，各種毒物の刺激あるいは急性・慢性胃炎，胃潰瘍，胃癌などによっても粘膜が刺激され，嘔吐が誘発される．薬物としては酒石酸アンモン（吐酒石），その他多くの薬物の副作用として現われる．

（3）各種臓器組織からの刺激

① **腸粘膜の障害**：腸粘膜が便秘，下痢などによって刺激されたり，腸炎，虫垂炎，腸閉塞などを起こすとときとして反射性の嘔吐が招来される．

② **肝臓の障害**：肝炎，肝硬変，胆石症，胆嚢炎などによる求心性刺激，さらには肝機能障害によって解毒能力が低下し，有毒物質が流血中に出て嘔吐中枢を刺激することも考えられる．消化器系の障害による嘔吐は，内臓・内臓反射に起因するものと考えられている．

③ **心臓・循環系の障害**：急性心不全，うっ血性心不全などでは消化管粘膜の浮腫，うっ血による刺激，狭心症，心筋梗塞などでは局所性貧血による刺激，心機能低下による各臓器組織の酸素欠乏などが嘔吐の要因となることも考えられる．

④ **その他の臓器の障害**：腎盂炎，腎結石，さらには子宮，卵巣などの病変でも自律神経を介する嘔吐のみられることがある．

⑤ **味覚，嗅覚，視覚などからの刺激**：いやな嗅いや味，不快な音などによっても嘔吐を起こすことがある．この仕組みについては不明の点が多い．

⑥ **平衡器官からの刺激**：内耳の迷路，前庭，三半規管，蝸牛殻などが適度に刺激されると内耳神経を介して反射性嘔吐を招来する．当然これらの障害，さらには小脳の障害によっても嘔吐をみることがある．加速度病といわれる動揺病，船酔い，車酔いなどによる嘔吐，メニエール症候群などの嘔吐もこの機序による．

3）精神性嘔吐　　　　　　　　（図III-16）

心因的な原因によって，大脳皮質からの刺激が嘔吐中枢を興奮させることが考えられる．ヒステリー，神経症，精神的苦痛などのときにみられる嘔吐である．この機序はよくわかっていない．

なお，図III-16は，これらの嘔吐を，嘔吐中枢と化学受容器引金帯に対する刺激に分けて，種々の疾病，薬物などとの関係を示したものである．

III. 症候とその病態生理学

図III-17 排便の機構と下痢

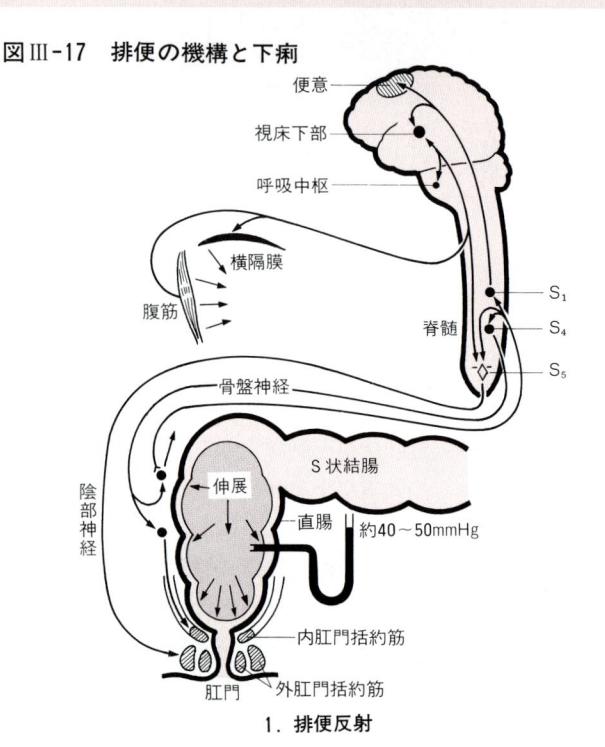

1. 排便反射

2. 機序による下痢の分類

I. 水性下痢
 1. 分泌性下痢
  1) 感　染
  2) 非感染
  3) その他
 2. 浸透性下痢
 3. 運動異常性下痢
  1) 低運動性
  2) 過運動性
 4. その他
II. 脂肪性下痢
 1. 原発性吸収不良症候群
 2. 続発性吸収不良症候群
III. 少量便性下痢

(高橋)

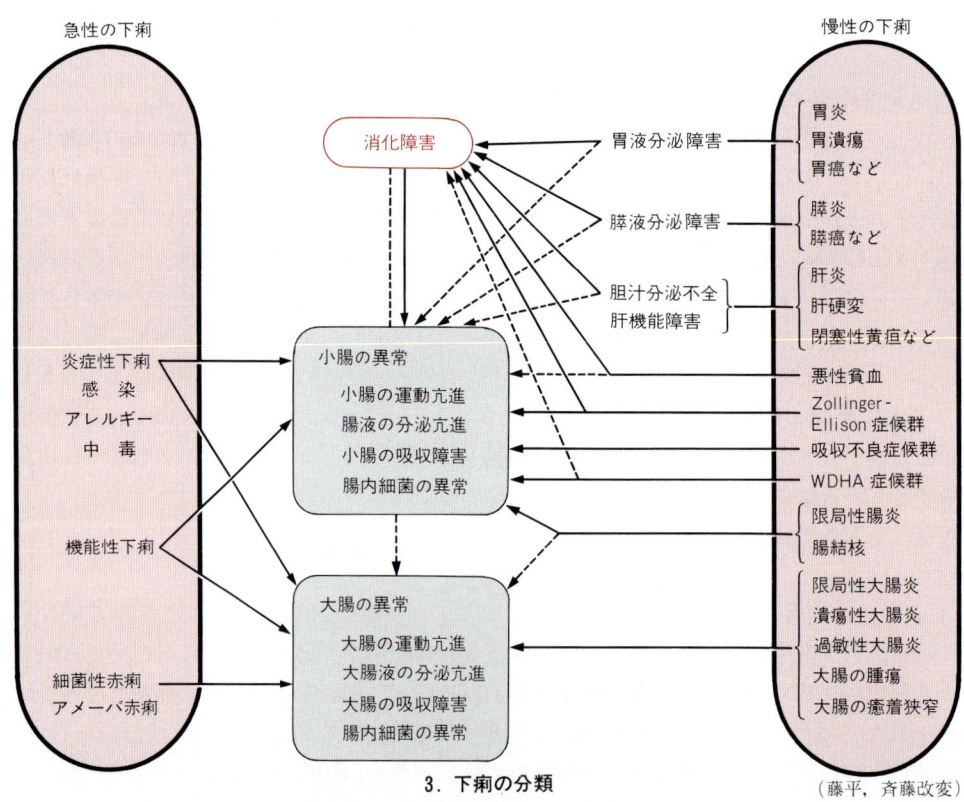

3. 下痢の分類

(藤平, 斉藤改変)

8章 黄疸

1. 肝臓の構造と機能

1）肝臓の構造とその特徴
（図Ⅲ-19・1）

肝臓 liver は横隔膜の直下，左右上腹部に存在し，その特徴とするところは，図Ⅲ-19・1にみられるように，直径 0.7～2.0 mm の多角稜柱状の肝小葉とよばれる組織学的機能単位の集まりからできている．肝小葉は，肝細胞索と毛細胆管および毛細血管とが中心静脈を中心として放射線状に集まったもので，その一部の構造を示したのが左上の図である．すなわち，肝細胞でつくられる胆汁は肝細胞索を通る毛細胆管に入り，順次合流して肝管となり，胆嚢，十二指腸へ流出している．

一方，肝細胞索の外側にはリンパ腔があり，その外側に特殊な毛細血管網 sinusoid があって互いに交通し，中心静脈から肝静脈に注いでいる．また，毛細血管網をつくる血管壁には細網内皮系に属する星細胞があって，赤血球中のヘモグロビン（Hb）からビリルビンの生成や，生体防衛機構を営んでいる．また肝臓は他の臓器とは異なり，肝動脈のほかに，腹腔内諸臓器からの血液を集めた門脈が入り，血液を肝静脈に送り出す特殊な血管系を有しているのも特徴である．安静時に肝臓を流れる血液量は成人で約 1,500 ml/分，心拍出量の約 28％を占め，生体内臓器中最大である．しかし，重量当りにすると心臓，腎臓，脳よりははるかに低い．また，肝血流量の 3/4 は門脈より，1/4 は肝動脈から受けている．動脈からの血流は少ないが，肝細胞の機能を営むための酸素供給，栄養血管として重要な意義を有している．

2）肝臓の機能
（図Ⅲ-19・2）

肝臓の機能については，『図説・からだの仕組と働き』（p.81）にも記してあるので，ここでは図Ⅲ-19・2 に列記するに止めたい．要は，栄養素の処理，貯蔵，中毒性物質の解毒，分解，排泄，血液性状の調整，血液量の調節，胆汁の生成分泌，細網内皮系の細胞による身体防衛作用など，生体内における重要な機能を数多く兼ね備えており，なかでも生体内中間代謝の中心的役割を演じているのである．本項では，黄疸の発生に直接関係するビリルビンの生成と排泄のみについて述べることにする．

3）胆汁色素 bile pigment の生成と排泄
（図Ⅲ-20，Ⅲ-21・1）

（Ⅰ）胆汁色素生成の仕組み

胆汁の色を形成している色素には，ビリルビン bilirubin とビリベルディン biliverdin との 2 種があり，ヒトの胆汁色素の大部分はビリルビンである．

さて，これらの胆汁色素は生体内で赤血球の Hb から生成される．すなわち，赤血球は毎日骨髄や脾臓，肝臓，リンパ節などに存在する細網内皮系 reticuloendothelial system（RES）に属する細胞によって貪食され，図Ⅲ-20 にみられるように，そこで破壊された赤血球中の Hb のポルフィリン環が開環し，酸化されてベルドヘモグロビンとなり，鉄が取れビリベルディン・グロビン，さらにグロビンが取れて緑色のビリベルディンとなる．ビリベルディンが還元されたものが黄褐色のビリルビンである．ここで問題となるのは，このビリルビンが水に不溶性で，腎臓の糸球体からろ過されえないということで，これを間接型ビリルビンという．したがって，尿中に排泄されることはない．

（2）間接型ビリルビンと直接型ビリルビン

さて，この間接型ビリルビンは，図Ⅲ-20 にみられるように血行によって肝臓に達し，肝細胞に取り入れられると，ここでグルクロニールトランスフェラーゼ，あるいは硫酸トランスフェラーゼの作用を受け，グルクロン酸あるいは硫酸と抱合し

III. 症候とその病態生理学

図III-20 ビリルビンの代謝過程とその障害

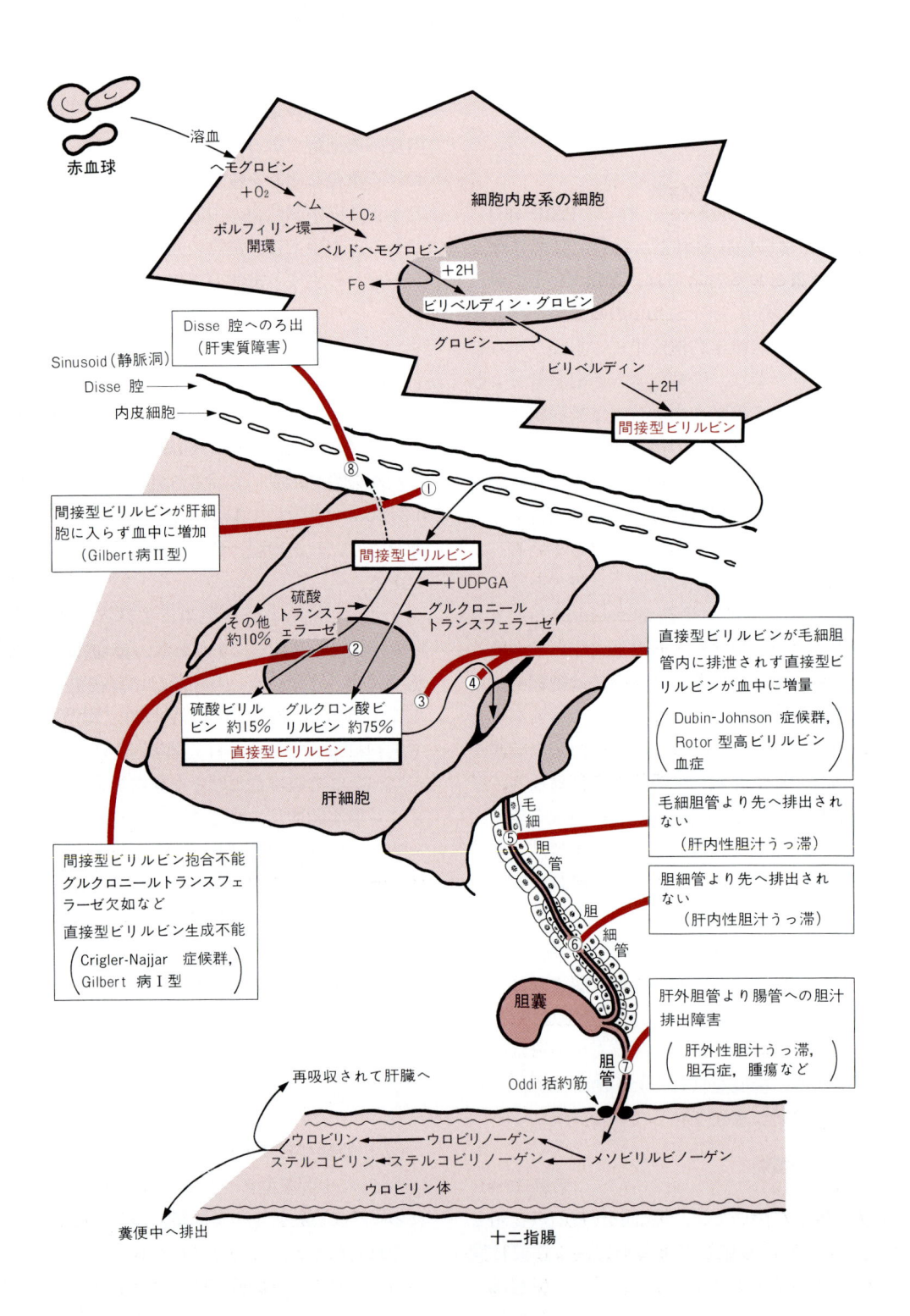

た型となる．このような形になると水溶性となり，腎糸球体からもろ過され尿中に排泄される．これを直接型ビリルビンといい，正常の場合，これが胆汁中の成分として十二指腸に排出されるのである．排出されたビリルビンは，総胆管から胆嚢を経て十二指腸に排出され，その大部分は腸内細菌の作用によって還元され，ウロビリノーゲンとなり，糞便に色をつけているウロビリン体となって便とともに排出される．また，その一部は小腸粘膜から再吸収されて門脈を通り肝臓に戻るが，ふつう，再びビリルビンに酸化されることなく，いわゆる腸肝循環は行われず，さらに分解されて低ピロール酸群となって尿中に排泄されるといわれる．なお，一部のウロビリノーゲンは正常でも尿中に排泄されている．

なお，図III-20で示した①〜⑧は，大北らがビリルビン生成および排出経路と，種々の疾病との関連を，さらに詳しく示したものである．

2．肝機能障害時にみられる主な症状

肝機能は，きわめて代償性に富み，ある程度の障害では著明な症状のみられることは少なく，しかも肝機能障害に特異的な症候というものもあまりないといっても過言ではない．したがって，他の疾病と比較的共通した一般的な症状が現われてくるにすぎない．そこでVI編に述べられている臨床検査としての肝機能検査（本文 p.295 参照）の重要性があるのである．

① **全身症状**：きわめて一般的な全身倦怠感，疲労，肩こりなどが訴えられる．

② **胃腸症状**：肝障害時には，食欲不振，吐き気，嘔吐，下痢，便秘，腹部膨満感，鼓腸などがみられることがある．しかし，これらの症状はむしろ胃腸疾患の主要症状といえる．

③ **肝臓の腫大**：肝疾患では肝臓が腫脹し，硬度も増加することが多い．しかし，これも胆石症，ホジキン病，バセドウ病，バンチ病など，あるいは種々の急性伝染病などにもみられる症状である．

④ **腹水**：肝疾患が進行すると，往々にして腹水の溜まることがある．しかし，腹膜炎，小腸の疾患，門脈の血行障害などにもみられる症状である．

⑤ **黄疸**：肝障害時に比較的多くみられる特異的な症候の一つである．黄疸のみられるときには，肝機能に直接あるいは間接的になんらかの関係があると考えてよいであろう．このようなことから考えると，多くの症状の中でも黄疸が肝機能障害を比較的反映している症状であるということができる．

3．黄疸 jaundice

1）黄疸とは

黄疸とは，結膜や粘膜，皮膚などが黄染する状態をいっており，「黄疸とは組織および血清中ビリルビンが過剰に存在する状態」と定義されている．血中ビリルビンは，正常で $0.4〜0.9\,mg/dl$ ぐらい，常に $1.0\,mg/dl$ 以下の値を示している．これが $2.0\,mg/dl$ 以上になると種々の組織に移行して沈着し黄染してくるのである．この場合，目でみて明らかにわかるのを顕性黄疸といい，血中ビリルビンが $1.0〜2.0\,mg/dl$ の場合には外見上判別のつかないことがあり，これを潜在性黄疸といっている．著明な黄疸のあるものではビリルビンが尿中に排泄され，ときには汗にまで出て，敷布，ふとんまで黄色くなるが，唾液，乳汁中には検出されない．

なお，成人では血液脳関門が発達しているために，髄液にビリルビンが移行することはない．しかし，乳幼児では関門の発達が不十分なために，重症になると髄液中にも移行して脳実質にビリルビン沈着を起こし，いわゆる核黄疸となる．

この場合，仮に黄疸の症状が消失しても，大脳核の欠落症状を残すことになる．

2）黄疸の分類　　　（図III-21）

黄疸は，原因となる血中ビリルビン増量の仕組みから，病態生理学的に次の三つに大別される．

① **肝前性黄疸**：全身の細網内皮系細胞における赤血球破壊の亢進によって，間接型ビリルビン産生過剰となり，肝細胞で処理しきれなくなった場合．

III. 症候とその病態生理学

図III-21 黄疸の分類

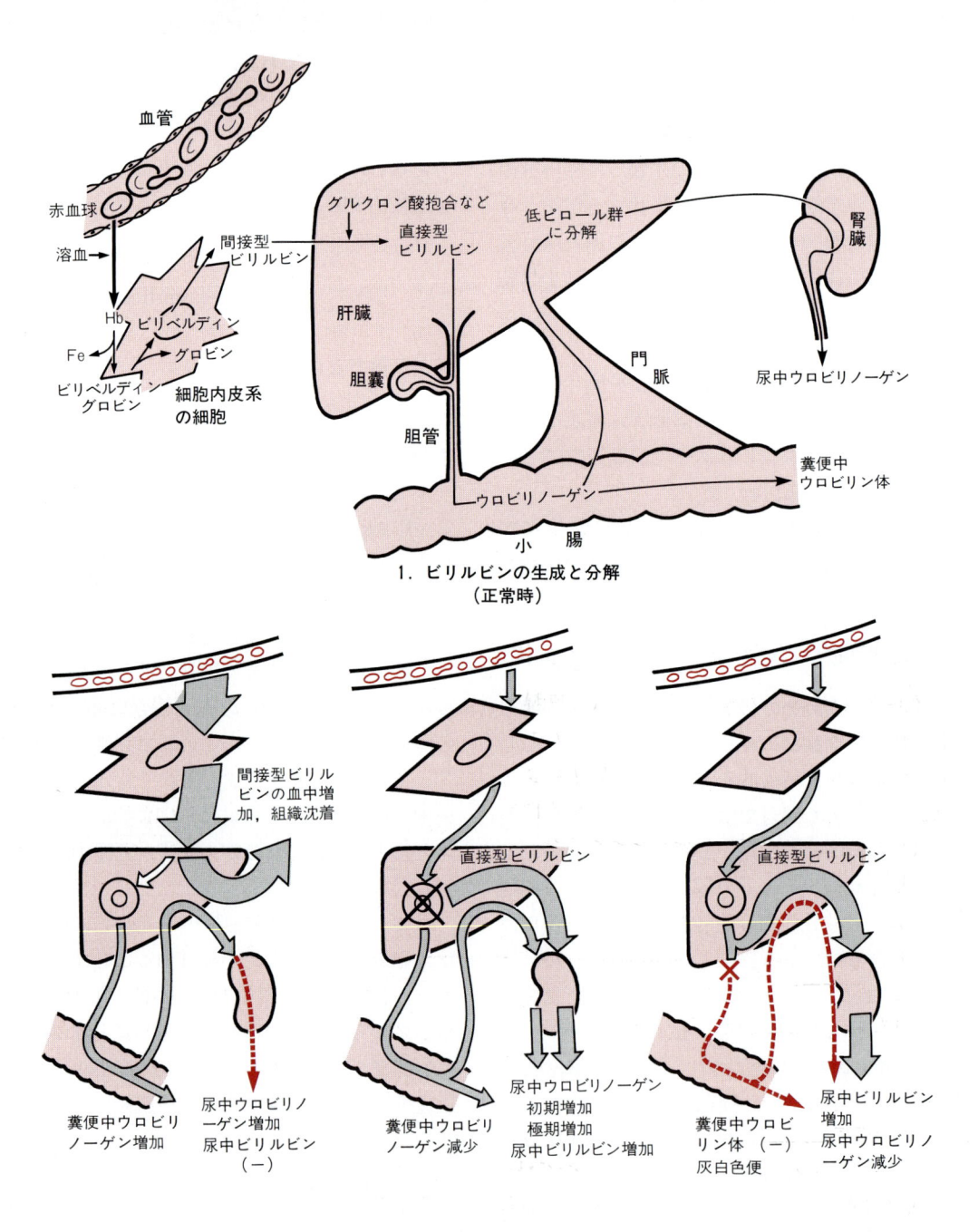

1. ビリルビンの生成と分解（正常時）

2. 溶血性黄疸（肝前性）
糞便中ウロビリノーゲン増加
尿中ウロビリノーゲン増加
尿中ビリルビン（−）
間接型ビリルビンの血中増加, 組織沈着

3. 肝細胞性黄疸（肝性）
直接型ビリルビン
尿中ウロビリノーゲン初期増加極期増加
糞便中ウロビリノーゲン減少
尿中ビリルビン増加

4. 閉塞性黄疸（肝後性）
直接型ビリルビン
糞便中ウロビリン体（−）灰白色便
尿中ビリルビン増加
尿中ウロビリノーゲン減少

11章 貧血

1. 貧血 anemia とは

貧血とは，血液中の赤血球数あるいは赤血球中に含まれるヘモグロビン hemoglobin (Hb) が減少した状態で，これには，①全血量が減少した場合，②赤血球のみが減少した場合，③赤血球数は正常でも1個の赤血球中に含まれる Hb が減少した場合，などがある．いずれにしても，主な生理機能の障害としては血液の酸素運搬能力の低下が現われてくる．

一方，貧血をその成因の面からみると，①赤血球の生成異常，②赤血球の成熟障害，③ Hb の生成障害，④赤血球の破壊亢進，などの機転がある．すなわち，骨髄の機能障害，赤血球生成材料の不足，赤血球成熟過程の異常，細網内皮系の機能亢進あるいは赤血球膜脆弱による破壊亢進などが考えられる．

したがって，貧血と診断するためには，血流中の赤血球数と，それに含まれる Hb 量とを同時に測定しなければならない．

また，赤血球数は血液中の血球と血漿の比によっても常に変化するわけで，仮に脱水による血液の濃縮が起これば赤血球減少が隠されてしまう危険もある．そこで，後述の平均赤血球恒数の算出，ヘマトクリットなどを測定する意義があるわけである．

2. 赤血球の生成過程とその障害

1) 赤血球の生成とその部位
（図III-29）

赤血球は，胎生時には卵黄嚢，肝臓，脾臓，赤色骨髄などで造られているが，出生するとすべて赤色骨髄のみでつくられるようになり，図III-29 に示すように加齢によってその生成部位も少なくなってくる．

2) 赤血球の生成過程とその障害要因
（図III-30）

図III-30 は赤血球の生成過程を示したもので，種々の貧血の大きな要因となっている．すなわち，骨髄の多機能性幹細胞からエリスロポイエチンなどの作用を受けて，前赤芽球，染色性の異なる赤芽球，核の遺残をみる網赤血球と分化成熟し，およそ7〜9日ぐらいで流血中に放出される．したがって，まず，主として腎臓で生成される体液性因子であるエリスロポイエチンの作用が問題となる．この分子量 20,000〜45,000 の糖蛋白体は赤芽球までの分化に関係し，その血中濃度はよく貧血の程度を反映するといわれているが，骨髄自体に障害のある場合には効果がない．

赤血球の分化には DNA の合成が必要である．赤血球内における DNA の合成には多くの酵素が関係してくるが，これらの酵素の助酵素としてとくにビタミン B_{12} と葉酸が重要で，食物として摂取しなければならない．もし，ビタミン B_{12} や葉酸が欠乏すると DNA の合成が障害され，結果的に赤血球の成熟が阻害される．従来いわれていたキャッスルの外因子に相当すると考えればよい．

なお，近年，多機能性幹細胞から前赤芽球に分化する過程で，インターロイキン3や幹細胞因子など種々のサイトカインなどの作用を受けて前赤芽球系前駆細胞にエリスロポイエチンレセプターが出現し，エリスロポイエチンの作用が発揮され，赤血球の生成が促進されることが証明されてきている．

3) 鉄の不足と必要量
（図III-31）

一方，Hb の合成過程としては，ことにその主たる材料である鉄の欠乏，いわゆる栄養に起因する障害が多い．ふつう，食物として摂取される無機の鉄は胃液中の塩酸や，赤血球内のミトコンドリア内で，ビタミンCや還元グルタチオンの作用

III. 症候とその病態生理学

図III-31 鉄の代謝

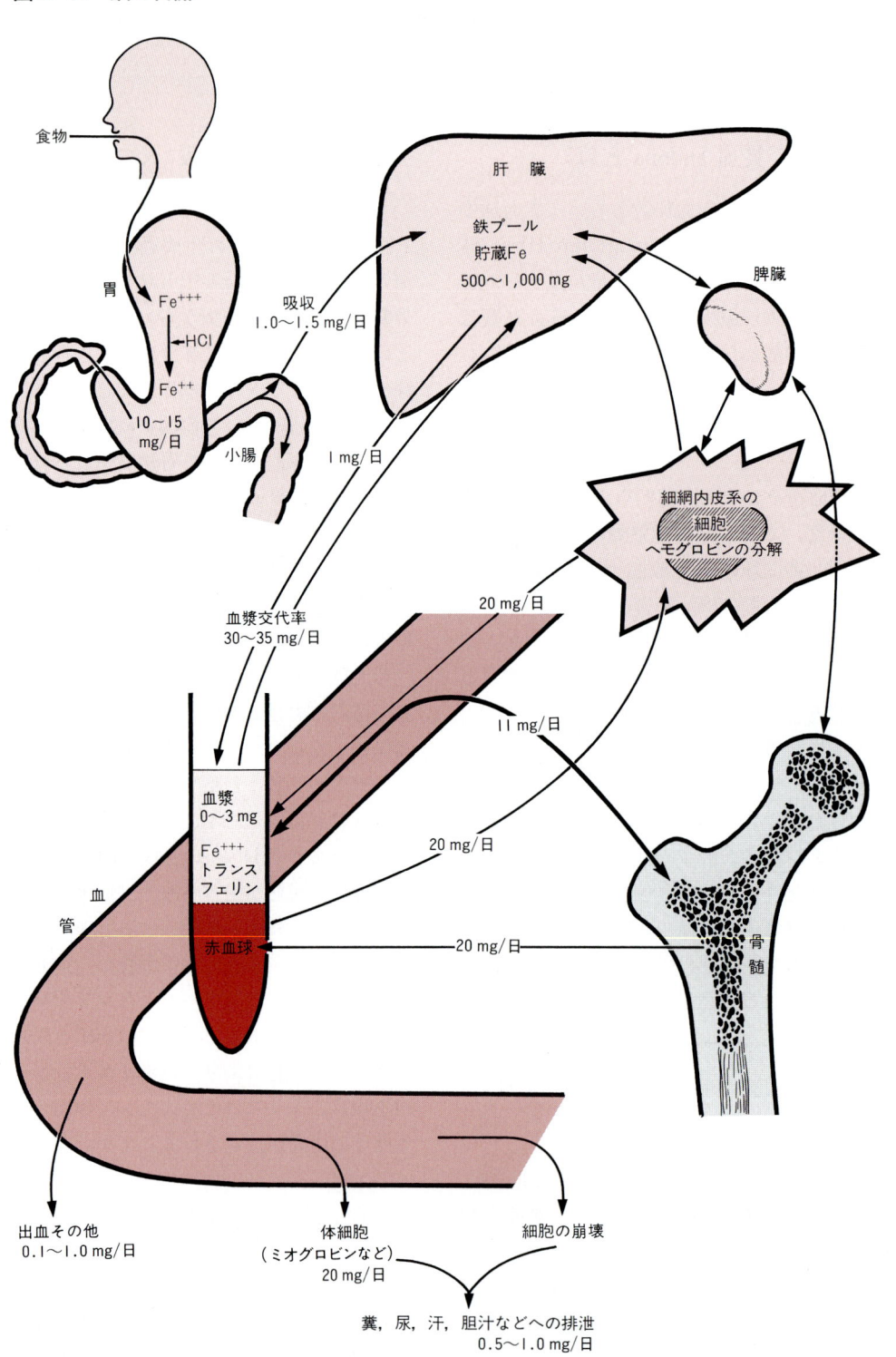

- 食物
- 胃 Fe^{+++} ←HCl
- Fe^{++} 10〜15 mg/日
- 小腸
- 吸収 1.0〜1.5 mg/日
- 肝臓
- 鉄プール 貯蔵Fe 500〜1,000 mg
- 脾臓
- 1 mg/日
- 血漿交代率 30〜35 mg/日
- 細網内皮系の細胞 ヘモグロビンの分解
- 20 mg/日
- 血漿 0〜3 mg Fe^{+++} トランスフェリン
- 11 mg/日
- 20 mg/日
- 血管
- 赤血球
- 20 mg/日
- 骨髄
- 出血その他 0.1〜1.0 mg/日
- 体細胞（ミオグロビンなど）20 mg/日
- 細胞の崩壊
- 糞, 尿, 汗, 胆汁などへの排泄 0.5〜1.0 mg/日

を受け，2価の陽イオンFe^{2+}となってから利用される．

すなわち，ヘムとグロビンとからできているHbのヘムはビタミンB_6などの作用を受けて作られるプロトポルフィンという色素とF^{2+}が結合したものである．当然，これらの合成過程のどれかが障害されればHb合成が不可能となる．

さて，酸素と結合してその運搬を行っている鉄は，体内できわめて合理的に使われている．しかし，少なくも毎日必要量として1.0～1.5mg，安全を考えた所要量としては1日10～15mgの摂取が必要である．人体内の総鉄量はおよそ3～5gで，その約65％が赤血球中のHbの中のヘムに含まれている．

4) 鉄の代謝

(図III-31)

食物から吸収された鉄は血漿中のトランスフェリンと結合した血清鉄として骨髄に運ばれヘムの材料となる．毎日失われている鉄は，およそ0.5～1.0mgぐらいである．体内における鉄の移動と代謝の関係を示したのが図III-31である．この経路のいずれかに障害が起これば鉄の不足からHbの合成が阻害されて赤血球生成が低下し貧血をきたすことになる．なお，血清中の鉄は正常で0.1mg/dlぐらいで，その大部分はトランスフェリンと結合している．したがって，トランスフェリンの総量を総鉄結合能といい，鉄と結合していないトランスフェリン量を不飽和鉄結合として，体内の鉄の動態を知るための間接的な手段とする．

3．赤血球指数と恒数

(表III-10, III-11)

貧血の場合に，もっとも大きな指標となるものは赤血球とHb量であり，それを機能としてみるならば，赤血球の酸素運搬能力ということになろう．したがって，赤血球数，Hb含有量，ヘマトクリット（赤血球容積），さらには赤血球の形，大きさなどを測定して，種々の指数や恒数が算出されている．表III-10は，昔からよく使われている赤血球指数である．

当然，これらは正常の場合1.0であり，その増減の度合いによって異常の程度の判定に用いられる．ことに色素指数color indexはよく用いられていたもので，貧血の場合，この数値が1.1以上を高色素性hyperchromic（多くの場合，大赤血球性），1.0以下を低色素性hypochromic（多くの場合，小赤血球性），その間を正色素性normochromic（正常赤血球）と分類していた．しかし，近年，表III-11に示すように，それぞれの絶対値を測定して算出するウィントローブの恒数が一般に用いられてる．いずれにしても，これらの恒数の総合的な判断によって赤血球の機能が推定されるわけである．

4．貧血の型と分類

1) 貧血の成因

(図III-32)

赤血球数あるいは1個の赤血球に含まれるHb量の低下をきたす現象，すなわち貧血を招来する成因としては，① 細胞性貧血とよばれる赤血球の生成異常，② Hb性貧血とよばれるHbの合成障害，③ 赤血球の成熟障害，④ 生成された赤血球の破壊，喪失が亢進した状態，の四つに大別することができる．

なお，赤血球破壊過程の異常による障害としては，① 赤血球自身に原因のあるもの（赤血球膜に欠陥があり膜の抵抗が減弱している場合），② 赤血球の環境の異常（周囲の体液の浸透圧が異常に低い場合），③ 常に赤血球の破壊処理を行っている全身の細胞内皮系細胞の機能が異常に亢進している場合，などである．

また，小松は，貧血を招来する原因が赤血球生成過程の① 血液生成に関する幹細胞レベルにある場合，② 赤芽球系前駆細胞レベルにある場合，③ 赤血球レベルにある場合に分けて，図III-32下のように分類している．

2) 貧血の分類と貧血を呈する疾患

(表III-12, III-14)

さて，貧血は，臨床的成因的な分類として，前述のように，赤血球1個に含まれるHb量を指標とした色素指数による分類，また，表III-12に示す

III. 症候とその病態生理学

図III-32 貧血の成因による分類

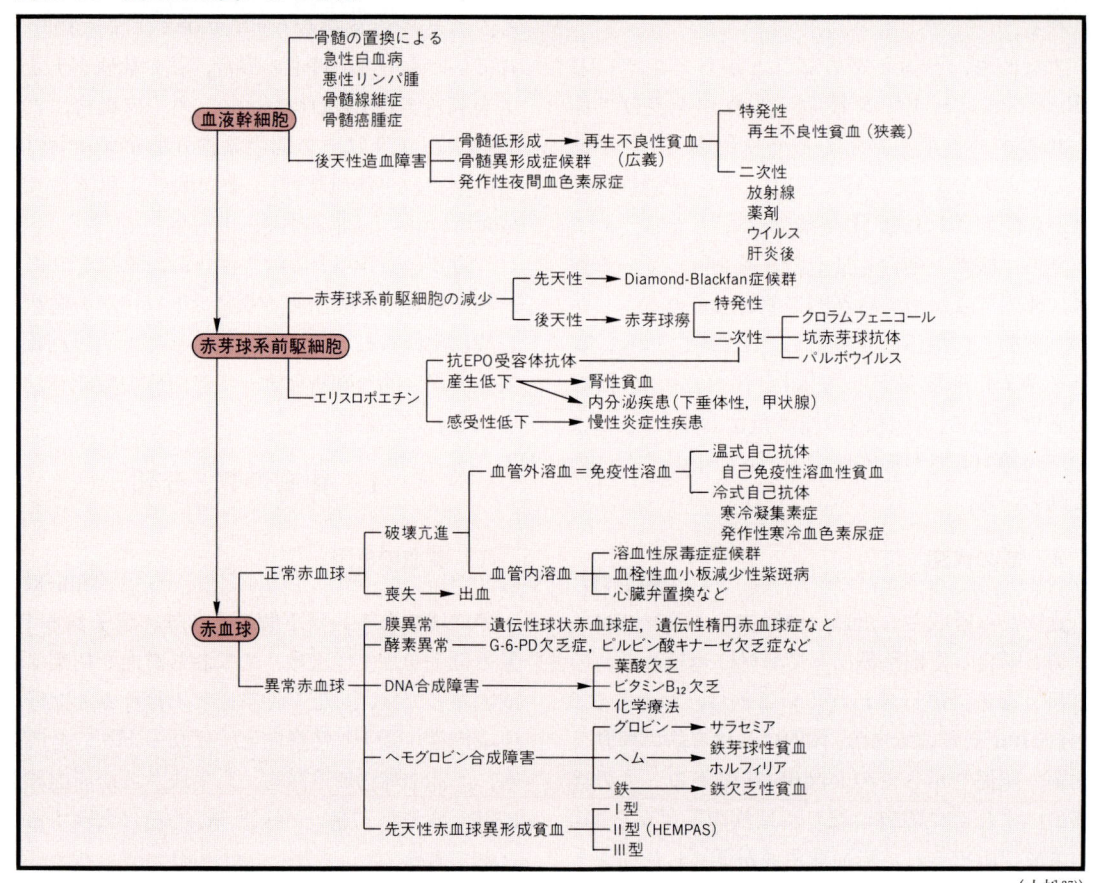

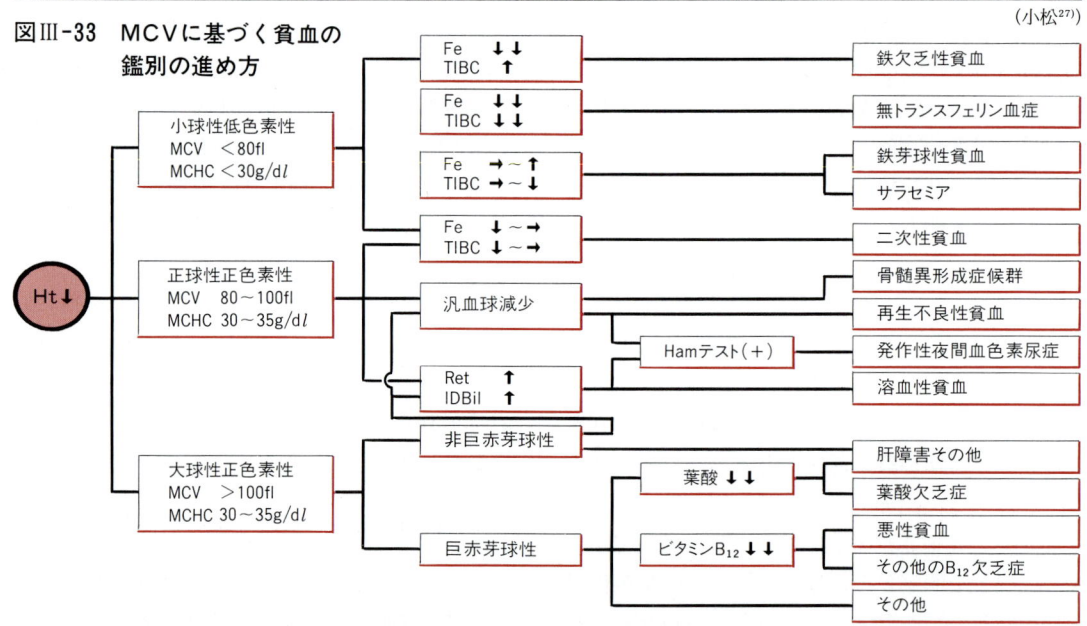

```
血液幹細胞
├─ 骨髄の置換による
│   ├─ 急性白血病
│   ├─ 悪性リンパ腫
│   ├─ 骨髄線維症
│   └─ 骨髄癌腫症
└─ 後天性造血障害
    ├─ 骨髄低形成 → 再生不良性貧血（広義）
    │   ├─ 特発性 → 再生不良性貧血（狭義）
    │   └─ 二次性
    │       ├─ 放射線
    │       ├─ 薬剤
    │       ├─ ウイルス
    │       └─ 肝炎後
    ├─ 骨髄異形成症候群
    └─ 発作性夜間血色素尿症

赤芽球系前駆細胞
├─ 赤芽球系前駆細胞の減少
│   ├─ 先天性 → Diamond-Blackfan症候群
│   └─ 後天性 → 赤芽球癆
│       ├─ 特発性
│       └─ 二次性
│           ├─ クロラムフェニコール
│           ├─ 抗赤芽球抗体
│           └─ パルボウイルス
└─ エリスロポエチン
    ├─ 抗EPO受容体抗体
    ├─ 産生低下
    │   ├─ 腎性貧血
    │   └─ 内分泌疾患（下垂体性，甲状腺）
    └─ 感受性低下 → 慢性炎症性疾患

赤血球
├─ 正常赤血球
│   ├─ 破壊亢進
│   │   ├─ 血管外溶血＝免疫性溶血
│   │   │   ├─ 温式自己抗体
│   │   │   │   └─ 自己免疫性溶血性貧血
│   │   │   └─ 冷式自己抗体
│   │   │       ├─ 寒冷凝集素症
│   │   │       └─ 発作性寒冷血色素尿症
│   │   └─ 血管内溶血
│   │       ├─ 溶血性尿毒症症候群
│   │       ├─ 血栓性血小板減少性紫斑病
│   │       └─ 心臓弁置換など
│   └─ 喪失 → 出血
└─ 異常赤血球
    ├─ 膜異常 → 遺伝性球状赤血球症，遺伝性楕円赤血球症など
    ├─ 酵素異常 → G-6-PD欠乏症，ピルビン酸キナーゼ欠乏症など
    ├─ DNA合成障害
    │   ├─ 葉酸欠乏
    │   ├─ ビタミンB₁₂欠乏
    │   └─ 化学療法
    ├─ ヘモグロビン合成障害
    │   ├─ グロビン → サラセミア
    │   ├─ ヘム
    │   │   ├─ 鉄芽球性貧血
    │   │   └─ ポルフィリア
    │   └─ 鉄 → 鉄欠乏性貧血
    └─ 先天性赤血球異形成貧血
        ├─ I型
        ├─ II型（HEMPAS）
        └─ III型
```

(小松[27])

図III-33 MCVに基づく貧血の鑑別の進め方

```
Ht↓
├─ 小球性低色素性
│   MCV ＜80fl
│   MCHC ＜30g/dl
│   ├─ Fe↓↓ / TIBC↑ → 鉄欠乏性貧血
│   ├─ Fe↓↓ / TIBC↓↓ → 無トランスフェリン血症
│   ├─ Fe→～↑ / TIBC→～↓
│   │   ├─ 鉄芽球性貧血
│   │   └─ サラセミア
│   └─ Fe↓～→ / TIBC↓～→ → 二次性貧血
├─ 正球性正色素性
│   MCV 80～100fl
│   MCHC 30～35g/dl
│   ├─ 汎血球減少
│   │   ├─ 骨髄異形成症候群
│   │   └─ 再生不良性貧血
│   └─ Ret↑ / IDBil↑
│       ├─ Hamテスト(+) → 発作性夜間血色素尿症
│       └─ 溶血性貧血
└─ 大球性正色素性
    MCV ＞100fl
    MCHC 30～35g/dl
    ├─ 非巨赤芽球性 → 肝障害その他
    └─ 巨赤芽球性
        ├─ 葉酸↓↓ → 葉酸欠乏症
        ├─ ビタミンB₁₂↓↓
        │   ├─ 悪性貧血
        │   └─ その他のB₁₂欠乏症
        └─ その他
```

Ht；ヘマトクリット，MCV；平均赤血球容積，MCHC；平均赤血球ヘモグロビン濃度，Fe；血清鉄，TIBC；総鉄結合能，Ret；網赤血球，IDBil；間接ビリルビン

(浦部[28])

ように赤血球の大きさを指標とした分類がよく用いられる．すなわち，正常の赤血球より大きい赤血球を有する貧血を大赤血球性貧血といい，一般に高色素性で厚さも厚くなる．その代表的なものが悪性貧血である．また小赤血球性貧血の多くは低色素性で厚さも薄くなるのがふつうである．その代表的なものが鉄欠乏性貧血である．赤血球膜の抵抗が減弱している溶血性貧血では，とくに厚さが増し，直径はむしろ減少してくるのが特徴といわれる．

一方，臨床的な症候からも貧血を招来する成因によっても分類されている．

このように貧血の分類は，その成因，赤血球の状態，Hbの動向など，各方面からの分類がなされており，それらはそれぞれそれなりの意義を有しているが，しかし，貧血の検査を行う場合に，Hbの定量，赤血球数の算定および色素指数の算出のみを行ったのではいくつかの問題が起こってくる．たとえば，小赤血球性貧血の中にはHb量が多くても小さい赤血球，Hb量が少なくて小さい赤血球の二つがあり，その相対的な変化によって見かけ上の比が異なってしまう恐れもある．したがって，同時にヘマトクリット値も測定して前述のウイントローブ恒数を求め，臨床症状も勘案して総合的な診断を必要とするのである．なお，表III-14に貧血を呈する主な疾患を示した．

5．貧血の診断と一般症状

(図III-33)

色が青白いからといって貧血であるということのできないのはいうまでもない．自覚症状のほかに，一般的な外見上の所見としては，眼瞼結膜，手の爪甲の色，口腔粘膜など，比較的毛細血管の色がみえる部分の色調が貧血の指標となる．これらによって貧血の疑いが生じた場合には，当然，前述の臨床検査を行い，さらに必要があれば骨髄穿刺による血液あるいは流血中赤血球の病理組織学的検索で診断を確定しなければならない．

図III-33は，ヘマトクリット（赤血球容積Ht）を基準として，前述のMCV，MCHCの変動から貧血の鑑別診断を進めていく一つの方法を示したものである．すなわち，一般にみられる鉄欠乏性貧血では血清鉄の減少，総鉄結合能の増加，小球性低色素貧血ということになる．

貧血の場合，一般に訴えられる症状としては，赤血球の不足による酸素運搬能力低下によって生じる二次的徴候である．その主な愁訴と症状をあげると次のごとくである．

① 倦怠感，脱力感，体力の低下，② 易疲労性，③ 呼吸および心拍動の増加，④ 呼吸困難，⑤ 皮膚の蒼白，⑥ むくみ，⑦ 発熱，⑧ 抵抗の減弱，⑨ 口内炎，舌炎，⑩ 精神機能の低下，⑪ 末梢神経症状，などで，これらの症候は貧血の種類およびその程度によって，それぞれ異なっている．いずれにしても，その主なものは組織の酸素不足によって招来される代謝機能の障害に負うところが多い．したがって，必ずしも貧血に特有な症候とは限らず，なんらかの原因によって，組織が酸素不足に陥れば同様の症候を呈してくると考えなければならない．

6．生理機能に及ぼす貧血の影響

1）代謝障害

前述のように，赤血球の機能のもっとも重要なものは，Hbと酸素とが結合して，肺から末梢の組織に酸素を運搬することである．

したがって，赤血球やその含有するHbが減少するということは，とりもなおさず全身の組織が酸素欠乏状態anoxiaに陥ってくるということである．すなわち，貧血の第一の影響としては，貧血→酸素運搬能力の低下→組織の酸素不足→組織の代謝障害と考えればよい．代謝障害による影響は各組織によって異なり，それぞれ特有の機能がそれぞれ程度の差をもって障害されるために，種種異なった症候を現わしてくることになる．

2）心臓機能への負担

第二の影響として考えられることは，血液中の有形成分の大部分を占める赤血球が減少することによって，血液の粘度が著しく低下することが予想されることである．これは血管内を血液が流れ

表III-13 主な貧血症の臨床症状ならびに臨床血液学的所見の比較

		鉄欠乏性貧血	悪性貧血	溶血性貧血	バンチ症候群	再生不良性貧血	急性白血病
臨床症状	舌炎,歯肉炎	軽～(-)	著名 ハンター舌炎	軽～(-)	軽	軽	著明
	胃腸症状	軽～(-)	著名	(-)	腹部膨満	(-)	ときに著明
	出血傾向	軽～(-)	(-)	(-)	(-)～静脈瘤より出血	著明	著明
	黄疸	(-)	軽	著明（間接ビリルビン）	軽	(-)	(-)
	脾腫	(-)	軽	ときに著明	著明	(-)	(+)
	神経症状	(-)	著明(後索症状)	(-)	(-)	(-)	(-)
臨床検査所見	赤血球,血色素	小,低色素	大,高色素 巨赤芽球	高色素 球状～変形	小,低色素	正色素	正色素
	白血球数,像	正	減少,巨大好中球過分葉	正	減少	減少	増加
	骨髄像	赤芽球系で多い	巨赤芽球	赤芽球増	不定	細胞少ない	腫瘍細胞
	網赤血球	正(鉄剤で急増)	正～低	著増	軽度増	減少	正常範囲
	不飽和鉄結合能	著減	低下	低下	著増	低下	低下
	血清鉄	減少	増加	増加	減小	増加	増加
	血清LDH		著増				著増

(橘[29])

表III-14 貧血を呈する疾患

Ⅰ．ほかの疾患に基づく貧血：発生機序にはいろいろなものが含まれる
　1）各種感染症，リウマチ熱，慢性関節リウマチ，膠原病など
　2）癌，急性白血病など悪性腫瘍性疾患
　3）慢性腎炎，慢性肝障害
　4）薬物投与，工業毒，放射線障害など
　5）内分泌疾患：粘液水腫，下垂体副腎系不全
　6）脾臓機能亢進症：バンチ症候群など
　7）骨髄組織の他組織による置換
　8）栄養障害：蛋白，ビタミンなどの欠乏
Ⅱ．造血物質の欠乏による貧血
　A．鉄欠乏
　　1）慢性出血：消化性潰瘍，消化器癌，痔出血，鉤虫寄生，月経過多など
　　2）鉄需要の増大：頻回妊娠，成長期
　　3）本態性鉄欠乏性の貧血(萎黄病)：女子
　　4）鉄の摂取か吸収の不良：離乳期，胃腸の切除後，慢性下痢など
　B．ビタミンB_{12}か葉酸の欠乏
　　1）悪性貧血：ビタミンB_{12}
　　2）妊娠性悪性貧血：多くは葉酸
　　3）症候群：胃全摘(亜全摘)後，小腸部分切除後，腸狭窄，小腸盲管症候群，慢性下痢，慢性肝障害，抗痙攣剤，抗葉酸剤の投与，広節裂頭条虫寄生，溶血性貧血，悪性腫瘍など
　C．極端な偏食：蛋白，ビタミンC，ビタミンB_{16}，葉酸，鉄，銅(?)など，ビタミンB_6の代謝異常でまれに貧血
Ⅲ．溶血性貧血
　A．後天性：
　　1）症候性：癌，感染症，火傷，中毒など
　　2）自己免疫性溶血性貧血　不適合輸血
　　3　自己免疫性溶血性貧血
　　4）発作性夜間血色素尿症，発作性寒冷血色素尿症
　B．先天性：
　　1）遺伝性球形赤血球症
　　2）その他，異常ヘモグロビン症，地中海貧血など遺伝性疾患
　　3）胎児性赤芽球症
Ⅳ．再生不良性貧血：特発性のものがあるが，薬物放射線などによるものに注意，まれに先天性のものがある

る抵抗を減弱させ，結果的に血流速度が異常に増加することになろう．その結果，その一つには末梢組織の酸素，栄養素などと二酸化炭素，老廃物などとの交換を円滑に行うことができなくなる危険がある．このことは，ただでさえ酸素不足の状態に陥っている末梢組織の代謝障害に拍車をかけることになる．また，その二つには，心臓に対する還流血液が増加してくることが考えられ，心臓に過重の負担をかけることが予想され，心筋は漸次肥大し，しかも心臓機能が低下し，ついには心不全を招来する危険も生じてくる．このような状態になれば最悪の事態も考えなければならない．

7．主な貧血症

(表III-13, III-14)

表III-13に代表的な貧血症の臨床症状ならびに臨床血液学的所見を示した．以下，簡単にそれらの概念について述べることにする．

1) 鉄欠乏性貧血 iron deficiency anemia

体内の鉄が高度に欠乏すると血色素の生成が減少し貧血となる．腸管からの鉄吸収不良，鉄需要の増加，鉄喪失の増大などにより招来される．栄養に起因する貧血といわれるが，現在の食糧事情では鉄摂取量が長期にわたり不足することは少なく，むしろ消化管その他で少量の持続性出血によることが多いといわれる．なお，成長期，妊娠時では鉄需要の増加から鉄欠乏に陥ることがある．

2) 悪性貧血 pernicious anemia

大赤血球性貧血の代表的なもので，大赤血球貧血は生体内における葉酸およびビタミン B_{12} の欠乏によって赤血球母細胞の DNA 合成が障害されるために起こる．Castle の (胃) 内因子が欠如あるいは減少したためにビタミン B_{12} の腸管吸収不良を起こし，その欠乏に陥ったのが悪性貧血である．表III-13にみられるように特異な血液像を呈し，人種差があり，北欧に多く，わが国では比較的少ない．成人に発病し，遺伝的因子，自己免疫機序の関与が考えられている．葉酸，ビタミン B_{12} の投与により緩解する．

3) 再生不良性貧血 aplastic anemia

骨髄における血球の形成不全によって流血中のすべての血球が減少する．正赤血球性貧血で，骨髄幹細胞の障害，あるいは骨髄実質細胞の環境不全などが考えられている．原因は不明な場合と，種々の薬物中毒，放射線障害などによる場合とがある．血小板減少による出血性傾向が強く，白血球減少による感染，発熱を伴うことが多い．

4) 溶血性貧血 hemolytic anemia

赤血球の崩壊亢進によって溶血を起こすとともに，貧血をきたしてくる症候群の総称で，その原因が赤血球自身にあるもの（遺伝的なものとしては，遺伝性球状赤血球症，酵素欠損による溶血性貧血，異常ヘモグロビン症など，後天的なものとしては発作性夜間血色素尿症など）と，赤血球以外にあるもの（自己免疫性溶血性貧血，赤血球の機械的破壊など）とがある．一般に溶血は本来赤血球の破壊を行っている細網内皮系の細胞内で起こしていることが多く，血管内で溶血を起こすものは発作性夜間血色素尿症などわずかである．なお，溶血性貧血の場合，赤血球破壊が亢進している状態であるため，代償的に骨髄における赤血球造血機能も亢進していることが多く，したがって臨床症状や臨床血液学的な所見も，その時期によって，この両者の所見が同時に，あるいは個々に現われてくることがある．いずれにしても赤血球の形態の観察によって，その診断の手がかりの得られることが多い．

なお，表III-14は，多くの疾患から種々の貧血症状，その原因を推測する手段となる．

III. 症候とその病態生理学

図III-34 最大血圧と最小血圧

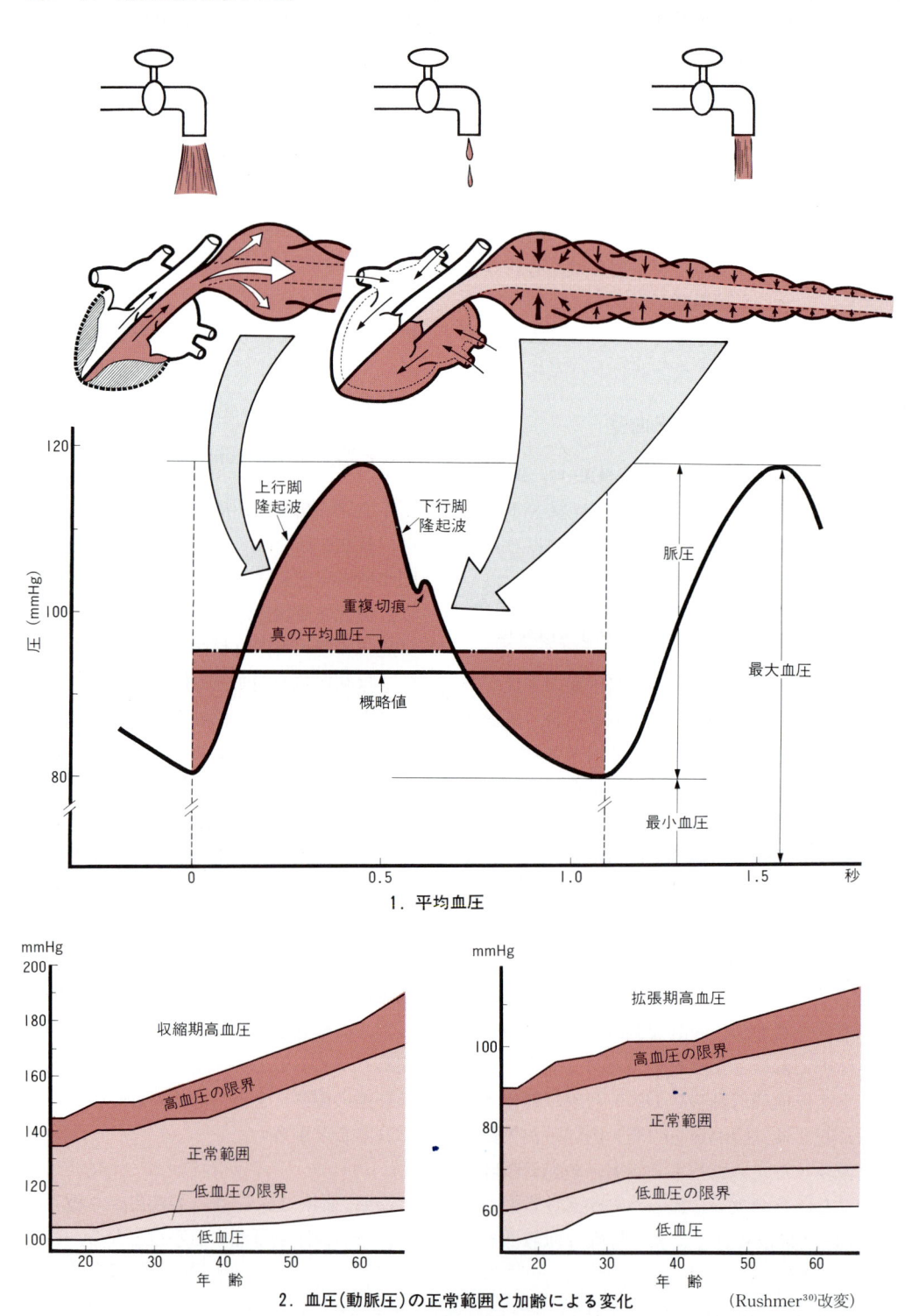

1. 平均血圧

2. 血圧(動脈圧)の正常範囲と加齢による変化　　（Rushmer[30]改変）

4. 血圧調節の仕組み

血圧を規定する因子としては，前述のように心臓機能と末梢循環機能とが，その大きな要因となっている．したがって，これらを調節する仕組みすべてが血圧を調節する因子となる．

1) 心臓機能の調節
(図III-35，III-36)

心拍動を調節する仕組みについては，紙面の都合上，その大要を列挙するに止めたい．すなわち，心臓の機能を統御する仕組みには，神経性因子として，心臓の刺激伝導系，自律神経系による拮抗支配，心臓中枢による各種反射機構（心臓反射）などがあり，体液性因子としてカテコールアミン，レニン・アンジオテンシン・アルドステロン系，プロスタグランディン，カリクレイン・キニン系，そのほか多くのホルモンが直接的あるいは間接的に，さらには流血中の酸素，二酸化炭素分圧なども関与している（詳細は『図説・からだの仕組みと働き』p.93～95 を参照されたい）．

2) 末梢循環の調節
(図III-35，III-36)

末梢血管抵抗が血圧を規定する大きな因子であることは前述のとおりである．しかし，これにも多くの要因があり，その一つあるいはそれらの組合せによって種々の影響を受ける．

① 神経性因子：自律神経，ことに交感神経が末梢血管系を収縮させ末梢血管抵抗を増大させる．また，延髄の血管運動中枢を介する反射的な調節も考えられている．

② 体液性因子：心臓機能の調節と同様に，アドレナリン，ノルアドレナリン，レニン，アンジオテンシン，アルドステロン，ブラジキニン，プロスタグランジン，カリクレイン，抗利尿ホルモンなどが末梢循環に直接あるいは間接的に影響を与えている．特定疾患における臨床症状としての高血圧の原因となっていることが多い．

③ 体液・電解質因子：血管の緊張を決める要素として，血管壁の水分，電解質の組成，量などがある．ことにカルシウムイオン，カリウム，無機リン，間質液の浸透圧などが影響する．

④ 血管壁の弾性：前述のように，血圧を決定する大きな因子であり，弾性が低下すれば血圧が上昇する．

⑤ 血液の粘性：粘性の増加は血流の抵抗を増加させ血圧を上げる．

⑥ 血液量：一定容積中を一定量の血液が循環しているわけで，血液量の変化は，当然，血圧に影響する．

図III-35 は，これらの概略を模式図的に示したもので，図III-36 は個々の因子が影響を与えるであろう種々の機能別に，血圧に対する影響を図示したものである．

5. 血圧の異常

血圧は，正常の場合でも日常生活によって多くの変動を示し，年齢によってもその変動範囲が異なっている．しかし，その上限は，19～39歳で最高血圧 140 mmHg 以下，最小血圧 90 mmHg 以下，40～59歳で，おのおの 150，95 mmHg 以下，60歳以上では 160，100 mmHg 以下といわれていた．しかし，近年，多くの臨床成績に基づき表III-17 のように細分化された分類がなされてきている．

なお，WHO (1999年) の報告では，至適血圧，正常血圧，正常高値血圧，グレード 1～3 高血圧，収縮期高血圧とされ，正常血圧は最大血圧（収縮期）＜130，最小血圧（拡張期）＜85 とされている．

6. 高血圧症 hypertension

(表III-15)

高血圧は，表に示すように，その本態から，収縮期血圧のみが高い収縮期高血圧と，収縮期および拡張期血圧がともに高い両期高血圧とに大別され，両期高血圧には本態性高血圧症と，二次性高血圧とがある．また，その性質によって，良性と悪性高血圧症の二つに分類される．

1) 本態性高血圧症
(表III-15)

(I) 本態性高血圧症とは

高血圧症の中でも，とくに原因疾患が認められず，機能的に血圧上昇を認める場合，一般に本態

III. 症候とその病態生理学

図III-36 動脈血圧を決定する因子

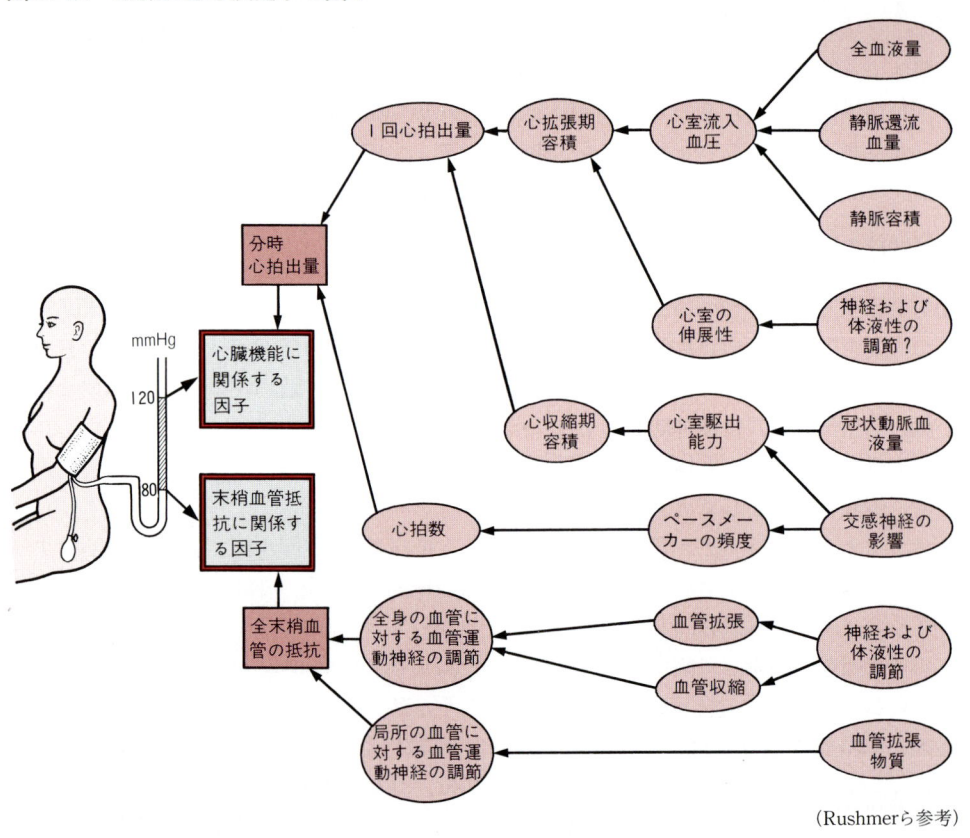

(Rushmerら参考)

表III-15 高血圧症の分類(1)

本態による分類
I 収縮期のみ高血圧（収縮性高血圧症）
  1. 1回の拍出量の増加に基づくもの
  2. 大動脈硬化症によるもの
II 収縮期・拡張期ともに高血圧
  1. 本態性高血圧症　全高血圧の80～90％を占める
  2. 二次性高血圧症
    1) 腎障害　① 腎実質性：腎炎，その他
           ② 腎主幹動脈の障害：腎血管性高血圧症　全高血圧の3.2～10.1％
    2) 内分泌性疾患
       甲状腺機能亢進症
       副腎 ｛ 皮質 ─ ｛ アルドステロン系の分泌亢進：特発性アルドステロン症　10年間で300例ほど
                    コルチゾール系の分泌亢進：クッシング症候群　10年間で320例ほど
             髄質 ─ カテコールアミン系：褐色細胞腫　全血圧の0.47％
    3) 妊娠中毒症
    4) 大動脈縮窄症
    5) 中枢神経障害
性質による分類
  1. 良性高血圧症
  2. 悪性高血圧症

(Pickering[31])

性高血圧症とよんでいる．遺伝的素因を認めることが多く，中年以降に血圧上昇を認め，日本では高血圧症の80〜90％を占めている．ふつう，その経過が緩慢なところから良性高血圧症の範疇に入れられている．

本態性高血圧症の成因については古くから多くの研究がなされているが，まだ不明の点も多い．しかし，その要因は血圧調節機構の障害と考えられており，多くの調節機構の一つあるいはいくつかの機構の失調が複雑に関係して高血圧を招来してくるものと思われている．

(2) 高血圧を招来する因子

さて，高血圧を招来するであろう因子を内因子と外因子に分けて考えてみよう．

内因子としては，遺伝的素因があげられる．両親あるいは片親が高血圧性疾患の場合が80％にも達しており，また，これに関係するものとして，何世代にもわたる食塩の過剰摂取が考えられている．

外因子としては，前述の血圧調節に関する自律神経系，血管の反応性，さらにはカテコールアミン，レニン・アンジオテンシン・アルドステロン系，プロスタグランディンなどの関与が考えられている．

すなわち，血圧は心拍出量と末梢血管によって規定されており，その機能を果たす心臓と血管は神経性に調節されるとともに体液性にも調節されている．しかも，これらの調節は血圧に対してそれぞれ位相を異にしており，また，相互に関連しているわけである．したがって，その一つあるいはいくつかが組み合わされた変調が起これば，その総合された結果としての血圧上昇が現われてくることになる．

Guytonらは，正常の場合に血圧が変動すると，まず頸動脈洞および大動脈弓の圧受容器が数秒のうちに働き，刺激を血管運動中枢に伝え反射的に調節する．ついで化学的受容器，中枢神経虚血反応が10数秒の単位で作動し，これより遅れて分の単位でレニン，アンジオテンシンなどの体液性因子が働き末梢血管に影響を与えると考えている．さらに，時間，日の単位では，腎機能，水代謝などによる調節によって血圧が維持されるとしている．

したがって，本態性高血圧症を招来する機序としては，本来，遺伝的素因を有する生体に，外因性，内因性の刺激が常時加えられていると，これらの血圧調節機構のバランスが崩れ，高いレベルで血圧維持が行われる状態になるというのである．

2) 二次性高血圧

(表III-15)

高血圧を招来する原因疾患が明らかなものを二次性高血圧といい，高血圧の10〜20％を占めるといわれている．表III-15に示したように，その主たるものは腎障害によるもので約18〜19％を占め，その他，内分泌疾患，妊娠中毒症などがあげられている．

腎障害による高血圧には次の二つがある．

(1) 腎実質性高血圧

腎炎，腎盂腎炎などによって腎機能が低下し，体液量の増加，レニン・アンジオテンシン系の機能亢進，腎臓における降圧機序の機能低下などによって高血圧を招来するといわれる．

(2) 腎血管性（主幹動脈）高血圧

腎動脈の狭窄性病変によって，腎血流量の減少→レニン・アンジオテンシン・アルドステロン系の発動，血管収縮，尿細管におけるナトリウム再吸収の増加などによって高血圧を招来するといわれる．

3) 高血圧の重症度分類

(表III-16, III-17, III-18)

高血圧の重症度は，単に血圧の高低のみで決まるものではなく，高血圧を招来した原因としての心臓，血管，腎臓などの病変，あるいは高血圧の影響として現われてくるであろう心臓，腎臓，大脳あるいは眼底などの血管性の変化の状態など，を常に把握して，からだ全体として，その重症度の判断をくださなければならない．したがって，重症度の分類も数多くなされており，その一つと

表III-16　高血圧症の分類(2)

分類	血圧	腎・心・脳症状	自覚症	眼底所見	予後	良性悪性	
I群	血圧亢進が唯一症状 睡眠・安静で正常化	心臓徐々に肥大	(－)	網膜動脈の軽度の狭窄・硬化	可良	良性高血圧	尿所見(－)
II群	I群より高く動揺性やや少ない	腎・心機能維持	軽度神経質	網膜動脈の中等度の硬化	可		
III群	さらに高く動揺性減少	夜尿，尿蛋白，血尿 腎機能多少障害 ECG変化 心機能軽度障害 動脈壁硬化 運動時呼吸促進	めまい 頭痛 視力障害	著明な血管硬化，混濁，出血，白斑	なお軽快を期待しうる		尿所見(＋)
IV群	きわめて高く固定性	症状著明 腎・心・脳機能障害	神経症状著明 めまい，頭痛 視力障害 体重減少	蛋白尿性網膜炎，乳頭浮腫	最悪 多くは1年内死亡	悪性高血圧	

(Keith-Wagener)

表III-17　高血圧の診断と分類

1. 18歳以上の成人と高齢者における血圧分類
(米国合同委員会JNC VI, 1997)

分類	収縮期血圧 (mmHg)	拡張期血圧 (mmHg)
至適血圧	＜120 かつ	＜80
正常血圧	＜130 かつ	＜85~89
正常高値血圧	130~139 または	85~89
高血圧		
ステージ1	140~159 または	90~99
ステージ2	160~179 または	100~109
ステージ3	≧180 または	≧110

2. 血圧レベル（mmHg）の診断と分類*

分類	収縮期血圧	拡張期血圧
至適血圧	＜120	＜80
正常血圧	＜130	＜85
正常高値血圧	130~139	85~89
グレード1高血圧（軽症）	140~159	90~99
サブグループ：境界域高血圧	140~149	90~94
グレード2高血圧（中等症）	160~179	100~109
グレード3高血圧（重症）	≧180	≧110
収縮期高血圧	≧140	＜90
サブグループ：境界域高血圧	140~149	＜90

患者の収縮期血圧と拡張期血圧が異なる分類に該当する時はより重症度の高い分類とする．
* Journal of Hypertenion 1999. vol 17 No2 guideline Subcommittee.

表III-18　本態性高血圧症と腎性高血圧の鑑別

	本態性高血圧症	慢性腎盂腎炎	慢性糸球体腎炎	腎血管性高血圧
1日尿蛋白排泄量	1g以下	1~2g	2g以上	陰性
尿沈渣	少数の赤・白血球	多数の白血球	赤血球多数，円柱	正常
濃縮力	正常あるいはGFRに比例して減少	GFRに比例せず減少	GFRに比例して減少	
尿中細菌	無菌	1ml中10万個以上	無菌	無菌
排泄性腎盂造影	正常	腎盂・腎杯の異常	皮質・髄質境界不明瞭 差なし	腎の大きさに差
両側クレアチニン濃度差	12％以下	12％以上		
その他	末期には血尿NPN増量		末期には蛋白尿軽微	腹部聴診による雑音

(WHO：Technical report series, No.231)

して表III-16にKeith-WagenerによるI-IV群の分類を示した．表III-17にWHOと米国合同委員会の高血圧分類を示した．様々な大規模臨床研究の成績から，より厳格なコントロールによる分類がなされる傾向になってきた．

本態性高血圧症の初期で臓器障害を伴わない場合には無症状のことが多く，その進展による臓器障害の程度によって，表にみられるような種々の症状がみられてくると考えればよい．したがって，高血圧に伴う種々の症状がみられてきたときにはなんらかの臓器障害を生じているものと考えるべきで，比較的初期にみられる症状は，頭痛，めまい，肩こり，動悸，息切れなどで，他の疾患とも共通する一般的な症状であり，とくに注意しなければならない．高血圧症の転帰としては，日本人の場合，心疾患よりも脳疾患が多いといわれ，本態性高血圧症が持続して，50歳を過ぎた場合には，常に脳卒中に対する注意を要するといわれている．

なお，表III-18に簡単な本態性高血圧症と腎性高血圧症との鑑別を示した．

7．低血圧症 hypotension

最大血圧が100 mmHg以下の場合，一般に低血圧症といわれるが，臓器循環に障害の現われない場合には臨床的にもとくに問題とならないのがふつうである．また，急性あるいは一過性に起こるものや持続性のものがあり，その原因としては末梢血管の抵抗減少，心拍出量の低下，循環血液量の減少などがあげられる．

臨床的には次の三つに分けられる．

1）二次性低血圧

なんらかの原因疾患に起因して招来される低血圧をいう．原因疾患としては，①内分泌性（下垂体，副腎，甲状腺の機能低下），②出血，貧血によるもの，③神経原性のもの（自律神経の失調，脱水，薬物，アレルギーなど），④心臓，血管，呼吸機能などの障害（心臓弁膜症，大動脈狭窄，肺気腫，喘息など）．

2）起立性低血圧症

血圧の反射性調節障害ともいわれるべきもので，体位を臥位から立位に変換した場合，反射的な末梢血管抵抗の増加，心拍数の増加などが円滑に行われず低血圧となる．

3）本態性低血圧症

とくに原因となるべきものがなく，最大血圧が常に100 mmHg以下のもので，多くの場合，遺伝的素質を認める．一般に女性に多く，とくに障害を訴えない場合には治療を必要としない．

訴えとしては，易疲労性，脱力感，不眠，集中力の欠如など精神的なものが多く，循環器症状としては徐脈，不整脈，四肢冷感などがある．

III. 症候とその病態生理学

図III-37 心臓における心臓周期変化と電位変化と心電図

1. 心臓の構造

前面
- 大動脈
- 左冠状動脈
- 左回旋枝
- 右冠状動脈
- 右心房
- 前下行枝
- 右心室
- 右回旋枝

2. 心臓周期に伴う変化

心臓収縮期
- 心室に血液が充満
- 心室収縮開始
- 心室の収縮が最高となる

心臓弛緩期
- すべての弁が閉じ、心房・心室ともに弛緩する血液が心房に還流
- 心房に血液が充満し、僧帽弁・三尖弁が開き血液が心室に流入する
- さらに心室に血液が流入し、心室に血液が充満する

- 右肺へ
- 右肺より右肺動脈
- 右肺静脈（動脈血）
- 主として頭頸部から
- 上大静脈
- 大動脈
- 全身の組織へ
- 左肺動脈（静脈血）
- 左肺へ
- 左肺静脈（動脈血）
- 左肺より
- 僧帽弁（二尖弁）
- 大動脈弁（半月弁）
- 肺動脈弁（半月弁）
- 下大静脈
- 主として体幹および下肢から
- 三尖弁

3. 刺激伝導系

- 洞結節（刺激が起こる）
- 右心房
- 房室結節
- ヒス束
- 左心室
- プルキンエ線維
- 左脚
- 右脚
- 右心室
- 電気的興奮消退
- 休止

P 0.08
QRS 0.08
S-T 0.08
PQ 0.16秒
QT 0.36秒

拡張期　収縮期

（金井改変）

図III-38 動悸の病態と原因

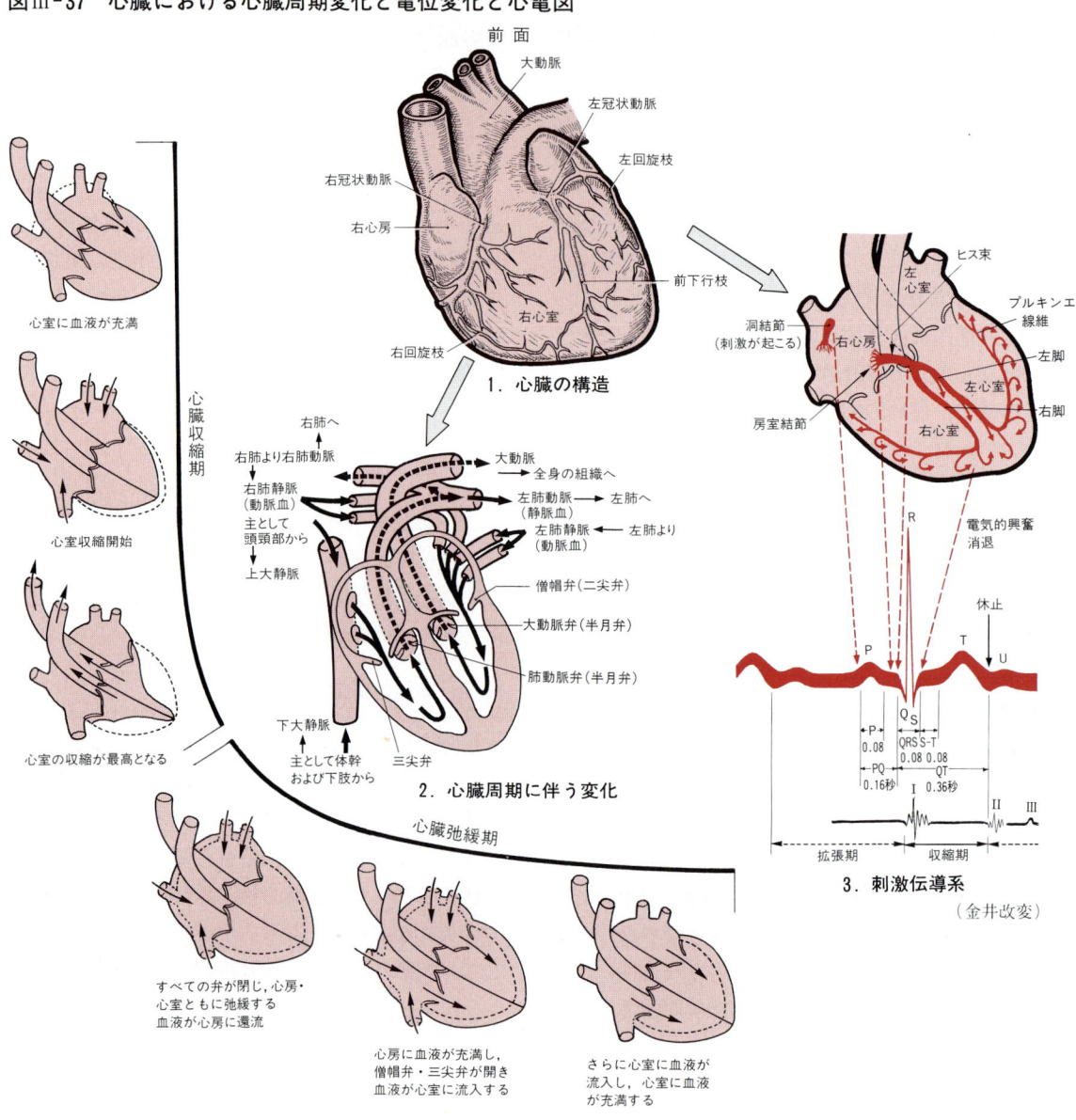

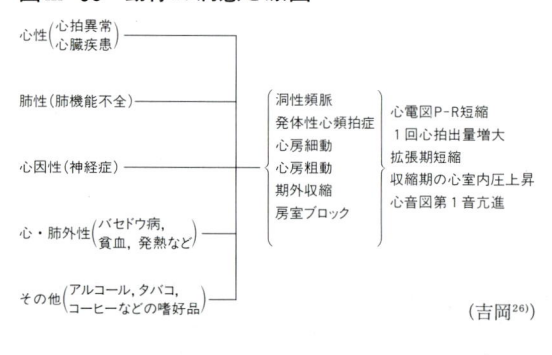

- 心性（心拍異常、心臓疾患）
  - 洞性頻脈
  - 発作性心頻拍症
  - 心房細動
  - 心房粗動
  - 期外収縮
  - 房室ブロック
    - 心電図 P-R 短縮
    - 1回心拍出量増大
    - 拡張期短縮
    - 収縮期の心室内圧上昇
    - 心音図第1音亢進
- 肺性（肺機能不全）
- 心因性（神経症）
- 心・肺外性（バセドウ病、貧血、発熱など）
- その他（アルコール、タバコ、コーヒーなどの嗜好品）

（吉岡[26]）

図III-39 息切れの病態と原因

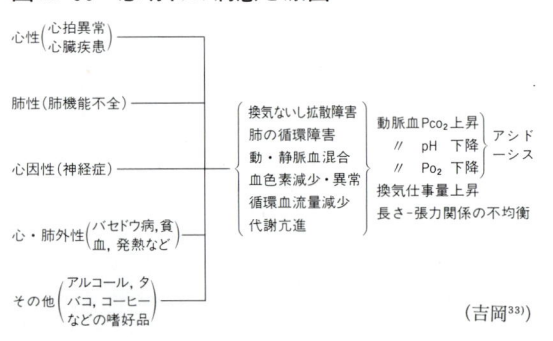

- 心性（心拍異常、心臓疾患）
- 肺性（肺機能不全）
  - 換気ないし拡散障害
  - 肺の循環障害
  - 動・静脈血混合
  - 血色素減少・異常
  - 循環血流量減少
  - 代謝亢進
    - 動脈血 P_{CO_2} 上昇
    - 〃　pH 下降
    - 〃　P_{O_2} 下降
    - アシドーシス
    - 換気仕事量上昇
    - 長さ-張力関係の不均衡
- 心因性（神経症）
- 心・肺外性（バセドウ病、貧血、発熱など）
- その他（アルコール、タバコ、コーヒーなどの嗜好品）

（吉岡[33]）

15章　糖尿と糖尿病

1．尿糖発生の仕組み

1）腎臓におけるブドウ糖の再吸収能力

　正常の場合，腎臓の糸球体からブドウ糖がろ過されても，主に近位尿細管で再吸収されて尿中には出てこない．しかし，この吸収機構にも限度があり尿細管における正常のブドウ糖最大再吸収量 transport maximum glucose (TmG) は1分間 250〜550 mg，平均 300 mg/分である．これ以上高濃度のブドウ糖がろ過されて尿細管にくると，その再吸収能力を上回るために，尿中にブドウ糖が排出されてくるのである．これを糖排出閾値 glucose threshold concentration といい，血糖値にすると 160〜190 mg/dl ぐらいである．

2）尿糖発生の原因
（図III-45）

　さて，尿糖は図III-45 のように，食物から供給される糖質あるいは肝臓や脂肪組織などにおける代謝から血液に供給されるブドウ糖の量，これを処理するインスリンの量と能力，腎臓における糖排出閾の絶対的あるいは相対的低下，などの機構のいずれかが変調をきたした場合に招来されるものといえる．尿糖発生の直接的な原因となる腎臓の糖排出閾の絶対的低下は腎機能障害時にみられる現象で，その相対的低下は原因のいかんにかかわらず，糖排出閾値を超える高血糖の血液が腎臓に流れてくれば尿中にブドウ糖が出現する．

2．血糖調節の仕組み

　血液中のブドウ糖，すなわち血糖 blood glucose は，日常生活における糖質の過量摂取，過度の緊張や激しい運動など環境の変化があっても，一時的に高血糖 hyperglycemia や低血糖 hypoglycemia をきたすのみで，速やかに正常範囲である 60〜80 mg/dl ぐらいの血糖値に調節される．すなわち，体内には常に血糖値を一定の正常範囲に保とうとする動的な調節機構が存在する．

1）体内糖代謝における血糖調節の仕組み
（図III-46）

　さて，図III-46 のように，私たちは毎日，食物として摂取した三大栄養素を腸管から吸収し，糖質はまず肝臓における代謝によって肝臓グリコーゲンとして貯えるとともに一部をブドウ糖として血中に放出し，筋肉グリコーゲンとしても貯えている．しかも，筋肉などでエネルギーが不足すれば，直ちに肝臓グリコーゲンが分解し，血中ブドウ糖を補給することになる．これらの体内糖代謝における血糖の調節には次のような点があげられる．

① **肝臓グリコーゲンの生成と分解の作用**：高血糖になると肝臓グリコーゲンとして貯え低血糖になるとそれを分解し血中にブドウ糖を供給する．

② **筋肉その他へのグリコーゲンとしての貯蔵**：必要に応じてグリコーゲンとして貯蔵したり，燃焼してエネルギーを供給する．

③ **血中ブドウ糖の酸化**：肝臓，その他の組織でブドウ糖の解糖反応や酸化反応を受けて分解し，エネルギーを供給する．

④ **ブドウ糖からの脂肪形成**：体内に余剰の糖質があれば，速やかに中性脂肪を形成し，脂肪組織として貯蔵する．

⑤ **腎臓の糖排出閾**：腎臓におけるブドウ糖最大再吸収量 TmG（平均 300 mg/分）を超える血糖値となれば，ブドウ糖の尿中への排出が行われる．

2）内分泌による血糖の調節
（図III-46）

　さて，体内ではこれらの過程がきわめて円滑に行われ，血糖値が常に一定に維持されているわけであるが，実際にこれらの微妙な調節を行っているのは，種々の内分泌器官より分泌されるホルモンである．これを血糖の内分泌調節といい，生体内で血糖値を下げようと努力しているのがインスリンであり，一方，血糖値を高めようと働いてい

III. 症候とその病態生理学

図III-46 血糖の調節

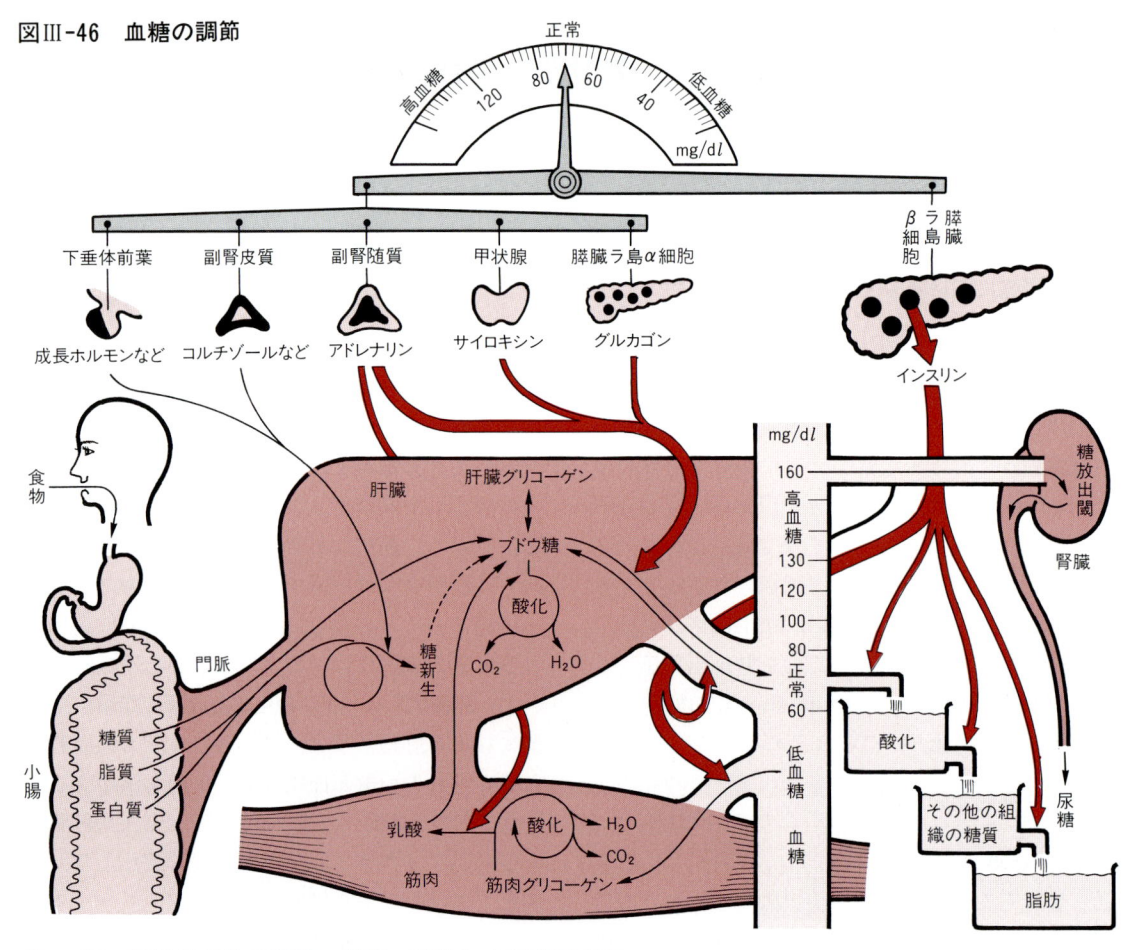

表III-25 糖輸送担体の種類，構造，特性および臓器分布

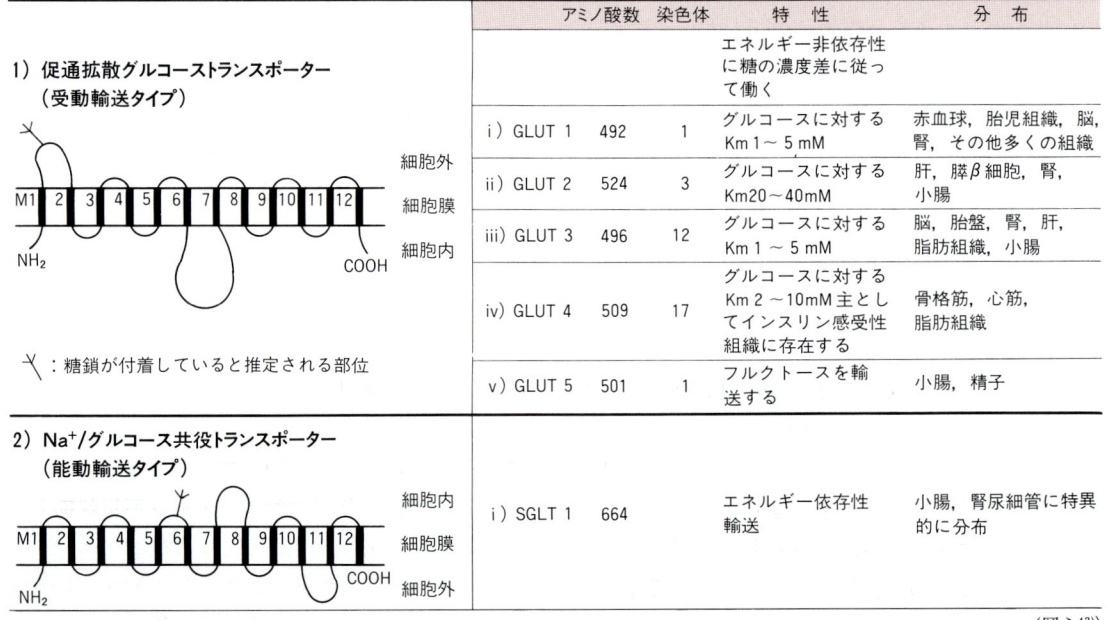

1) 促通拡散グルコーストランスポーター
（受動輸送タイプ）

Y：糖鎖が付着していると推定される部位

	アミノ酸数	染色体	特 性	分 布
			エネルギー非依存性に糖の濃度差に従って働く	
i) GLUT 1	492	1	グルコースに対するKm 1〜5 mM	赤血球，胎児組織，脳，腎，その他多くの組織
ii) GLUT 2	524	3	グルコースに対するKm 20〜40 mM	肝，膵β細胞，腎，小腸
iii) GLUT 3	496	12	グルコースに対するKm 1〜5 mM	脳，胎盤，腎，肝，脂肪組織，小腸
iv) GLUT 4	509	17	グルコースに対するKm 2〜10 mM 主としてインスリン感受性組織に存在する	骨格筋，心筋，脂肪組織
v) GLUT 5	501	1	フルクトースを輸送する	小腸，精子

2) Na^+/グルコース共役トランスポーター
（能動輸送タイプ）

	アミノ酸数	染色体	特 性	分 布
i) SGLT 1	664		エネルギー依存性輸送	小腸，腎尿細管に特異的に分布

(岡ら[42])

るホルモンは，図III-46のように数多く存在する．この両者のバランスがうまくとられて常に血糖値が正常に保たれているのである．

① **インスリン insulin**：膵臓ランゲルハンス島β細胞から分泌される分子量約6,000，アミノ酸59個からなるホルモンで，その主な標的器官は骨格筋，脂肪組織，肝臓で，主たる作用は，ブドウ糖の酸化促進，筋肉内へのブドウ糖取込み，筋肉グリコーゲンの増量および他のホルモンによる肝臓グリコーゲン分解の抑制作用などである．これらの作用によって，結果的に血中ブドウ糖量が減少することになる．

② **アドレナリン adrenaline**：副腎髄質から分泌されるホルモンで，肝臓グリコーゲンを分解し血糖値を高め，筋肉グリコーゲンを分解して乳酸を産生し，結果的に血糖が筋肉グリコーゲンに生成されることを抑制している．

③ **グルカゴン glucagon**：膵臓のラ島α細胞から分泌されるホルモンで，肝臓グリコーゲンを分解し血糖を高め，インスリンの筋肉への血中ブドウ糖取込みを助長しているといわれる．

④ **下垂体前葉ホルモン**：とくに成長ホルモンは，糖消費の抑制，抗インスリン作用があり，副腎皮質刺激ホルモンは，二次的に副腎皮質グルココルチコイドの作用によって血糖値を増加させる．

⑤ **副腎皮質ホルモン**：とくにグルココルチコイド（コルチゾールなど）は，糖新生，血糖の利用抑制などの作用，成長ホルモンとの協調作用などによって血糖を上昇させる．

3．細胞膜におけるブドウ糖の取り込み

（表III-25）

血液中のブドウ糖は，その循環中に種々の組織の細胞に取り込まれる．この糖の輸送には，それぞれの細胞膜に糖を輸送する糖輸送担体（グルコーストランスポーター）という蛋白体の存在が明らかにされている．基本的には，表III-25の模式図のように膜を12回通り抜け，蛋白体の両端であるアミノ基とカルボキル基が存在し，その一部がループ状となっており，糖鎖が付着している部位も異なっている種類があると考えられている．また，基本的にこの担体には，主としてNa^+と共役して行われる能動輸送を司るものと，促進拡散などの受動輸送を担当すると思われるものがあり，ことに後者にはそれらがクローニングされ，図に示してあるように組織によって種々のGLUT（糖輸送担体）1～5などと名付けられた担体のあることが明らかにされてきている．

4．インスリンの分泌とその作用

（図III-46, III-47）

インスリンは，図III-46に示したように血糖の内分泌的調節として体内で血液中のブドウ糖を下げる唯一のホルモンで，図に示すようにその主たる作用は，血糖を筋肉内へ，さらに肝臓，脂肪へ取り込むこと，あるいは酸化させてエネルギーとして利用させることによっている．

なお，ブドウ糖による膵臓B細胞からのインスリンの主たる分泌機序としては，図III-47の上図のようにブドウ糖が細胞膜に存在するGLUT2の働きによって細胞内に取り込まれ，細胞内の解糖および酸化過程による代謝によってATP（アデノシン-3-リン酸）が生成される．このATPが，一方では細胞膜のカリウムATPチャネルを閉鎖し，一方ではCa^{2+}チャネルを開放して細胞内Ca^{2+}を増量させ，ATPとの協調作用によってインスリン分泌顆粒を刺激し，インスリンを細胞外へ内分泌させることになる．

5．インスリン不足をきたす仕組み

インスリンはふつう，膵臓のランゲルハンス島B細胞で生成され，血中に分泌されて筋肉などの受容臓器，組織で，その作用を発揮する．したがって，この過程のいずれかになんらかの障害があれば，インスリンの不足を招来することになる．すなわち，インスリンの生成障害，血行中の作用喪失，作用臓器の障害など，あるいはこれらの仕組みに障害がなくても血糖上昇性のホルモンが過剰に存在すれば，相対的なインスリン不足状態となる．なお，血液中にはホルモン以外にもいわゆるインスリン・アンタゴニストと総称されるインスリン作用と拮抗あるいは阻害する物質があり，こ

III. 症候とその病態生理学

図III-47 インスリンの分泌およびその作用

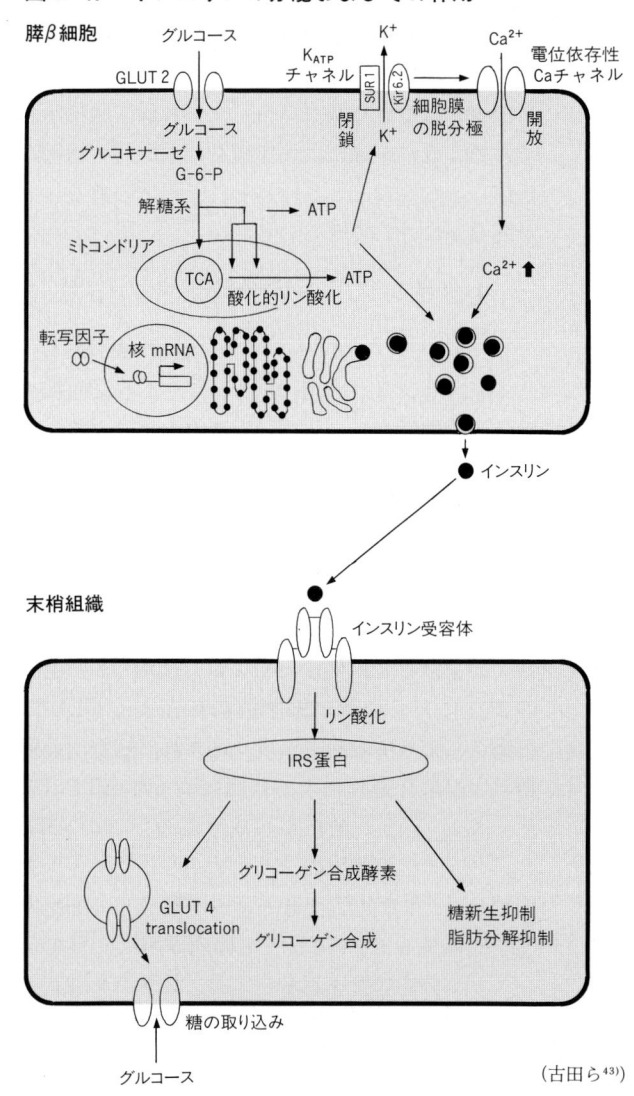

（古田ら[43]）

表III-27 ADAとWHOの新しい診断基準

A. 糖尿病の診断基準
1. 糖尿病の症状（多尿，口渇，説明できない体重減少）をもち，随時血糖値が200mg/dl以上のとき，または，
2. 空腹時血糖値が126mg/dl以上のとき（空腹時とは最低8時間カロリー摂取がないこと），または，
3. OGTTの2時間値（2hPG）が200mg/dl以上のとき
  （なお，明らかな高血糖と急性の代謝異常が認められなければ，後日再検査を行うこととする）

B. 空腹時血糖異常（IFG）と耐糖能異常（IGT）
  IFG：110～125mg/dlのとき，なお，WHOの基準ではOGTTを行ったときに2hPGが140mg/dl未満であること．
  IGT：空腹時血糖値は125mg/dl以下で，OGTTの2hPGが140～199mg/dlのとき

C. 正常血糖
  空腹時血糖値は109mg/dl以下であり，OGTTの2hPGが139mg/dl以下であるとき

（山下[45]）

表III-26 新しい糖尿病の病型分類（ADA, 1997）

I．1型糖尿病（β細胞破壊による絶対的インスリン欠乏）
  A．免疫性
  B．特発性
II．2型糖尿病（インスリン抵抗性とインスリン分泌不全による相対的インスリン欠乏）
III．他の特殊な病型
  A．遺伝的β細胞機能異常
    1. 第12染色体, HNF-1α (MODY3)
    2. 第7染色体, glucokinase (MODY2)
    3. 第20染色体, HNF-4α (MODY1)
    4. ミトコンドリアDNA
    5. その他
  B．インスリン作用の遺伝的異常
    1. A型インスリン抵抗性症候群
    2. 妖精症
    3. Rabson-Mendenhall症候群
    4. 脂肪萎縮性糖尿病
    5. その他
  C．膵外分泌疾患
    1. 膵炎
    2. 外傷/膵摘出
    3. 腫瘍
    4. 嚢胞性線維症
    5. hemochromatosis
    6. fibrocalculous pancreatopathy
    7. その他
  D．内分泌疾患
    1. 末端肥大症
    2. Cushing症候群
    3. glucagonoma
    4. 褐色細胞腫
    5. 甲状腺機能亢進症
    6. somatostatinoma
    7. aldosteronoma
    8. その他
  E．薬物・化学物質
    1. vacor
    2. pentamidine
    3. nicotinic acid
    4. 糖質ステロイド
    5. 甲状腺ホルモン
    6. diazoxide
    7. β-adrenergic agonist
    8. thiazides
    9. dilantin
    10. α-interferon
    11. その他
  F．感染症
    1. 先天性風疹症候群
    2. サイトメガロウイルス
    3. その他
  G．免疫性糖尿病の特殊型
    1. "Stiff-man"症候群
    2. 抗インスリン受容体抗体
    3. その他
  H．糖尿病と関連するその他の遺伝的症候群
    1. Down症
    2. Klinefelter症候群
    3. Turner症候群
    4. Wolfram症候群
    5. Friedreich失調症
    6. Huntington舞踏病
    7. Laurence Moon Biedl症候群
    8. 筋強直性ジストロフィー症
    9. ポルフィリア
    10. Prader-Willi症候群
    11. その他
IV．妊娠糖尿病（GDM）

（藤田ら[44]）

れらによってもインスリン不足状態が招来される．

6．糖尿病とその新しい分類　(表Ⅲ-26)

糖尿病 diabetes mellitus の diabetes とは多量の尿, mellitus とは甘いという意味で，これを糖尿病とよんでいるわけである．したがって，甘い尿が多量に出ればすべて糖尿病ということになるが，甘い物を大量に食べれば，正常のヒトでも常に尿中にブドウ糖が証明される．診断名である糖尿病とは，従来"インスリンの絶対的あるいは相対的不足によって引き起こされた代謝の異常状態" (Conn & Fajans) という考え方から，基本的には，糖尿病をインスリン依存型糖尿病(insulin-dependent diabetes mellitus, IDDM)，インスリン非依存型糖尿病(non-insulin-dependent diabetes mellitus, NIDDM)，栄養不良関連性糖尿病 (malnutrition-related diabetes mellitus, MRDM)，その他の糖尿病 (other types) の4型に分類し，正常群と糖尿病群の間に impaired glucose tolerance (IGT) 群を設け，さらに妊娠糖尿病 (gestational diabetes mellitus, GDM) を分ける考え方がなされていたのである．

しかし，この分類には，臨床的な面と，糖尿病の成因の面からとの分類が混在しているとの指摘があり，1997年，ADA (米国糖尿病学会) から表Ⅲ-26に示す新しい糖尿病の病型分類が提案されたのである．また，表に示されるように従来のIDDM, NIDDM は，糖尿病の病態を表わす言葉としてその成因とは無関係に，それぞれ1型糖尿病 (type 1)，2型糖尿病 (type 2) に包括されることになろう．

7．糖尿病の新しい診断基準
　(表Ⅲ-27)

1997年，米国糖尿病学会 (ADA) が糖尿病の新しい基準を発表し，1998年にはこの報告を踏まえてWHOでもその基準を発表している．その骨子を示したのが表Ⅲ-27で，①多尿，口渇，体重減少の状態で随時血糖値200 mg/dl 以上，②空腹時血糖値126 mg/dl 以上，③75gブドウ糖経口負荷 (OGTT) 2時間後の血糖値が200 mg/dl 以上

のときと定められ，また，空腹時血糖値異常 (Impaired fasting glucose, IFG) が110～125 mg/dl のとき，WHOではOGTT 2時間後の血糖値が140 mg/dl 未満であること，耐糖能異常 (Impaired glucose tolerance, IGT) が空腹時血糖値125 mg/dl 以下で，OGTTの2時間後の血糖値が140～199 mg/dl のとき，とされており，正常血糖値は空腹時で109 mg/dl 以下，OGTTの2時間値が139 mg/dl 以下であるときとされている．

8．糖尿病の症候と，インスリン不足の病態　(図Ⅲ-48)

糖尿病，ことに1型の場合，インスリン不足による代謝障害そのものに起因する種々の症状と，代謝障害の結果，二次的に招来される血管や神経の障害などによる症状がみられてくる．

1）糖尿病の主な自覚症状

主たる自覚症状としては，一般に，頻(口)渇，多食，多尿，多飲，全身倦怠感，体重減少などがある．しかし，必ずしもこれらの症状が常にみられるとは限らず，無自覚，無症状のことも多い．

一方，多覚的な身体的症状も，急性の重症例を除けば，一般に所見の少ないのが常である．

2）糖尿の臨床検査　(表Ⅲ-28)

糖尿病の本態は，インスリンの絶対的あるいは相対的不足にあるので，まず安静時，食事後，運動後などの血中インスリンの動態が問題となる．

すなわち，空腹時血糖値，血中インスリン値，尿中ブドウ糖などを測定し，高血糖，低インスリン血症，尿糖の証明などが行われる．これらがすべて病態を示すならば，インスリン分泌の動態を検討する目的でブドウ糖負荷試験 glucose tolerance test, GTT による血糖曲線の糖尿病型推移，初期血中インスリン上昇反応の低下などを確認しなければならない．

なお，高血糖値が持続すると，ブドウ糖が血中ヘモグロビンの蛋白質部分と結合したグリコヘモグロビン (HbA$_{1c}$) となる．一般にその正常値は

III. 症候とその病態生理学

図III-48 糖尿病の症候と合併症

自覚症状
とくに訴えのない場合も多い
　　　口　渇
　　食欲亢進
　　全身倦怠感
　　体重減少など

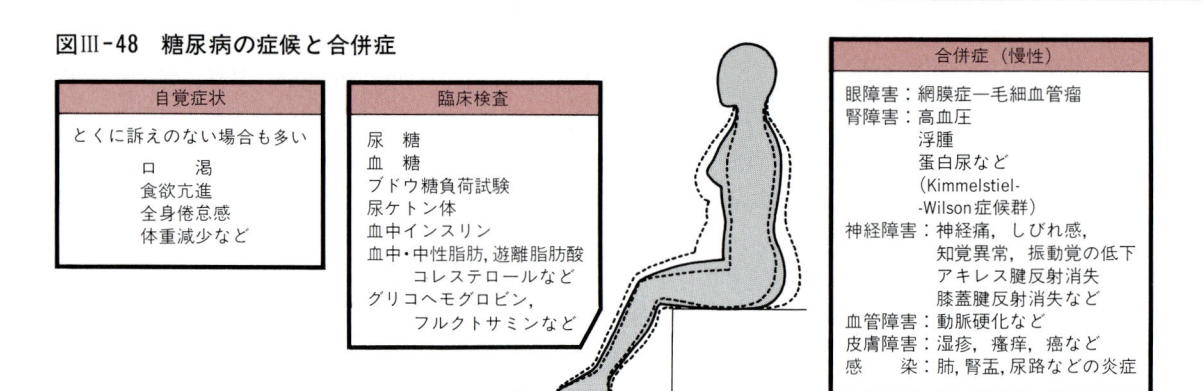

臨床検査
尿　糖
血　糖
ブドウ糖負荷試験
尿ケトン体
血中インスリン
血中・中性脂肪，遊離脂肪酸
　　　　コレステロールなど
グリコヘモグロビン，
　　　　フルクトサミンなど

合併症（慢性）
眼障害：網膜症―毛細血管瘤
腎障害：高血圧
　　　　浮腫
　　　　蛋白尿など
　　　　（Kimmelstiel-
　　　　-Wilson症候群）
神経障害：神経痛，しびれ感，
　　　　知覚異常，振動覚の低下
　　　　アキレス腱反射消失
　　　　膝蓋腱反射消失など
血管障害：動脈硬化など
皮膚障害：湿疹，瘙痒，癌など
感　　染：肺，腎盂，尿路などの炎症

表III-28　1型（IDDM）と2型（NIDDM）の比較

	IDDM（1型）	NIDDM（2型）
発症年齢	子供，若年者に多い	中年以後に多い
発病様式	急性，亜急性	緩徐，しばしば無症状
体型	やせ型が多い	発症前には多くは肥満
ケトーシスやケトアシドーシス	起こりやすい	稀
血糖値の安定性	しばしば不安定し	ふつうは安定
家族歴	あり	＜　濃厚
ICA, GAD抗体	しばしば陽性	ふつう陰性
特定のHLAの型との関係	あり	なし
自己免疫疾患合併	しばしば	なし
血中，尿Cペプチド	きわめて低い	正常，低下または増加
インスリン治療	生存に不可欠	ときに必要

（葛谷[46]）

図III-49　インスリン不足の病態

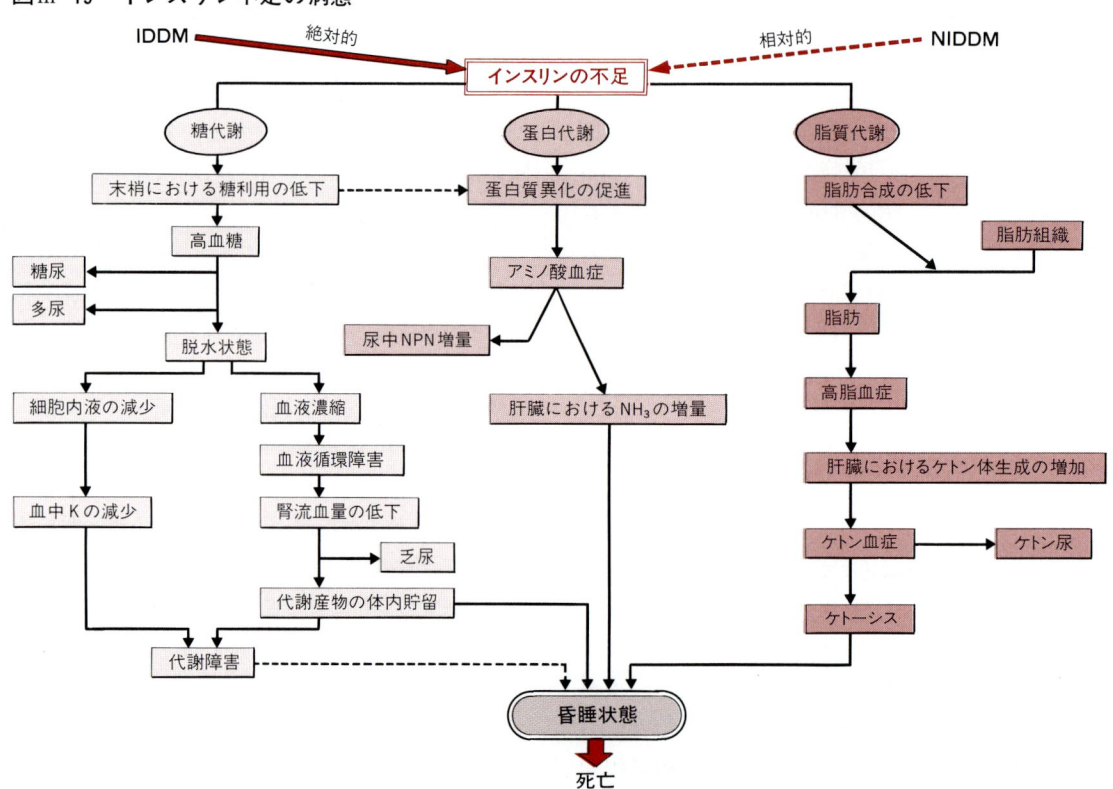

IDDM —絶対的→ インスリンの不足 ←相対的--- NIDDM

糖代謝
　末梢における糖利用の低下
　　高血糖
　　　糖尿
　　　多尿
　　脱水状態
　　　細胞内液の減少
　　　　血中Kの減少
　　　血液濃縮
　　　　血液循環障害
　　　　腎流血量の低下
　　　　　乏尿
　　　　代謝産物の体内貯留
　　　代謝障害

蛋白代謝
　蛋白質異化の促進
　　アミノ酸血症
　　　尿中NPN増量
　　肝臓におけるNH₃の増量

脂質代謝
　脂肪合成の低下
　　脂肪組織
　　脂肪
　　高脂血症
　　肝臓におけるケトン体生成の増加
　　ケトン血症 → ケトン尿
　　ケトーシス

→ 昏睡状態 → 死亡

6％以下で，赤血球の平均寿命が約120日ということを考えると，HbA$_{1c}$の増量は，およそ1～2～3カ月ぐらい前の血糖値を反映していることになる．また，フルクトサミン，1,5アンビトログルコシドールなども体内におけるブドウ糖の動態を推定する手段として用いられている．

なお，表III-28は，1型糖尿病（いわゆるIDDMに属する糖尿病）と2型糖尿病（いわゆるNIDDMに属する糖尿病）との比較を示したもので，臨床的な鑑別の示標となろう．

3）インスリン不足の病態　　　（図III-49）

絶対的あるいは相対的インスリン不足によって招来される糖尿病の病態は，前述のインスリンの生理作用が円滑に発揮されえなくなった状態と考えればよい．したがって，一義的には体内におけるブドウ糖の利用が阻害されてくることになる．これらの関係を示したのが，図III-49である．

すなわち，生体内における結果的なインスリン不足の状態は，糖代謝はもちろんのこと，三大栄養素すべての代謝に影響を与え，糖代謝障害の結果として脱水状態，代謝産物の体内貯留を起こさせ，蛋白代謝でも同様に肝臓におけるアンモニアの増量を，脂肪代謝ではケトン体生成，ケトーシスと，いずれにしても昏睡状態を惹起するような生体にとって重篤な症候を呈してくる危険があるわけである．もちろん，代謝障害はこの図のようにきわめて明確に分けられてくるというものではなく，その途中でも相互に関連して作用し，複雑な代謝機能の形態をとり，したがって患者に現われてくる症候や，臨床検査所見も多岐にわたってくる．

なお，糖尿病の病態生理の詳細については，『図説・病気の成立ちとからだ〔II〕』を参照されたい．

III. 症候とその病態生理学

表III-29 年齢別蛋白質排出量

年齢（歳）	mg/dl	年齢	mg/日
0～2	15.5±1.55	新生児	2
2～7	12.7±4.75	乳児	3～15
7～15	12.6±6.33	小児	3～40

（日本生化学会）

図III-50 腎性蛋白尿の出現

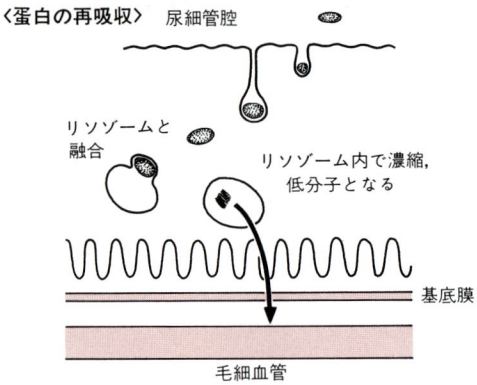

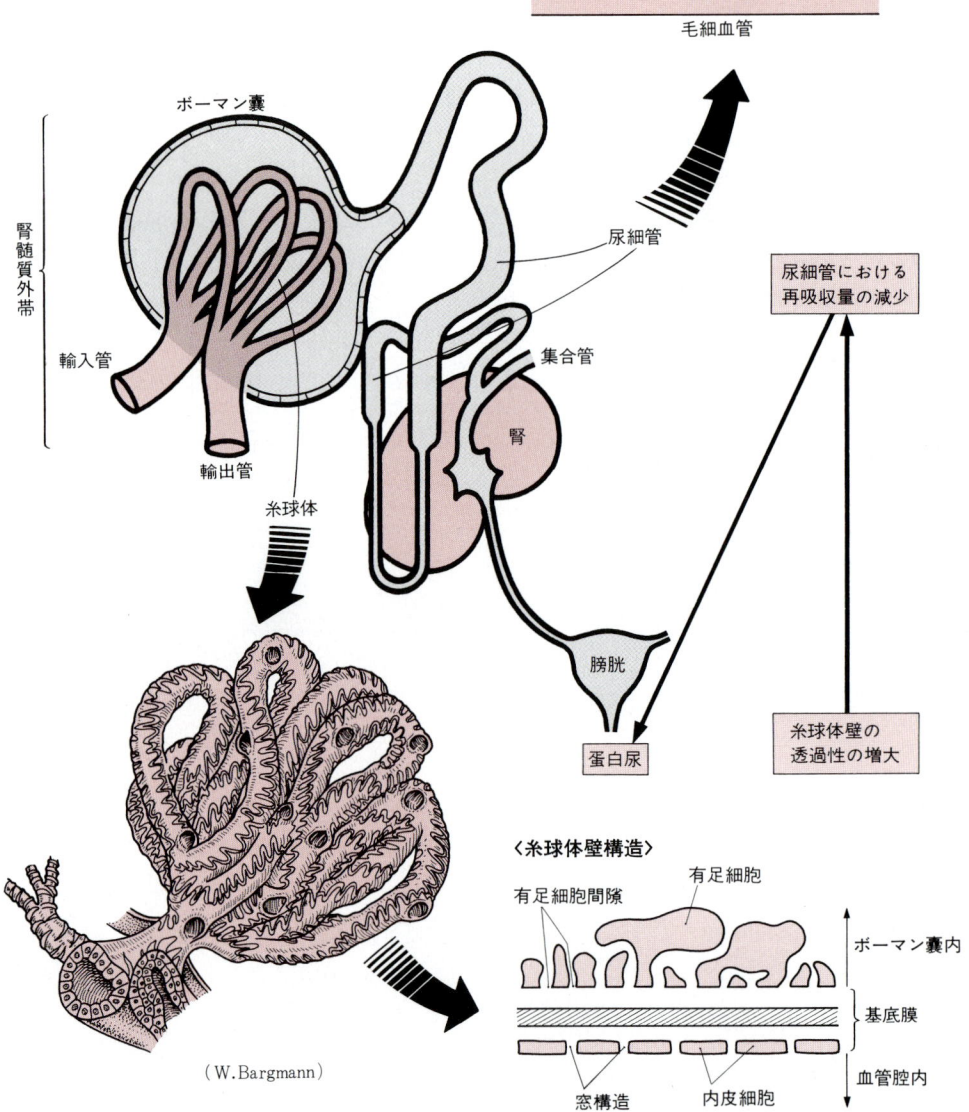

〈蛋白の再吸収〉

- 尿細管腔
- リソゾームと融合
- リソゾーム内で濃縮,低分子となる
- 基底膜
- 毛細血管

- ボーマン囊
- 腎髄質外帯
- 輸入管
- 輸出管
- 糸球体
- 尿細管
- 集合管
- 腎
- 膀胱
- 蛋白尿

尿細管における再吸収量の減少

糸球体壁の透過性の増大

（W.Bargmann）

〈糸球体壁構造〉

- 有足細胞間隙
- 有足細胞
- ボーマン囊内
- 基底膜
- 窓構造
- 内皮細胞
- 血管腔内

16章　蛋白尿と腎臓機能

1. 蛋白尿 proteinuria とは

(表III-29)

　蛋白尿とは，尿中に蛋白質が排泄される状態をいい，健康な人の尿中にも1日約20〜80mgの微量の蛋白体が排泄されている．しかし，この程度の量では一般に用いられている尿蛋白検査法では陽性とならない．なお臨床的には，尿中に1日約150mg以上の蛋白を認めた場合に異常尿とされている．尿中蛋白は，主にアルブミンを中心とした低分子の血漿蛋白質に由来し，そのほか，血中から移行したごく少量の酵素や組織蛋白が含まれている．なお，年齢別にみた蛋白質排出量を表III-29に示した．

2. 糸球体および尿細管の機能

(図III-50)

　尿の生成は，腎小体でのろ過と尿細管での再吸収，分泌，濃縮が基本となっている．したがって尿中に排泄される蛋白も，この経路を通ることになる（『図説・からだの仕組みと働き』p.104〜109参照）．

1）糸球体におけるろ過

　血漿をろ過する糸球体毛細血管壁は，図III-50の右下に示したように内皮細胞，基底膜，ボーマン嚢内上皮細胞の3層からなり，内皮細胞には半径35〜50Å以下と推定される小孔がみられる．この小孔の存在によって，少なくとも半径50Å以上（分子量約500,000）の分子の通過が阻止されることになる．しかし，血漿アルブミン（分子量約69,000）などの低分子であっても，上皮細胞付近でその通過が抑制されることから，糸球体毛細血管壁では基底膜や有足細胞という特殊な構造をもった上皮細胞などが関与して，蛋白の選択的透過が行われていると考えられている．したがって，糸球体毛細血管壁の構造の病的変化は，これらの透過性にも影響を及ぼしてくることになる．

2）尿細管における再吸収機能

　尿細管における再吸収は，生体内に必要な物質の80％以上を近位尿細管で，その他を遠位尿細管で行っていると考えられている．これらの再吸収量は糸球体ろ過量の変動に伴って変化し，糸球体ろ過量に対して常に一定の割合で再吸収される．

　さて，ろ液中に存在する蛋白体は，近位尿細管に存在する絨毛の基底部付近で行われる飲作用によって細胞内に取り込まれ，図III-50の右上に示したように，リソゾームやミトコンドリアの作用を受けてポリペプチドおよびアミノ酸に分解されて毛細血管内へ運ばれる．

　したがって，蛋白体の再吸収は，尿細管の機能的・形態的異常や虚血性障害などによって阻害される．また，糸球体ろ過量に対して常に一定の割合で再吸収されるために，糸球体ろ過量の変動に伴っても変化し，ろ液中の蛋白量がその再吸収の限界を越えた場合にも尿中に排泄されることになる．

3. 蛋白尿の分類とその発生機序

(表III-30, III-31, 図III-51)

　蛋白尿はその発生原因によって，生理的蛋白尿と病的蛋白尿とに大別される．

1）生理的蛋白尿

(図III-51)

　一般に，腎・尿路系の疾患，あるいは間接的にそれらを併発する心臓血管系の疾患などがみられず，身体状態が正常であるにもかかわらず，種々の生理的条件の変化によって蛋白尿の出現する場合である．

(I) 体位性蛋白尿

　起立や脊柱前彎など，体位の変換によって蛋白尿の出現をみるもので，その体位により，起立性

III. 症候とその病態生理学

表III-30 蛋白尿の分類

蛋白尿の分類			原因疾患・成因
生理的蛋白尿		体位性蛋白尿	腎静脈の機械的圧迫などによる腎循環異常
		運動性蛋白尿	過激な運動,精神感動,多食など
		その他	便秘,妊娠,月経前
病的蛋白尿	腎前性	ベンス・ジョンズ蛋白尿	骨髄腫(リンパ性白血病,骨肉腫)
		ヘモグロビン尿	過激な運動,不適合な輸血,薬物,悪性貧血,溶血性貧血など
		ミオグロビン尿	挫滅症候群
	腎性	糸球体性蛋白尿	ネフローゼ症候群(糖尿病性腎症,後期妊娠中毒症腎など)
			糸球体腎炎
		尿細管性蛋白尿	重金属(カドミウムなど),水銀,サルファ剤などの中毒,重症慢性低カリウム血症,腎盂腎炎,ウイルソン病,ロウ症候群など
		その他	黄疸,脳出血,糖尿病,重症貧血,胃炎,熱射病,甲状腺機能亢進など
	腎外性	尿路性蛋白尿	腎盂以下の炎症,結石,腫瘍など

表III-31 尿中に出現する病的蛋白質

	疾患
ヘモグロビン	Hb尿症,血尿をきたす各種疾患
ミオグロビン	外傷,挫滅症候群など筋傷害
Bence-Jones 蛋白質(L鎖)	骨髄腫および類縁疾患
H鎖	免疫不全症
IgM	腎感染症,腎血管障害,血尿

蛋白尿，前彎性蛋白尿などとよばれている．これらは一般的に，起立，歩行時には尿蛋白陽性となり，臥位，安静時には陰性となる．この発生機序については，起立や前彎によって腎静脈が圧迫され，腎のうっ血が招来されて腎血流量が減少するために起こるという腎循環障害によるうっ血説や，腎血管攣縮説，アルドステロン説，腎・尿路系先天性奇形説などがあげられているが，まだ明確にされてはいない．

(2) 運動性蛋白尿

激しい運動のあとなどに一過性に出現し，体位性蛋白尿同様，安静時の尿蛋白は陰性である．この発生機序については，運動による糸球体ろ過量，腎血漿流量の低下によって糸球体血管の血液うっ滞や内圧上昇が起こり，血管壁の透過性が亢進して尿蛋白が出現するという腎血行動態の変化が関与していると考えられている．また，この血行動態の変化には，運動中に亢進するカテコールアミン，レニン・アンジオテンシン・アルドステロン系などが関与しているともいわれている．

2) 病的蛋白尿　　　（表Ⅲ-30，Ⅲ-31，図Ⅲ-51）

病的蛋白尿は，直接的あるいは関接的な腎・尿細管系の疾患，血漿蛋白の異常増加，尿路での蛋白性物質の混入などが原因となって出現するもので，その発生原因によって次のごとくに分けられている．

(1) 腎前性蛋白尿

腎実質や尿細管の機能的形態的異常は認められず，血漿中の低分子蛋白質が異常に増加したり，蛋白の産生そのものが異常に亢進することによって，ろ液中の蛋白量が尿細管における再吸収能力を上回った場合である．

① **Bence-Jones 蛋白尿**：Bence-Jones蛋白体は骨髄細胞内に存在する特殊な蛋白体で，Bence-Jones蛋白尿は各種骨髄腫や抗体欠乏症候群などにみられ，血漿中Bence-Jones蛋白体の増加が再吸収能を上回るために出現してくる．これが長期にわたると尿細管萎縮や糸球体変性が起こり，腎機能の低下を引き起こしてくる．

② **ヘモグロビン尿**：ヘモグロビンは赤血球の主成分で，約96％の蛋白グロビンと約4％のヘムからなる分子量約64,500の色素蛋白質である．分子量，形ともアルブミンに類似しているが，アルブミンに比較して糸球体からの透過性が高く，近位尿細管で再吸収される．したがって，この再吸収能力を上回った場合には尿中に出現してくる．ヘモグロビン尿の原因となるのは大量の溶血によるヘモグロビンの血漿中への流出で，大量の溶血を伴う疾患にみられる．すなわち，血液型不適合の輸血，コレラ菌，結核菌などの感染症，薬物，生物毒による溶血性貧血，発作性寒冷血色素尿症，行軍血色素尿症などである．

③ **ミオグロビン尿**：ミオグロビンは筋細胞に含まれる分子量17,500の色素蛋白質で，ミオグロビン尿はヘモグロビンと同様に，筋細胞の崩壊によるミオグロビンの血管内への流出が原因となって出現する．したがって，筋肉の変性や障害を伴う重症の外傷や，多発性筋炎，特発性ミオグロビン尿症などにみられる．

このほか，ヘモジデリン尿，ポルフィリン尿などがある．

(2) 腎性蛋白尿

糸球体および尿細管の機能的・形態的異常によって出現するもので，糸球体性蛋白尿と尿細管性蛋白尿に分けることができる．

① **糸球体性蛋白尿**：一般に尿細管には異常がみられず，糸球体毛細血管壁の異常によって糸球体の透過性が亢進し，血漿中蛋白質がろ過されてくるもので，主にアルブミンの著明な出現が認められる．原因疾患によって多少異なっているが，一般に組織学的な変化として糸球体基底膜のび漫性肥厚，断裂，小孔形成，融解および有足細胞の平坦化，消失，RNA顆粒増加，小胞体発達などが認められる．糸球体性蛋白尿を招来する疾患としては，急性および慢性糸球体腎炎，膜性腎症，リポイドネフローシス，エリテマトーデス腎炎，糖尿病性腎症などがあげられる．すなわち，直接的あるいは続発的に糸球体に障害を与える疾患にみ

III. 症候とその病態生理学

図III-51　尿蛋白分画比

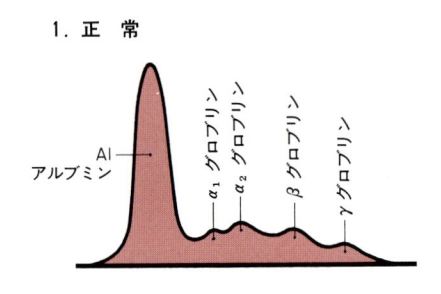

1. 正常

Al アルブミン、α_1グロブリン、α_2グロブリン、βグロブリン、γグロブリン

2. 糸球体性蛋白尿

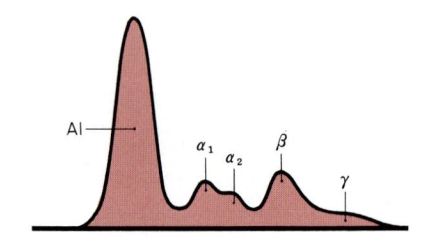

Al, α_1, α_2, β, γ

3. 体位性蛋白尿

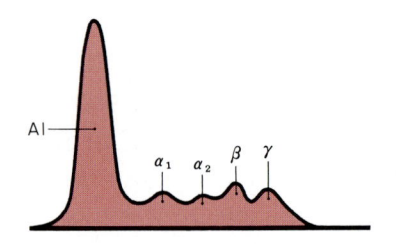

Al, α_1, α_2, β, γ

4. Bence-Jones 蛋白尿

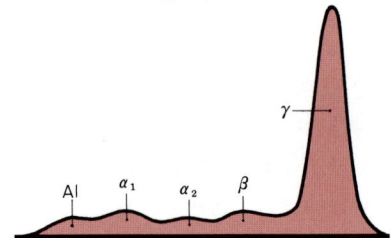

Al, α_1, α_2, β, γ

5. ヘモグロビン尿

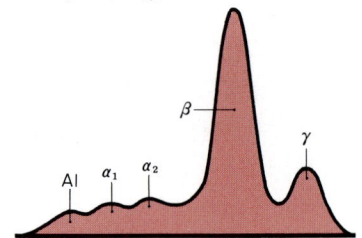

Al, α_1, α_2, β, γ

蛋白・クリアランス

G prot（糸球体ろ液中の最低蛋白濃度）= U prot V/GFR

U prot V：糸球体ろ液中蛋白量－再吸収蛋白量

GFR：マニトールあるいはクレアチンの糸球体ろ過値

GFR（糸球体ろ過値）= $Kp[(Pb-Pc)-\pi b]$

Kp：全糸球体毛細血管の透過性

Pb：糸球体毛細血管静水圧

Pc：ボーマン腔静水圧

πb：血漿膠質浸透圧

られるものである．また，尿蛋白の分画は，リポイドネフローシスではリポプロテインやマクログロブリン，α-グロブリンなどの高分子蛋白が少なく，膜性腎症などではグリコプロテインなどの高分子蛋白の出現をみる．

　② **尿細管性蛋白尿**：一般に，糸球体における異常はみられず，先天的・後天的な機序によって，尿細管の虚血性障害，尿細管細胞における酵素の欠乏，ミトコンドリアなどの機能的異常，間質組織の形態的異常などが招来された場合に，低分子蛋白の再吸収能が障害されて尿蛋白が出現してくる．これらの原因疾患としては，虚血性障害を引き起こすものとして，急性尿細管壊死，移植腎など，尿細管細胞の機能異常を引き起こすものとして，カドミウム，鉛などの重金属や抗生物質などの中毒や遠位尿細管性アシドーシス，Wilson病，Lowe症候群など，間質組織の炎症性浸潤を引き起こすものとして，腎盂腎炎，痛風腎などがあげられる．

　一般に腎性蛋白尿は，原発性の腎疾患による糸球体性蛋白尿が多く，尿細管性蛋白尿は他の疾患に伴って続発的に出現するものが多いといわれるが，実際には，経過が長引いたり，それぞれの原因が複雑にからみあったりして，そのおのおのが単独で進行していくことは少なく，糸球体と尿細管が機能的・形態的に関連しあって蛋白尿発生に関与していることが多い．

　③ **その他の蛋白尿**：本態性高血圧症，心疾患，甲状腺疾患など，腎臓以外の病変を中心とする疾病にも蛋白尿の出現をみることがある．良性の本態性高血圧症が進行して腎動脈硬化症を併発すると，その血行動態にかかわらず糸球体におけるアルブミンの透過性が亢進してくる．また，先天的心疾患でも，血液粘稠度上昇による糸球体毛細血管腔の拡大や腎血漿流量の減少に対する輸入細動脈圧の上昇によってろ過面積が拡大し，そのろ過量を正常に維持しようとするため，糸球体の肥大がみられ，蛋白尿の出現をみる．また，右心室圧上昇などによっても糸球体ろ過量が増加し，蛋白尿が出現する．

（3）**腎外性蛋白尿**

　腎実質の疾患によるものではなく，腎盂以下の尿路系の疾患，腎細胞，粘膜細胞の粘液分泌，性腺などの隣接臓器からの蛋白体の分泌などが尿中に排泄されて蛋白尿を招来するもので，尿路性蛋白尿あるいは偶発性蛋白尿とよばれる．尿路結石症，尿路の腫瘍，潰瘍，リウマチ性関節炎などにみられる．

　なお，尿路結石症は尿中のカルシウム，尿酸，リン酸などの排泄過剰やpHの変化，ムコ蛋白，ポリサッカライドの関与などによって形成された非透析性物質によって形成される．尿路上皮に発生する腫瘍で蛋白尿がみられるのは，腫瘍の発達に伴って腫瘍細胞から分泌される蛋白体に由来するものとされており，IgMの増加がみられる．

4．類蛋白尿

　以上の蛋白尿のほかに，アルブモーゼ，ムチン，スクレオアルブミンなどの蛋白質類似物が尿中に排泄されることがある．アルブモーゼは分子量も大きくて，正常尿には認められない，一般に組織崩壊が急速に進展するイレウス，広汎な化膿巣，肺炎，白血病などの尿にみられる．ムチンは糖蛋白の一種で，正常尿中にも少量存在するが，尿路炎症に際して増加し，また腟から混入する場合もある．スクレオアルブミンは黄疸，腎炎回復期などの尿に出現する．

III. 症候とその病態生理学

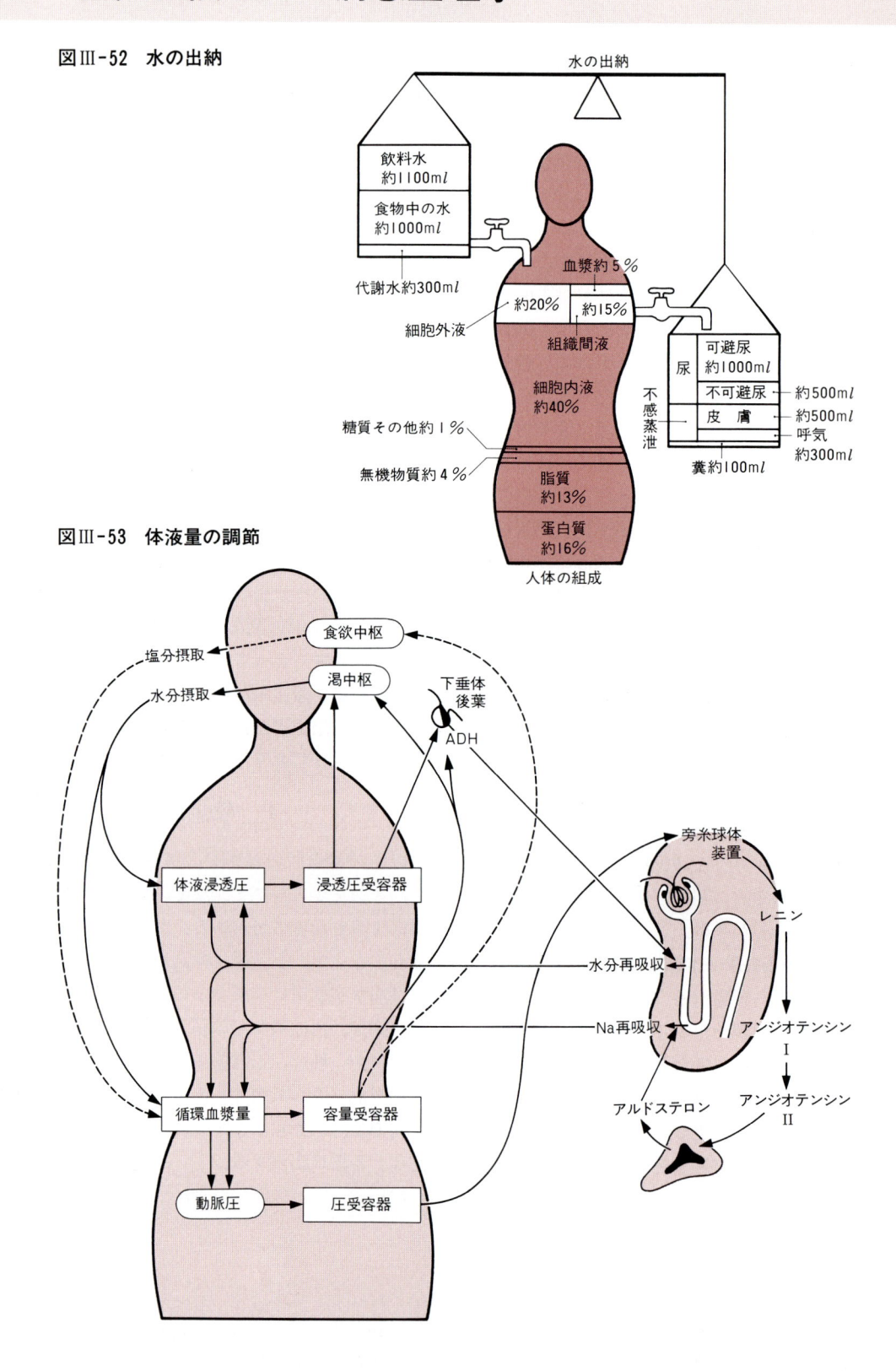

図III-52 水の出納

水の出納

飲料水 約1100ml
食物中の水 約1000ml
代謝水 約300ml

血漿 約5%
細胞外液 約20% / 約15% 組織間液
細胞内液 約40%
糖質その他約1%
無機物質約4%
脂質 約13%
蛋白質 約16%

人体の組成

尿
可避尿 約1000ml
不可避尿 約500ml
皮膚 約500ml
呼気 約300ml
不感蒸泄
糞 約100ml

図III-53 体液量の調節

食欲中枢
塩分摂取
渇中枢
水分摂取
下垂体後葉
ADH

体液浸透圧 → 浸透圧受容器
循環血漿量 → 容量受容器
動脈圧 → 圧受容器

旁糸球体装置
レニン
アンジオテンシン I
アンジオテンシン II
アルドステロン
水分再吸収
Na再吸収

17章 むくみ（浮腫）

1．からだと水

（図Ⅲ-52, Ⅲ-53）

ヒトのからだは，蛋白質，脂質，糖質などの有機成分と種々の無機物質からなる有形成分，およびこれらを溶解している液体成分からできているが，これを体重比としてみるならば，図Ⅲ-52のようにその約60％以上を水分が占めている．

1) 体内の水の分布

（図Ⅲ-52）

さて，体内の水の分布状態は必ずしも平等に分布するものではなく，組織臓器によってその含有量が異なっている．人体の水を体重の約60％として，細胞内外の水として分けてみると，図にみられるごとく体重50 kgのヒトで全水分量が約30 l，細胞内液約40％で約20 l，細胞外液約20％で約10 l，このうち組織間液約15％約7.5 l，血液中の水（血漿）約5％約2.5 l ということになる．

2) 水の出納

（図Ⅲ-52）

ヒトの1日における水の出納は，およそ2,100〜3,000 l の間にあり，仮にこれを2,400 l とすると，図Ⅲ-52にみられるようになる．

すなわち，水の摂取は飲料水として約1,100 ml，食物中の水として約1,000 ml，栄養素が体内で代謝されて生ずる代謝水約300 mlである．これらが口腔から体内に入るとともに，消化管の中には，1日およそ唾液約1,500 ml，胃液約2,500 ml，膵液約700 ml，胆汁約500 ml，腸液約3,000 ml，合計8.2 l 以上にも達する消化液が分泌されている．一方，体外に排泄される水としては，まず，尿として1日1,500 mlが排泄される．このうち約500 mlは不可避尿といわれ，もし，水を1滴も飲まなくても，体内で生成される代謝産物などの不要物を溶解して排泄するために必要な水分である．その他，不感蒸泄として，呼気中に含まれる水が約300 ml，皮膚から約500 mlが排泄され，大便中には約100 mlの水分が含まれている．

すなわち，摂取される水分は，体外から約2,400 ml，体内では消化管の中へ約8,200 mlが分泌され，それらが吸収および再吸収されて，体外に排泄される水分が約2,400 mlと常に動的な平衡を保っているわけである．

3) 体内における水の一般作用

体内の水は，人体の重要な構成成分の一つであり，生理作用を営むための基本的因子である．すなわち，① からだの成分の溶媒として体内化学反応の場をつくっている．② 浸透圧の基本的因子として細胞の形態ひいては組織臓器の形を維持している．③ 栄養素の吸収，血液循環，不要物の排泄など，体内における物質の運搬を行っている．④ 体内諸臓器組織から温度を受け取り，これを生体内に平等に分配して体温調節を行っている．

4) 水および電解質の調節

（図Ⅲ-53）

水の出納としての調節部は，摂取が飲料水，排泄が随意に排泄される可避尿である．したがって，それらに含まれる塩類，電解質の代謝も関係しており，この両者の機構を調節する仕組みとして，神経による調節と，ホルモンによる体液性調節との二つがある．

(I) 渇感による水分摂取の調節

飲水の調節を行っている主たるものは渇感thirstであるが，この発生原因には多くの説があり，必ずしも一つの要因のみによって発生するとは限らない．一応，血液の浸透圧上昇が細胞内液の減少を招来し，大脳視床下部腹内側帯付近にある渇中枢ともいうべきところを刺激して渇感を起こすと考えれば，その中枢付近に存在する下垂体後葉の抗利尿ホルモン（ADH）分泌調節部位をも同時に刺激して，ADH分泌→腎における水の再吸収促進→尿量減少→体液増量をきたさせる機構を発

III. 症候とその病態生理学

図III-54 むくみ発生の仕組み

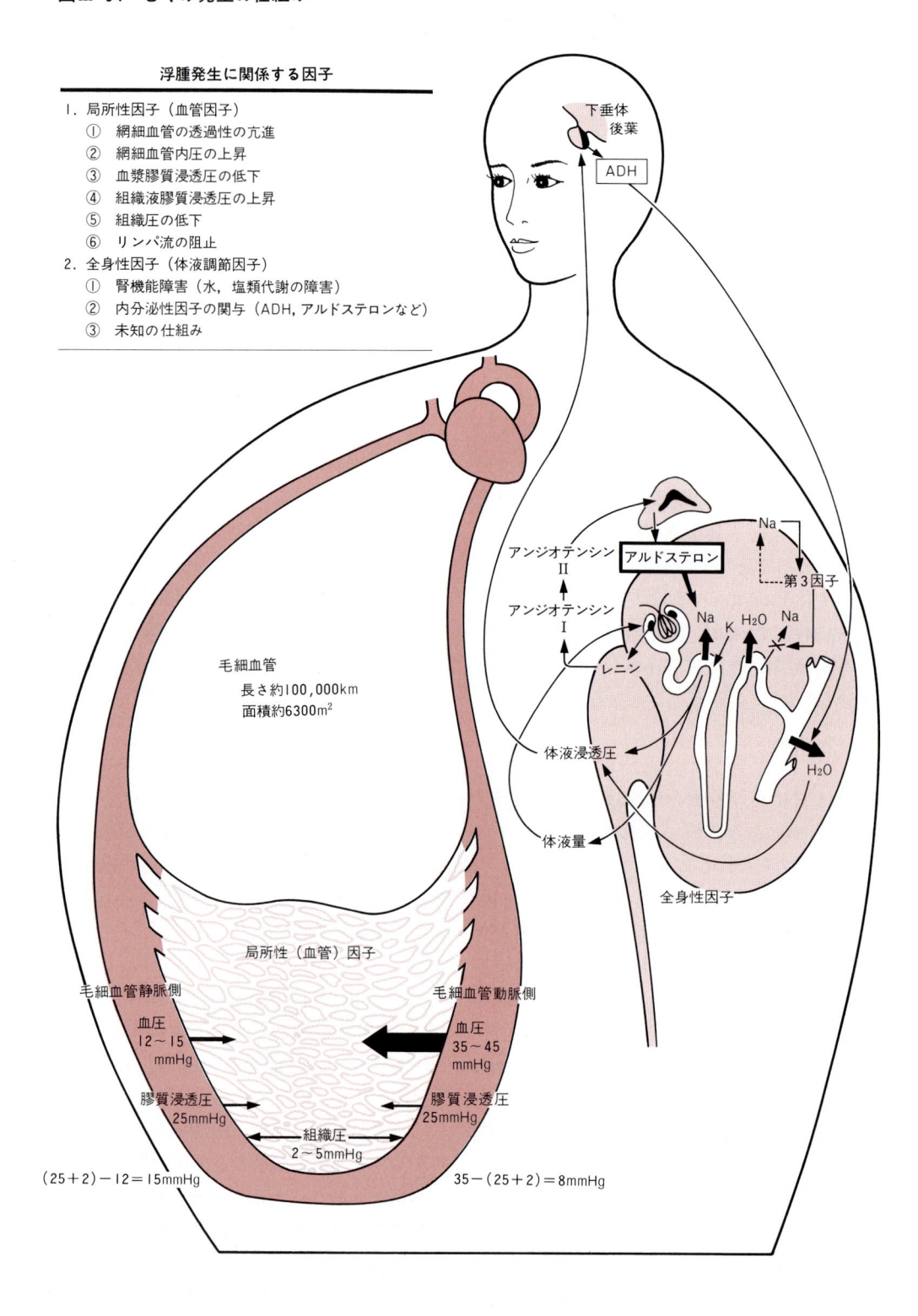

浮腫発生に関係する因子

1. 局所性因子（血管因子）
   ① 網細血管の透過性の亢進
   ② 網細血管内圧の上昇
   ③ 血漿膠質浸透圧の低下
   ④ 組織液膠質浸透圧の上昇
   ⑤ 組織圧の低下
   ⑥ リンパ流の阻止
2. 全身性因子（体液調節因子）
   ① 腎機能障害（水，塩類代謝の障害）
   ② 内分泌性因子の関与（ADH，アルドステロンなど）
   ③ 未知の仕組み

毛細血管
　長さ約100,000km
　面積約6300m^2

下垂体後葉　ADH

アンジオテンシンII
アンジオテンシンI
アルドステロン
レニン
Na　K　H$_2$O　Na
第3因子
体液浸透圧
体液量
H$_2$O
全身性因子

局所性（血管）因子

毛細血管静脈側
　血圧 12〜15 mmHg
　膠質浸透圧 25mmHg

毛細血管動脈側
　血圧 35〜45 mmHg
　膠質浸透圧 25mmHg

組織圧 2〜5mmHg

$(25+2)-12=15$ mmHg　　　$35-(25+2)=8$ mmHg

動させることが考えられる．

実験的には体重の約2％の水分，体重50kgのヒトで全体液を30lとするならば約1lの水が失われると渇感を生じ，6％の水が失われるとがまんできないほどになるといわれる．

（2）腎機能による水分，塩分の調節

水分排泄の主たる調節部は尿量であり，腎臓は水代謝とともに塩類の排泄にも大きな役割を演じている．その主役をなすものは尿細管の水の再吸収能を示す腎濃縮能と，塩分の再吸収能を示す腎希釈能によって調節されているといえよう．前者は主としてADHにより，後者は副腎皮質のアルドステロンによって調節されている．

① **抗利尿ホルモン** antidiuretic hormone (ADH)：ADHは9個のアミノ酸からなるペプチドホルモンで，大脳の上視束核，副脳室付近の神経細胞で生成され下垂体後葉に貯えられているが，体液の水分量が減少すると，視床下部にある浸透圧受容器が刺激され，渇感を生ずるとともにADHが分泌される．なお，細胞外液の変化による容積受容器，あるいは精神的亢奮，睡眠，運動，寒冷，暑熱などによっても分泌調節が行われている．ADHの生理作用は，腎尿細管，集合管に作用して水の再吸収を促進することによって細胞外液量を増加させ，一方，塩類はそのまま尿中に排泄させ，体液を希釈し尿を濃縮する．

② **アルドステロン** aldosterone：副腎皮質から分泌されるミネラルコルチコイドで，主たる作用は腎尿細管に作用してNa^+の再吸収を促進させ，尿中Na^+の減少，血中および細胞外液中Na^+の増量をきたさせる．また，Na^+再吸収増加と交換にK^+の再吸収が低下し，尿中K^+の増量がみられる．アルドステロンの分泌は，細胞外液の減少，腎輸入動脈の血圧低下などによって傍糸球体装置が働き，レニン→血漿α_2グロブリン→アンジオテンシンI→アンジオテンシンII→アルドステロンという機序によるといわれている．

③ **第3因子，その他**：そのほか，近位尿細管に作用してNa^+の再吸収を抑制する第3因子，プロスタグランディンによるNaの排泄増加などが

報告されているが，まだ不明の点が多い．

2．むくみ（浮腫）edemaとは

体内水分代謝が乱れ，組織間液が異常に増量した状態をむくみとよんでいる．むくみのある部位は腫れぽったく，下腿などでは指で圧迫すると，その痕がなかなかもとに戻らない．これを圧窩といい，このような場合，正常の体重の10％以上水分の貯留があるといわれ，10％以下のときは圧窩を認めることが少なく，いわゆる潜在性浮腫のことが多い．いずれにしても，むくみのみられる場合は，血液と組織液との体液交流がなんらかの因子によって障害された状態で，その要因としては，近年，水分そのものよりも，まずNa貯留が引金となって，それに付随して水分の移動が行われるとの考え方が強い．

1）むくみ発生の仕組み　　　（図III-54）

むくみは，一般にその成立ちから図III-54の上表に示したように，末梢の毛細血管部における局所性因子と，生体全体の水および電解質の出納を調節する全身性因子とに分けられる．

（I）局所性因子

末梢毛細血管は，いわゆるスターリングの法則による物理的な拡散，浸透などの機序のみによって体液の移行交換を行っているのではなく，一つの機能単位として働いているものと考えられている．すなわち，末梢の毛細管にはところどころに小さな括約筋的機能を発揮する部があり，必要に応じて収縮弛緩し，あるときは部分的に，あるときは全部の毛細血管における圧と流れを変え，体液交換の調節を行っていると考えられている．

① **毛細血管の透過性**：毛細血管横断面積は体重60kgのヒトで約6,300m²もあるといわれ，毛細血管壁内皮細胞からは1分間に血漿中の水分の10.5％，血清中Naの78％を組織液と交換するといわれている．したがって，この透過性が変化すれば水や塩類だけでなく，蛋白質，その他まで透過してむくみの大きな要因となる．火傷や虫刺され，炎症のむくみはこの機序に負うところが大きい．

III. 症候とその病態生理学

図III-55 むくみの成因とその分類

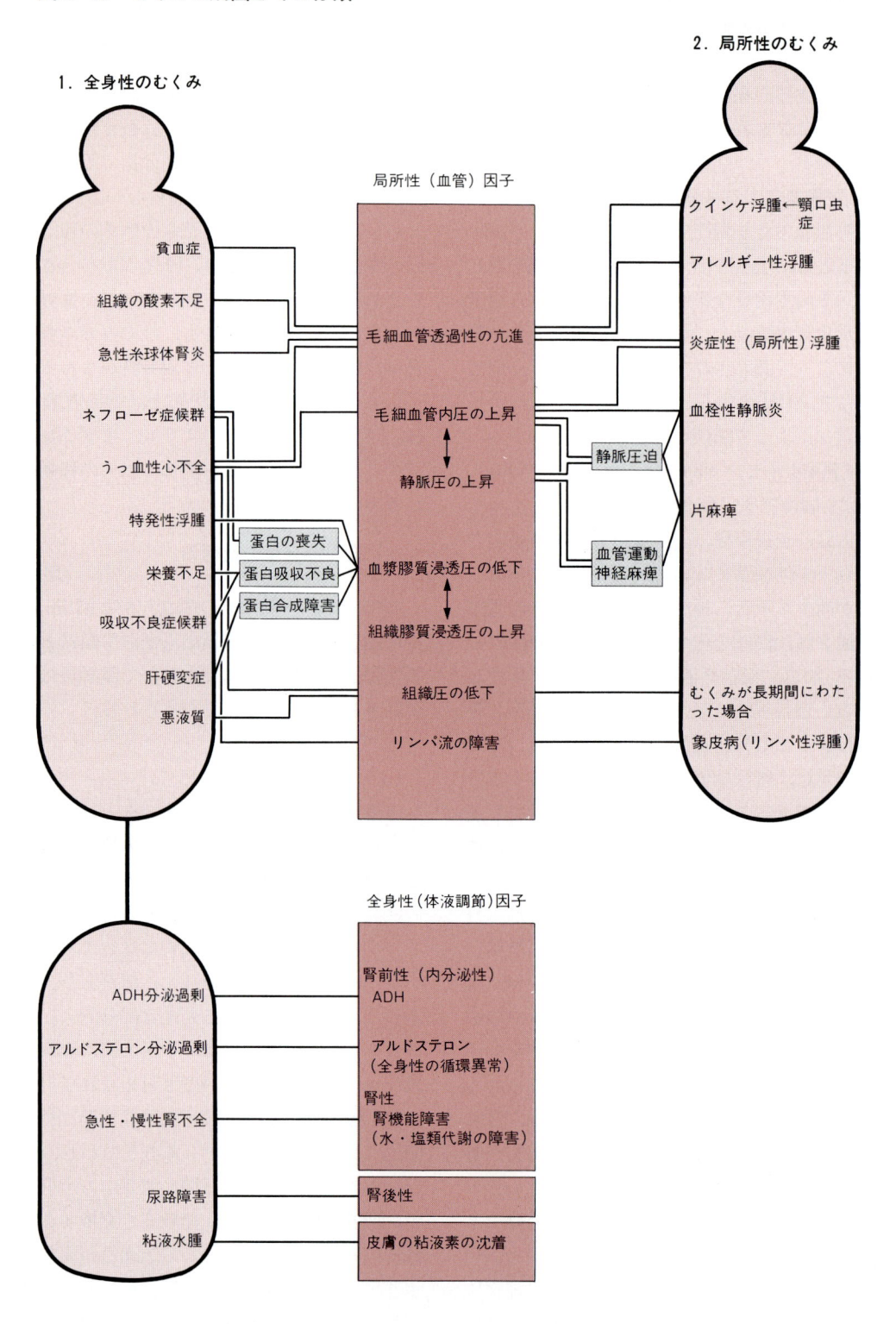

1. 全身性のむくみ

- 貧血症
- 組織の酸素不足
- 急性糸球体腎炎
- ネフローゼ症候群
- うっ血性心不全
- 特発性浮腫
- 栄養不足
- 吸収不良症候群
- 肝硬変症
- 悪液質

局所性（血管）因子

- 毛細血管透過性の亢進
- 毛細血管内圧の上昇
- 静脈圧の上昇
- 血漿膠質浸透圧の低下
- 組織膠質浸透圧の上昇
- 組織圧の低下
- リンパ流の障害

（蛋白の喪失／蛋白吸収不良／蛋白合成障害）

2. 局所性のむくみ

- クインケ浮腫 ← 顎口虫症
- アレルギー性浮腫
- 炎症性（局所性）浮腫
- 血栓性静脈炎
- 片麻痺
- むくみが長期間にわたった場合
- 象皮病（リンパ性浮腫）

（静脈圧迫／血管運動神経麻痺）

全身性（体液調節）因子

- ADH分泌過剰 ── 腎前性（内分泌性）ADH
- アルドステロン分泌過剰 ── アルドステロン（全身性の循環異常）
- 急性・慢性腎不全 ── 腎性 腎機能障害（水・塩類代謝の障害）
- 尿路障害 ── 腎後性
- 粘液水腫 ── 皮膚の粘液素の沈着

② **毛細血管内圧**：毛細血管内血圧で，動脈側では約 35〜45 mmHg の圧力で血管内から組織に向かって押し出す力として作用し，静脈側では約 12〜15 mmHg に下がり，図III-54 にみられるように全部の圧の差引きとして，外部から血管内に物質が押し込まれることになる．心不全による静脈圧の上昇，足部のむくみなど，重力による水力学的圧力上昇の場合にむくみの要因となる．

③ **血液の膠質浸透圧**：毛細血管壁は半透膜的性質をもっているために，蛋白質などの高分子物質を透過しえない．したがって，血漿蛋白質による膠質浸透圧の影響を受け，その作用としては血管内に水分を貯留させるように働いている．血漿蛋白質が 7.0 g/dl のときで約 25 mmHg ぐらいの圧力に相当する．その大部分は血漿アルブミンによるもので，栄養失調，栄養不良，ネフローゼ症候群などにおけるむくみの大きな要因となる．

④ **組織の膠質浸透圧**：組織液中の蛋白質はごく少量のため，一般に問題になることは少ないが，毛細血管透過性が増大して大量の血漿蛋白質が組織に漏出すると，むくみ発生の要因となる．

⑤ **組織圧**：組織の結合織，弾力線維などによる圧力で，皮下組織で約 2〜5 mmHg ぐらいである．他の原因によってむくみがくると，この組織圧も上昇して血管内からの水分漏出などに拮抗的に作用する．むくみが眼瞼部によくみられるのは，この部の組織圧が低いためといわれる．

⑥ **リンパ流**：リンパの流れが停滞するとむくみ発生の要因となる．しかし，この流れを確認することは難しく，これのみによってむくみを発生することは少ないといわれる．象皮病，フィラリアなどのむくみの要因といわれる．

(2) 全身性因子（体液調節因子）

前述のように生体の水分および電解質代謝は神経的および内分泌的に調節されており，これらの変調は，当然むくみ発生の要因となる．腎機能，ADH，アルドステロンなどの異常が問題となる．

2）むくみの成因とその分類
(図III-55)

むくみは，臨床的にからだ全体にみられる全身性のむくみと，ある一定の局部に限定してみられる局所性のむくみに大別される．図III-55 は，それらの成因となる局所性および全身性因子の障害との関連を簡単に図解したものである．しかし，実際に多くの疾病の症候としてみられるむくみは，その発生機序が必ずしも単一のものではなく局所性因子はもとより，全身性因子のそれぞれが相互に関連して発生してくるものが多く，ことにホルモンの失調によるものは，そのホルモンに影響を与える他のホルモン，あるいは種々の生理機能の障害による影響などを考えなければならない．

3）心臓および腎臓性の機序によるむくみ
(図III-56)

ここではむくみをきたす代表的な疾患として，心臓および腎臓になんらかの原因があってむくみを発生する場合の仕組みについて考えてみたい．

(1) 心臓性浮腫（うっ血性心不全によるむくみ）

心臓疾患によって心機能不全に陥った場合，たとえば，心筋障害や心臓の刺激伝導系の障害によって，心拍動が不調となり，心拍出量が減少したり，あるいは右室不全によって全身の静脈性うっ血などが招来されると，往々にして全身性のむくみを生ずる．これらの関係を示したのが図III-56 の右側の図である．すなわち心機能不全の結果，心送血量の減少，心血管のうっ血，組織の酸素不足，循環血液量の増加，静脈圧の上昇，組織における物質代謝の異常などによって種々の局所性因子の失調，さらには全身性因子にまで影響を及ぼし，それらの総合作用として Na や水分の組織内貯留を招来することになる．

また，一方，心送血量の低下から，腎血流量も減少し，糸球体ろ過量の低下，レニン・アンジオテンシン・アルドステロン系の発動などとも相まって，結果的には，やはり組織内への Na，水分の貯留を増強することになる．もちろん，これらの過程はその代表的な経路を示したもので，実際には，心疾患の種類，程度によって，これらの因子が相互に強弱をもって関連してくるもので，それらの因子によって生ずる生理機能の変調などに

128　III. 症候とその病態生理学

図III-56　心臓および腎臓性の機序によるむくみ

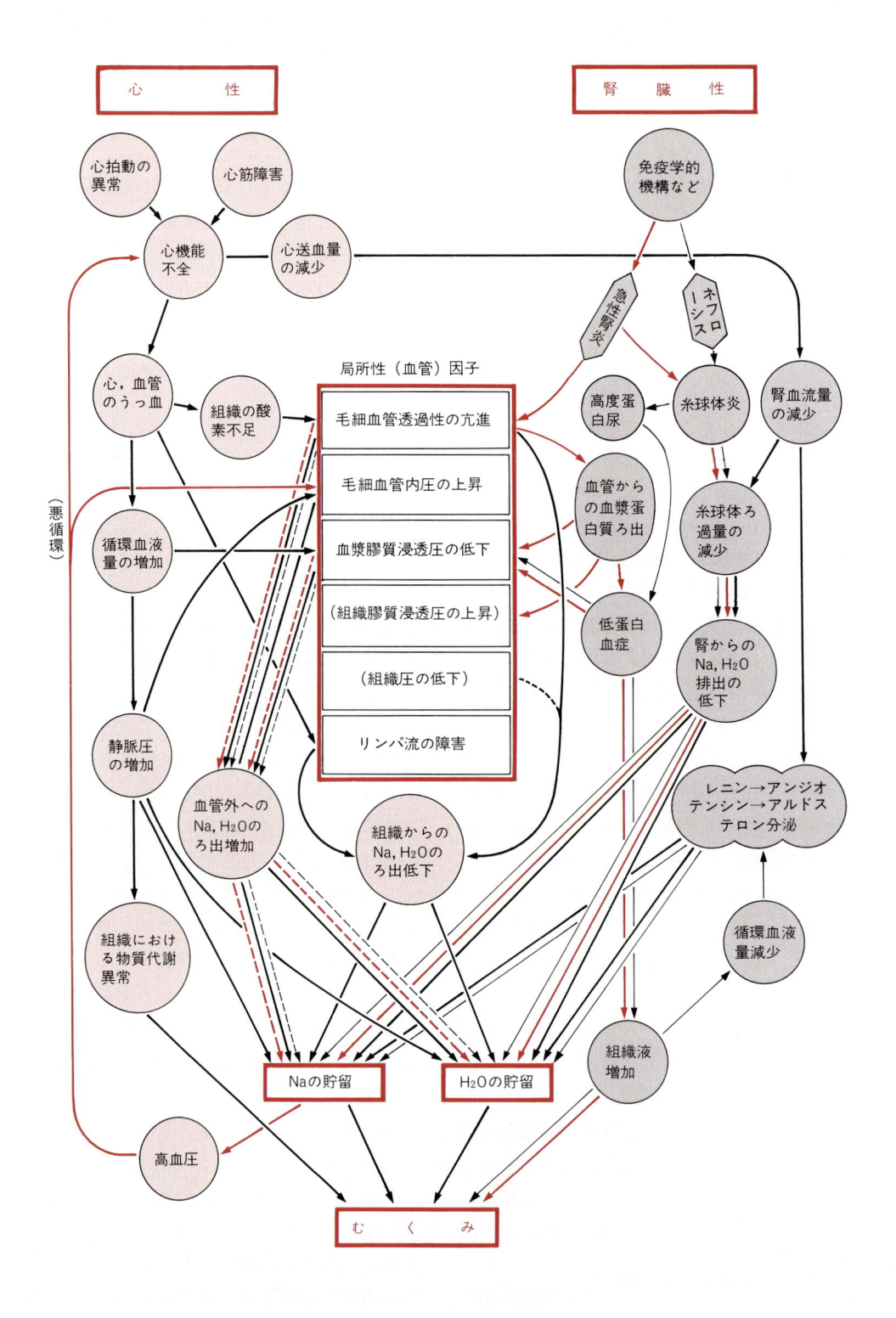

よる作用も考えなければならない．いずれにしても，心機能不全によるむくみは静力学的作用を強く受けるために，うっ血状態もからだの下部に強く，立位でいると下肢，臥位ではからだの下側，腰部，大腿などに起こりやすい．また，肺水腫を起こせば呼吸器症状も現われてくる．

（2）腎性浮腫　　　　　　　　　（図III-56）

腎臓障害に起因するむくみは腎臓の障害部位が異なっているために，図III-56の右に示したように，まず急性腎炎とネフローシスとのむくみ発生の仕組みを分けて考えなければならない．すなわち，急性腎炎では主として糸球体のろ過機能が侵される結果，尿の生成が阻害され，Na排出能力も低下して組織内にNa，水分の貯留をきたす．また，免疫学的変化，毛細血管炎などの障害が加われば血管壁透過性も増大して，むくみがさらに助長される．なお，Naの高度の貯留は高血圧の誘因ともなり，心不全→心臓浮腫も加わってくることになろう．急性腎炎のむくみは一般に顔面から始まることが多く，発見も早いことが多い．

一方，ネフローシスは蛋白喪失による低蛋白血症が主な要因となることが多く，免疫学的変化，糸球体炎などによって血漿蛋白が大量に尿中に排出され，高度の蛋白尿を招来する．その結果，低蛋白血症となり，血中膠質浸透圧の異常な低下をきたし，血中水分が大量に組織間に漏出することになる．当然，循環血液量の減少をきたし，浸透圧受容器などを刺激して，ADH，アルドステロンの分泌をきたさせ，Na，水分の組織内貯留を助長する．もちろん腎炎を伴えば，それらの機構のむくみも加わってくる．したがって，実際にはこの二つを明確に分けることは不可能に近い．

なお，慢性腎炎のむくみは，急性腎炎，ネフローシスおよび心臓性浮腫などの仕組みがそれぞれ組み合わされて起こってくるものと考えればよい．

4）その他の機序によるむくみ

（1）肝臓性浮腫

肝および門脈の疾患では，一般に腹腔内に水分が貯留する腹水 ascites という形をとる．その主な仕組みとしては肝内血管などの閉塞によって門脈圧が亢進し，血中水分が腹腔内に漏出したり，肝静脈うっ滞の結果，肝リンパ液の増加から腹腔内に水分の貯留をきたすことになる．一方，肝障害によってアルブミン生成が阻害されると，血漿蛋白質の低下，膠質浸透圧の低下などから腹水の貯留が助長され，大量の腹水貯留は，体液量の減少をきたし，腎血流量の低下，アルドステロン分泌の誘発，Na，水の組織内貯留，全身性浮腫の誘因ともなる．これには，肝細胞におけるアルドステロンの不活性化が障害されるために，二次性のアルドステロン（増加）症による影響も考えられている．なお，腹水は何も肝障害に限られたものではなく，腹膜や腹腔内臓器の炎症，あるいは全身性浮腫の一部として現われることもある．

腹水は，正常でも $50\,ml$ ぐらい存在しているといわれ，$1.0\,l$ 以上になると外部から触知できるようになる．腹水の性状には非炎症性の蛋白質および細胞成分をほとんど含まない漏出液と炎症性の蛋白質，血液成分などを含む浸出液とがあり，これによりある程度その原因疾患を推定できる．

（2）内分泌性浮腫

水分代謝に直接関係する ADH，アルドステロンの分泌異常は，当然，全身性浮腫の原因となる．

（3）栄養性浮腫

栄養の低下によって血漿蛋白質が減少すると，血液膠質浸透圧の低下をきたし，血中水分が組織間に漏出して浮腫をきたす．なお，ビタミン B_1 欠乏症（脚気）の浮腫の原因としては，その代謝に対する影響から低蛋白血症，毛細血管透過性の増大，および心臓性浮腫などが相互に作用しているものと考えられている．

（4）妊娠時の浮腫

下肢のみの浮腫の場合には，子宮の増大による血行障害が考えられる．しかし，そのほかにも，毛細血管壁透過性の増大，低蛋白血症，腎機能の低下，あるいは内分泌性の仕組みによる浮腫なども考えなければならない．

130　**Ⅲ．症候とその病態生理学**

図Ⅲ-57　痛みの求心性神経路

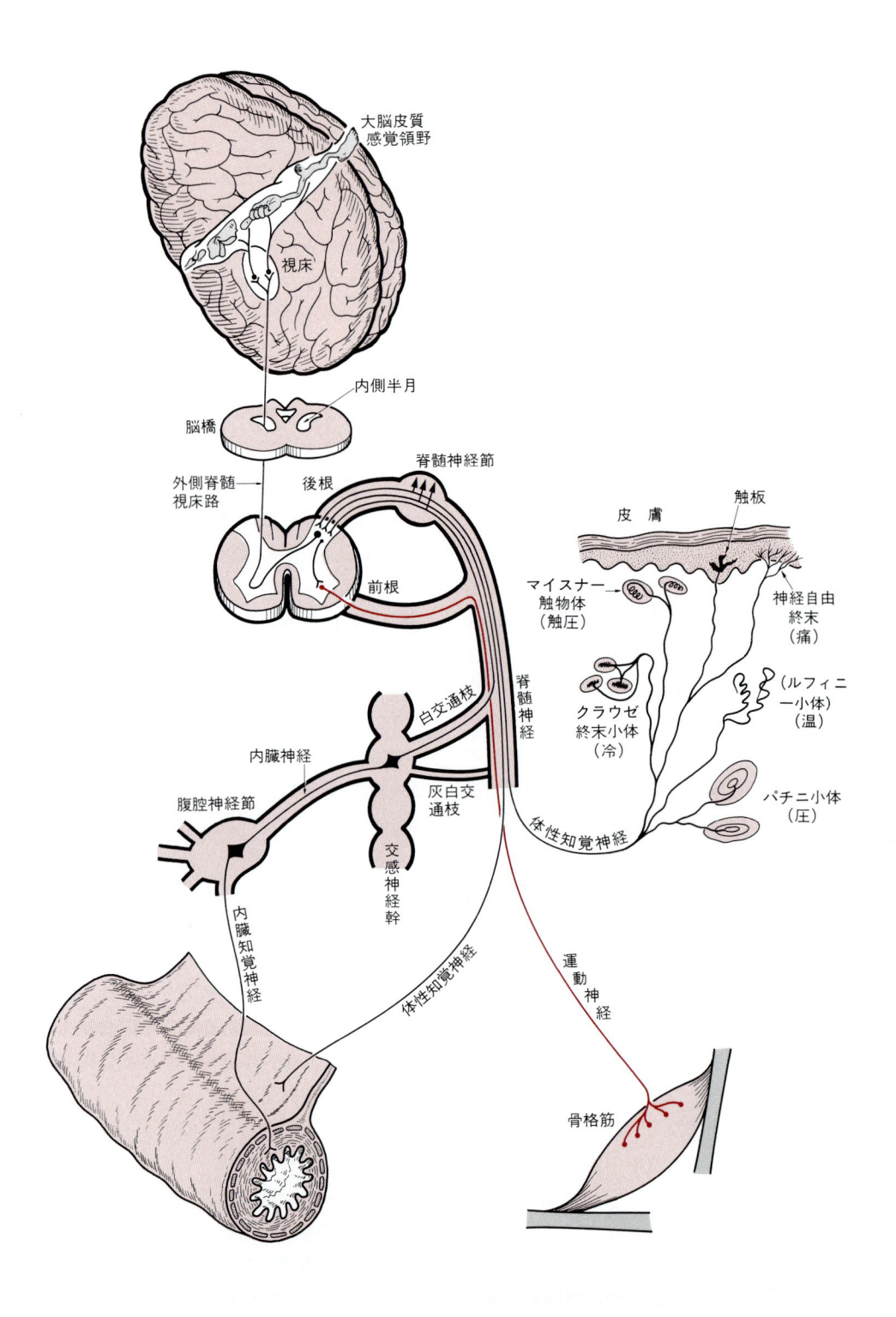

18章 痛み

1. 痛み pain（反応 reaction）とは

（図Ⅲ-57）

　私たちの皮膚や粘膜には，圧覚，触覚，温覚，冷覚，痛覚などの皮膚（表面）感覚がある．これらは皮膚や粘膜に存在する種々の受容器が刺激されるために生ずるもので，図Ⅲ-57にその主な受容器を示してある．

　さて，このうち，痛みの受容器は神経自由終末といわれ，皮膚，粘膜，胸膜，腹膜などの漿膜に痛点が1cm²当り100～200個，全身で200万個以上存在するといわれ，他の知覚受容器，たとえば圧触点約50万個，冷点約25万個，温点約3万個に比べはるかに多い．なお，痛みを生じさせる刺激としては，組織を侵害するようなものであればすべてに反応する．また，刺す，切るなど，直接，神経自由終末を刺激するような場合のほかに，冷，温，さらには音，光などの刺激でも非常に強くなれば，その感覚受容器からの刺激によって痛みを感ずることがある．なお，筋膜，骨膜，関節，腱，血管などにも神経叢の形をとった痛みの受容器がある．しかし，口腔内の一部，亀頭，口蓋垂などには痛みの受容器は発見されていない．

　いずれにしても，痛みは生体に加えられた種々の傷害，あるいは生体内に生じた種々の異常に速やかに反応し，ある意味では生体に対する侵襲を速やかに知り，知らせることによって，その侵襲から生体を防衛しようとする役割を果たしているものといえよう．

2. 痛みの伝導路と痛みの分類

1）痛みの伝導路

（図Ⅲ-57）

　痛みを生ずる刺激，すなわち痛点である神経自由終末が興奮すると，図Ⅲ-57にみられるように，そのインパルスが知覚神経を求心性に伝わり脊髄神経節に存在する神経細胞を経て，ほとんど脊髄後根に入る．ここで後角細胞とシナプスをつくり，第2ニューロンが左右交叉して外側脊髄視床路を上行し，脳幹を通ってすべての感覚神経線維が集合する視床に達し，ここで再び神経線維が中継され，第3ニューロンが大脳皮質の後中心回に存在する感覚領野に達するのである．

　なお，痛みのインパルスを伝える知覚（痛覚）神経には有髄と無髄の神経があり，有髄神経は直径3～6μでA線維のβ_1，γに属し，無髄のものは1μ程度でC線維に属している．すなわち，太い神経ほどその伝達速度が早いわけで，刺激を速やかに伝導する．したがって，伝導速度が異なるということは，潜時の短い鋭い速い刺激が速やかに消失する痛みと，潜時の長い鈍い遅い刺激が長く残る痛みとを生ずることになる．たとえば，皮膚を針で刺したときにはすぐに痛いと感じ，すぐ消失する．しかし，打撲などでは鈍い痛みが長く残ることがある．

2）痛みの種類

　痛みは，それを感ずるヒトによって，また性質により，部位により異なっているため，種々の立場から分けられている．

（1）鈍痛と激痛

　漠然とした鈍い痛みと，針で刺すような錐でもまれるような痛みとをいい，焼かれるような痛みを灼熱痛ともいう．

（2）自発痛と圧痛

　自然に起こる痛みと圧迫することによって起こる痛みである．後述のように，皮膚の体性神経分布には皮膚節があり，圧痛点によってその障害の部位を推察できることがある．

（3）局所痛と関連痛

　病変のある部位の痛みと，病変によってからだ

132 **III. 症候とその病態生理学**

図III-58　自律神経系

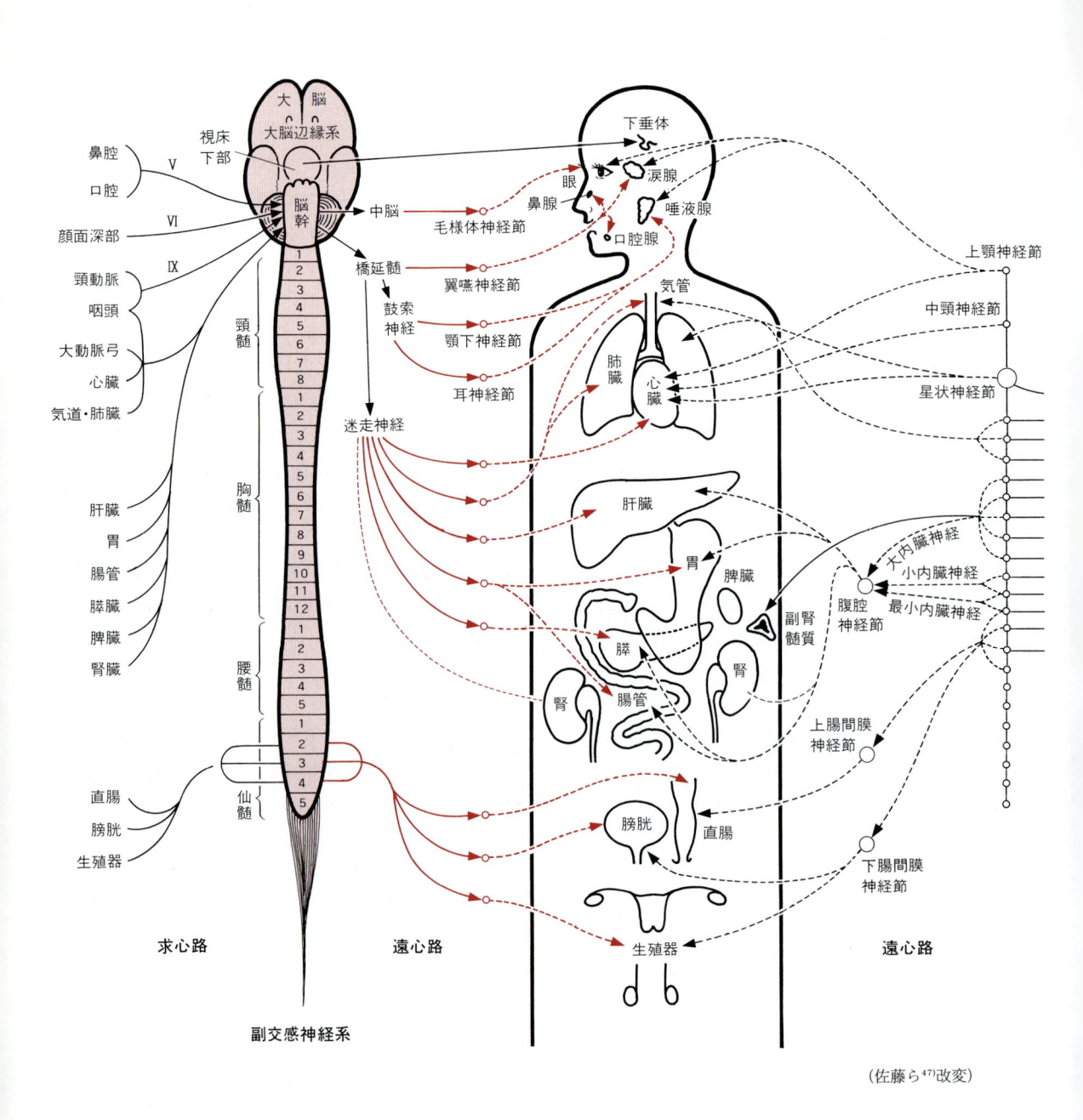

(佐藤ら[47]改変)

図Ⅲ-59 体神経性の経路

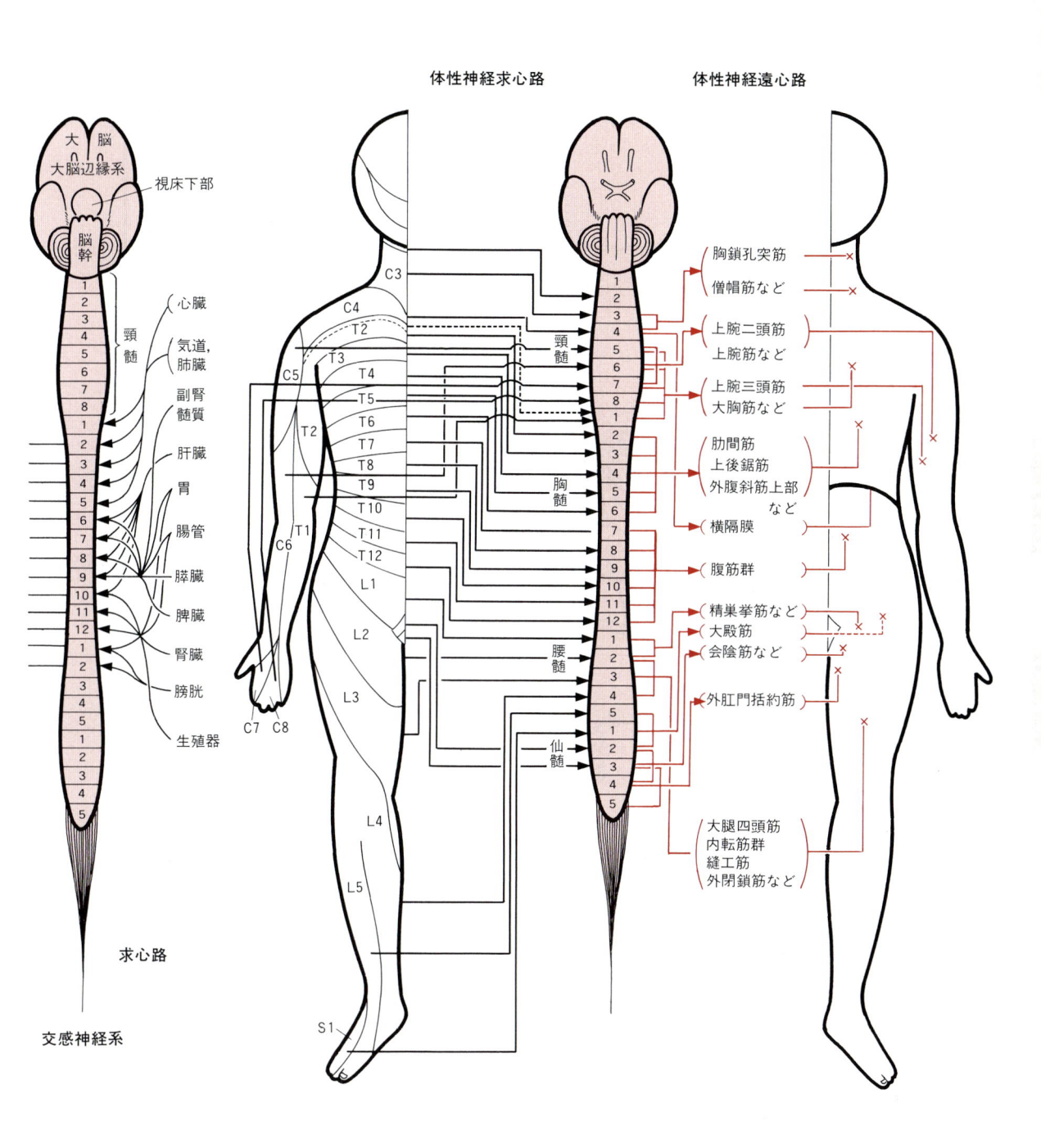

(佐藤ら[48]改変)

図III-60　痛みの成因

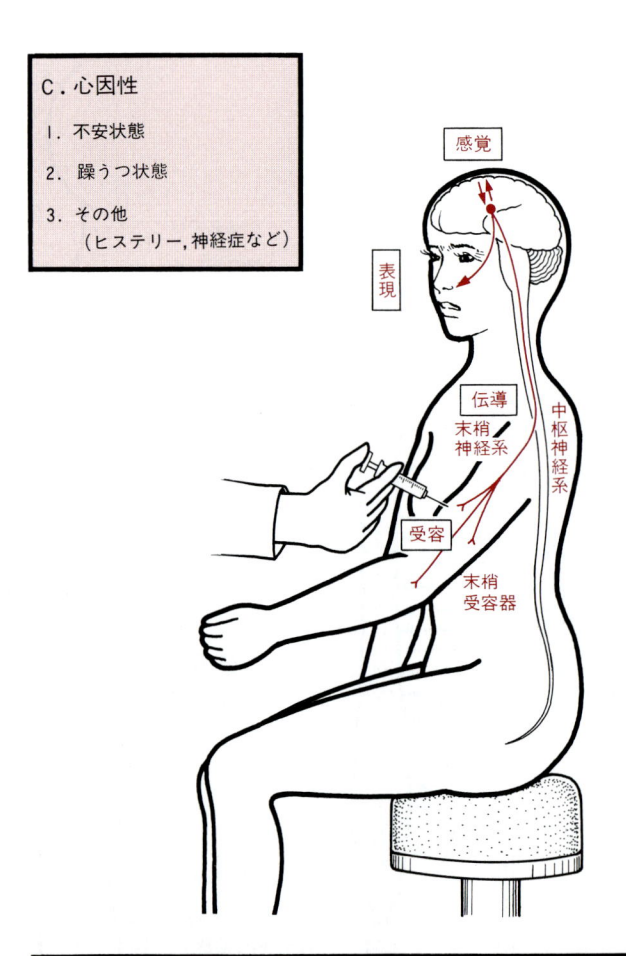

C．心因性

1．不安状態

2．躁うつ状態

3．その他
（ヒステリー，神経症など）

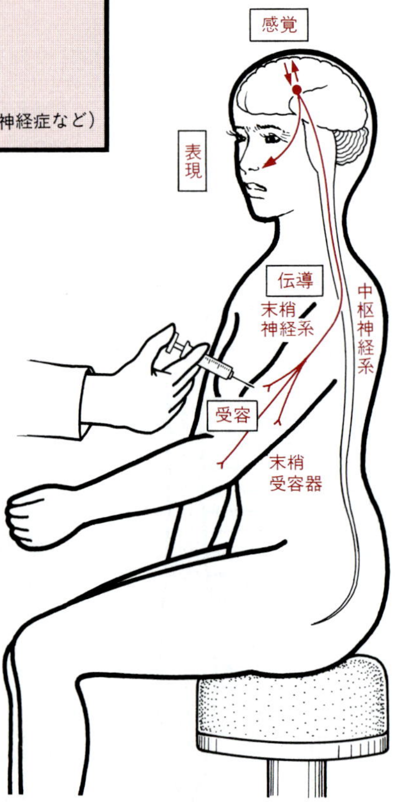
感覚
表現
伝導
末梢
神経系
中枢
神経系
受容
末梢
受容器

B．神経障害

1．末梢神経系の障害
（神経炎，外傷など）

2．脊髄後根障害
（圧迫脊髄労，後縦靱帯硬化症など）

3．脊髄の腫瘍，空洞症，炎症，脱髄
（多発性硬化症脊髄炎，血行障害など）

4．脳幹障害
（腫瘍，血管障害，空洞症など）

5．脳組織の障害（ことに視床）
（腫瘍，血管障害など）

6．基底核障害
（筋緊張の異常など）

7．大脳皮質の障害
（運動異常，四肢痛など）

A．末梢性

1．体表層あるいは深層への穿刺
（注射，刺創，創傷など）

2．表層組織の脱落，剝離，消失
（潰瘍，創傷，擦過など）

3．深部組織の障害や損傷
（関節，粘膜，脳膜などの障害，悪性腫瘍，炎症など）

4．環境温度の異常
（凍傷，火傷，熱傷など）

5．組織張力の変化
1）体液の異常（腫脹，水腫，打撲，注射，水泡など）
2）牽引（内臓の腫瘍などによる傷害など）

6．筋運動の異常
（痙攣，疝痛，攣縮，緊張の異常など）

7．血管および血行の異常
（狭心症，偏頭痛，炎症など）

8．環境からの異常刺激
（悪臭，光，音，振動など）

（清原[49]改変）

の他の部に生ずる痛みとがある．これには病変からある一定範囲に広がる放散痛と，一定の皮膚面に投射される痛みとがある．

（4）痛みの起こる部位による分類

頭痛，歯痛，胸痛，腹痛，腰痛，四肢の痛み，神経痛，関節痛など訴えられるが，漠然とした表現で必ずしもその原因に関連したものではない．しかし臨床的には便宜的によく用いられている．

3．痛みを感ずる神経の分布

（図Ⅲ-58，Ⅲ-59）

前述のように皮膚や粘膜，あるいは内臓にある痛みの受容器が刺激されると，求心性神経を介して脊髄を上行し，視床を経て大脳皮質感覚野に伝えられる．さらにこの刺激は遠心性に脊髄を下行して特定の神経を伝わり，特定の効果器に伝えられ，その効果を発揮することになる．また，一部の求心性刺激は大脳皮質に達する前に中枢神経系内の各部位で下行性あるいは遠心性の情報に変換されて各種の反射性の反応を起こすことがある．

これらの反射は痛みの起こる部位と効果器の組合せによって，体性－内臓反射，内臓－内臓反射，体性－体性反射，内臓－体性反射などに分けられる．本項では紙面の都合もあって，ことに内臓痛に関連する自律神経系における交感および副交感神経の求心路および遠心路を図Ⅲ-58に示した．また，皮膚，筋，腱，関節などの体性感覚に関係する皮膚節，体性神経求心路およびその遠心路を図Ⅲ-59に示してある．

4．臨床的な痛みの成因

（図Ⅲ-60）

痛みが訴えられた場合，当然，その痛みの性質と発生部位が問題となる．臨床的には，その原因を追求するという意味からも，その発生部を基準とした検索が行われることが多い．すなわち，図Ⅲ-60に示すように，末梢性，神経障害，心因性の痛みの三つに大別される．

1）末梢性の痛み

これには，皮膚，粘膜などの表在性の痛み，内臓，胸膜，腹膜，関節などと深部組織における深在性の痛み，病変部と離れたところに生ずる放散痛，および関連痛の三つに分けることができる．なお，図Ⅱ-60・Aには，清原らによる各組織における原因的な分類を示してある．

2）神経障害による痛み－中枢性の痛み

痛みは，求心性の感覚神経から脊髄を上行し，その刺激が視床，大脳感覚野に投射されて痛みの部位と性質を感ずることになる．これらの神経経路のいずれかに障害があって生ずる痛みをいう．図Ⅲ-60・Bにその種類を示してある．

3）心因性の痛み

器質的な損傷がないにもかかわらず，往々にして精神不安，躁うつ状態，ヒステリー，神経症などで痛みを訴えることがある．この成因については，大脳皮質からの直接刺激が考えられているが不明の点が多い．

5．内臓の痛み

（図Ⅲ-57，Ⅲ-59，Ⅲ-61，表Ⅲ-32）

腹部内臓にも感覚神経の自由終末が存在する．しかし，その分布が少なく，切断したり，挫滅したりしても痛みを生ずることはまずない．しかし，腸間膜を牽引したり，腹膜を刺激したりすると激しい痛みを生ずる．すなわち，痛みを発生する侵害刺激は，消化管，平滑筋，その他臓器の拡張，伸展，閉塞，充血，炎症などである．これらの痛みは，，嘔気，嘔吐，顔面蒼白，発汗などの自律神経失調症状を伴い，痛みの性質には局所的な激しい痛み，比較的広汎な鈍い痛み，瞬間的なものから長期にわたるものまでさまざまである．

内臓の痛みには，図Ⅲ-57に示したように，内臓知覚神経を介して内臓神経，交感神経幹を通る求心性のインパルスのほかに，皮膚知覚神経反射によるものなどがある．すなわち，内臓，腹膜，胸膜，あるいは深部組織の刺激によって発生した

III. 症候とその病態生理学

図III-61 関連痛

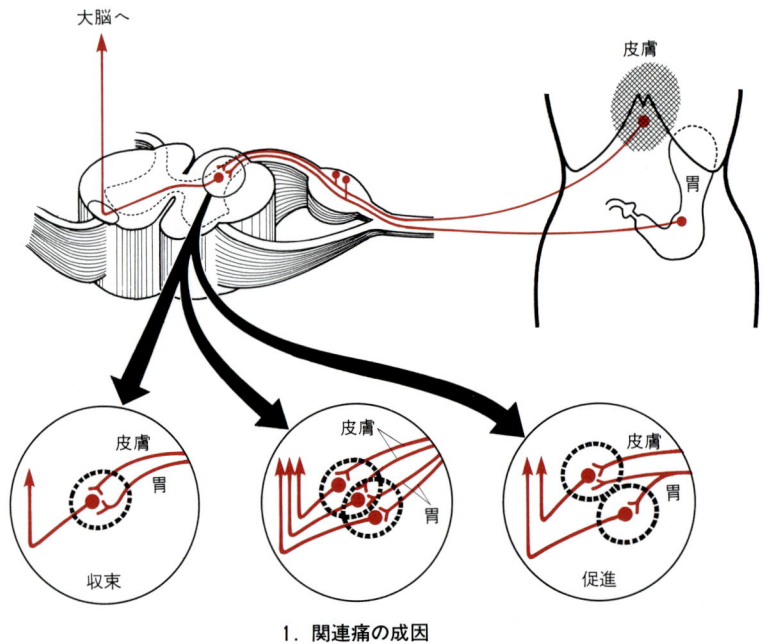

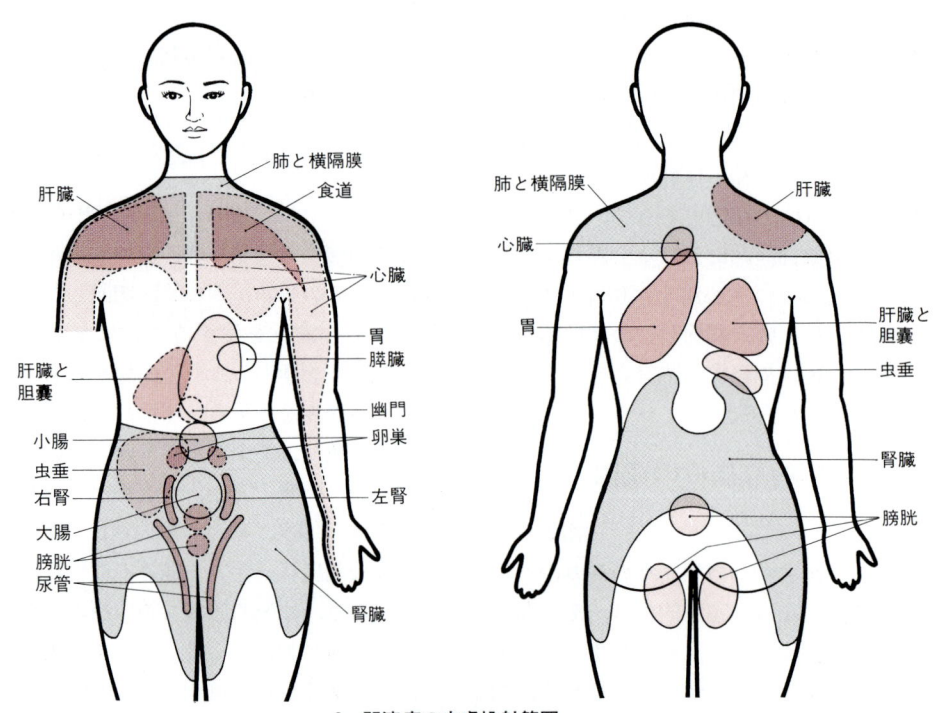

1. 関連痛の成因

2. 関連痛の皮膚投射範囲

痛みが，それを求心性に伝導する神経線維が入った脊髄と同じ高さの神経が分布している皮膚節の体表面に投射される．これを関連痛という．

1) 関連痛 referred pain の成因
(図III-61・1)

内臓の痛みが同一の皮膚節に投射されるということは，痛みを生じた臓器組織と，その体節および皮膚節とが組織発生学的に同じ原基より分化，発育したためと考えられている．

この関連痛が発生する成因は，図III-61・1に示したように，脊髄後角こおける神経線維のシナプス形成に起因していると考えられている．まず，その成因の1は，脊髄に入ってくる感覚神経のほうが，外側脊髄視床路にある神経細胞より多いために末梢からの求心性感覚神経線維が強く収束するというのである．このため，図に示すように，胃から入った刺激が皮膚へ逆行し放散痛となる．すなわち，内臓と体性との求心性神経線維が同一の脊髄視床路に収束しているので，これを収束投射説 convergence - projection theory といっている．

その2は，内臓の痛みを伝える求心性神経線維の活動が，外側脊髄視床路の神経細胞の閾値を低下させるために，その神経細胞にシナプス連絡する皮膚の体性感覚求心性神経線維の軽度の興奮でも上位中枢に伝え，その皮膚節に痛みを感じさせるというのである．これを収束促進説 convergence - facilitation theory という．そのほか，内臓と皮膚からの求心性神経線維が同一の外側脊髄視床路の神経細胞にシナプス形成していることも考えられよう．いずれにしても，これらの説による機序がそれぞれ別個に発動されるというものではなく，そのいずれもが同時に働き，その結果として関連痛が発生するものと考えられている．

2) 関連痛と皮膚投射範囲
(図III-59，III-61・2，表III-32)

関連痛は，病変の起こる臓器によって特異的な皮膚の部位に発生する．たとえば，心臓痛は，通常左上胸部，左肩，左腕などの放散痛として，虫垂炎の場合には腹膜とも近いために内臓神経を介

表III-32 内臓と脊髄神経との関係

C：頸椎　T：胸椎　L：腰椎　S：仙骨

臓器	脊髄神経
心膜，横隔膜の中心腱	C_4
肝鎌帯と肝被膜	C_4
心臓（左側ではT_7まで広がることもある）	$T_1 - T_3$
肺	$T_1 - T_5$
胃（右側では主として$T_7 - T_8$）	$T_6 - T_9$
肝臓と胆嚢，膵臓	$T_6 - T_{11}$
脾臓	$T_6 - T_8$（左側）
横隔膜の辺縁	$T_6 - T_{12}$
小腸と大腸（両者の大部分）	$T_8 - T_{12}$
虫垂（右）（下方の脊髄節は横隔膜に連絡していない）	$T_{11} - L_1$
腎盂	$T_{10} - L_1$
輸尿管	$T_{11} - L_3$（とくにL_1とL_2）
S字結腸	$L_1 - L_2$
直腸	$S_2 - S_4$
膀胱主要部	$S_2 - S_4$
膀胱出口	$L_1 - L_2$
尿道括約筋と尿道の大部分	$S_1 - S_4$
卵巣	T_{10}
子宮	$T_{10} - T_{12}$
子宮体	$T_{10} - L_2$
子宮頸（骨盤神経を介する）	$S_2 - S_4$
精巣	$T_{10} - T_{12}$
前立腺	$T_{10} - T_{11}$, $S_2 - S_3$
バルトリン腺	$L_2 - L_3$

(清原[50])

するものとして胸髄（T_{10}～T_{11}）に入る皮膚分節と，体壁の筋の求心性神経から入る腰髄（L_1～L_2）の分布する右下腹部に関連痛が発生する．なお，心膜，横隔膜の中心腱ではC_4（以下，図III-59を参照），心臓ではT_2～T_3であるが，左側はT_7まで広がる．胃はT_6～T_9であるが右側ではT_7～T_8，肝臓，胆嚢，膵臓などではT_6～T_{11}，虫垂は右側でT_{11}～L_1，直腸はS_2～S_4，子宮はT_{11}～T_{12}，精巣，前立腺ではT_{10}～T_{12}，S_2～S_3の脊髄節からの投射が行われる．多くの場合，刺激を発生した臓器と離れた皮膚に痛みを感ずるため放散痛 radiate pain ともいっている．これらの関係を模式的に示したのが図III-61・2である．

なお表III-32に内臓と脊髄神経との関係を示した．

138　III. 症候とその病態生理学

図III-62　睡眠と脳波

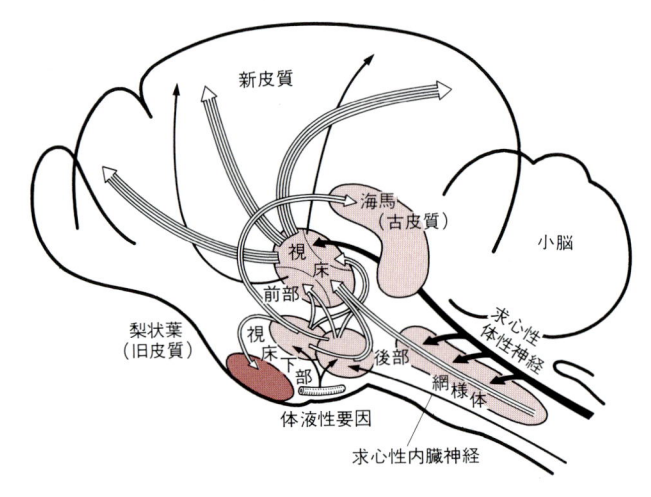

1. 視床下部調節系と網様体賦活系　　（時実[51]）

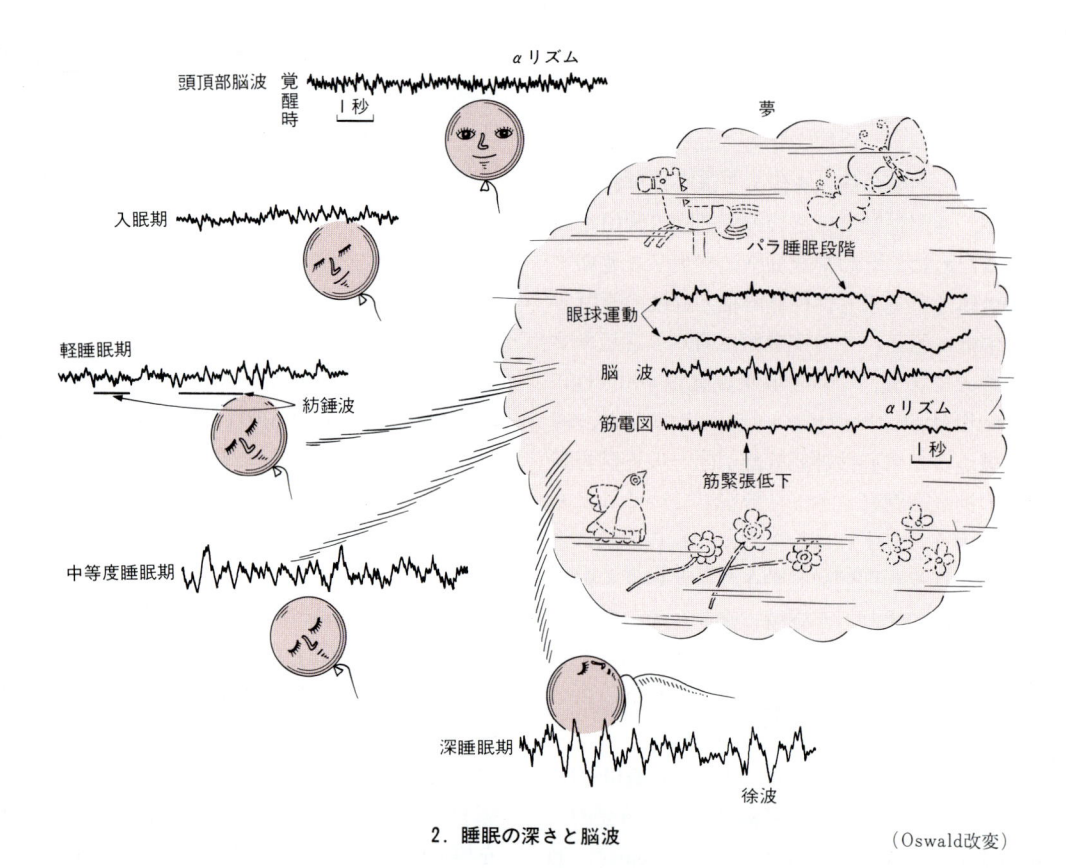

2. 睡眠の深さと脳波　　（Oswald改変）

19章　睡眠と不眠

1．睡眠 sleep

1）睡眠とは

私たちは，ふつうの生活ならば，1日のうち1/4～1/3を睡眠に費やしている．この睡眠によって，日常生活を行っている間に消費されたエネルギーを補給し，さらに明日のエネルギーを貯え，子供では成長する働きまでしているわけで，睡眠がいかに重要な生理機能であるかがわかる．

さて，睡眠とは"周期的に繰り返される意識喪失に似た状態で，外観的には周囲の環境からの刺激に反応しなくなり，感覚や反射機能も低下しているが，麻酔や昏睡とは異なり，いつでも覚醒できる状態"と定義されている．

2）睡眠の成因

（1）睡眠の成因に関する説

睡眠の本態については，まだ完全に明らかにされているとはいえない．少なくとも大脳と脊髄との間のところで切断すると大脳に周期的な眠りの起こるところから，大脳が睡眠現象を司っていることは確かである．従来，睡眠の成因に関しては，睡眠は本能であるという説，また脳における血行動態の変化，催眠毒素（ヒプノトキシン）の蓄積，条件反射に対する内制止説など多くの考えが報告されてきている．なかでも，嗜眠性脳炎の研究などから，脳幹，視床，視床下部などに睡眠中枢が存在し，睡眠を司っているという説が有力であった．しかし，近年，よく用いられているのはMagounの脳幹網様体賦活系 brainstem reticular activating system (RAS) に対する刺激が遮断されると睡眠に陥るという説と，この説から発展して，オーソ睡眠とパラ睡眠の過程を解析したJouvetの説である．

（2）睡眠における視床下部調節系と脳幹網様体賦活系の役割　　（図III-62・1）

すなわち，Magounは，大脳に直行する求心性感覚路をすべて破壊しても睡眠に陥ることはなく，それらの側枝が入っている中脳の網様体を破壊すると眠りの起こることを発見し，意識の水準は，からだの内外からくる刺激が一度RASに入り，RASの活動が維持され，それが大脳皮質に投射されて維持されると考えたのである．基本的にはRASが活動している状態が目醒めで，外からの刺激がなくなると眠るということになる．しかし，前述の睡眠が中枢的に支配されて，むしろ能動的に眠りが起こるという説とはまったく相反しており，また，RASが大脳皮質および皮質下の機構を賦活するとしても，視床下部，海馬，脳橋などの関与をまったく無視することはできないであろう．

時実は，図III-62・1に示すように，大脳新皮質が視床下部の上行性賦活系からの投射を受けて，とくに辺縁系を賦活し，その一部が中脳，さらに視床を上行して広汎な視床投射系に接続し，全大脳皮質に刺激を与えていると考え，また，その一部が古皮質の海馬にも連絡しているところから，睡眠は視床下部とRASとの双方によって統御されていると指摘している．

また，覚醒を能動的に抑制する系の存在も考えられており，Jouvetは，脳幹部の中央を貫いているラフェ系からセロトニンが分泌されRASの活動を抑制し，後述のオーソ睡眠を起こさせ，一方，青斑核からノルアドレナリンが分泌されて水平眼球運動，全身の筋肉弛緩などのみられるパラ睡眠を起こさせると考えている．なお，最近，睡眠に対するα-ハイドロキシブチレート（4 Hb）などの化学物質の作用も検討されており，睡眠を単一的な機序で説明することは困難である．

III. 症候とその病態生理学

図III-63 睡眠の型とオーソ睡眠, パラ睡眠のリズム

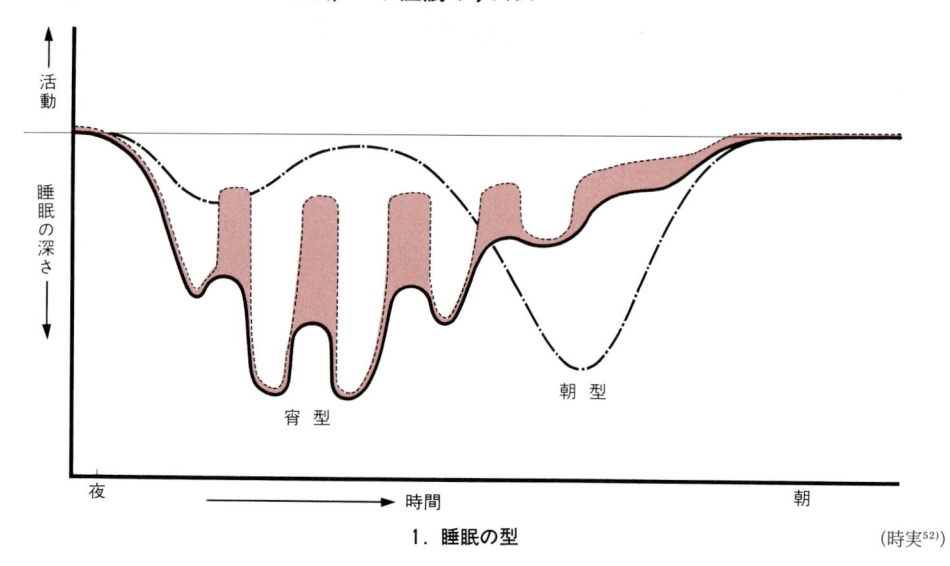

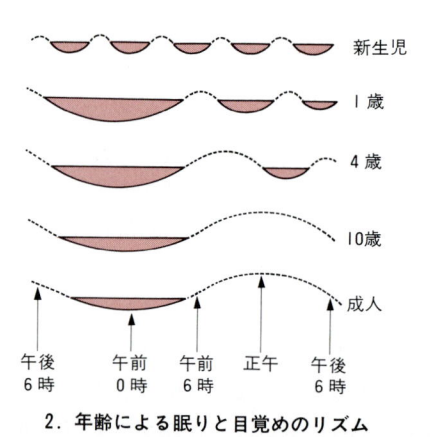

1. 睡眠の型 (時実52))

2. 年齢による眠りと目覚めのリズム (Kleitman, 時実53)改変)

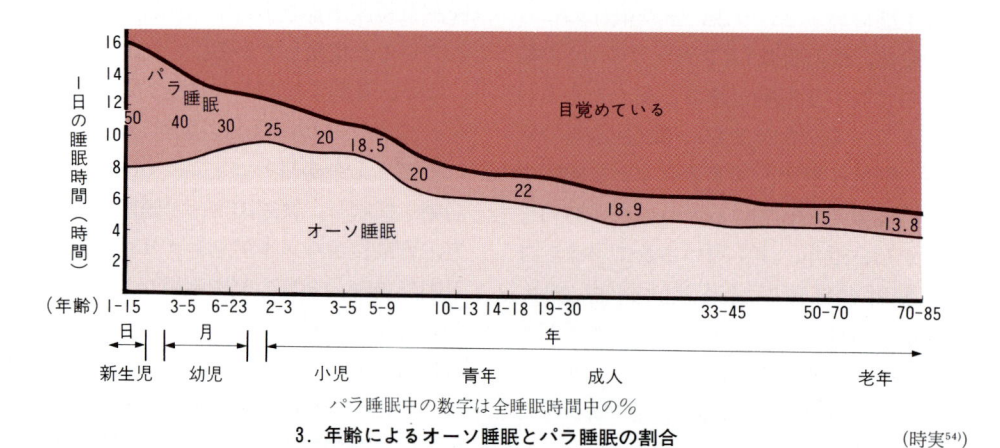

3. 年齢によるオーソ睡眠とパラ睡眠の割合

パラ睡眠中の数字は全睡眠時間中の%

(時実54))

3）睡眠と脳波　　　　　　　　（図Ⅲ-62・2）

睡眠時の脳波は，図Ⅲ-62・2に示したように，睡眠の深さによって変化し，また，各個人，年齢によっても異なっている．すなわち，図にみられるように，漸次睡眠が深くなるにしたがい，覚醒時にみられる低振幅で周波数の高い α 波から，漸次，高振幅で周波数の低い δ 波に移行するようになる．これが典型的な脳波の推移で，いわゆる徐波睡眠 slow wave sleep，あるいはオーソ睡眠 ortho-sleep である．また，後述のパラ睡眠時にみられる水平眼振のみられないところから，ノンレム睡眠ともよばれている．

4）パラ睡眠 para-sleep（逆説睡眠 paradoxical sleep）
　　　　　　　　（図Ⅲ-63・1，Ⅲ-63・3）

外見上，明らかに眠っているのに，そのときの脳波をみると覚醒時と同様の脳波がみられ，全身の骨格筋の緊張が低下し，往々にして水平眼振のみられる時期のあることがわかり，オーソ睡眠の常識と異なるところから，この時期を逆説睡眠，略してパラ睡眠といっている．ある意味では，オーソ睡眠が脳の眠りであり，パラ睡眠はからだの眠りということもできる．全睡眠の経過でみると，図Ⅲ-63・1のように，睡眠中約90分間隔ぐらいで3～6回ぐらいパラ睡眠が現われ，5～30分ぐらい持続し，明け方近くになるにつれてその時間が長くなるといわれている．また，その割合は図Ⅲ-63・3に示すように，加齢によって漸次減少する傾向にある．

さて，このパラ睡眠の時期は自律神経が不安定となり，呼吸，脈拍のリズムが乱れ，血圧も不安定になる．睡眠中に夢をみたり，また心臓発作，ポックリ病，胃や脳の出血などがみられるのもこの時期であろうと考えられている．

5）睡眠のリズムと型　　（図Ⅲ-63・1，Ⅲ-63・2）

図Ⅲ-63・2にみられるように，眠りと目醒めのリズムは年齢によって異なっており，新生児では，飢えや渇き，排尿，排便など体内の原始的な刺激のあるときにだけ目醒めるか，成長するにしたがい外部からの選択的な刺激によって目醒めるようになる，また，眠りの深さから考えると，図Ⅲ-63・1のように，眠りはじめてから1時間ぐらいで非常に深くなり，その後しだいに浅くなっていく宵型，はじめ少し深く，ついで浅くなり夜明けに再び深くなる朝型，さらに眠りが一定していないもの，の三つの型が考えられている．宵型は老人，午前中能率の上がる人，朝型は宵張りの人に多いといわれる．

2．不眠 sleeplessness

一般に，睡眠に入れない状態，あるいは眠ってもすぐ覚醒してしまう状態などを一括して不眠といっている．種々の疾病に伴う一般的な症候の一つであり，その原因によって内因性（真性）と外因性（続発性）の不眠に大別される．

1）内因性不眠

中枢神経系の障害，異常な興奮状態などによって起こる不眠で，脳実質の障害，脳動脈硬化，高血圧，低血圧，尿毒症，高熱，神経症，薬物中毒などのときにみられる．

2）外因性不眠

大脳やRASに対する求心性の刺激が強い場合にみられる不眠で，その刺激には外部からのものと，体内からのものとがある．たとえば，気温の変動，騒音，疼痛，過労，発熱，下痢，痙攣，尿意頻数などがその原因としてあげられる．

不眠をその睡眠状態の経過によって分類してみると，①就眠困難：寝つきが悪いもの，②睡眠中絶：寝つきはよいが夜中に目が醒めるとなかなか眠れないというもの，③睡眠浅薄：熟眠できないで夢ばかりみたり，本人も眠った気がしないというもの，の三つになる．

①に対しては短時間型催眠剤，②に対しては中間型催眠剤，③に対しては持続性催眠剤，の用いられることが多いが，催眠剤の使用に際しては，ほかの種々の症候，たとえば肝臓や腎臓の機能など，すべての生理機能の変調を十分考慮しなければならない．

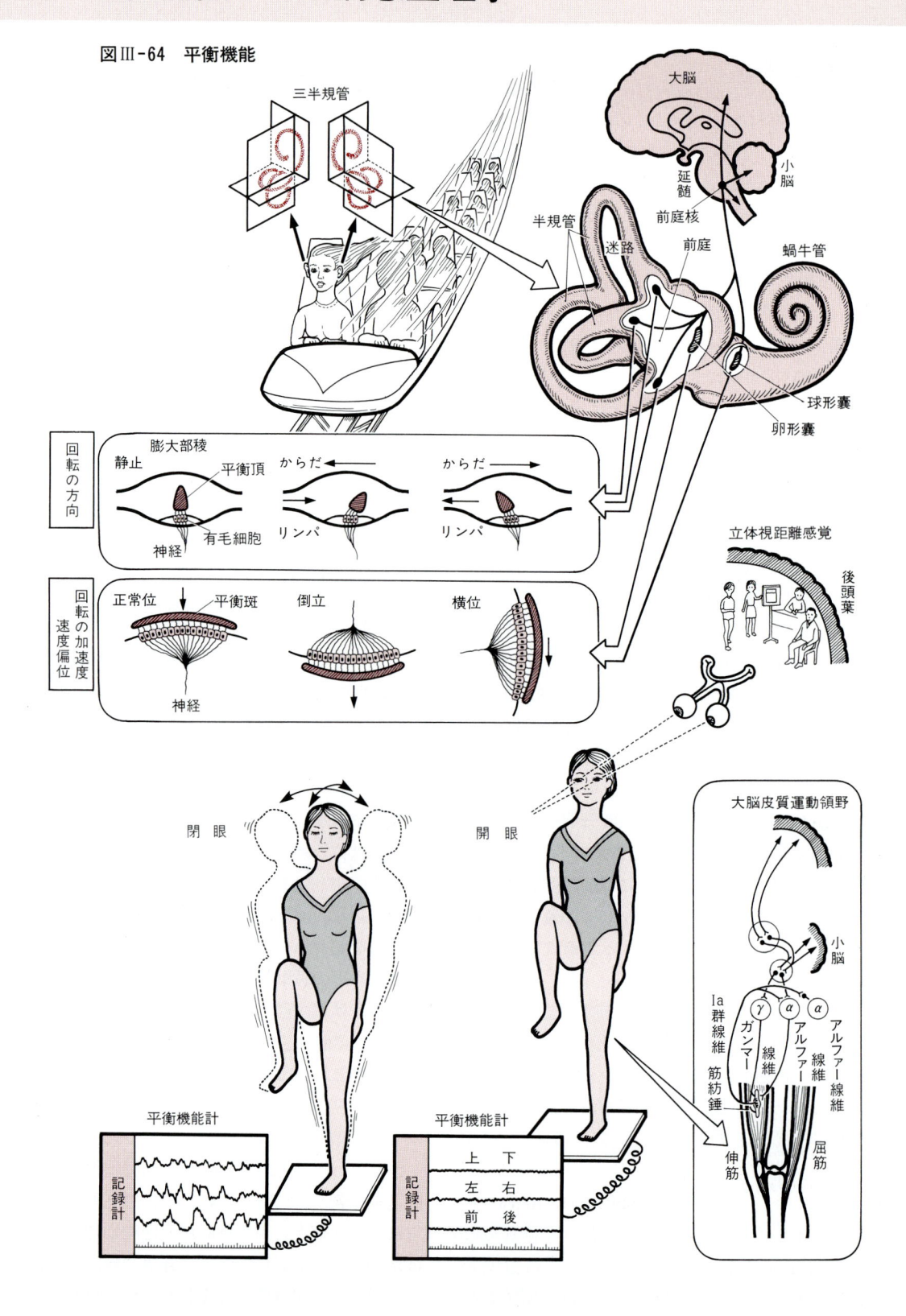

142　III. 症候とその病態生理学

図III-64　平衡機能

20章　めまい（眩暈）とめまい感

1．めまい vertigo とは

　めまいとは，一般に，周囲の物体が静止しているにもかかわらず，いろいろの方向に動くようにみえたり，立っていることができないような不安定な状態であり，"空間における身体位置感覚に不調和を感じる異常な感覚"，"スペースオリエンテーションの障害"などと定義されている．

　しかし，めまいを起こしたといっても，その表現される内容はきわめて多岐にわたり，たとえば自分の周囲や自分自身がぐるぐる回っているような感じ，頭がふらふらするような感じ，なんとなく感じる不安，立っていることの不安定な感覚，あるいは瞬間的な視力障害，など多くの場合に使われている．一般に回転感を伴うめまいを"前庭性あるいは真性めまい"といい，ふらふらする，立ちくらみなどの不安定な感覚を"非前庭性あるいはめまい感 dizziness"といっている．

　いずれにしても，めまいは，視覚器，自己受容器，内耳の前庭および迷路，第8脳神経，さらには大脳，小脳などヒトの平衡機能に関するすべての器官のうちの一つあるいはいくつかの器官の変調によって招来される症候の一つである．これらのすべての器官の全体としての調和がとれて，私たちは日常生活を送っているのである．

2．平衡機能の働き

1）平衡機能を司る眼や大脳の働き
　　　　　　　　　　　　　　　（図III-64）

　私たちは，毎日，何をするにもバランスのとれた姿勢で日常生活を営んでいる．これはからだの中にいくつかの平衡を感じる機構があって，常に重心を失うことのないように働いているためである．図III-64にこれらの機構の主なものを示してある．すなわち，図の下方に示すように，私たちは両眼で物をみることによって，その物体との距離を測るとともに，焦点の合っていない周囲の物体との距離感覚とによって，自分の頭が周囲の環境に対してどのような位置にあるかを認識している．この場合，左右の耳から入る音の大きさ，方向なども同様の効果があろう．

　次に，私たちの大脳は，常に全身の個々の筋肉の緊張状態を感知しており，その緊張の度合いによって，現在，からだがどのような形，格好になっているかを認識している．これには図III-64の右下に示すように，筋肉内にある筋紡錘や腱器官から発せられる刺激によって，いわゆるガンマー環が形成されて，筋肉の緊張の程度が調節されているとともに，小脳，大脳へも刺激を送っている機構が働いているからである．

2）内耳における迷路と三半規管の働き
　　　　　　　　　　　　　　　（図III-64）

　しかし，実際にからだの動きを直接知る装置として大きな働きをしているのは，左右の内耳の中に存在する迷路である．真性のめまいもここの障害によって起こることが多い．すなわち，内耳には聴覚に関する蝸牛管と，平衡感覚を司る迷路があり，図III-64右上に示すような形をしている．迷路は硬い骨迷路の中に同じ形をした膜迷路があり，この中は硬脳膜中にある内リンパ嚢からの内リンパによって満たされている．迷路のうち，中耳から内耳に入ったところを前庭とよび，上方に卵形嚢，下方に球形嚢という袋がある．この中にはそれぞれ図にみられるような平衡斑という感覚装置がある．平衡斑は平衡毛という毛をもった細胞と，その毛の上に耳小石あるいは平衡砂とよばれるたくさんの炭酸石灰からできた耳石膜が乗っている．卵形嚢中の耳石膜はからだに対して水平に，球形嚢のそれは垂直になっており，からだの動きによって耳石膜が移動すると，それを有毛細胞が感受して，その刺激を基底部にきている神経に伝え，からだの位置の変化と，その水平・垂直加速度を知ることができる．

図III-65 めまい (1)

1. めまいの分類

Jaspers	1) 回転性めまい	猪	1) 定型的なめまい
	2) 墜落感覚		2) 非定型的めまい
	3) 意識の不確実なめまい	Jongkees	1) 前庭の直接疾患によるめまい
Wodak	1) 回転感		2) 2次的なめまい
	2) 回転感のないめまい	切替・渡辺	1) 前庭性めまい　　(イ) 末梢性（耳性）めまい
	3) 動揺感		(ロ) 中枢性めまい
	4) 眼前暗黒感		2) 非前庭性めまい

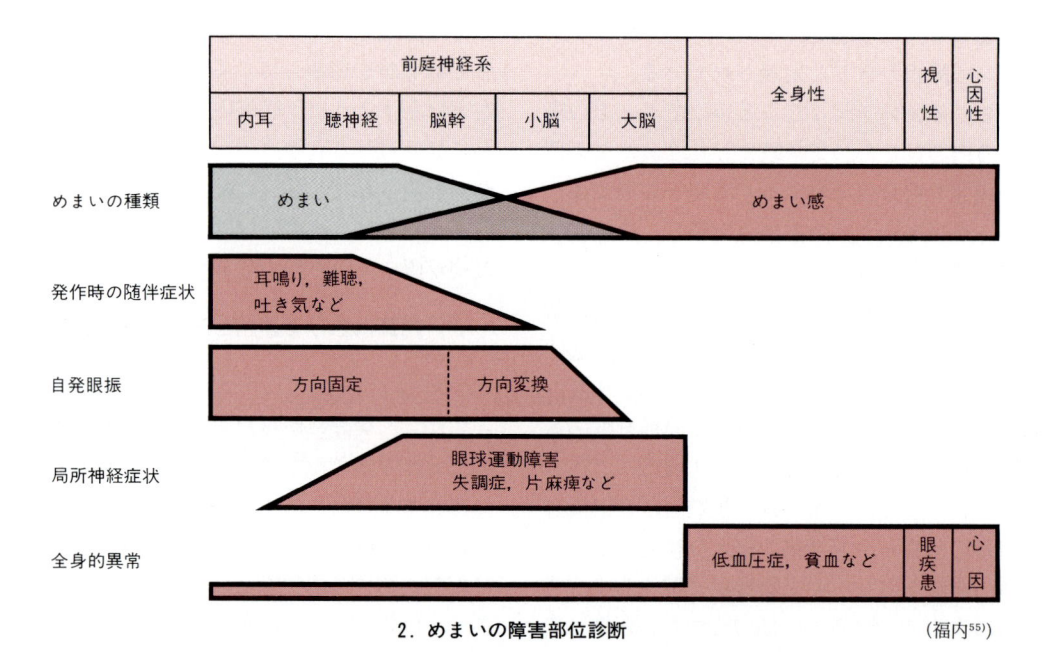

2. めまいの障害部位診断

| | 前庭神経系 | | | | | 全身性 | 視性 | 心因性 |
| | 内耳 | 聴神経 | 脳幹 | 小脳 | 大脳 | | | |

- めまいの種類: めまい / めまい感
- 発作時の随伴症状: 耳鳴り, 難聴, 吐き気など
- 自発眼振: 方向固定 / 方向変換
- 局所神経症状: 眼球運動障害, 失調症, 片麻痺など
- 全身的異常: 低血圧症, 貧血など / 眼疾患 / 心因

(福内[55])

3. めまいを起こす病変の部位と疾患

部位	疾患
終末器官および前庭神経（骨内走行部）	内リンパ嚢水腫, 前庭および第8神経の変性, 頭部外傷
前庭神経（小脳橋角部）	聴神経腫および前庭, 第8脳神経の圧迫腫瘍（脳膜腫など）, 膿瘍, 血管障害（動脈瘤, 動脈硬化など）, クモ膜炎
脳幹および小脳	血管障害（血栓, 出血）, 多発性硬化, 脳炎, 髄膜炎, 腫瘍
大脳皮質	てんかん, 片頭痛, 腫瘍
機能疾患	不安, ヒステリー
薬物中毒	諸種薬物に対する過敏, たとえばストレプトマイシンなど

(Lewy 改変)

一方，迷路の上部には図のように前外側から後内側に向かう垂直面に位置する上半規管，水平面に位置する外側半規管，後外面に向かう垂直面に位置する後半規管という三つの半規管が存在する．これらの三つの半規管の末端は太くふくれており，その中に図にみられるような膨大部稜という感覚装置がある．これは有毛細胞の上にえぼし状のコロイドの塊りである平衡頂が付着しており，からだの動きによって半規管内のリンパが移動するとこの平衡頂が移動するために，毛が動き，刺激が有毛細胞から神経に伝えられることになる．三つの半規管は互いに直角に位置しているため，頭やからだ全体の動きを立体的に捉え，からだの傾く方向と，回転などの動きを知ることができるわけである．

さて，図Ⅲ-64下方に示した片脚立ちの図のうち，目を開けている場合には，足の下にある平衡機能計の記録があまり変化していない．しかし，目を閉じた場合には，からだが上下，左右，前後に相当揺れてくる．これは目から入る情報が断たれたために，立位を正確に保持することが難しくなり，右脚の筋肉の緊張の度合いや，内耳の平衡感覚器からの情報によって，安定した立位姿勢を保持しようとしている努力の現われといえよう．

なお，これらの感覚装置から出た刺激は，前庭神経から第8脳神経（内耳神経）を経て延髄の前庭核に伝えられる．また，一部は小脳，動眼神経核，大脳皮質へも伝えられるほか，脊髄にも伝達される．したがって，これらのいずれかの部位に障害があると，めまいのほかにもときとして運動失調，眼振，あるいは発汗，嘔気，嘔吐，顔面蒼白などの自律神経失調症状などを伴ってくる．

3．めまいの分類 （図Ⅲ-65）

めまいという症候は，前述のように平衡機能に関係する多くの生理機能の，いずれか一つあるいはその組合せによって招来されるもので，きわめて多くの疾病の症候の一つとして現われてくる．したがって，その機序も非常に複雑で，まだ解明されていない点も多い．しかし，典型的なめまいの発現は，主として，内耳，脳幹および小脳に直接あるいは間接的になんらかの関係をもったものが大部分である．

また，図Ⅲ-65・2に示したように，種々の訴え，あるいは他覚的な症状から，ある程度めまいを生じさせる障害部位を推定することも可能であり，図Ⅲ-65・3には，めまいを起こす病変の部位と，それを起こさせる疾患を対比して示してある．

一般にめまいは，回転感があるかないかによって大きく分けられているものが多く，従来数多くの分類がなされている．このいくつかを図Ⅲ-65・1に示した．ここでは切替・渡辺らの分類にしたがって述べてみたい．

1）前庭性末梢性（耳性）のめまい

（表Ⅲ-33・1）

主に迷路の障害によるもので，ふつう，耳管がなんらかの原因によって狭くなり，鼓室内の気圧が変化するために起こることが多い．その原因としては，急性迷路炎，中耳炎，迷路梅毒，内耳出血などによる炎症，あるいは非炎症性のものとしてメニエール症候群などがあげられる．これは典型的な回転性のめまいを訴えるとともに，嘔気，嘔吐，耳鳴り，難聴などを伴うことも多い．

定型的なメニエール症候群は，現在，まだ，その原因について不明の点が多いものの，解剖学的な内耳リンパ路の拡張，リンパ産生の増加，リンパ吸収の減少などが認められている．したがって，迷路水腫説，迷路循環障害説，さらにはリンパ変質説，左右内耳リンパの生化学的成分の不均衡などによるという説が考えられている．その症状としては，発作的に回転性のめまいが起こり，ふつう数分で緩解するが，ときには数時間，数日に及ぶことがある．目を閉じていたり，臥床していてもめまいを訴えることがあり，この場合，仰臥位で頭部を動かすと，ある一定方向の部位でめまいの消失することがある．

2）前庭性中枢性のめまい

（表Ⅲ-33・1）

主に第8脳神経，小脳，橋などの部位の障害によって生ずるもので，脳腫瘍，脳梅毒，脳循環および脳血管の障害，前庭神経障害などによって招

表Ⅲ-33 めまい(2)

1. 末梢性"めまい"と中枢性"めまい"との鑑別

末梢性"めまい"	中枢性"めまい"
1) 高度で,定型的なものが多い. 2) 耳鳴り,難聴を伴うことが多い. 3) 他の脳神経症状を伴わないのを常とする. 4) 体位,頭位によって"めまい"が軽快したり消失する. 5) 数日～10数日で代償され軽快するものが多い. 6) 意識障害を伴わない. 7) 自発眼振があれば方向固定性のものが多い. 8) 頭位眼振も一般に方向固定性である.	1) 軽度で非定型的なものが多い. 2) 耳鳴り,難聴を伴わないこともある. 3) 他の脳神経症状を伴うことが多い. 4) 体位,頭位に関係ない場合が多い. 5) 一般に代償されにくい. 6) 意識障害を伴うことがある. 7) 自発眼振があれば方向転換性である. 8) 頭位眼振も一般に方向転換性,あるいは不規則性である.

(猪)

2. めまいの病因分類

Ⅰ. 耳性めまい
　〔A〕前迷路性
　　1) 外耳性：耳垢,異物,炎症などの刺激
　　2) 中耳性：
　　　(1) 耳管狭窄症,浸出性中耳炎など
　　　(2) 鼓膜穿孔部または中耳根治手術創への冷気
　　　(3) 鼓索神経叢,鼓索の異常刺激（Rosen）
　〔B〕迷路性（内耳性）
　　1) 炎症性：
　　　(1) 迷路周囲炎
　　　(2) 限局性迷路炎
　　　(3) びまん性迷路炎
　　　(4) 特殊性炎症（梅毒,結核,ウィルスなど）
　　2) 外傷性：
　　　(1) 内耳出血
　　　(2) 迷路骨折（頭蓋骨折の一部）
　　　(3) いわゆる迷路振盪症
　　3) 中毒性：
　　　(1) 外因性：薬物（ストマイ,カナマイ,キニーネなど）
　　　(2) 内因性：（いわゆる中毒性迷路炎）
　　4) アレルギーおよび病巣感染
　　5) 血管性：
　　　(1) 器質性（出血,血栓,栓塞など）
　　　(2) 機能性（血管運動異常,虚血,血管内凝集）
　　6) 腫瘍性および耳硬化症の一部
　　7) 耳石疾患（Bárány, Hallpike ら）
　　8) 特発性迷路性めまい（メニエール症候群,不全型,軽症型,典型メニエール病,不規則重症型,卒中型）
　〔C〕後迷路性
　　1) 橋角部病変：
　　　(1) 腫瘍（聴神経腫瘍,その他）
　　　(2) 内耳神経周囲脳膜病変
　　2) 耳帯状疱疹（Ramsay-Hunt 症候）
　　3) 前庭ノイロン炎（Hallpike ら）
　　4) その他（血管性,感染性,中毒性）
Ⅱ. 頸部に起因するめまい
　　(1) 頸椎異常によるもの
　　(2) 頸筋の異常によるもの
　　(3) 椎骨動脈の循環不全症
Ⅲ. 中枢神経疾患に伴うめまい
　　(1) 腫瘍（とくに脳幹部,第4脳室内のもの）
　　(2) 感染症（脳炎,髄膜炎,梅毒など）
　　(3) 血管性障害（ワレンベルク症候,動脈硬化,高血圧,低血圧,脳貧血,頸動脈洞症候群など）
　　(4) 退行性疾患,多発性硬化症
　　(5) 外傷
　　(6) てんかん,片頭痛,扁平頭蓋,その他
Ⅳ. 鼻・咽頭に起因するめまい
　　(1) 鼻性めまい（とくに閉鎖性副鼻腔炎）
　　(2) 鼻咽腔性めまい
　　(3) 病巣感染（副鼻腔炎,扁桃炎）
Ⅴ. 眼科的めまい
　　(1) 眼筋トーヌスの異常
　　(2) 屈折異常
　　(3) 閃輝性暗点緑内障など
Ⅵ. 全身疾患に伴うめまい
　　(1) 循環器疾患
　　(2) 血液疾患
　　(3) 代謝障害,内分泌異常
　　(4) アレルギー性疾患
　　(5) ビタミン欠乏症
　　(6) 治療薬剤の中毒
　　(7) その他
Ⅶ. 婦人科的めまい
　　(1) 子宮発育不全
　　(2) 更年期
Ⅷ. 歯性めまい
　　(1) コステンス症候など
　　(2) 病巣感染
Ⅸ. 精神医学的めまい
　　(1) ヒステリー
　　(2) 神経性心気症
　　(3) 不安神経症
　　(4) その他
Ⅹ. その他熱射病,過労,動揺病など

(渡辺)

表III-34　平衡機能検査項目

1) 立直り反射検査
　　直立検査，マン検査，単脚起立検査，傾斜台検査
2) 偏倚検査
　　指示検査，書字検査，歩行検査，足踏検査，Diskuswerferstellung の観察（Abweichreaktion, Arm-Tonus Reaktion, Körperdrehreflex, Körperneigungsreflex の総合的観察）．
3) 異常自発眼運動検査
　　自発眼振検査，注視眼振検査，頭位眼振・頭位変換眼振検査
4) 迷路刺激検査
　　回転検査，温度検査，電気検査，瘻孔症状検査
5) 視刺激検査
　　視運動性眼振検査，視標追跡検査
6) 負荷平衡機能検査
　　起立負荷，自律神経薬剤負荷，ヒスタミン負荷，眼球・頸動脈洞圧迫負荷，頸部捻転負荷時の平衡機能検査
7) その他
　　前庭自律神経反射検査（Wenger 法），telemeter による運動時の平衡機能検査

(時田[56])

来される．一般に回転感のあるめまいは少なく，あっても軽度といわれる．

表III-33・1は，前述の前庭性末梢性のめまいと前庭性中枢性のめまいとの症候的な相異を示したものである．

3) 非前庭性のめまい　　(表III-33・2)

非前庭性のめまいとしては，視覚に関するものが多く，自分と周囲の物体の位置的関係が急激に変化した場合に，からだがそれに追従できず，めまい感が起こるものと考えられている．

たとえば，高い所から下をみたり，非常に速く動くものをみたり，度の合わない眼鏡をかけたり，乗物酔いなどの加速度病といわれるもの，などにみられるものである．

その他，鼻や歯の疾病でも炎症の波及によってめまいを起こすことがあり，内科的疾患としては，低血圧症，発作性頻脈症，心房細動および粗動，房室ブロック，心臓弁膜症，心肺機能障害，呼吸困難，アダムス・ストークス症候群，重症の貧血症など主に血行障害，末梢組織の酸素不足をきたすような状態の場合にみられることが多い．

一方，高血圧などでみられる発作的なめまいは，脳動脈圧上昇，血管痙攣などによる脳循環機能障害によるものと思われている．また，大脳皮質からの影響としては，神経症，ヒステリー，さらには分裂症，うつ病などの精神性疾患があげられるが，それらの詳細な機序については，まだよくわかっていない．なお，表III-33・2には，渡辺らによるめまいの病因的な分類による種々の疾病を示してある．

4．平衡機能の検査

(表III-33, III-34)

表III-34に，岐阜大学で行われていた平衡機能検査の項目を示した．実際の検査方法は専門書にゆずるとして，この目的とするところは，訴えられためまい，平衡機能障害などを客観的に捉えることにある．これによって，めまい，その他の成因である障害の部位，病態，さらには経過などを観察することが可能となる．すなわち，迷路系か，視覚系か，自己受容器によるものか，中枢神経系の障害か否かなどを鑑別し，さらには右か左か，迷路系ならば表III-33・1などによって末梢性か中枢性かの判別が可能となる．また，表III-33・2にもみられるように，その病因の追究も必要で，これによってはじめて治療の方針も確立されてくることになる．

III. 症候とその病態生理学

図III-66　ショックの状態

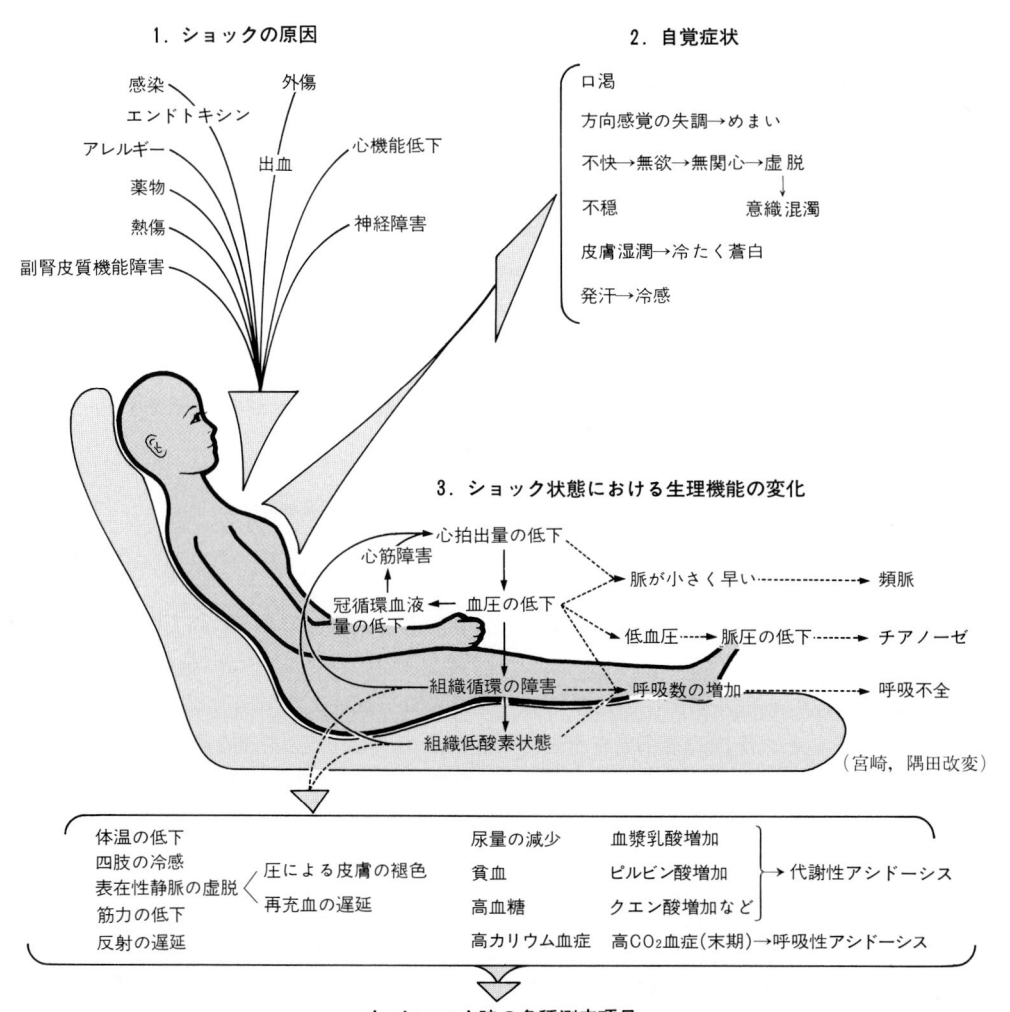

1. ショックの原因
- 感染
- エンドトキシン
- アレルギー
- 薬物
- 熱傷
- 副腎皮質機能障害
- 外傷
- 出血
- 心機能低下
- 神経障害

2. 自覚症状
- 口渇
- 方向感覚の失調→めまい
- 不快→無欲→無関心→虚脱
- 不穏
- 意識混濁
- 皮膚湿潤→冷たく蒼白
- 発汗→冷感

3. ショック状態における生理機能の変化
- 心拍出量の低下
- 心筋障害
- 冠循環血液量の低下
- 血圧の低下
- 脈が小さく早い → 頻脈
- 低血圧 → 脈圧の低下 → チアノーゼ
- 組織循環の障害
- 呼吸数の増加 → 呼吸不全
- 組織低酸素状態

（宮崎，隅田改変）

- 体温の低下
- 四肢の冷感
- 表在性静脈の虚脱
- 筋力の低下
- 反射の遅延
- 圧による皮膚の褪色
- 再充血の遅延
- 尿量の減少
- 貧血
- 高血糖
- 高カリウム血症
- 血漿乳酸増加
- ピルビン酸増加
- クエン酸増加など
- → 代謝性アシドーシス
- 高CO_2血症（末期）→呼吸性アシドーシス

4. ショック時の各種測定項目
1. 血圧の測定
    1) 動脈圧測定（5分間隔）
    2) CVP測定（10分間隔）
    3) 脈圧変動測定
2. 末梢循環状態の検索法
    1) plethysmography
    2) 毛細管顕微鏡法
    3) 毛細管圧測定
3. 循環状態の検索法
    1) 心電図
    2) 一般的血液検査
    3) 循環時間測定
    4) 循環血液量測定（数時間おき）
    5) 出血量測定（15分間隔）
    6) 心拍出量測定（1時間おき）
    7) 全末梢血管抵抗計算
    8) 血液粘度測定
    9) 血液凝固能測定（1～2時間おき）
4. 代謝に関する検査法
    1) 酸塩基平衡測定（2時間および補正後）
    2) metabolic structure 障害の測定（同上）
    3) 肝機能検査（1日1回）
    4) 酸素消費量の測定
5. 細胞外液量測定
6. 電解質測定（1日1～2回）
7. 腎機能検査（1日1回，尿測は1時間間隔）
8. 内分泌腺機能ことに副腎機能検査
9. catecholamine の測定
10. 呼吸機能検査
11. RES 機能測定
12. X線検査

（宮崎）

21章 ショック

1. ショック shock とは

ショックという言葉は，本来，生体が精神的，肉体的に，あるいは物体が物理的に一時的な強い衝撃を受けたときに用いられる一般的な用語である．医学的には，原因はなんであれ，生体に加わった強い衝撃によって生ずる非生理的な，生命を脅やかすような状態を総称する言葉として用いられている．すなわち，ショックとは，比較的短時間に衝撃的に発生し，速やかに進行する非生理的な障害による致命的な病態と考えられており，一つの症候群として理解されている．

したがって，その直接の原因，それを誘発する因子はきわめて多岐にわたり，病態生理学的な考え方からすれば"心拍出量の急激な減少によって組織に必要な酸素を供給しえなくなったために全身の組織に傷害をきたすような状態"(Guyton)と考えることができ，宮崎は"出血や細菌毒素や抗原抗体反応によって，心機能が高度に抑制されて心拍出量が減少し，循環機能不全に陥り，組織が低酸素状態になって細胞代謝障害を起こし，アシドーシスの発生など種々の症状が出現して悪循環に陥り，治療が遅れると不可逆性の重要臓器損傷をきたして死に至る症候群"と提唱している．

2. ショックの本態

ショックの病態として現われる主たる症候は，循環系の変化で，往々にして死に通じることがある．しかし，それを引き起こす本態についてはまだ多くの説があって，すべてのショックを一元的に解釈することは難しい．従来，動脈圧の低下，血管運動神経の麻痺による末梢血管の拡張などが直接の原因になっていると考えられていたが，近年はむしろ重要臓器組織の末梢毛細血管床の血流量低下，細動脈の収縮，当該組織の壊死などが直接の原因になるという考え方が強い．

① **心不全説**：心臓に原因があるショックの場合，静脈還流血液量の減少から心拍出量も低下し，心収縮力も衰えてくる．したがって，末梢組織の酸素不足をきたすという説．しかし，すべてのショック時に心不全になるか否かは疑問である．

② **エンドトキシン説**：ショック時に体内の細網内皮系の作用が低下し，産生される有毒物がそのまま血中に出て種々の悪影響を与えるという説．

③ **DIC** (Disseminated Intravascular Coagulation, **播種性血管内血液凝固**) **説**：血管内で急速に広範囲の血液凝固を起こし，その支配下にある組織の壊死によりショックを起こすという説．

④ **カテコールアミン説**：ショック時に分泌されるアドレナリンなどが末梢血管を収縮させ，逆に血液循環を悪くさせ，ショックの原因となる説．

その他，神経-内分泌異常説，代謝説，脈管痙攣説，中枢神経説などがある．しかし，いずれにしても，ショックの本態を一つの説のみによって解釈することは難しく，そのおのおのが相互に作用し，複雑な要因をなしているのが実情である．

3. ショック時の状態と生理機能の変化

1) ショックの原因と自・他覚症状

(図Ⅲ-66)

ショックの原因を図Ⅲ-66・1に示した．最終的な原因の主たるものは組織循環障害，低酸素状態ということになるが，その本態が多岐にわたるため招来される症状もその経過によって異なっている．図Ⅲ-66・2によくみられる自覚症状をあげたが，他覚的には図Ⅲ-66・3に示すように心機能の低下から組織の低酸素状態が招来される過程で，頻脈，血圧低下，チアノーゼ，呼吸数増加，呼吸不全，心筋障害などがみられ，検査成績でも尿量の減少，貧血，高血糖，血中カリウム，乳酸，ピルビン酸，クエン酸の増加などから代謝性アシドーシス，高 CO_2 血症から呼吸性アシドーシスに陥り，全身的な障害を起こしてくることになる．

III. 症候とその病態生理学

図III-67 ショックの分類とショック状態の進展および悪循環

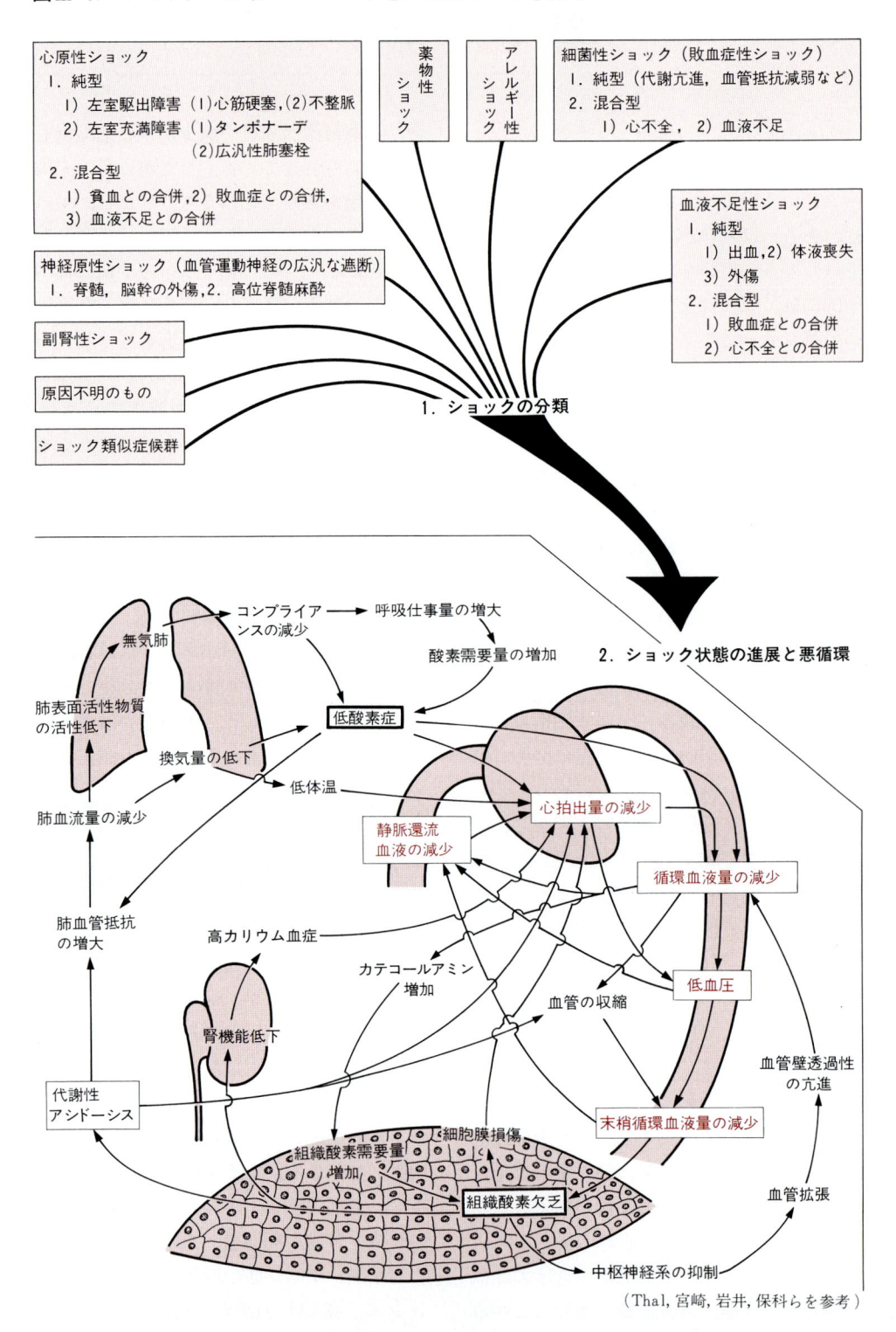

心原性ショック
1. 純型
   1) 左室駆出障害 (1)心筋硬塞, (2)不整脈
   2) 左室充満障害 (1)タンポナーデ
                    (2)広汎性肺塞栓
2. 混合型
   1) 貧血との合併, 2) 敗血症との合併,
   3) 血液不足との合併

薬物性ショック

アレルギー性ショック

細菌性ショック（敗血症性ショック）
1. 純型（代謝亢進, 血管抵抗減弱など）
2. 混合型
   1) 心不全, 2) 血液不足

神経原性ショック（血管運動神経の広汎な遮断）
1. 脊髄, 脳幹の外傷, 2. 高位脊髄麻酔

血液不足性ショック
1. 純型
   1) 出血, 2) 体液喪失
   3) 外傷
2. 混合型
   1) 敗血症との合併
   2) 心不全との合併

副腎性ショック

原因不明のもの

ショック類似症候群

1. ショックの分類

2. ショック状態の進展と悪循環

無気肺 / コンプライアンスの減少 → 呼吸仕事量の増大
酸素需要量の増加
肺表面活性物質の活性低下
低酸素症
換気量の低下
低体温
肺血流量の減少
静脈還流血液の減少
心拍出量の減少
循環血液量の減少
肺血管抵抗の増大
高カリウム血症
カテコールアミン増加
低血圧
腎機能低下
血管の収縮
代謝性アシドーシス
組織酸素需要量増加
細胞膜損傷
末梢循環血液量の減少
血管壁透過性の亢進
組織酸素欠乏
血管拡張
中枢神経系の抑制

（Thal, 宮崎, 岩井, 保科らを参考）

2）ショック時の臨床検査項目
(図Ⅲ-66・4)

ショック状態でもっとも顕著に現われる生理機能の変化は，心臓と末梢循環機能の変化である．したがって，ショック状態を把握するためには，まず心拍数，血圧と脈圧，心電図，中心静脈圧などが測定される．しかし，その本態を正確に把握するためには，末梢血管抵抗，血液量，血液凝固能，酸-塩基平衡，酸素消費量，呼吸機能，さらには血液化学的成分の定量などによって総合的な判定を行わなければならない．ショック時に測定すべき臨床検査項目を図Ⅲ-66・4 に示した．

4．ショックの分類
(図Ⅲ-67・1)

ショックの本態は，種々の要因によって構成されているが，実際に考えられる直接の原因から分類したのが図Ⅲ-67・1 である．

5．ショック状態の進展と悪循環
(図Ⅲ-67・2)

ショックの招来をからだ全体の生理機能の変化として捉えるならば，その概要としては，まず，体内の神経ことに自律神経系と，内分泌系が反応し，これによって血液循環動態に変化が起こり，ついには細胞レベルの障害に陥るという経過をとることになる．もちろん，これらの段階的変化に対し，体内では常にこれらを正常の機能に引きもどそうとする恒常性維持の機構が最大限に働いているが，これを陵駕するような侵襲を受ければショック状態の進行に悪循環をきたすことになる．

直接的，間接的を問わず，ショック状態によって心機能の低下，血行動態不全による循環血液量の減少，急激な血圧下降をきたしたと仮定すれば，図Ⅲ-67・2 のごとき体内の変化が考えられる．

すなわち，外傷や内出血による血液絶対量の減少，あるいは心機能の低下などによって血圧の急速な下降をきたすと，ショック状態に陥ることになる．この場合，循環血液量の減少によって体内では末梢血管を収縮させ，血圧を上昇させようとする機序が働くことになる．しかし，この時点では血圧低下とともに循環血液量の減少などによって末梢組織が酸素欠乏に陥っており，しかも血圧を上昇させるべく分泌されるカテコールアミンは末梢血管を収縮させるとともに末梢での代謝を促進し，酸素需要量を増加させる．したがって末梢組織の酸素不足を助長する結果となり，細胞膜の損傷，細胞破壊にもつながりかねない．

一方，循環血液量の減少は，心臓への還流血液の減少をきたし，心拍出量の減少は血圧の低下に直結することになる．図にみられるように，組織での酸素不足は，一方で中枢神経系の抑制へ，他方では組織代謝の障害から乳酸の蓄積，代謝性アシドーシスを招来し，結果的に心拍出量や循環血液量を減少させるように働き，これらの悪循環を繰り返すことになる．これらの結果，ショック状態はさらに進行し，組織の非可逆的な損傷をきたして，最悪の場合には致命的な状態に陥ることになる．この悪循環を断ち切ることがショック状態を緩解する最大の要因である．

6．ショック状態での心臓循環系の変化
(図Ⅲ-68)

前述のように，ショック進行の第一の要因となるのは心臓循環系であり，本項ではとくに心原性ショックについてもう少し詳しく述べてみたい．

1）心機能低下をきたしてくる要因

①心筋の収縮力底下，②心拍出量の減少，③動脈血圧の低下，④循環血液量の体内分布異常，⑤静脈還流の不全，⑥冠状動脈循環不全による心筋代謝の障害，など．

2）末梢循環不全による障害

①循環血液量の減少，②末梢組織の酸素欠乏，③交感神経緊張状態によって招来される末梢血管収縮による血管抵抗の増大，④末梢循環不全による末梢組織の温度低下，⑤各臓器組織における代謝不全による機能低下，⑥末梢組織代謝障害による代謝性アシドーシスの招来，など．

いずれにしても，これらの機能不全，障害などによって，結果的に全身の臓器組織の機能が低下

III. 症候とその病態生理学

図III-68 ショック時の心機能曲線

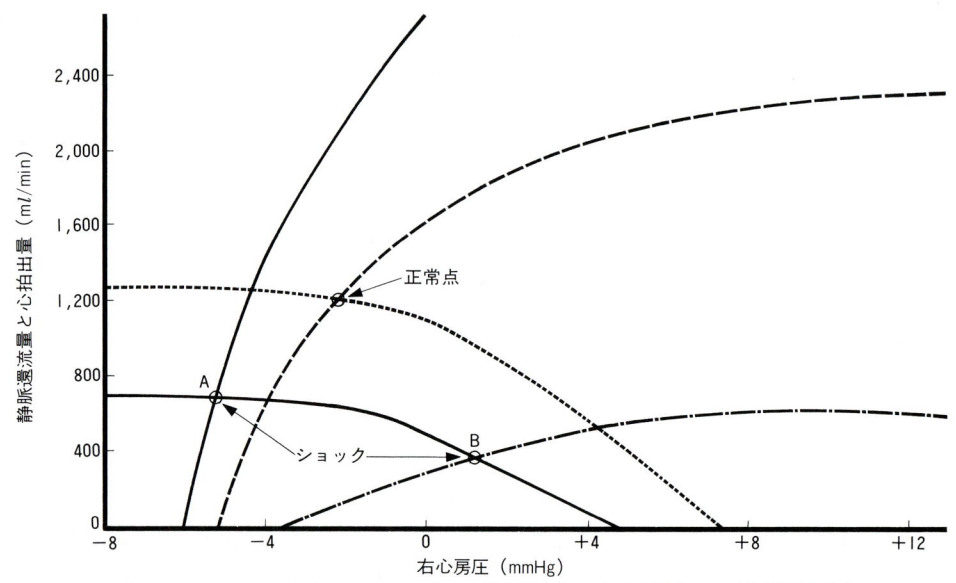

静脈還流量と心拍出量 (ml/min) / 右心房圧 (mmHg)

正常点 / A / ショック / B

出血性ショックでは心房圧が下がり，A点の心拍出量であるが，心原性ショックに移行すると心機能曲線が低下してB点の心拍出量となる　　　　　　　　　　　　　　　　　　　（Guyton）

表III-35　各種ショックの鑑別　　　　　　　　　　　　　　　　　　　　　　　　　　　　（宮崎[57]）

	神経性ショック	出血性ショック	細菌性ショック	心原性ショック	火傷性ショック	アレルギー性ショック	薬物性ショック	副腎性ショック	新生児期のショック	low resistance shock
皮膚温	温	冷	温	冷	冷	温	温	冷	冷	温
血圧	↓	↓	→	↓	↓	↓	→	↓	↓	↓
脈圧										→
脈拍数	↓	↑	↑	↑→↓	↑	↑↓	↑↓	↑		
心拍出量	↓	↓	→↑	↓	↓	↓	↓→↑	↓	↓	→↓
全末梢血管抵抗	↓	↑	↓	↑	↑	↓	↓	↑		↓
中心静脈圧	↑	↓	→↓	↑（I型）	↓	↓	↓→	↓		↓→
静脈血酸素飽和度	→	↓	↑	↓	↓	→	↑		↓	
微小循環不全	－	＋	－	＋	＋	＋	＋	＋	＋	－
循環血液量	→	↓	↓	↑↓（I型）	↓	↓	↓	↓	↓	
血漿成分喪失	－	＋	－	－	＃	＋	＋	＋	(＋)	
血液濃縮	－	－	－	±	＋	＋	＋	－		
ヘマトクリット	→	↑	↓	↑	↑	↑	→			
血液粘性度	→	↑	→↑	↑	↑	↑	↑			
細胞外液量	→	↓	↓	↓	↓	↓	↓	↓	↓	↓
Na	→	↓	↓	→↑	↓	→	→	↓in		
K ext		↑	↑		↑			↓		
代謝性アシドーシス	－	＋	＋	＋	＋	±	±	－	＋	
分時換気量	↓	↓	↑	↑	↓	↓	↓	→	↓	
肺compliance	→	↓	↓	↓	→	↓	↓		↓	
呼吸抵抗	→	＋	＋	＋	＋	＃	＋	＋	＋	
シュワルツマン反応	－	－	＋	－	－	±	－	－	－	
内分泌腺活動	↓	↑	↑↓	↑	↑	↑	↓	↓		
自律神経興奮	↑	↑	↑	↑	↑	↓	↓			
弛緩	＋	＋	－	－	↓	↓	↓	＃		
尿量								↓		
末梢体温	↘	↓	↑→↓	↓	↓	↑	↑→	↓	↑→	

し，当然，すべての生理機能が侵されて不可逆的な変化を起こし，致命的な転帰をとることになる．

3）心拍出量の低下 　　　　　　　（図III-68）

心拍出量は，主として心筋の収縮力によって決定され，動脈血圧，すなわち拍出時の抵抗とは関係なく，血液の還流量，すなわち心臓弛緩期の終了時における心臓容積によって決まってくる．これをスターリングの法則といい，還流血液量は静脈圧に依存するから，静脈圧が高いと還流血液量も多く，1回拍出量も多いことになる．

この静脈還流量と心拍出量を縦軸にとり，横軸に右心房圧をとって作図したのが図III-68で，この曲線を心臓機能曲線とよんでいる．2本の曲線の交点が平均右心房圧ということになり，心原性ショックの場合には正常（波線）に比較して心機能が低下し，右心房内圧がむしろ増加しているにもかかわらず，静脈還流血液量の減少から心拍出量（B）も減少してくることになる．

ちなみに，出血性ショックでは右心房内圧が低下し，心拍出量（A）も減少するが心原性ショックの場合ほど著明ではない．ふつう，心原性ショックの場合，分時拍出量の低下をきたし，体表面積当りで表わした心拍出量係数が $2.5\ l/min/m^2$ 以下になると前ショック状態，$2.0\ l/min/m^2$ で完全にショックになるといわれる．しかし，他の原因によって末梢循環障害をきたしショック状態に陥ることもあるので，心拍出量のみで心原性ショックと決めることは難しい．

4）動脈血圧の低下

ふつう，収縮期血圧が 90 mmHg 以下になると前ショック状態，60 mmHg 以下では完全なショック状態となる．なお高血圧症では，平常の血圧よりも 30 mmHg 以上低下した状態が持続すると危険であるといわれる．弛緩期の低下は冠状動脈灌流圧の減少をきたし，心筋の酸素欠乏，代謝障害を招来する危険がある．

5）全末梢血管抵抗の増大

ショック状態では血圧の異常低下から生体内防御機構が働き，全身の末梢血管の強い収縮が起こり，末梢血管抵抗を増大させ血圧の維持をはかることになる．しかし，心原性ショックで心拍出量の低下が持続すると，末梢血管抵抗を増大させても血圧の維持が難しくなる状態に陥る危険がある．

6）静脈圧の上昇

心原性ショックは，心拍出量の低下から心室弛緩期終末の圧が上昇する結果となり，心房圧，肺静脈，中心静脈圧の上昇をも招き，心不全を助長する．中心静脈圧を心臓カテーテルにより測定することが可能ならば，ショック状態における心臓循環系に対する侵襲の度をはかる指標となろう．

7）冠動脈血流量の減少

心臓弛緩期の血圧低下，左心室の終末圧上昇は冠状動脈の血圧，血流量を低下させる．したがって心筋の代謝が阻害され心機能がさらに低下する．

8）循環血液量の減少

心原性ショックでは，心拍出量の減少→血流停滞，あるいは出血性，細菌性ショックの場合と同様に，体液漏出→血液濃縮，末梢血管弛緩→血液停滞などによって，循環血液量の減少をきたすことがある．

9）肺のうっ血，水腫

心不全により左房圧上昇→肺静脈圧上昇→肺うっ血→肺水腫のみられることがある．

10）代謝性および呼吸性アシドーシス

末梢における血液循環障害→酸素供給量不足→末梢組織の代謝障害→乳酸などの蓄積→代謝性アシドーシスの危険がある．また，肺循環障害→二酸化炭素の排出障害→高二酸化炭素血症→呼吸性アシドーシスとなることもある．

7．各種ショックの鑑別　（表III-35）

なお，表III-35に，宮崎によるショックの原因的分類と種々の検査項目による成績を示した．

III. 症候とその病態生理学

図III-69 大脳皮質の働きを支える仕組み

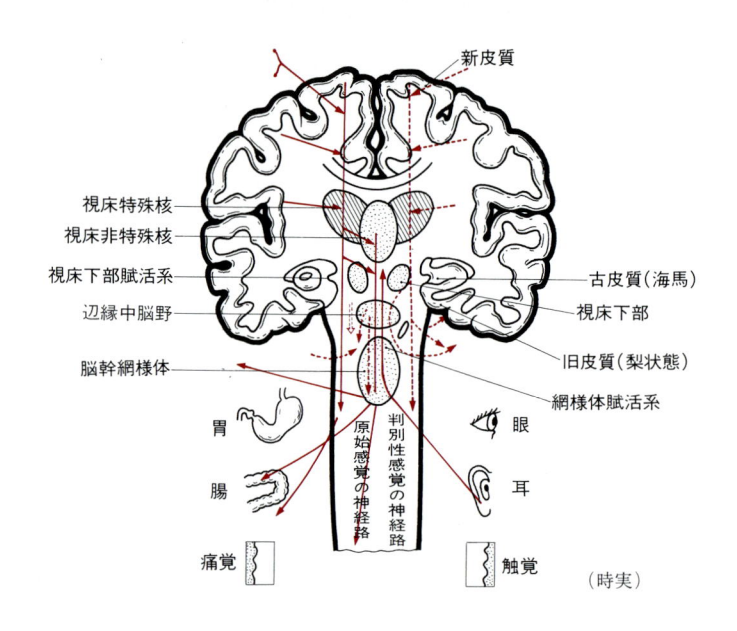

（図：新皮質、視床特殊核、視床非特殊核、視床下部賦活系、辺縁中脳野、脳幹網様体、古皮質（海馬）、視床下部、旧皮質（梨状態）、網様体賦活系、胃、腸、眼、耳、痛覚、触覚、原始感覚の神経路、判別性感覚の神経路）（時実）

表III-36 意識障害の段階

刺激しなくとも覚醒している（意識清明でない見当識障害をみる）	明識不能 senselessness	意識混濁の程度が最も軽く，病的状態のみならず疲労の激しいときにもみられる．	
	錯乱 confusion	意識混濁の程度はやや強く，しばしば幻覚・錯覚を伴う．	熱性伝染性疾患 中毒性精神病
	せん妄 delirium	意識混濁に運動興奮，不安，妄覚が加わり，意識混濁の程度は変化しやすい．	器質性精神病 中毒性精神病
刺激すると覚醒する（刺激をやめると眠り込む）	傾眠 somnolence	自発運動があり，外界の刺激に対して遅れて反応する．	
	嗜眠 lethargy	傾眠よりやや深い眠りの状態で，強い刺激に対してわずかに反応する．	脳外傷，中毒，肝疾患，腎疾患，脳循環障害などにみられる
	昏迷 stupor	意識混濁はさらに深まる．	
刺激にも覚醒しない	半昏睡 semicoma	自発運動がなく，皮膚痛覚刺激に反応する．	
	昏睡 coma	自発運動がなく，皮膚痛覚刺激に対する反応もない．意識混濁強い．	
	深昏睡 deep coma		

22章　意識の障害

1．意識障害 disturbances of consciousness とは

　意識の概念については，いろいろの考え方があり，まだ統一された定義がなされていない．一般に，意識とは，脳の機能を反映した種々の精神機能を統合し，自己の内的および外的現象に対する正しい認識や，働きかけのできる精神的状態をつくっている機能であると考えられている．

　意識には，意識の清明度と，意識の内容とがあり，前者は意識が清明に保たれているか否かを示すもので，後者は感覚，思考，意欲など，脳の総合的な精神現象から成り立っている．意識障害とは，脳の機能障害によって上記の機能の失調をきたしたもので，意識混濁と意識の変容とに分けることができる．すなわち，前者は意識の清明度が低下したもの，後者は意識の内容が変化したものであり，軽度の意識混濁に伴って出現し，錯乱，譫妄などを伴ってくることが多い．

2．意識水準の維持

（図III-69，III-70）

　一般に，意識の清明度の維持には，視床下部賦活系と網様体賦活系との二つが関与していると考えられている．視床下部賦活系は，内臓痛覚や皮膚の痛覚など種々の原始的な感覚情報を視床下部から直接大脳の旧および古皮質に投射する一方，一部を視床を通る神経路によって新皮質にも投射している．網様体賦活系は，脳幹網様体に入ってきた視覚，聴覚などの判別を要する感覚情報を，視床を介して大脳新皮質に投射している．

　すなわち，視床下部賦活系は大脳の旧および古皮質を，網様体賦活系は大脳新皮質を強く賦活する作用をしているのである．また，この二つは独立して別々に作用しているのではなく，一般に視床下部からの持続的な賦活作用によって清明度が規定され，加えて視床下部からの刺激で網様体賦活系の賦活作用が持続的に制御されているものと考えられている．

3．意識障害の分類　(表III-36)

　意識障害には種々の状態があり，脳自体の疾患のほかに，内臓諸器官の疾患による二次的な刺激による場合，さらには毒物の影響などがある．また，脳の疾患でもその障害部位によって意識障害の状態が異なってくる．一般に，意識障害は次の三つに分けられている．

1）意識混濁 subconsciousness

　意識の清明度が低下した状態で，注意が散漫になり表情も不活発で無表情となり，反応も遅くなる．その程度によって，次のように分けられる．

　① 明識不能 senselessness：意識混濁の程度がもっとも軽度で，外界の刺激に対してかなりよく反応する．

　② 傾眠 somnolence：外界の刺激によって覚醒するが，刺激がなくなると眠ってしまう状態，一般に自発言語や自発運動を行うことができる．

　③ 昏迷 stupor：意識障害の程度がさらに強くなるが，痛みや大声の呼びかけ，明るい光などに反応し，刺激を避けようとする逃避反射もみられる．

　④ 半昏睡 semicoma：一般に自発運動が消失する．しかし，深部反射や瞳孔反射は認められる．また，強い痛みの刺激に対して逃避反射がみられる．糞尿失禁を伴うことが多い．

　⑤ 昏睡 coma：自発運動は完全に消失し，筋肉も弛緩して，深部反射，角膜反射，対光反射などもみられなくなる．糞尿失禁を伴い，逃避反射も認められない．しかし，眼窩上縁内側，手指爪根部の強い圧迫や，アキレス腱などを強くつまむと反応することがある．

III. 症候とその病態生理学

図III-70 視床下部調節系

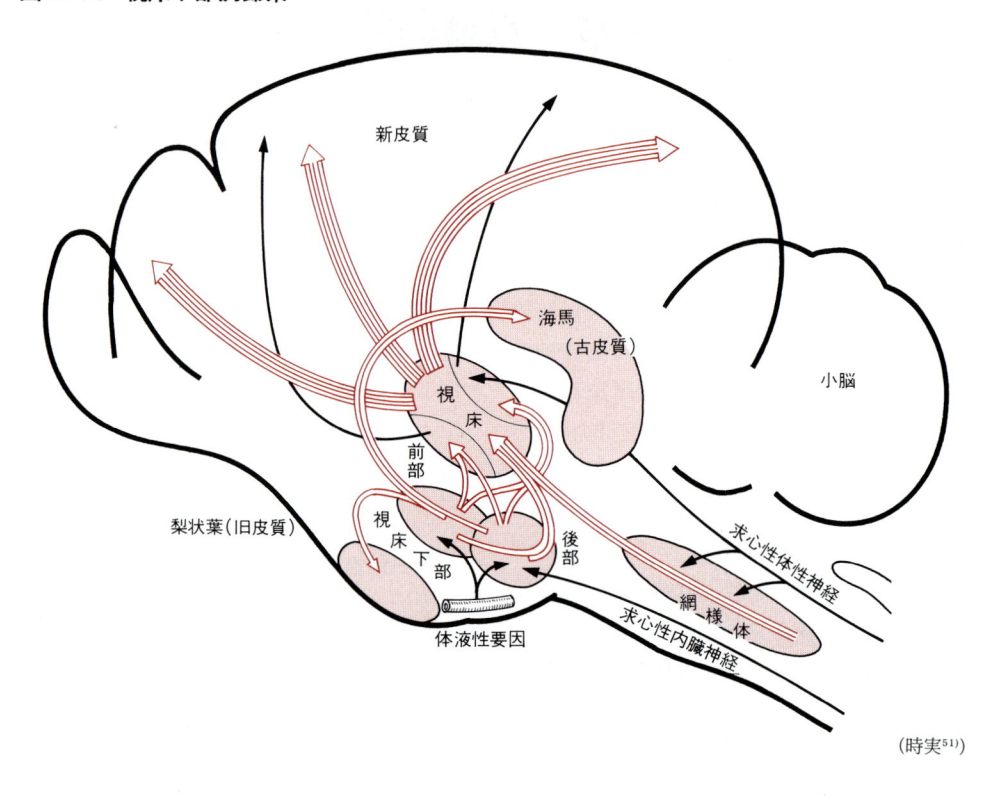

(時実[51])

表III-37 意識障害の鑑別

髄膜刺激症状	脳局所徴候	症状, その他	原因疾患
＋	－	突発して激烈な頭痛が先行 発熱が先行 その他	くも膜下出血（脳動脈瘤, 脳動静脈奇形破裂） 髄膜炎, 脳炎 神経梅毒
＋ または －	＋	外傷と関連のあるもの 突発したもの 発熱が先行 徐々に発症し特徴が少ない	脳挫傷, 硬膜外血腫, 硬膜下血腫 脳出血, 脳血栓, 脳塞栓 脳腫瘍, 脳脊髄炎, 血栓性静脈炎 脳腫瘍, 慢性硬膜下血腫
－	－	尿の異常所見 ショック状態 中毒が原因 黄疸, 肝腫, 腹水 チアノーゼ 高熱 低体温 頭部外傷 脱水状態	尿毒症, 糖尿病, 急性ポリフィリン症 低血糖, 心筋梗塞, 肺梗塞, 大出血 アルコール, 麻薬, 睡眠剤, COガス中毒 肝性昏睡 肺脳症 重症感染症（肺炎, 腸チフス, 敗血症など）, 熱射病, バセドウ病クリーゼ アルコール中毒 脳振盪 糖尿病性昏睡, 慢性腎不全

(上田, 太田らを参考)

2) 夢幻様意識

軽度の意識混濁に伴って認められる意識の変容であり，清明度が著しく不規則に変化する状態で，次の二つがある．

① 譫妄 delirium：意識混濁に精神運動の興奮や不安，錯覚などが加わり，外界の刺激に対して幻覚的，妄想的となって，思考の混乱がみられる．また，このときは意識混濁の程度が変化しやすい．中毒，伝染病などによる精神病的状態といえる．

② アメンチア amentia：意識混濁の程度は譫妄より軽度であるが，錯覚，妄想などを伴い，思考が支離滅裂となり，錯乱状態もひどくなる．譫妄と同様に，中毒，伝染病などの場合に多くみられ，精神分裂病にも認められる．

3) 狭縮性意識

意識混濁の程度は軽度であるが，意識野の一時的な狭窄と変容がみられる．すなわち，ある範囲のことについてのみ注意が集中し，そのことについては思考も動作も整然としているが，それ以外のことはまったく意識されなくなる状態である．もうろう（朦朧）状態がこれに当たり，これには見当識を失うてんかん性もうろう状態と，見当識が保たれるヒステリー性もうろう状態とがあり，精神病にもみられるが，主としててんかん性，心因性のものが多い．

4．意識障害の原因疾患

(表III-37，III-38)

意識障害を起こす原因はきわめて多く，その分類も数多くなされている．主として脳の原発性および続発性の疾患によって引き起こされ，脳内のエネルギー代謝を障害するものと，神経細胞膜の透過性を障害するものとの二つに大別することができる．

1) エネルギー代謝の障害

(1) グルコース供給の障害

脳内におけるエネルギーの産生は，ブドウ糖の酸化によって行われ，このブドウ糖の供給は血液に依存している．したがって，低血糖や脳の循環障害によってブドウ糖の供給が少なくなり，エネルギー産生の低下することが，意識障害の直接的な原因となる．これが低血糖性昏睡で，インスリンの過剰投与，膵ラ島 β 細胞の腺腫，脳下垂体および副腎皮質の機能不全などが原因となる．著明な空腹感，発汗，振戦などに続いて異常行動，意識障害などが招来される．また，心停止，ショックなどによる脳血流の減少も関与している．

(2) 酸素供給の障害

脳循環障害による酸素の低下は，ブドウ糖の酸化を低下させ，エネルギーの産生を減少させる．この脳細胞に対する酸素供給量の低下は，主に血液中の酸素含有量の低下と血流量の減少によっており，前者は一酸化炭素中毒，青酸中毒などに，後者は脳出血，脳栓塞，脳梗塞などに認められ，また，心拍出量の低下や，失神，ショック時，高血圧性脳症などにみられる末梢血管抵抗の減少なども脳循環血流量を減少させる．

(3) 酵素作用の障害

① 外因性中毒：アルコール，催眠剤，重金属などの中毒によって招来される．アルコールや催眠剤などは網様体賦活系に作用し，アルコールは酵素作用を抑制し，催眠剤は血流量に影響を与えないものの，エネルギーの利用過程を阻害するのではないかと考えられている．

② 内因性中毒：肝臓，腎臓，膵臓，その他種々の内分泌臓器などの重篤な疾患の場合，往々にして脳への栄養供給が阻害されたり，有毒物質の血中および脳内への蓄積による代謝障害などによって起こってくる．

肝性昏睡 hepatic coma　劇症肝炎，急性アルコール肝炎，薬物中毒などによる原発性，急性のものと，肝硬変などにみられる続発性，慢性のものとに分けられる．前者は肝細胞の破壊による肝機能障害に由来し，後者は門脈側副路の形成によって蛋白分解産物，アンモニアなどの有毒物質が解毒されずに大循環系に入るためと考えられている．このことから，肝性昏睡には高アンモニア血症の

表III-38　昏睡の代謝性原因疾患

ニューロン・グリア細胞の内的疾患	灰白質の疾患			クロイツフェルト・ヤコブ病，ピック病，アルツハイマー病と老人性痴呆，ハンチングトン舞踏病，進行性ミオクローヌス性てんかん，脂質蓄積病
	白質の疾患			シィルデル病，マルキァファーヴァ・ビギャミ病，ロイコディストロフィ症
ニューロン・グリア細胞の識外性代謝性脳症疾患（続発性代謝外の識外性脳症疾患）	酵素・基質・補因子の消失	低酸素血症（脳全体への酸素の供給の障害──脳血液循環は正常）	酸素張力と血液中の含量の減少	肺疾患，肺胞性低換気症，空気中の酸素張力の低下
			血液中の酸素含量の低下（正常張力）	貧血，一酸化炭素中毒，メトヘモグロビン血症
		虚血（脳への血液供給の，び漫性か広汎多巣性の障害）	心拍出量の低下による脳循環（CBF）の減少	アダムス・ストークス，心停止，心臓性不整脈，心筋梗塞，うっ血性心不全，大動脈狭窄，肺梗塞
			系統的循環での末梢抵抗の減少によるCBFの減少	失神（起立性，血管迷走神経性），頸動脈洞過敏症，血液容量の低下
			全般性あるいは多巣性の血管抵抗増加によるCBFの減少	高血圧性脳症，過呼吸症候群，血液粘張度の亢進（多血症，寒性グロブリン血症，高分子グロブリン血症，鎌状赤血球貧血）
			広汎な小血管閉塞によるCBFの減少	DIC (disseminated intravascular coagulation), SLE (systemic lupus erythematosus), 亜急性細菌性心内膜炎，脂肪塞栓，脳マラリア，心臓と肺の短絡
		低血糖症		インスリンの過剰投与，特発性（内因性インスリン，肝疾患など）
		co-factorの欠乏		チアミン（ウェルニッケ脳症），ナイアシン，ピリドキシン，シアノコバラミン
	脳以外の臓器疾患	非分泌性臓器の疾患		肝（肝性昏睡），腎（尿毒症性昏睡），肺（CO_2ナルコーシス）
		内分泌性臓器の機能亢進と低下		下垂体，甲状腺（粘液水腫──甲状腺中毒症），副甲状腺（副甲状腺機能低下と亢進），副腎（アジソン病，クッシング病，褐色細胞腫），膵臓（糖尿病，低血症）
		その他，系統的疾患		癌（遠隔への影響），ポルフィリン症
	外因性中毒	鎮静剤		バルビタール，非バルビタール性催眠薬，トランキライザー，エタノール，抗コリン性薬剤，アヘン剤
		酸による中毒あるいは酸による分解産物の中毒		パラアルデヒド，メチルアルコール，エチレングリコール，塩化アンモニア
		酵素阻害剤		重金属，有機リン，シアン化物，サリチル酸
	中枢神経系イオンあるいは酸塩基平衡の異常	水とナトリウム		過あるいは低ナトリウム血症
		アシドーシス		代謝性と呼吸性
		アルカローシス		代謝性と呼吸性
		カリウム		過あるいは低カリウム血症
		マグネシウム		過あるいは低マグネシウム血症
		カルシウム		過あるいは低カルシウム血症
	中枢神経において毒素または酵素阻害を起こす疾患			髄膜炎，脳炎，くも膜下出血
	体温調節障害			低体温症，熱射病

(Plum, F. & Posner, J. B.[58])

関与が重要視されているが，まだ不明な点も多い．

糖尿病性昏睡 diabetic coma　糖尿病に関連して出現するケトン性の糖尿病性昏睡は，インスリンの作用低下によって血中ケトン体が増加し，アシドーシスとなって，過呼吸，頻脈，脱水，呼気のアセトン臭などを認める．

尿毒症性昏睡 uremic coma　慢性腎不全の末期に多くみられる．腎機能の低下あるいは停止によって体内不要物の排泄が不能となり，脳代謝の異常をきたすもので，電解質，酸塩基平衡の異常をきたしたり，心不全などの循環器，呼吸器障害が原因となる場合もある．頭痛，譫妄，筋痙攣，呼気アンモニア臭などを認める．

内分泌異常　ホルモンの欠乏・過剰が直接脳細胞に作用して意識障害を引き起こす場合と，それらによる血糖，電解質などの異常が間接的に作用して起こる場合とがある．粘液水腫，甲状腺，副甲状腺クリーゼ，アジソン病クリーゼなどに認められる．

③　**感染症**：肺炎菌，ブドウ球菌，溶血性連鎖球菌，チフス菌などの細菌，梅毒スピロヘータ，あるいはムンプス，単純ヘルペスなどのウイルスなどによる肺炎，腸チフス，脳脊髄膜炎，脳膿瘍，脳炎など，主に全身性の重症感染症の場合に，脳における酸素消費量やブドウ糖利用の低下をきたし，脳代謝の障害を起こしてくる．

2）神経細胞膜透過性の障害——体液の電解質異常

NaやKイオンなどの細胞膜透過性の異常は神経細胞の活動電位に影響を与え，その機能の変調をきたさせる．したがって，体液の電解質濃度の変化は脳細胞の機能に大きな影響を与えると考えられている．

（1）高ナトリウム血症

尿崩症などによる脱水，塩分過剰，水摂取不足などが原因となるものと，頭部外傷，水頭症，松果体腫瘍などの疾患にみられる浸透圧調節レベルの上昇が原因と思われる本態性高ナトリウム血症

とがある．いずれにしてもこれらの高浸透圧の状態は，脳血管障害，糖尿病，腎不全などに伴って起こってくることが多い．

（2）低ナトリウム血症

Naの欠乏は，脳内のエネルギー産生を抑制して，神経接合部の異常などをきたすといわれ，当然，血液は低浸透圧となり，種々の代謝障害を招来する．症状はその程度や持続期間によっても異なるが，嘔気，頭重，頭痛，錯乱，痙攣などの症状を呈してくることが多い．

3）てんかん，など

てんかんは一過性の意識障害を伴う発作性の痙攣を伴う疾病で，その原因については，遺伝性のもの，頭部外傷の既往などもあげられるが，その大部分は原因不明のことが多い．てんかんには，大発作，小発作，精神運動発作などがあり，おのおの特異的な脳波の異常がみられ，その症状も異なっている．脳振盪，失神，一過性脳虚血などとの鑑別が必要である（本書「第25章　てんかん」の項参照）．

5．意識障害時における全身症状

（表Ⅲ-38）

意識障害時における全身症状，すなわち，呼吸，脈拍，血圧，体温などの変化は，その原因疾患によって異なっている．一般的に呼吸は，延髄の障害があれば不規則な失調性呼吸を呈し，糖尿病性昏睡，尿毒症などでは代謝性アシドーシスの結果クスマル大呼吸を，肝性昏睡では過呼吸を呈することが多い．脈拍は，脳腫瘍，頭蓋内血腫などでは徐脈，熱性感染症，代謝性疾患などでは頻脈となる．血圧の急激な上昇は脳出血，くも膜下出血，高血圧性脳症などにみられ，急激な血圧の下降は心筋梗塞，急性出血によるショックなどにみられることが多い．

なお，意識障害の鑑別を表Ⅲ-38にまとめてある．

III. 症候とその病態生理学

表III-39 うつ病の発病に関係する誘因ないし状況

個人・家族に関係する出来事	職業などに関係する出来事
近親者，友人の死亡，別離	職務の移動（配置転換，転勤，出向，転職など）
子女の結婚，遊学	昇進，左遷，退職，停年
病気，事故	職務に関係した情勢の急変（不景気など）
家庭内不和	職務に関係した困難（自分でコントロールできない要因）
結婚，妊娠，出産，月経，更年期	職務内容の変化
転居	職務上の失敗
家屋，財産などの喪失（火災など）	昇進
目標達成による急激な負担軽減	病気による欠勤と再出勤
停年	
仕事の過労	
家庭の経済問題	

(大熊[59])

図III-71 うつ病の症状

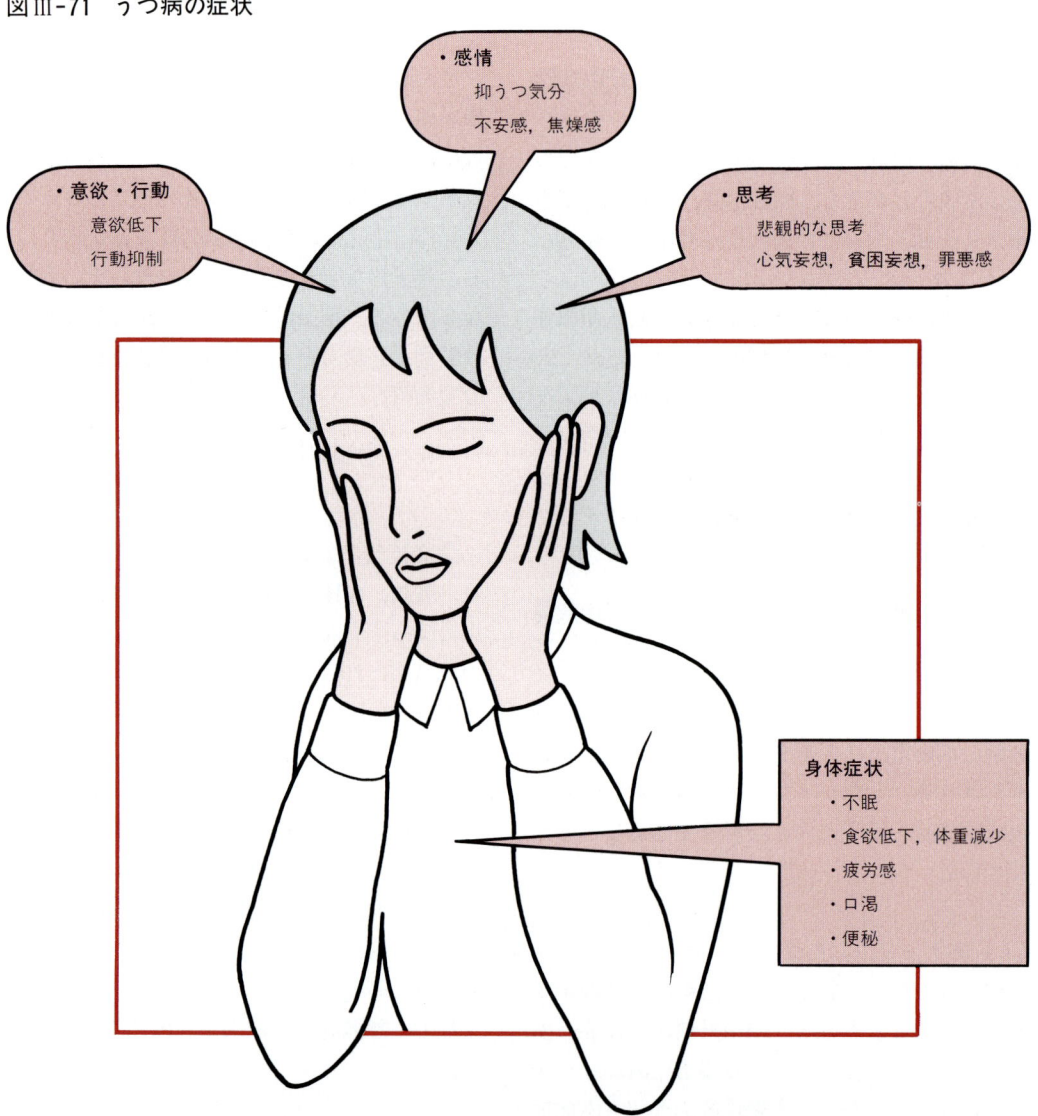

・感情
　抑うつ気分
　不安感，焦燥感

・意欲・行動
　意欲低下
　行動抑制

・思考
　悲観的な思考
　心気妄想，貧困妄想，罪悪感

身体症状
・不眠
・食欲低下，体重減少
・疲労感
・口渇
・便秘

23章　感情の障害・うつ（鬱）

1．うつ病 Depression の出現頻度と原因

（表Ⅲ-39）

うつ病の有病率は，全人口の1〜3％程度といわれ，男女比は1：2の割合で女性に多いとされている．発病年齢は，青年期以降いずれの年代でもみられるが，20歳代と50歳代が比較的多い．躁状態を伴うものを躁うつ病 manic depressive psychosis といい，全体の1割程度を占める．この場合は30歳以前の発病例に多い．

近年，うつ病の発病原因については，モノアミン仮説が知られており，脳内のモノアミン（ノルアドレナリン，セロトニンなど）の機能的減少がうつ状態を引き起こすというものである．その根拠は，うつ病者の脳脊髄液や尿中のモノアミンの代謝産物が減少していること，抗うつ薬がモノアミンの利用率を増加することなどがあげられる．

うつ病の発病には，その約70％になんらかの誘因が認められる．広義の誘因としては，表Ⅲ-39のように過労，転勤や転職などの仕事の変化，引っ越しや入学などの生活の変化，経済的問題，病気，近親者の死亡，妊娠，出産などがあげられる．

2．うつ病の症状

（図Ⅲ-71）

うつ病になると，とくに誘因がなくても気分が憂うつになり，何事にも楽しさを感じなくなる（抑うつ気分）．あらゆることにやる気が起きず（意欲低下），行動しようにも思ったように体が動かない（行動抑制）．思考の面でも悲観的に考え，物事を悪く解釈したり，自分を価値のないものと考えたりする．ときには妄想をもつものもいる．思考の速度が遅くなり（思考抑制），判断力，決断力が低下する．また，不安感や焦燥感の強いものは，身の置き場のないような感覚をもったり，じっとしていられないときもある．症状の強い場合，自殺願望（希死念慮）を生じる場合もある．

身体面では，睡眠障害と食欲低下を示す．睡眠障害はほとんどの場合不眠で，入眠障害，早朝覚醒，熟睡感の喪失を訴える．食欲については，味がしない，おいしく感じないと訴えるものが多く，数キロ以上の体重減少もしばしば認められる．そのほかにも便秘，口渇，女性の場合は月経不順を認めることも少なくない．

3．うつ病の治療

うつ病の基本的な治療としては，十分な休養と薬物療法とがある．十分な休息をとらせるには，仕事などの負担を軽減するための環境整備を行うとともに精神的負担を取り除く必要がある．患者は自分の状態を病気と捉えられず，努力不足やわがままと考え，自分を責め苦しんでいる場合も多いので，誰にでも起こりうる病気であることを正確に説明し，治療すれば必ず治ること，いつまでもこの苦しみが続くわけではないことを話す必要がある．しかし，元気を出すように励ますことは，無力感，自責感を増強するので禁物である．

薬物療法では，当初，イミプラミン，アミトリプチリンなどの三環系抗うつ剤が使用されていた．しかし三環系抗うつ剤は，シナプス間のセロトニンやノルアドレナリンの再取込みを阻害することにより抗うつ効果を示すが，便秘，口渇などの抗コリン作用による副作用が少なからず認められる．その後に開発された四環系抗うつ剤は，三環系抗うつ剤に比べ末梢性の抗コリン作用が少なく，その作用はノルアドレナリン性シナプス前 α_2 受容体遮断作用によりシナプス間隙へのノルアドレナリン遊離を促進し，抗うつ作用を発揮させるものである．また，最近，選択的セロトニン再取り込み阻害薬（selective serotonin reuptake inhibitor, SSRI）が開発され，欧米を中心に広く使用されるようになった．これは選択的で強力にセロトニン再取込み作用を阻害するもので，従来の抗うつ薬と同等の効果をもちながら抗コリン作用が少ないという特徴をもっている．

III. 症候とその病態生理学

表III-40 DSM-IVの痴呆診断基準

A．つぎの①，②の両方によって表現される多数の認知欠損の発現
　① 記憶障害（新しい情報を習得する能力あるいは以前に習得した情報を想起する能力の障害）
　② 以下の認知障害の一つ（あるいは複数）
　　a）失語（言語障害）
　　b）失行（運動機能が損なわれていないにもかかわらず動作を遂行できないこと）
　　c）失認（感覚機能が損なわれていないにもかかわらず対象を認知あるいは同定できないこと）
　　d）実行機能（たとえば計画したり，組織したり，一定の順序に配列したり，抽象したりする能力）の障害
B．基準A①とA②の認知欠損は，それぞれ社会的あるいは職業的能力の重大な障害を引き起こし，以前の機能水準からの著しい低下を表す．

(平井ら[60])

表III-41 痴呆の原因疾患：病因別分類

中枢神経系の変性疾患：アルツハイマー型痴呆，進行性核上麻痺，ピック病，ALS-Parkinson-Dementia complex，ハンチントン舞踏病，パーキンソン病，大脳皮質基底核変性症，Hallervorden-Spatz症候群，脊髄小脳変性症，進行性ミオクロヌスてんかん，進行性皮質下膠質症，ALS様症状を伴う痴呆
脳血管障害：脳出血，脳梗塞，ビンスワンガー病，動脈炎（SLE，PN，側頭動脈炎，高安病，そのほか），慢性硬膜下血腫
頭蓋内感染症：神経梅毒（進行麻痺），亜急性硬化性全脳炎（SSPE），進行性多巣性白質脳症（PML），伝播可能な海綿状脳症（クロイツフェルト-ヤコブ病），レトロウイルスによる脳症（AIDS脳症，HTLV-I脳症），その他の脳炎（日本脳炎，ヘルペス脳炎，嗜眠性脳炎，発疹チフス，マラリア，etc.），髄膜炎（結核性，真菌性，化膿性）
腫瘍性疾患：脳腫瘍（原発性，続発性），髄膜癌腫症（癌性髄膜炎），癌のremote effect
外傷性疾患：頭部外傷の後遺症（脳挫傷，頭蓋内出血）
内分泌・代謝疾患性疾患
　〈内分泌疾患〉：甲状腺機能低下症・亢進症，クッシング症候群，アジソン病，下垂体機能低下症，副甲状腺機能低下症・亢進症
　〈欠乏性疾患〉：ビタミンB_{12}欠乏症，ペラグラ，ウェルニッケ脳症（サイアミン欠乏症）葉酸欠乏症，Marchiafava-Bignami病
　〈そのほか〉：ウイルソン病，ポルフィリン症，ミトコンドリア脳筋症，肝性脳症，腎性脳症，肺性脳症，低血糖症，低Na血症，低Ca血症，高Ca血症
脱髄疾患：多発性硬化症
中毒性疾患：各種薬物，アルコール，有機化合物，重金属の中毒，一酸化炭素中毒
低酸素脳症
てんかん
その他：正常圧水頭症，神経ベーチェット症候群，サルコイドーシス，シェーグレン症候群

(平井ら[60])

図III-72 脳血管性痴呆の変位病巣

1. 広範梗塞型

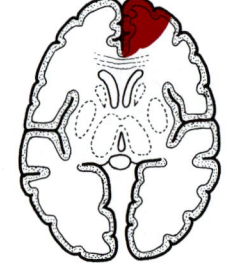

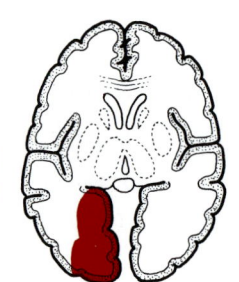

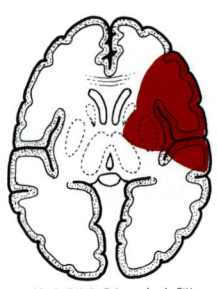

前大脳動脈梗塞　　後大脳動脈梗塞　　前大脳動脈・中大脳動脈境界領域梗塞

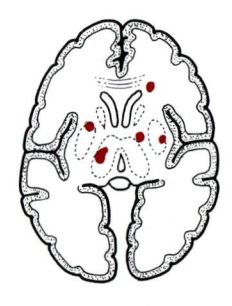

2. 多発小梗塞型

3. 限局性梗塞型

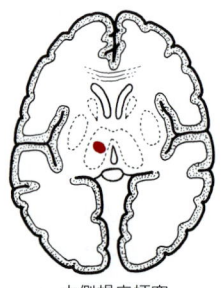

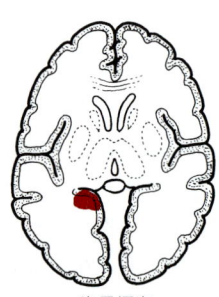

内側視床梗塞　　海馬梗塞

(長谷川[61])

24章　記憶の障害・痴呆（ぼけ）

1．痴呆 dementia とは
（表III-40）

痴呆 dementia とは，一度正常に発達した知能が減退した状態と定義される．アメリカ精神医学会の診断基準 DSM-IV（Diagnostic and Statistical Manual for Mental Disorders 4th edition）では記憶障害を中心に表III-40のように定義している．

2．痴呆の出現頻度と原因
（表III-41，図III-72）

わが国の老人性痴呆疾患の絶対数は，1990年で約100万人（65歳以上の人口中の6.8％）といわれ，人口の高齢化に伴い，2000年には155万人（人口比7.2％），2010年には225万人（人口比8.1％）と推定されている．

痴呆の原因には，表III-41のように非常に多くの病態，疾患が考えられる．しかし，その90％以上は，アルツハイマー型痴呆，脳血管性痴呆とそれらの混合型で占められている．

アルツハイマー型痴呆は，神経細胞が緩徐に障害され死んでいくという神経変性疾患の代表である．大脳の海馬をはじめとする側頭葉を中心に大脳が広範囲に障害され，神経病理学的には，神経細胞の萎縮，脱落とともにアミロイド蛋白の沈着と，その周囲の神経突起の変性である老人斑の出現，鍍銀染色により神経細胞内の細い神経原線維が太く蛇行してみられる変化（神経原線維変化）が特徴的である．アルツハイマー型痴呆は，従来65歳以下で発病する初老期痴呆（アルツハイマー病）と65歳以上でみられる老年痴呆とが別であると考えられてきたが，近年，両者の神経病理学的所見に本質的な相違のないことがわかってきた．

脳血管性痴呆は，痴呆の原因が脳の血管性病変（梗塞，出血，循環不全など）によるものである．なお痴呆をきたす病変には，図III-72に示すように，①広範囲の病変，②中小病変の多発，③重要部位の限局性病変に分けられる．

① 広範囲の病変：中等大以上の脳血管障害では意識障害や運動障害が生じるとともに，記憶障害を主徴とする痴呆を生じることがある．前頭葉病変による痴呆では意欲低下，性格変化が目立ち，頭頂葉病変では記銘力障害，言語障害を示すものが多い．

② 中小病変の多発：ラクナとよばれる直径10mm程度の小梗塞は健常高齢者にもしばしば認められる所見である．したがって，ラクナの存在のみで痴呆が出現するわけではないが，出現数の非常に多い場合や視床，大脳白質にも多発している場合には痴呆の原因になる．

③ 重要部位の限局病変：限局した小病変であっても視床の前内側部，側頭葉下内側部，後頭葉などでは記憶障害を生じることがある．これらは海馬から視床，乳頭体に至る大脳辺縁系を構成し，記憶回路の一部と考えられている部位である．

3．痴呆の症状
（表III-42）

アルツハイマー型痴呆は，記憶障害で発症し持続的に進行していく．理解力，判断力の低下，失語，失認などの症状が認められる．人格水準の低下が目立ち，病識を欠く場合も多い．若年発症のものほど急速に進行するといわれている．

脳血管性痴呆の症状は，脳血管の障害部位により左右される．精神機能の低下は一様でないことも多いので，まだら痴呆とよばれる場合もある．めまい，しびれなどの神経症状を合併することが多く，感情失禁，うつ状態，せん妄などもよく認められる．症状は階段的に増悪するが，アルツハイマー型痴呆に比べ，比較的末期まで人格水準が保たれるものが多い．

アルツハイマー型痴呆と脳血管性痴呆の特徴とその相違を表III-42に示した．

III. 症候とその病態生理学

表III-42 脳血管性痴呆とアルツハイマー型痴呆の鑑別

	脳血管性痴呆	アルツハイマー型痴呆
発症時期	高齢になるにしたがい増加するが、老年痴呆より若年者に多い	高齢になるにしたがい著明に増加
経　過	緩徐、時に急性、階段状に進行	緩徐、潜行性に発症しつねに進行
自覚症状	初期に頭痛、めまい、しびれ感、不眠、物忘れ、抑うつ気分などを訴えることあり	なし
精神症状	① 比較的末期まで人格や判断力、常識は保持される ② まだら痴呆 ③ 症状は動揺性、固定することあり	① 人格の崩壊が著明 ② 全般的痴呆 ③ 動揺性は少なく漸次進行性
大脳巣症状	病変部位によっては出現する	出現するが、アルツハイマー病ほど顕著ではない
神経症状	早期から片麻痺、パーキンソン症候群、歩行失行、仮性球麻痺などを伴う	早期にはない、進行期には筋固縮、ミオクローヌスなどが出現することあり
全身疾患	高血圧、糖尿病、高脂血症、心疾患の合併が多い	特記すべきものはない
病　識	末期に至るまで、ある程度は保持される	欠如する
その他	感情失禁、巣症状を伴う、うつ状態を伴うことあり、強制泣き笑い（＋）	多幸性、多弁 強制泣き笑い（－）
CT	① 多発梗塞性痴呆 　皮質枝や穿通枝領域に中小の低吸収域が多発 ② ビンスワンガー型脳症 　脳室拡大、脳室周囲に広範な白質低吸収域	対称性の脳溝開大と脳室拡大 初期には著変なく、病期の進行につれて顕著となる
SPECT/PET	おもに前頭葉の血流・代謝の低下	側頭頭頂葉の血流・代謝の低下

（平井ら[60]）

表III-43 改訂・長谷川式簡易知能評価スケール

No.	質問内容		配点
1	お歳はいくつですか？（2年までの誤差は正解）		0　1
2	今日は何年の何月何日ですか？　何曜日ですか？ （年、月、日、曜日が正解でそれぞれ1点ずつ．）	年 月 日 曜日	0　1 0　1 0　1 0　1
3	私達がいるところはどこですか？ （自発的に出れば2点、5秒おいて、家ですか？　病院ですか？　施設ですか？ 　の中から正しい選択をすれば1点．）		0　1　2
4	これから言う3つの言葉を言ってみてください、あとでまた聞きますのでよく覚えておいてください． （以下の系列のいづれか1つで、採用した系列に〇印をつけておく．） （1：a) 桜　b) 猫　c) 電車　　2：a) 梅　b) 犬　c) 自動車		0　1 0　1 0　1
5	100から7を順番に引いてください． （100－7は？　それからまた7を引くと？　と質問する．） （最初の答が不正解の場合、打ち切る．）	(93) (86)	0　1 0　1
6	私がこれから言う数字を逆から言って下さい．(6-8-2, 3-5-2-9) （3桁逆唱に失敗したら打ち切る．）	2-8-6 9-2-5-3	0　1 0　1
7	先ほど覚えてもらった言葉をもう一度言ってみて下さい． （自発的に回答があれば各2点、もし回答がない場合、以下のヒントを与え正解であれば1点．） a) 植物　b) 動物　c) 乗り物		a：0　1　2 b：0　1　2 c：0　1　2
8	これから5つの品物を見せます．それを隠しますので何があったか言ってください． （時計、鍵、タバコ、ペン、硬貨など必ず相互に無関係なもの．）		0　1　2 3　4　5
9	知っている野菜の名前をできるだけ多く言ってください． 答えた野菜の名前を右欄に記入する．途中で詰まり、約10秒待っても出ない場合にはそこで打ち切る． 5個までは0点、6個＝1点、7個＝2点、8個＝3点、9個＝4点、10個＝5点		0　1　2 3　4　5
		合計得点	

満点：30　cut off point：20/21（20以下は痴呆の疑いあり）

（平井ら[60]）

4．痴呆の検査　(表III-43)

痴呆のスクリーニングテストとして，わが国では，表III-43に示す「改訂長谷川式簡易痴呆検査」が広く用いられている．このテストで得点が20点以下のものは痴呆の存在が疑われ，より詳細な検討が必要である．

また，痴呆の原因検索のためには，頭部CT (computed tomography) などの画像検査，血液検査が必要である．画像検査では頭部CT，MRI (magnetic resonance imaging) が多くの施設に普及しており，脳の萎縮や脳梗塞，出血の有無などの形態を明らかにするために非常に重要である．また，脳血流を測定するSPECT (single photon emission computed tomography) では，アルツハイマー型痴呆の場合，頭頂，側頭葉の，脳血管性痴呆の場合，前頭葉の脳血流量の低下が明らかで早期診断に有用である．血液検査は，痴呆をきたしうる内分泌疾患，代謝性疾患などを除外するためにも行うべきである．

5．痴呆の治療

痴呆の治療は，その原因疾患の治療が可能な一部の痴呆 (treatable dementia，たとえば正常圧水頭症，甲状腺疾患に起因するもの) を除き，現時点では，根治的治療は困難である．わが国では，抗痴呆薬として認可されたものはなく，記憶障害そのものを改善する薬物はない．アメリカではアルツハイマー型痴呆としてコリンエステラーゼ阻害薬のタクリンが承認されている．これはアルツハイマー型痴呆の脳内でアセチルコリンが欠乏し，それが記憶障害に関与しているというコリン仮説に基づいたもので，脳内の神経伝達物質の補充を目的としている．

痴呆の周辺症状の治療としては，薬物療法がかなり効果的であり，患者および家族の生活の質の向上に役立っている．すなわち，幻覚，妄想に対しては抗精神薬，不安やこだわりには抗不安薬，意欲低下や焦燥感に対しては抗うつ薬，不眠には睡眠薬が用いられている．脳血管性痴呆に対して，脳循環改善薬，脳代謝改善薬が用いられる場合もあるが，対象症例やその効果に十分注意を払う必要がある．

III. 症候とその病態生理学

表III-44 てんかん発作の国際分類の主項目（1981年）

I．部分発作（焦点発作，局所発作） 　A．単純部分発作（意識は障害されない） 　　1）運動症状を示すもの 　　2）体性感覚あるいは特殊感覚症状を示すもの 　　3）自律神経症状を示すもの 　　4）精神症状を示すもの 　B．複雑部分発作（≒側頭葉発作） 　　1）単純部分発作で始まり続いて意識障害が起こるもの 　　2）発作の起始に意識障害を示すもの 　C．部分発作で全般強直間代発作（GTC）に発展するもの	II．全般発作（けいれん性あるいは非けいれん性） 　A．欠神発作 　　1）欠神発作 　　2）非定型欠神発作 　B．ミオクロニー発作 　C．間代発作 　D．強直発作 　E．強直間代発作 　F．脱力発作（失立発作） III．分類不能てんかん発作

(大熊[62])

図III-73 主なてんかん波の種類

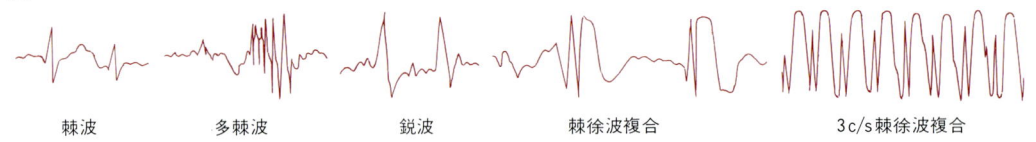

棘波　　多棘波　　鋭波　　棘徐波複合　　3c/s棘徐波複合

図III-74 てんかんの症例(1)

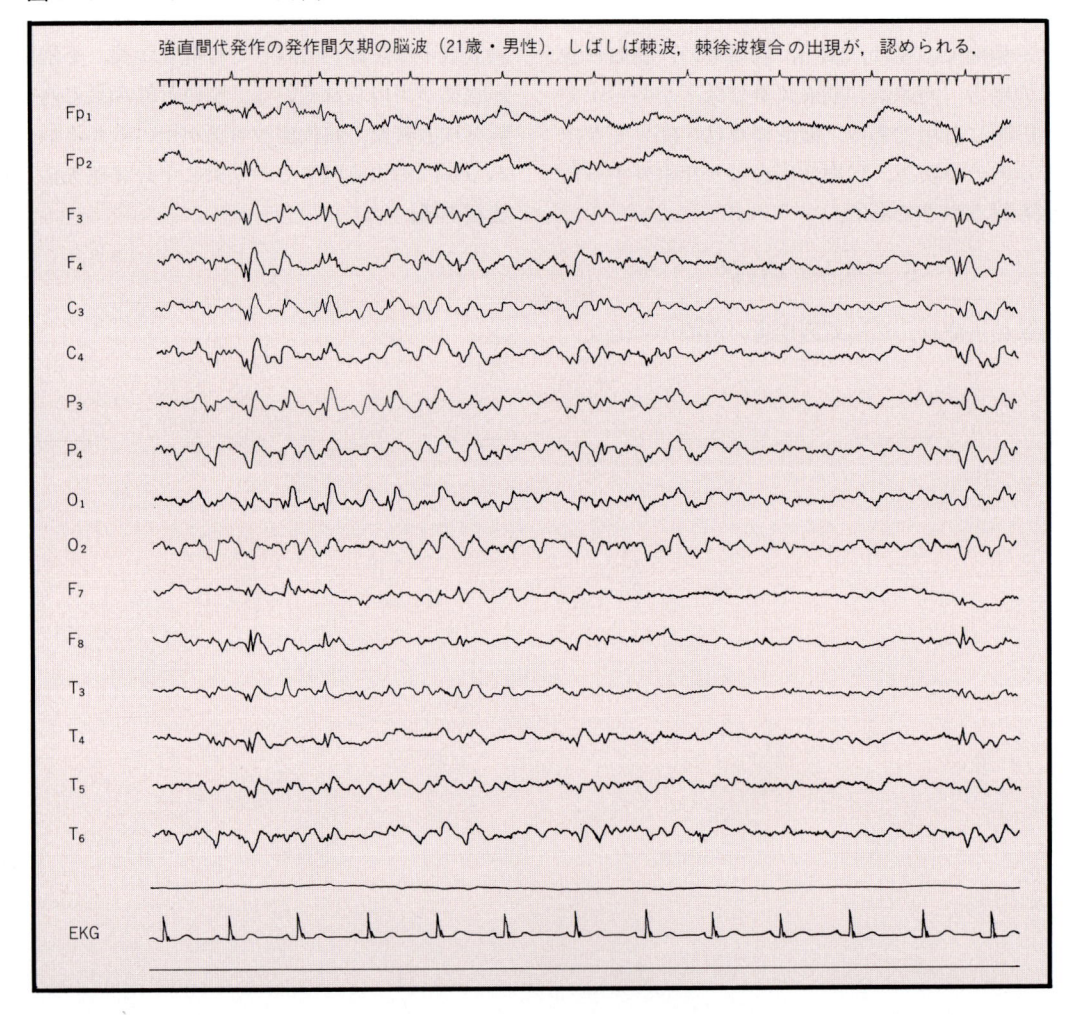

強直間代発作の発作間欠期の脳波（21歳・男性）．しばしば棘波，棘徐波複合の出現が，認められる．

25章　てんかん（癲癇）

1．てんかん epilepsy とは

てんかんとは種々の原因によって招来される慢性の脳疾患で，大脳皮質の灰白質部分にある神経細胞が興奮し，過剰な電気的発射を起こすことによって招来される反復性の発作（てんかん発作）を主症状としている．てんかん発作には，強直間代性痙攣発作をはじめ短時間の意識障害を伴う欠神発作，さらに自律神経発作など非常に多彩な発作がある．

2．てんかんの出現頻度とその原因

てんかんの有病率は，概ね1,000人に5～10人程度と考えられている．発病には性差がなく，発病年齢は小児期から思春期が多い．また，発病年齢やその経過は，発作の型により異なり，とくに小児期の発作の型は年齢に依存している．

てんかんの原因については，先天的異常，周産期の異常，脳腫瘍，脳血管障害（出血，梗塞），頭部外傷などがあげられるが，明確な原因のみられないものも少なくない．なお原因の明らかでないものを真性てんかんとよぶこともある．

3．てんかん発作型の分類

（表Ⅲ-44）

てんかん発作を明確に鑑別，分類することは，以後のてんかん治療上もっとも重要である．そこで，ここではてんかん発作型を表Ⅲ-44に示すてんかん発作の国際分類に基づいて述べてみたい．

国際分類ではてんかん発作を，①部分発作，②全般発作，および③分類不能のてんかん発作に大別している．

1）部分発作

部分発作は，発作の初期症状および脳波所見から，発作のときに一側の大脳半球に限局したニューロン系に，最初に異常興奮のみられる発作である．意識障害がない単純部分発作と意識障害を伴う複雑部分発作とに分類されている．なお，部分発作は，二次的に全般発作に移行する場合もある．

単純部分発作は，さらに，主体とする症状や発作焦点の局在部位によって，①大脳運動野に局在がある運動症状をもつもの，②頭頂葉に焦点がある体性感覚あるいは特殊感覚症状をもつもの，③側頭葉辺縁系起源の自律神経症状をもつもの，④失語，感情，認知などの高次脳機能を含めた精神症状をもつもの，の四つに分類される．運動症状をもつもののなかでは，ジャクソン発作が有名である．これは焦点運動発作の特殊型で，身体の一部分に起こった焦点発作が大脳皮質上の隣接部位に波及したため，それに対応する身体の部位に順次けいれんが波及，マーチ（行進）するものである．発作は，上肢，顔面などから始まり，上肢から顔面に進むもの，上肢から下肢に進むものなどがあり，この発作の行進は一側にとどまらず反対側に波及する場合や，二次的に全般化し強直間代けいれんに移行する場合もある．

複雑部分発作は，意識障害を伴う部分発作で，主に側頭葉に局在した所見を認めるものが多い．単純部分発作に始まり続いて意識障害が起こるものと，最初に意識障害から始まるものがある．患者は，発作中，周囲の状況に正しく反応できず，その間の行動を想起することができない．

また，意識混濁とともにその場の状況にそぐわない無目的な行動をとる自動症が出現する場合もある．自動症としては，舌なめずりや口をもぐもぐさせるなどの食行動に関するもの，手で衣類のボタンをいじるなどの身振りに関するもの，うろうろ歩いたり突然走り出すものなどが知られている．自動症を伴う発作は，複雑部分発作のなかでは中核群をなすもので，従来，精神運動発作とよばれている．

図Ⅲ-75 てんかんの症例(2)

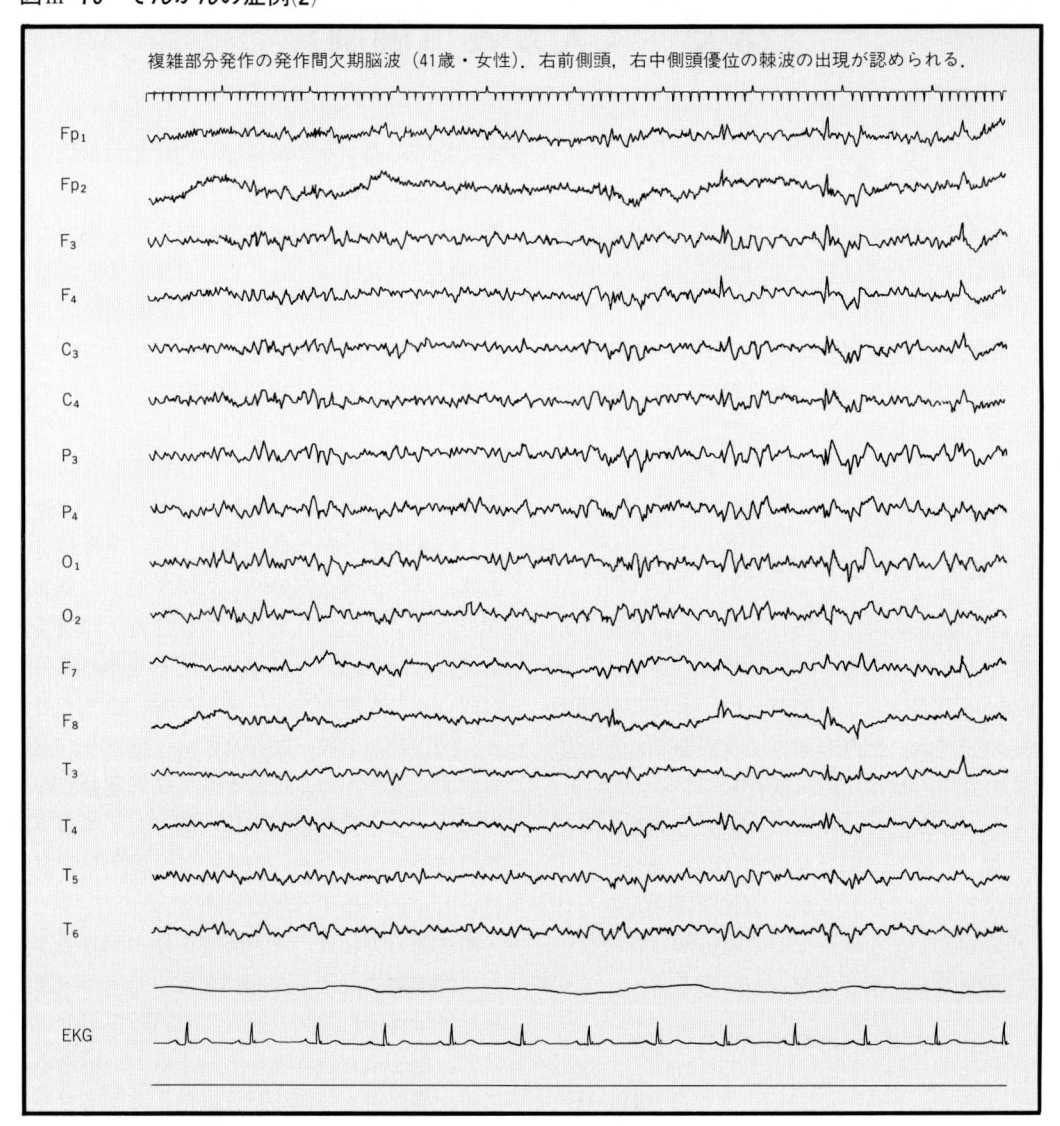

複雑部分発作の発作間欠期脳波（41歳・女性）．右前側頭，右中側頭優位の棘波の出現が認められる．

表Ⅲ-45 てんかん発作型による薬剤選択

発作型		薬剤
部分発作	単純部分発作	フェニトイン，カルバマゼピン，ゾニサイド，フェノバルビタール，プリミドン，バルプロ酸，クロナゼパム
	複雑部分発作	カルバマゼピン，フェニトイン，プリミドン，フェノバルビタール，バルプロ酸，クロナゼパム
全般発作	欠神発作	エトサクシミド，バルプロ酸，クロナゼパム
	強直-間代発作（強直発作／間代発作）	フェニトイン，バルプロ酸，ゾニサミド，カルバマゼピン，フェノバルビタール，プリミドン，クロナゼパム
	ミオクロニー発作	クロナゼパム，バルプロ酸，エトサクシミド，ニトラゼパム
	脱力発作	クロナゼパム，ニトラゼパム，バルプロ酸

2）全般発作

　全般発作は，発作の起始部位が不明瞭で，発作時の最初の臨床的な徴候から，両側の大脳半球が同時に侵襲されたために起こると推定されている発作である．この発作には，突然の意識障害で発症するもの，強直痙攣，間代性痙攣を示すものなどが認められる．脳波所見では，両側に同期した左右対称の発作性てんかん発射が出現する．

　欠神発作は，従来，小発作とよばれていたもので，突然出現する数秒間の短い意識障害を主徴としている．患者はそれまでに行っていた動作を突然停止したり，うつろな目で一点を凝視しているように感じられる．なお発作の持続時間は，多くの場合，数秒から十秒程度と短く，発作の直前まで行っていた動作を続けられる場合もあるので，周囲の人が発作に気付かないこともある．脳波所見では，規則的で左右対称性の 3 Hz くらいの棘徐波複合を示すことが多い．この発作は，小児期（学童期）に好発し，1 日に数回から数十回と発作頻度が多い．

　ミオクロニー発作は，突然，瞬間的に四肢，体幹の筋肉の一部に強い痙攣（攣縮）が起こるもので，ふつう両側の四肢に同時に起こる．筋肉の瞬間的な収縮のために持っていたものを落としたり，転倒する場合もある．脳波では光刺激により棘徐波複合，多棘徐波複合が誘発される．

　強直間代性発作は大発作とよばれていたもので，突然の意識消失を伴う全身の強直で始まる．両側四肢および体幹を強く突っ張り，全身が弓なりになる強直痙攣が数秒から十数秒続き，次第に四肢を律動的に痙攣させる間代性痙攣に移行する．強直間代性発作の全持続時間は 1 分程度で，その後に入眠する場合が多い．覚醒すると意識は回復するが，患者は発作中の記憶がまったくない．発作中は呼吸が停止するためチアノーゼが起こる場合がある．発作間欠期の脳波では，棘波，鋭波，棘徐波複合，多棘徐波複合などの所見を示すことが多い．強直間代性発作はてんかんの 40〜50 % を占めるといわれ，好発年齢は 10〜20 歳で薬物療法によく反応し，その 70 % の発作は寛解する．

4．てんかんの診断と検査

（図Ⅲ-73，Ⅲ-74，Ⅲ-75）

　てんかんの診断では問診により発作の症状をよく把握し，それがてんかんに起因するものであるか否かを判断しなければならない．それがてんかん発作であれば，まず，その発作型を推定することが必要である．発作自体を診察のときに観察することはまれなので，本人および家族からの問診が重要である．検査としては，電気生理学的検査として脳波，脳器質病変の把握のため CT，MRI などの画像診断，てんかん以外の疾患を除外するために血液生化学検査（血糖，電解質，アンモニアなど）を行う必要がある．

　てんかん発作は，脳の神経細胞の過剰な電気的興奮に起因するので，脳の神経細胞の電気的活動を把握しようとする脳波検査がとくに重要である．てんかん患者では，棘波，鋭波，棘徐波複合などの突発性脳波異常波（てんかん波，図Ⅲ-73）を発作間欠期にもしばしば認められ，その出現が確定診断の大きな手掛かりとなる．図Ⅲ-74，Ⅲ-75 に症例を示した．

5．てんかんの治療

（表Ⅲ-45）

　てんかんの治療は薬物療法が中心となる．抗てんかん薬の作用機序として，神経細胞の興奮を抑え，過剰な同期的放電を抑制すること，神経細胞の興奮の伝播，波及を予防することなどが考えられている．各発作型ごとにもっとも効果が期待される抗てんかん薬があるので，正確な発作型の診断が治療の第一歩となる．その大要を表Ⅲ-45 に示した．まず，その発作型に有効とされる第一選択薬を一つ選び，少なめな容量から投与を開始し，症状の改善が不十分であれば徐々に増量する．抗てんかん薬では薬物の吸収，代謝などに個体差を生じやすいので血中濃度の測定値を参考にする．てんかんの薬物療法では，薬の相互作用の問題や副作用の問題から，単剤投与を原則とするが，実際の臨床の場面では，二剤あるいは三剤以上の多剤併用療法を余儀なくされる場合も少なくない．

III. 症候とその病態生理学

「III. 症候とその病態生理学」の図表に引用（改変）した文献

1) 朝比奈一男，中川功哉：運動生理学．朝比奈・他監修，現代保健体育学大系7，大修館，1973，p. 288・図X-2．（改変）
2) Chauchard, P.：La Fatique. Press Universitaires de France, Que sais-je, No.133, 1959.
3) 藤森聞一，宮崎英策，伊藤真次，望月成司，永井寅夫：生理学．南山堂，1981，p. 370・図337．
4) McNaught & Callander：Illustrated Physiology. Chunrchill Livingstone, 1975, p. 103．（改変）
5) 星猛：第6章 胃機能と体液の調節．鈴木泰三，星猛・編，新生理学講義I．南山堂，1980，p. 500・図6-48．（改変）
6) 中野昭一・監修：病気の成り立ち．武田薬品工業，1993．（改変）
7) 藤平尚文：食欲不振．熊原雄一，山中学・編，臨床検査診断学．医学書院，1976，p. 463・表259．
8) 藤岡滋典：肥満症の診断．からだの科学，184：27・図1，1995．
9) 松沢佑次，小谷一晃，徳永勝人：有病率が最も低くなる理想体重．肥満研究，4(1)（臨時増刊）：67・図2，3，1998．
10) 内藤周幸：肥満．山中学，熊原雄一・編，臨床検査診断学．医学書院，1976，p.360．
11) 益崎裕章，小川佳宏，中尾一和：肥満の分子機構．門脇孝・編，糖尿病の最前線．羊土社，1997，p.106〜125．（改変）
12) 池田義雄：健康医学からみた肥満の予防．肥満研究，4(2)：6・図2，1998．（改変）
13) 同上．p. 7・図3a，b．
14) 藤岡滋典：肥満症の診断．からだの科学，184：28・表1，1995．
15) 松沢佑次，小谷一晃，徳永勝人：有病率が最も低くなる理想体重．肥満研究，4(1)（臨時増刊）：66・図1，1998．
16) 辻正富，井上修二：減量をめぐる医学—最近の進歩，a 減量と食事．臨床スポーツ医学，15(5)：458・表3，4，1988．
17) 坂田利家：肥満症の治療技法を求めて．肥満研究，3(1)：13・表1，図2，1997．
18) 中野昭一・編著：図説・運動・スポーツの功と罪．医歯薬出版，1997，p. 210・図VI-1．
19) 橘敏也：病態生理．薬業時報社，1978，p. 265・表3．
20) 鈴木秀郎：発熱．熊原雄一，山中学・編，臨床検査診断学．医学書院，1976，p. 368・表192．
21) 同上．p. 369・表193．
22) 重田定義：II．衛生公衆衛生．中野昭一，重田定義・編，図説からだの事典．朝倉書店，1992，p. 186・表1．
23) 川原貴：スポーツにおける熱中症．臨床スポーツ医学，14(7)：739・図2，1997．
24) 中野昭一・編：図解生理学．医学書院，1981．
25) 倉石安庸：3章 出血性素因．中野昭一・編，図説・病気の成立ちとからだ〔II〕，第2版．医歯薬出版，1997，p. 100・表III-5．
26) 栗原敏：C．クリニカル・サインとその病態，1．血液．中野昭一・編，図解症候の科学．メヂカルフレンド社，1983，p. 80・図1-8．
27) 小松則夫：血球の産生から崩壊までの過程と貧血の原因，貧血診療の最前線．日医雑誌，120(1)：26・図4，1998．
28) 浦部晶夫：貧血の診断の進め方，貧血診療の最前線．日医雑誌，120(1)：31・図1，1998．
29) 橘敏也：病態生理．薬業時報社，1978，p. 223・表2．
30) Rushmer：入沢宏，入沢彩訳：心・血管系の構造と機能．医歯薬出版，1974，p. 120・図5-1．（改変）
31) Pickering, G.：Hypertension. Churchill Livingstone, 1974.
32) 東大第3内科高血圧研究会：高血圧患者診療基準に関する試案．最新医学，22：2027，1967．
33) 吉岡利忠：2．心臓循環系．中野昭一・編，図解症候の科学，メヂカルフレンド社，1983，p. 95・図2-4，p. 96・図2-5．
34) 春見健一：不整脈の診断，A．概念と分類．杉本恒明・他編，不整脈．中山書店，1993，p. 33・図2．
35) 田村康二，浅川哲也：不整脈の診断，C．血行動態．杉本恒明・他編，不整脈，中山書店，1993，p. 47・図7．
36) 金子公郎・他：1．換気のメカニックス．瀧島任・編，臨床医のための病態生理学講座，呼吸器．メジカルビュー社，1986，p. 2・図1-3．
37) 大国保世：4．呼吸器疾患．中野昭一・編，主

要疾患の病態生理．南山堂，1981，p. 146・図58．

38) 山本正彦，吉川公章：3 拘束性障害．瀧島任・編，臨床医のための病態生理学講座，呼吸器．メヂカルビュー社，1986, p. 22・表3-2．

39) 本間生夫：C. クリニカルサインとその病態，3．呼吸器系．中野昭一・編，図解症候の科学．メヂカルフレンド社，1983, p. 125・表3-1, p. 131・表3-3．

40) 山本正彦，吉川公章：3．拘束性障害．瀧島任・編，臨床医のための病態生理学講座，呼吸器．メヂカルビュー社，1986, p. 20・表3-1．

41) 大国保世：4．呼吸器疾患．中野昭一・編，主要疾患の病態生理．南山堂，1981, p. 147・表42．

42) 岡芳知，浅野知一郎，片桐秀樹，石原寿光：糖輸送担体―構造と機能，糖尿病学．診断と治療社，1993, p. 91・図2．

43) 古田浩人，三家登喜夫，南條輝志男：NIDDMにおける遺伝子異常とその病因的役割，特集・臨床糖尿病学．日本臨牀，57(3)：57(547)・図1，1999．

44) 藤田準，清野裕：糖尿病の新しい分類と診断基準．医学のあゆみ，188(5)：362・図1．

45) 山下亀次郎：米国糖尿病学会およびWHOによる診断基準改定の背景とその意義，特集・臨床糖尿病学．日本臨牀，57(3)：67(557)・表1，1999．

46) 葛谷健：糖尿病の分類の問題点と新しい動向．門脇孝・編，糖尿病の最前線．羊土社，1997, p. 18・表2．

47) 佐藤昭夫，中村はる江，島村佳一：痛みと反射．市岡正道，中浜博，山村秀夫・編，痛み―基礎と臨床．朝倉書店，1980, p. 110・図3-38, p. 111・図3-39．（改変）

48) 同上．p. 112・図3-40．（改変）

49) 清原迪夫：目でみる痛み．東大出版，1971, p. 7・上図．（改変）

50) 清原迪夫：痛みの臨床．医学書院，1967, p. 135・表13．

51) 時実利彦：臨床のための生理学．名取礼二・他編，朝倉書店，1972, p. 589・図188．

52) 時実利彦：目でみる脳―その構造と機能．東大出版，1969, p. 59・上図．

53) 同上．p. 53・右下図．

54) 同上．p. 59・下図．

55) 福内靖男：めまい．熊原雄一，山中学・編，臨床検査診断学．医学書院，1976, p. 516・図260．

56) 時田喬：立直りおよび偏奇検査の実際とその判定法．日本平衡神経科学会編，平衡神経の検査法．金原出版，1970, p. 38・表1．

57) 宮崎正夫：ショックの病態生理と臨床．金原出版，1974, p. 135・表18．

58) Plum, F. & Posner, J. B. : The diagnosis of stupor and Coma.

59) 大熊輝雄：現代臨床精神医学，改訂第7版．金原出版，1997, p. 364・表7-18．

60) 平井俊策，東儀英夫，小林祥泰・編集：脳血管障害と老年期痴呆．KEY WORD 1996-1997, 先端医学社，1996, p. 71, 147, 34．

61) 長谷川和夫・監：老年期痴呆診療マニュアル．南江堂，1995, p. 7．

62) 大熊輝雄：現代臨床精神医学，改訂第7版．金原出版，1997, p. 218・表5-12．

IV. 症候とその病態生化学

1章 糖代謝の異常 / 175

2章 アミノ酸，蛋白質代謝の異常 / 183

3章 脂質代謝の異常 / 189

4章 ビタミン欠乏症 / 195

5章 ホルモンの異常 / 199

6章 無機質の異常 / 205

7章 遺伝子の異常 / 211

Ⅳ. 症候とその病態生化学

図Ⅳ-1 糖代謝, 臓器特異性とホルモン作用

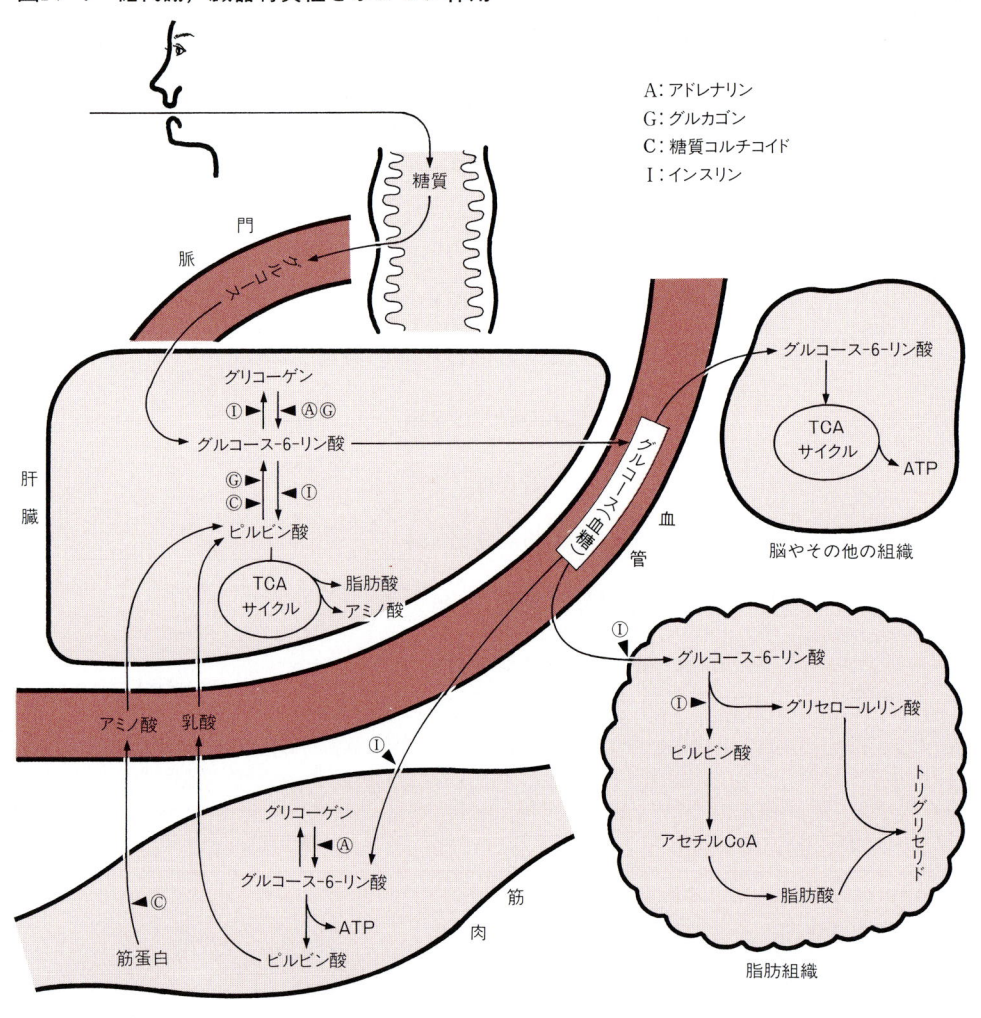

A：アドレナリン
G：グルカゴン
C：糖質コルチコイド
I：インスリン

図Ⅳ-2 グルコース輸送体の種類

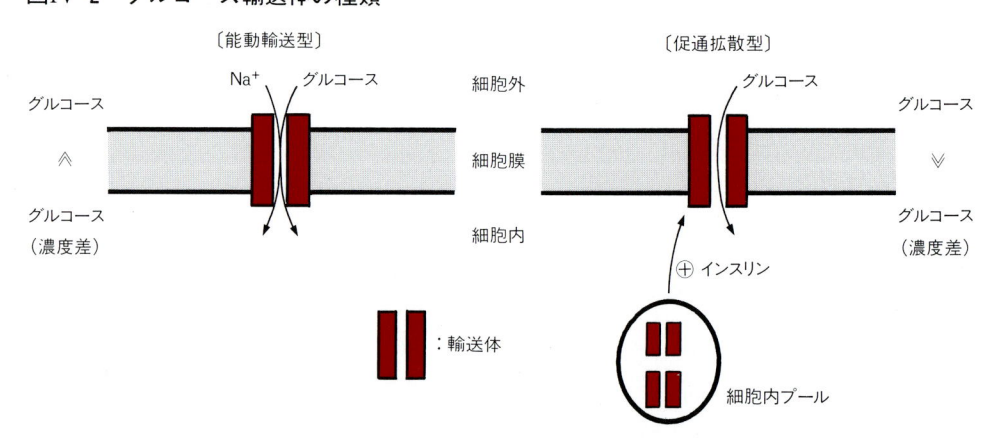

1章　糖代謝の異常

1．糖代謝と臓器特異性

1）糖とは

　糖とは化学的に一つ以上の水酸基（−OH）をもつアルデヒド aldehyde（−CHO）またはケトン ketone（>CO）およびその誘導体の総称で，一般に $C_m(H_2O)_n$ と書き表わすことができる．

2）消化吸収

　でんぷん，グリコーゲン glycogen などの多糖類は小腸内でアミラーゼ amylase の作用を受け麦芽糖（マルトース maltose）にまで分解され，小腸粘膜上でマルターゼ maltase によってグルコース glucose にまで分解されて吸収される．

3）糖代謝における肝臓の役割　　　（図IV-1）

　吸収されたグルコースは門脈を介して肝臓に運ばれる．食後は大量のグルコースが体内に入ってくるが，血糖（血中グルコース）は空腹時 60〜80 mg/dl から食後 120〜130 mg/dl ぐらいまでしか上昇しない．これは大量に消化吸収したグルコースを肝臓でグリコーゲンとして処理し，蓄積することができるからである．そして空腹時にはこのグリコーゲンを分解して血糖の低下を防いでいる．

4）細胞外から細胞内へのグルコース輸送
　　　　　　　　　　　　　　　　　（図IV-2）

　グルコースは，2種類の異なる輸送体 transporter によって，細胞外から細胞内に取り込まれる．小腸上皮での吸収には能動輸送型 active transporter が関与し，エネルギーを用いて作られたナトリウムイオン（Na$^+$）の電気化学的勾配を利用しながらグルコースの濃度勾配に逆らって取り込む．肝臓では，促通拡散型 facilitate transporter が関与し，細胞内外のグルコースの濃度差に従って，エネルギー非依存性に取り込む．この型は，インスリンによって取り込みが著明に増大するもの（骨格筋，心筋，脂肪組織に存在）とインスリンによって調節を受けないもの（赤血球，神経細胞，肝臓に存在）に分けられる．インスリンによるグルコース取り込みの増大は，インスリンが輸送体蛋白を細胞質内の貯蔵場所（細胞内プール）から輸送体蛋白が機能する場所である細胞膜上に運ばれるのを促進すると説明されている．

5）細胞内でのグルコースの代謝　　（図IV-1）

　細胞内に入ったグルコースは，肝臓や筋肉のグリコーゲンとして蓄えられるほか，脂肪組織や肝臓では脂肪酸に合成されたり，非必須アミノ酸の炭素骨格として利用される．しかし，血糖のいちばん大切な働きは，その 2/3 が脳のエネルギー源として使用されることにある．グルコースはグルコース-6-リン酸 glucose-6-phosphate を経て解糖系，TCA サイクルで完全に CO_2 と H_2O に酸化分解される．この過程で 1 分子のグルコースから 36〜38 分子の ATP が産生される．

6）糖代謝の臓器特異性とその分担　　（図IV-1）

　肝臓は血糖値を一定に保つ作用を行っている臓器である．食後のグルコースの処理は前述のとおりだが，さらに筋肉運動後血中に蓄積した乳酸を取り込み，糖新生系 gluconeogenesis によってグルコースに合成し，再び筋肉の貯蔵グリコーゲンとすることができる（Cori のサイクル）．肝臓のグリコーゲンは，総量約 70 g で数時間〜12 時間程度の血糖値保持作用しかない．それ以上の絶食，飢餓状態となると筋肉内の蛋白質分解によって生じたアミノ酸が肝臓に運ばれ，同様に糖新生系でグルコースに合成され，血糖値を一定に保っている．このような血糖値を一定に保つ肝臓の働きは，いろいろなホルモンによって調節されている．

IV. 症候とその病態生化学

図IV-3 解糖と糖新生の調節酵素

ステップ	解糖系	糖新生系
I	ヘキソキナーゼ（グルコキナーゼ）	G6Pアーゼ
II	ホスホフルクトキナーゼ	FDPアーゼ
III	ピルベートキナーゼ	①ピルベートカルボキシラーゼ ②ホスホエノールピルベートカルボキシキナーゼ

グルコース ⇌ [I] グルコース-6-リン酸 ⇌ フルクトース-6-リン酸 ⇅ [II] フルクトース-1,6-ニリン酸 ⇅ ホスホエノールピルビン酸 — オキザロ酢酸 ②↑ ①↓ [III] ピルビン酸

クロスオーバーポイント

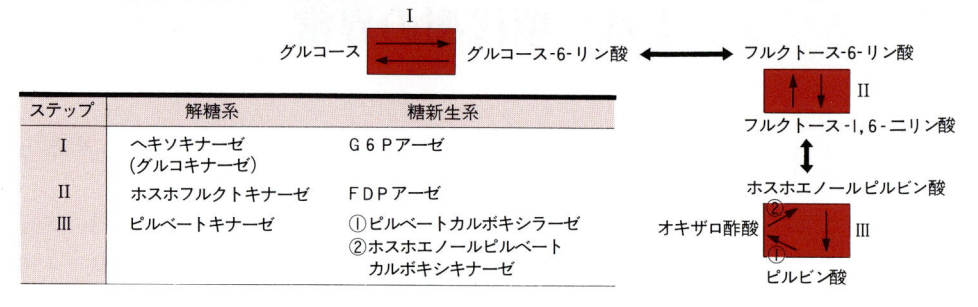

最初の濃度 100% ← 代謝変動後の濃度

代謝系 A → B → C → D

図IV-4 絶食による代謝の変化

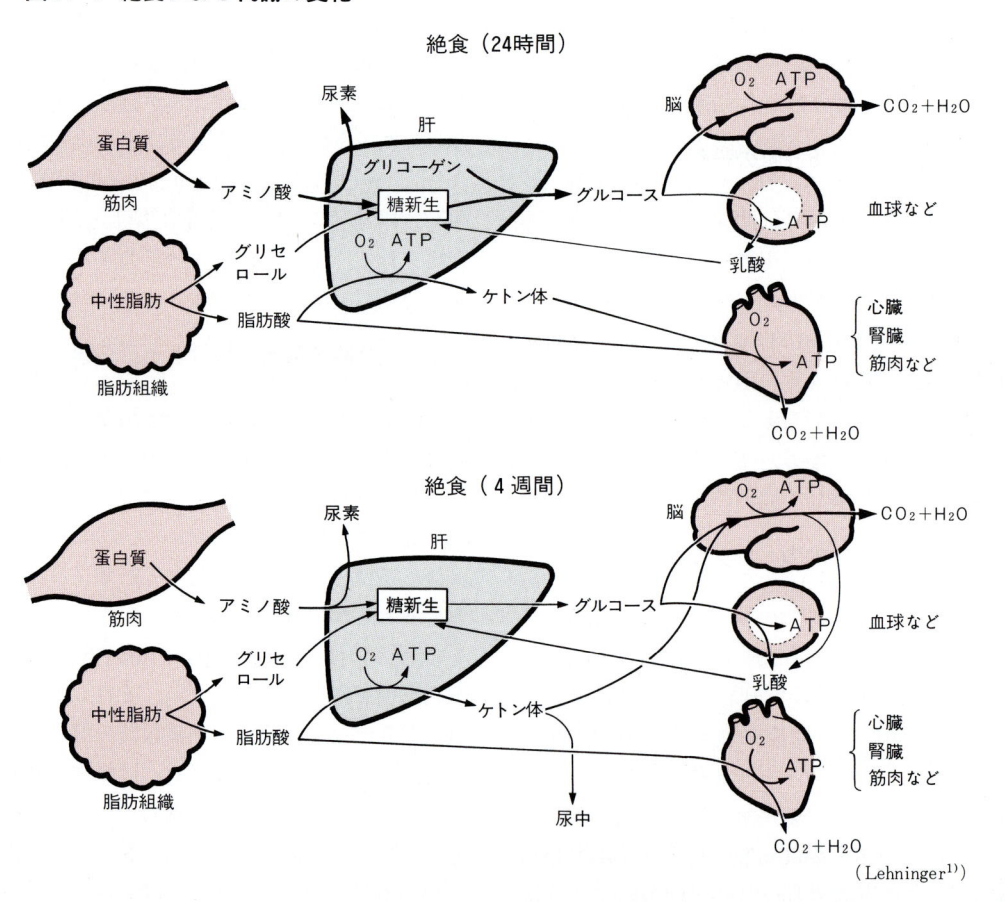

絶食（24時間）

筋肉：蛋白質 → アミノ酸
脂肪組織：中性脂肪 → グリセロール、脂肪酸
肝：グリコーゲン、糖新生（O_2 ATP）→ 尿素、グルコース、ケトン体
脳（O_2 ATP）→ $CO_2 + H_2O$
血球など（ATP）→ 乳酸
心臓、腎臓、筋肉など（O_2 ATP）→ $CO_2 + H_2O$

絶食（4週間）

筋肉：蛋白質 → アミノ酸
脂肪組織：中性脂肪 → グリセロール、脂肪酸
肝：糖新生（O_2 ATP）→ 尿素、グルコース、ケトン体
脳（O_2 ATP）→ $CO_2 + H_2O$
血球など（ATP）→ 乳酸
心臓、腎臓、筋肉など（O_2 ATP）→ $CO_2 + H_2O$
ケトン体 → 尿中

(Lehninger[1])

7）血糖に対するホルモン作用と作用点
（図IV-1）

（1）血糖下降作用
インスリン insulin　①肝臓以外の組織細胞におけるグリコーゲン取り込みの促進，②肝臓の解糖系調節酵素活性上昇，③肝臓グリコーゲン合成促進

（2）血糖上昇作用
グルカゴン glucagon　①肝臓での糖新生促進，②筋肉での蛋白分解促進，③肝臓グリコーゲン分解促進

糖質ステロイド glucocorticoid　①肝臓での糖新生促進，②筋肉での蛋白分解促進，③解糖系の低下

アドレナリン adrenaline　肝臓でのグリコーゲン分解促進

8）糖新生

糖新生を行っている臓器は肝臓と腎臓だけである。腎臓の糖新生能はあまり変動しないが，肝臓での糖新生はその必要性に応じて大きく変動している。両臓器ともグルコース-6-ホスファターゼ glucose-6-phosphatase (G6Pase) をもっているので，グルコースを血中に放出することができる。グルコース-6-ホスファターゼをもたない筋肉は重量の1％程度グリコーゲンを保持しているが，グルコースを産出することができない。

筋肉グリコーゲンは，筋肉運動のエネルギー供給の役割を担っている。

9）調節酵素
（図IV-3）

解糖系ならびに糖新生系には三つの段階で，次のような特徴をもつ酵素があり，これを調節酵素 regulatory enzyme または key enzyme という。

① 不可逆反応を触媒する。
② 活性が低い。
③ 反応の Keq $(A+B \longrightarrow C+D$ において $\frac{[C][D]}{[A][B]})$ に比べ，実際の生体内での反応系物質の濃度を測定して得た質量作用比 mass action ratio $\frac{[C][D]}{[A][B]}$ のほうがずっと小さい。
④ ホルモンの分泌状態，食事条件などの変化によって，生体内でのその反応基質と生成物の濃度が大きく変化し，いわゆるクロスオーバーポイントとなる。図IV-3でそれぞれの反応物質の定常状態での濃度を100％としたとき（黒線）と比べ，ある代謝変動後の物質の濃度（赤線）は B→C の間で大きく変化している。すなわち，この場合 B→C の反応が促進したことを示し，B→C をクロスオーバーポイントという。
⑤ その代謝系の基質や最終産物などの代謝物質 metabolite によって活性が調節される。
⑥ 酵素蛋白量がホルモン作用によって変動する。肝臓の解糖，糖新生の調節酵素はホルモンの変動によって蛋白の合成分解を伴う酵素蛋白量の変動を行っている。

インスリンの低下によって起こる糖尿病状態ではこれらの解糖系調節酵素量は低下（抑制 repression）し，糖新生系酵素量は上昇（誘導 induction）し，糖尿病の病態形成に関与している。

10）絶食による糖代謝の変化
（図IV-4）

絶食を続けると，次のような一連の代謝の変化が起こる。

① 初期数時間～12時間は，肝グリコーゲンの分解により血糖が維持される。
② 1日以上の期間がたつと，筋肉の蛋白分解が亢進し，肝臓でのアミノ酸からのグルコース合成（糖新生）が盛んになる。それに伴って尿中への尿素の排泄が増加する。血糖の維持は脳の代謝を正常に保つためである。
③ 1週間以上たつと脂肪の利用が増し，皮下脂肪などの貯蔵脂肪が分解され，血中へ脂肪酸が放出される。同時にいろいろな臓器，細胞で脂肪酸を利用できるようになり，血糖が節約される。またこの時期になると，体蛋白の分解も初期に比べ1/3程度におちる（血糖と体蛋白の節約作用）。脂肪酸を分解してエネルギーを得る割合が多くなるので，生成する CO_2 対消費する O_2 の比（呼吸商）は 0.82～0.84 ぐらいから 0.7～0.8 におちる。
④ 肝臓での脂肪酸の分解が盛んになり，アセト酢酸，β-ヒドロキシ酪酸などのケトン体の産生が増す——血中ケトン体増加。

IV. 症候とその病態生化学

図IV-5 糖原病

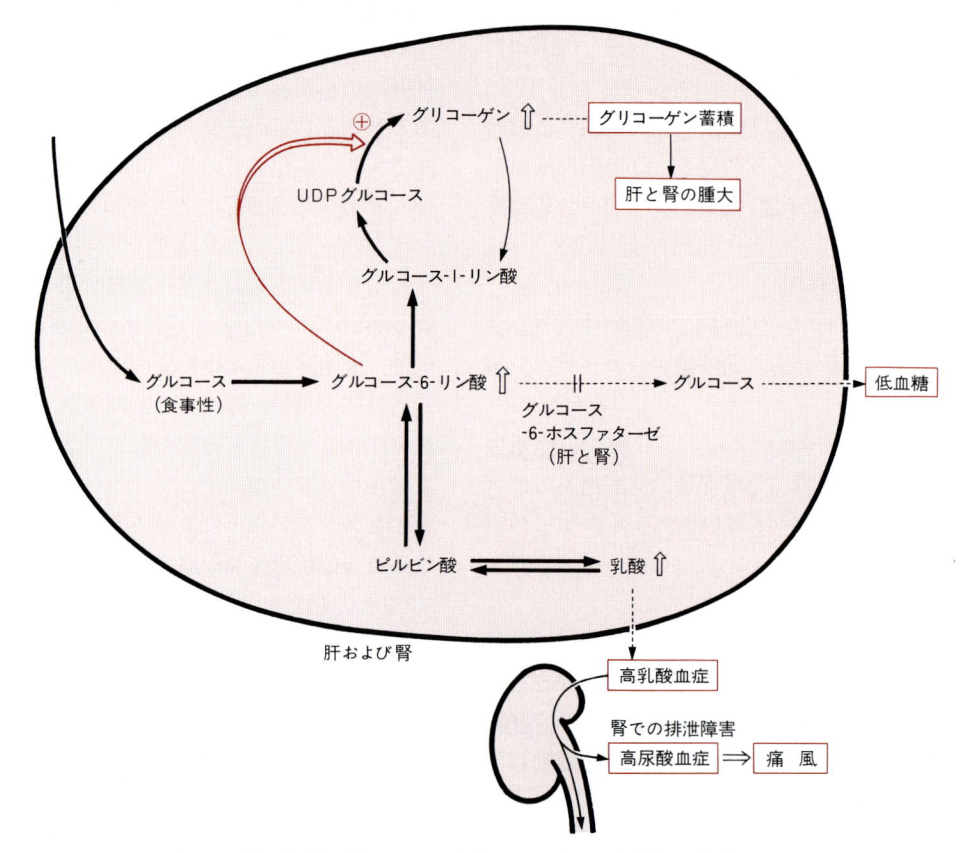

1. von Gierke病（グルコース-6-ホスファターゼ欠損）の病態

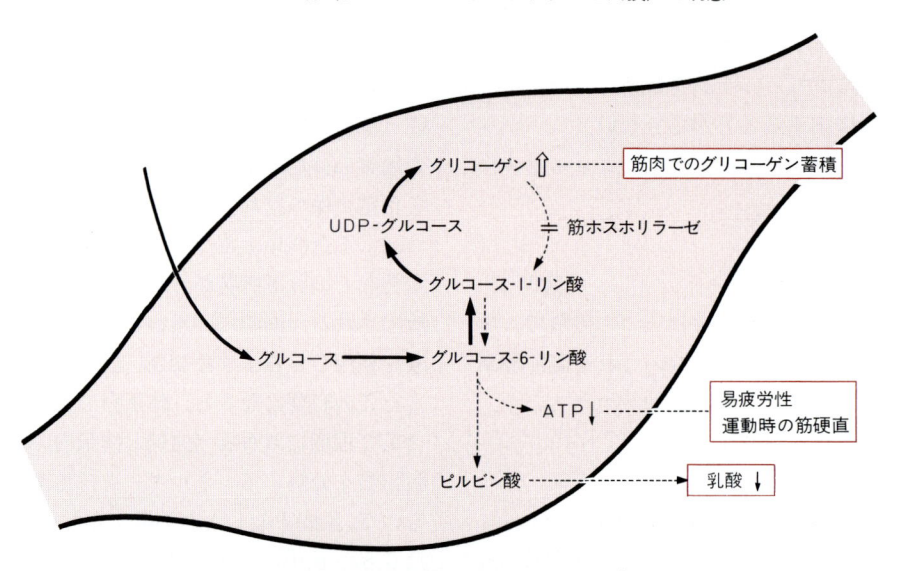

2. McArdle病（筋ホスホリラーゼ欠損）

表Ⅳ-1 糖原病

型	欠損酵素	所見
Ⅰ　von Gierke 病		肝腫大，低血糖
a 型	グルコース-6-ホスファターゼ（G 6 Pase）	
b 型	グルコース-6-リン酸輸送系	
c 型	リン酸輸送系	
Ⅱ　Pompe 病	リソソーム α-1, 4-グルコシダーゼ	全身性，筋無力症状，筋・リンパ球の腫大リソソーム（細胞内腔）
Ⅲ　Cori 病	α-1, 6-グルコシダーゼ（脱分枝酵素）	全身性，枝が多く糖鎖の短い異常グリコーゲンの蓄積
Ⅳ　Anderson 病	α-1, 4 → α-1, 6-トランスグルコシダーゼ（分枝酵素）	全身性，枝が少なく糖鎖の長い異常グリコーゲンの蓄積
Ⅴ　McArdle 病	筋グリコーゲンホスホリラーゼ	筋グリコーゲンの蓄積，運動後の低乳酸血症
Ⅵ　Hers 病	肝グリコーゲンホスホリラーゼ	肝腫大，中程度の低血糖
Ⅶ　Tarui 病	筋ホスホフルクトキナーゼ	筋力低下と溶血，運動後の高尿酸血症
Ⅷ	ホスホリラーゼキナーゼ	
肝型	肝調節サブユニット（α サブユニット）	肝腫大，中程度の低血糖
肝筋型	肝筋調節サブユニット（β サブユニット）	肝腫大，筋力低下
筋型	不詳	進行性の筋萎縮

⑤ 脳神経では糖以外にケトン体を利用できるようになり，あまり糖を使わなくなる．

これらの代謝変動はインスリン分泌の低下，グルカゴン，糖質コルチコイドの分泌の上昇などのホルモンの変動によって引き起こされる．

2．糖原病 glycogen storage disease

（図Ⅳ-5，表Ⅳ-1）

糖原病とは，組織に異常に多量のグリコーゲンを蓄積する一群の遺伝性疾患である．その原因は表Ⅳ-1のように，糖代謝酵素の欠損によって生じ，症状も欠損酵素によって異なる．

代表的な2つの型についてどのようにして症状が発生するか調べてみよう．

1）von Gierke 病

（図Ⅳ-5・1）

糖原病Ⅰ型ともいわれ，グルコース-6-ホスファターゼ glucose-6-phosphatase 欠損による．しかし，Ⅰ型には本酵素の欠損していない型も見つかり，Ⅰa，Ⅰb，Ⅰc型に分けられた．Ⅰa型は本来のグルコース-6-ホスファターゼ欠損による糖原病であるが，Ⅰb型は細胞質で生成したグルコース-6-リン酸をグルコース-6-ホスファターゼの局在する小胞体内へ移送する系（蛋白質）の欠損による．いずれにしてもグルコース-6-リン酸を水解してグルコースとすることができない．Ⅰc型は水解後に生じたリン酸を小胞体外に輸送する蛋白質の欠損であり，グルコース-6-ホスファターゼ活性が低下する．

グルコース-6-ホスファターゼは元来肝臓と腎臓にしか存在しないので筋肉に異常はない．

食事から入ってくるグルコースは容易にグルコース-6-リン酸を経てグリコーゲンに合成され，蓄積される．しかし，グルコース-6-リン酸からグルコースを生じることができないので，グリコーゲンからもアミノ酸からもグルコースが生成できず，低血糖（とくに空腹時）となる．グリコーゲン合成酵素のアロステリックな活性化剤であるグルコース-6-リン酸濃度（『図説・からだの仕組みと働き』p. 127, 147 参照）が高いのでグリコーゲン合成酵素は活性化され，ますますグリコーゲンが合成され，蓄積する．解糖系は正常なので乳酸が多量に産出され，高乳酸血症となる．高尿酸血症もみられるが，これは腎臓での乳酸の排泄が

IV. 症候とその病態生化学

図IV-6 赤血球における糖代謝と溶血

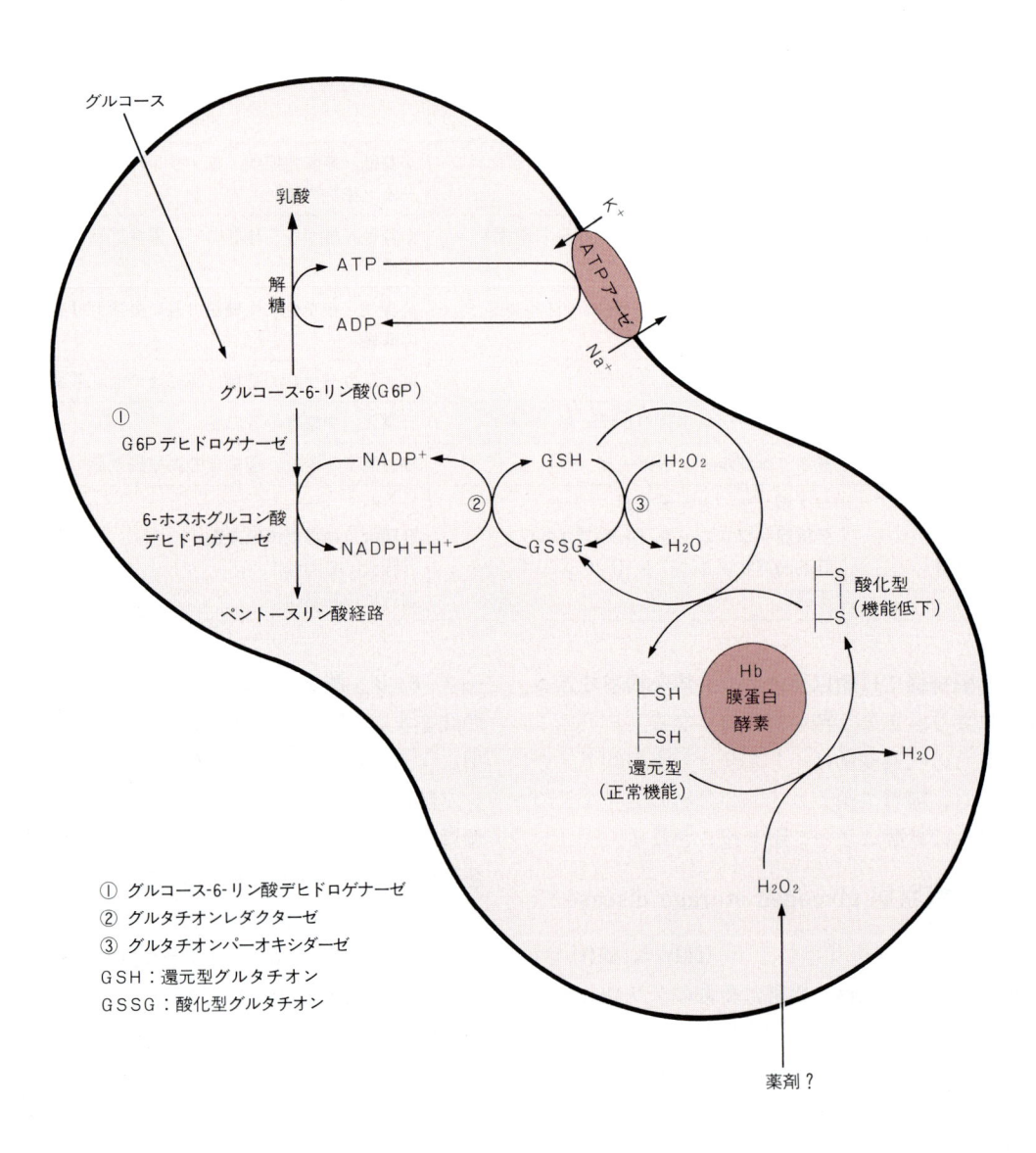

① グルコース-6-リン酸デヒドロゲナーゼ
② グルタチオンレダクターゼ
③ グルタチオンパーオキシダーゼ
GSH：還元型グルタチオン
GSSG：酸化型グルタチオン

グルタチン（γグルタミルシスティニルグリシン）

グルタミン酸 ― システィン ― グリシン

増したことによる尿酸の排泄障害と肝臓内のリンの低下によるアデニンヌクレオチドの分解促進による尿酸の過剰産生によって起こると考えられている．

2）McArdle 病

（図IV-5・2）

これに対してMcArdle病は筋のホスホリラーゼphosphorylaseの欠損による．同じ反応を触媒するが，蛋白が異なるアイソザイムである肝酵素は影響されず正常である．だから血糖値は正常であり，肝腫大もみられない．しかし，筋肉に取り込まれたグルコースはグリコーゲンに合成されるが，グリコーゲンの分解が起こらないので正常では1％以下の筋肉のグリコーゲンの蓄積が3〜4％にも達する．とくに運動時にグリコーゲンが分解されないので，ＡＴＰ含量が低下し，筋の硬直を起こし，乳酸の産生がないので，低乳酸血症になるとともに，ATP形成不全で過剰になったADPの分解から生じたイノシン，ヒポキサンチンが肝臓で尿酸に変わり，高尿酸血症を呈する（筋原性高尿酸血症）．

3．赤血球における糖代謝と溶血

1）赤血球における ATP の役割とその障害

（図IV-6）

ヘモグロビンhemoglobinをもつ赤血球は，酸素を肺から組織へ運搬する役割を果たしている．赤血球には，核もミトコンドリアもないために，エネルギー（ATP）は解糖系においてのみ供給されている．赤血球でのグルコースの利用はその90％が解糖系を経ており，残りの10％が五単糖リン酸系によっている．五単糖リン酸系は，NADPの還元型であるNADPHを供給している．

赤血球におけるATPの役割は，①Na^+，K^+依存性ATPアーゼの作用で，赤血球内外のK^+/Na^+比を正常に保つこと，②グルコースを解糖系へ導入するためのヘキソキナーゼhexokinase反応でATPが必要であること，と考えられる．

よく知られているように，細胞内外の陽イオンには濃度の違いがあり，イオン濃度の勾配が形成されている（本文 p. 205 参照）．血漿中にはNa^+が多く，K^+が少ないが，一方，細胞内ではK^+が，主な陽イオンであり，Na^+は少ない．このイオン勾配は，ATPのエネルギーを使用し，細胞内のNa^+は細胞外へ，それと交換にK^+は細胞外から細胞内へ輸送するというNa^+，K^+依存性ATPアーゼの作用によって保たれている．赤血球膜の異常でNa^+の透過性が異常に増しているときやATPの欠乏，ATPアーゼの障害などでNa^+を細胞外へ円滑に排出できないとき，赤血球は膨化し，ついには破裂し，溶血現象を引き起こす．

2）赤血球における NADPH の役割とその障害

（図IV-6）

また，赤血球におけるNADPHの役割は，①ヘモグロビン中のFe^{2+}のFe^{3+}への酸化（メトヘモグロビンmethemoglobinの形成）を防ぐ，②還元型グルタチオンglutathioneのレベルを保つことにあると考えられる．

還元型グルタチオンは，赤血球中の還元レベルを正常に保ち，抗マラリア剤，サルファ剤，解熱剤などの酸化作用をもつ薬剤を服用したときに発生する過酸化水素（H_2O_2）やスーパーオキサイドsuperoxide（O^-_2）を還元しこれらが赤血球膜やカタラーゼ，解糖系酵素などを酸化して，その機能低下から溶血を起こすことを防いでいる．また，ヘモグロビン中のFe^{2+}からFe^{3+}に酸化されたメトヘモグロビンには酸素を結合させる能力もなく，ヘムがはずれ，グロビンは溶解性を失って沈殿となる（Heinz 小体）．これは赤血球膜の－SHと結合し，－S－S－結合を形成して赤血球膜を破壊する．

このような還元機構の障害を起こすグルコース－6－リン酸脱水素酵素 glucose-6-phosphate dehydrogenase 欠損症やグルタチオンパーオキシダーゼ glutathione peroxidase 欠損症，およびATPレベルを低下させ，内外のK^+/Na^+比を正常に保てなくなる各種の赤血球の解糖系酵素欠損症では，赤血球の正常な寿命（約120日）より短期間に赤血球膜が破壊し，溶血性貧血 hemolytic anemia となる．

図IV-7 アミノ酸代謝の臓器分担

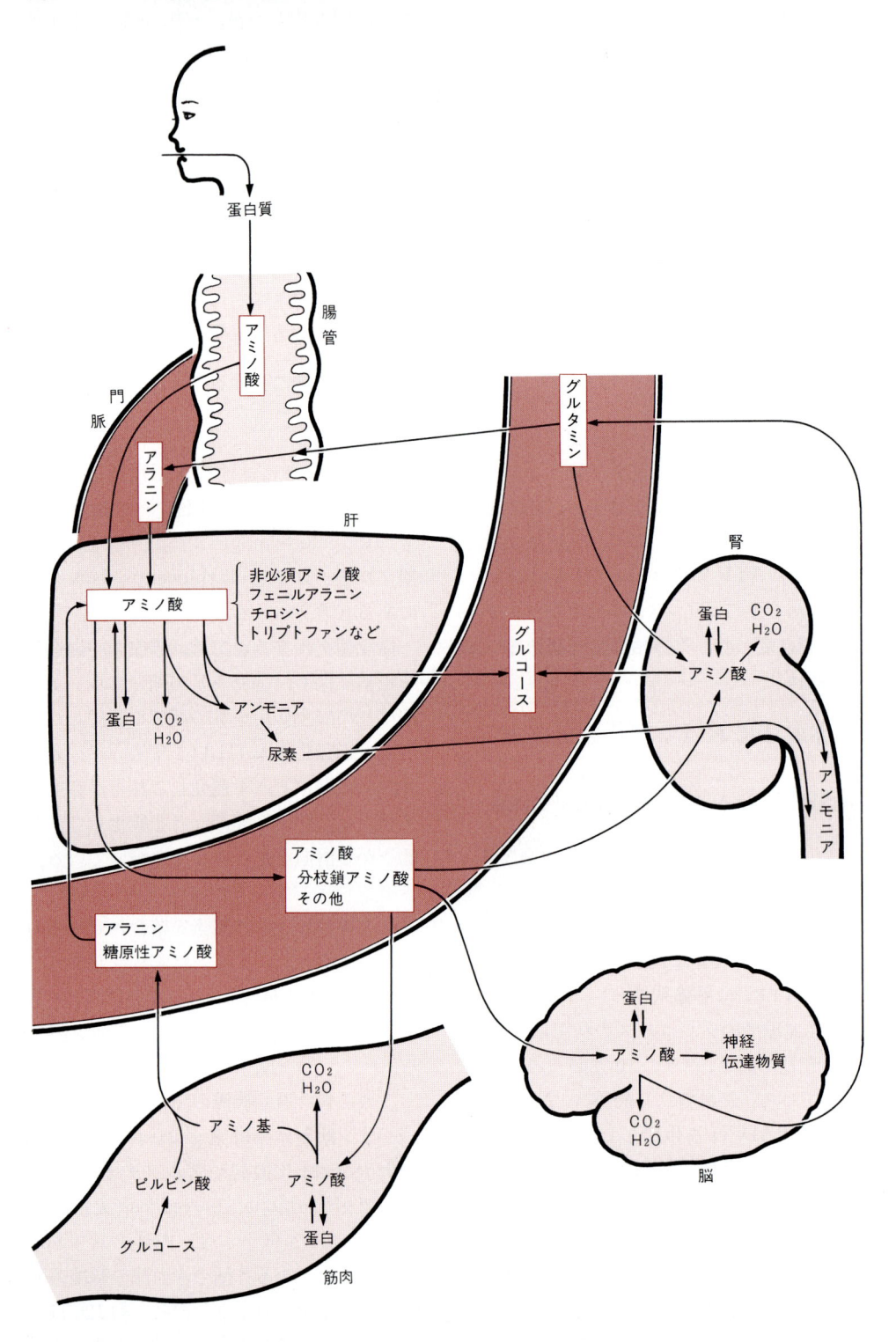

2章 アミノ酸，蛋白質代謝の異常

1．アミノ酸代謝と臓器特異性

1）消化吸収

摂取された蛋白質は，胃液中のペプシン，膵臓中のトリプシン，キモトリプシン，カルボキシペプチダーゼ，アミノペプチダーゼ，腸上皮細胞膜局在性のジペプチダーゼなどにより，アミノ酸まで分解され，吸収される．この過程に消化管ホルモンであるガストリン，コレチストキニン-パンクレオチミン，セクレチンなどが関与する．

2）肝臓の働き　　　　　　　　　　（図IV-7）

吸収されたアミノ酸は門脈，肝臓を経由して，全身へ運搬され，体蛋白に合成され，エネルギー源ともなる．高蛋白食（低糖質食でもある）摂取時には吸収されたアミノ酸が肝臓の糖新生系によってグルコースに変換される．絶食時には筋肉蛋白の分解によって生じるアミノ酸が肝臓に運ばれ，グルコースに変換され，血糖値を維持する．

非必須アミノ酸（アラニン，グルタミン酸など）は主に肝臓において，解糖やTCAサイクル中間体を炭素骨格として合成することができる．アミノ基の新生と転移にグルタミン酸脱水素酵素 glutamate dehydrogenase とアミノ基転移酵素 aminotransferase が重要な役割を果たす．

3）筋肉，小腸，腎臓のアミノ酸代謝の特徴
　　　　　　　　　　　　　　　　　　（図IV-7）

筋肉での蛋白分解によって生じたアミノ酸は，筋肉内で代謝され，その炭素骨格がエネルギー源となるとともに，アミノ窒素がグルコースから解糖で生じたピルビン酸 pyruvate に渡され，アラニンとなり，血中へ放出される．肝臓で炭素骨格がグルコースに再生され，アミノ窒素は尿素に変換される．これをアラニンサイクル alanine cycle という．脳やその他の末梢組織において，アミノ酸の分解によって生じるアンモニア窒素は，グルタミン合成酵素 glutamine synthetase によって，グルタミンとして中間解毒され，血中へ放出される．生じたグルタミンは小腸におけるエネルギー源として重要である．グルタミンは小腸粘膜で分解され，TCAサイクルでエネルギーとなるとともに，アミノおよびアミド窒素は主にアラニンとなり，肝臓へ運ばれる．グルタミンはまた酸血症（アシドーシス acidosis）のときには腎臓で分解され，アンモニアを生じる．アンモニアは $NH_3 + H^+ \to NH_4^+$ の反応で尿中へ H^+ を伴って排泄され，体液の酸塩基平衡の維持に役立つ．

4）アミノ酸代謝の臓器相補性　　（図IV-7）

肝臓においてはチロシン，トリプトファン，アラニンなどのアミノ酸の異化代謝が盛んである．一方，分枝アミノ酸（バリン，ロイシン，イソロイシン）は肝臓では代謝されず，筋肉での代謝が主となっている．これらのアミノ酸代謝の臓器特異性は，その臓器の関与する疾患のとき，重要な意味をもってくる．肝臓障害のときアンモニアの処理（尿素合成）が順調に行われず，高アンモニア血症になるとともに，とくに肝臓での代謝が盛んなフェニルアラニン，トリプトファン，チロシンなどのアミノ酸の血中濃度が上昇する．一方，分枝アミノ酸の代謝は筋肉で正常に行われ，高インスリン血症のため代謝がむしろ亢進し，濃度が低下するので，これら2群のアミノ酸の血中濃度比が大きく変化する．このことはさらに脳におけるアミノ酸やアミン代謝を乱し，昏睡などの意識障害を引き起こす（肝性昏睡 hepatic coma）．

2．高アンモニア血症

1）アンモニアの発生源とアンモニア解毒機構

構成成分として窒素(N)を含むアミノ酸は，その異化代謝によって，アンモニアを発生する．筋

IV. 症候とその病態生化学

図IV-8 アミノ酸からアンモニアが遊離する主な反応

1. アミノ基転移酵素＋グルタミン酸脱水素酵素

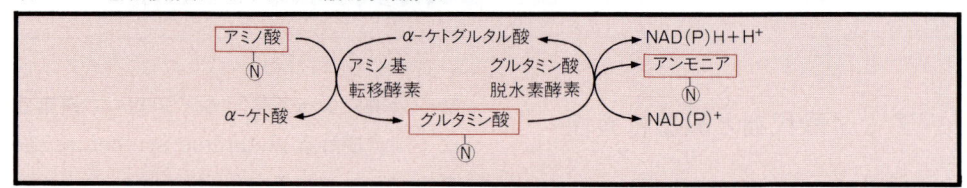

2. 脱アミノ酵素

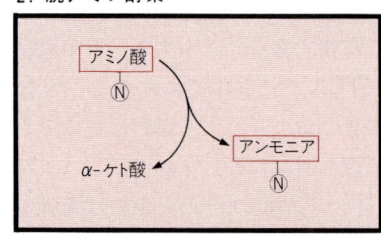

3. プリンヌクレオチド反応

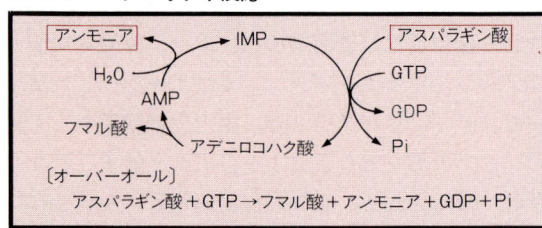

〔オーバーオール〕
アスパラギン酸 + GTP → フマル酸 + アンモニア + GDP + Pi

図IV-9 尿素窒素の腸肝循環

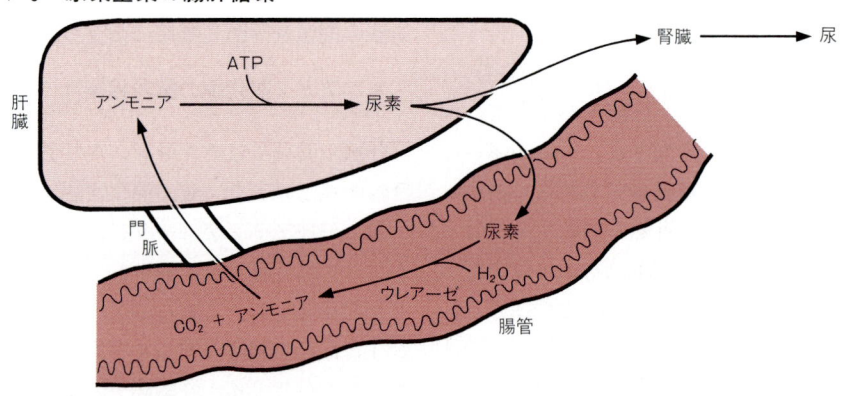

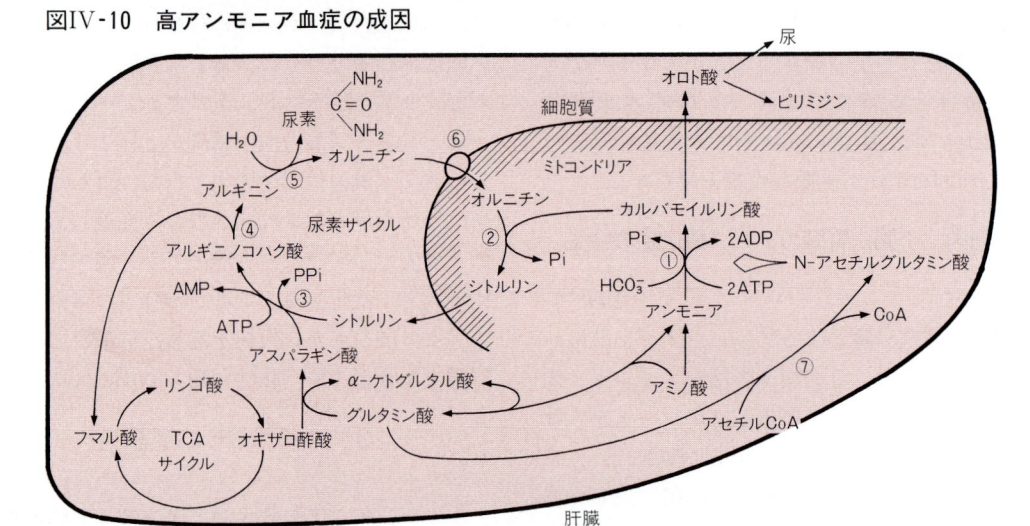

図IV-10 高アンモニア血症の成因

肉などではプリンヌクレオチドサイクル purine nucleotide cycle によって，アスパラギン酸からアンモニアが生じる．尿素窒素の腸肝循環 enterohepatic circulation of urea nitrogen は大きなアンモニア発生源である．これは，肝臓で合成された尿素が腸管腔内に消化液とともに分泌され，腸管内に生息する腸内細菌の尿素分解酵素（ウレアーゼ，urease）によって，分解され，生じたアンモニアが門脈を経て，再び肝臓に帰ってくることをいう．無駄なサイクルを形成し，肝臓障害があるとき，肝臓に対する大きな負担になる．

2）尿素サイクル (図IV-8，IV-9，IV-10)

尿素サイクルはアンモニア，アスパラギン酸，重炭酸イオン（HCO_3^-）および ATP から尿素を合成する代謝系で，TCA サイクル同様のサイクルを描き，オルニチンがこの系の窒素の担体になる．

まずミトコンドリア内で，N-アセチルグルタミン酸によって活性化される．合成酵素によってアンモニアと HCO_3^- と 2 分子の ATP からカルバモイルリン酸が合成される．カルバモイルリン酸はオルニチンとの反応でシトルリンとなり，細胞質に出る．続いて，アスパラギン酸と ATP を必要とする合成酵素によってアルギニノコハク酸になる．アルギニノコハク酸はリアーゼ反応でフマル酸を放出し，アルギニンになる．アルギニンは水解酵素によってオルニチンと尿素を生じる．オルニチンはミトコンドリア内に転送されサイクルが回転する．カルバモイルリン酸合成後の反応が障害されると，ミトコンドリア外にカルバモイルリン酸が漏れ出て，細胞質のピリミジン合成系によってオロト酸（orotic acid）が大量に生じ，尿中に排泄される．尿オロト酸は高アンモニア血症の鑑別診断に用いられる．

3）高アンモニア血症の成因 (図IV-8)

(1) 尿素サイクルの先天代謝異常

高アンモニア血症Ｉ型 hyperammonemia type Ｉ：カルバモイルリン酸合成酵素Ｉ欠損症　尿オロト酸正常

高アンモニア血症Ⅱ型：オルニチンカルバモイルトランスフェラーゼ欠損症　尿オロト酸排泄増加

シトルリン血症 citrullinemia：アルギニノコハク酸合成酵素欠損症　血清シトルリン高値

アルギニノコハク酸尿症 argininosuccinic aciduria：アルギニノコハク酸リアーゼ欠損症　尿アルギニノコハク酸排泄増加，血清シトルリン軽度上昇

アルギニン血症 argininemia：アルギナーゼ欠損症　血清アルギニン上昇

高オルニチン血症・高アンモニア血症・ホモシトルリン尿症症候群 HHH syndrome：ミトコンドリア膜オルニチン輸送蛋白質欠損症　血清オルニチン上昇，尿ホモシトルリンおよびオロト酸排泄増加．オルニチン代謝酵素（オルニチンアミノトランスフェラーゼ）はミトコンドリア内に存在するので，細胞質のオルニチンを分解できず，高オルニチン血症となる．

N-アセチルグルタミン酸合成酵素欠損症　症状は高アンモニア血症Ｉ型と区別がつかない．

いずれも高アンモニア血症による中枢神経症状（嘔吐，痙攣，意識障害，呼吸マヒによる死亡，知能障害）を起こす．

(2) 有機酸血症 organic acidemia

バリン，イソロイシン，メチオニンの異化代謝系の先天性代謝異常症であるプロピオン酸血症やメチルマロン酸血症などでは高アンモニア血症を伴う．N-アセチルグルタミン酸の合成障害による．

(3) リジン尿性蛋白不耐症 lysinuric protein intolerance

2 塩基性のアミノ酸であるリジン，オルニチン，アルギニンは共通の輸送体によって消化管からの吸収および腎臓での再吸収が行われている．オルニチン，アルギニンは尿素サイクルの重要な担体であり，アルギニンは N-アセチルグルタミン酸合成酵素の活性化因子でもある．したがって，これらの 2 塩基性アミノ酸の低下は高アンモニア血症を引き起こす．

(4) ライ症候群 Reye syndrome

新生児〜小児期のウイルス性と考えられる疾患．肝臓，脳などのミトコンドリアの障害を起こして

Ⅳ. 症候とその病態生化学

図Ⅳ-11 フェニルアラニン代謝とフェニルケトン尿症

① フェニルアラニンヒドロキシラーゼ
② チロシンアミノトランスフェラーゼ

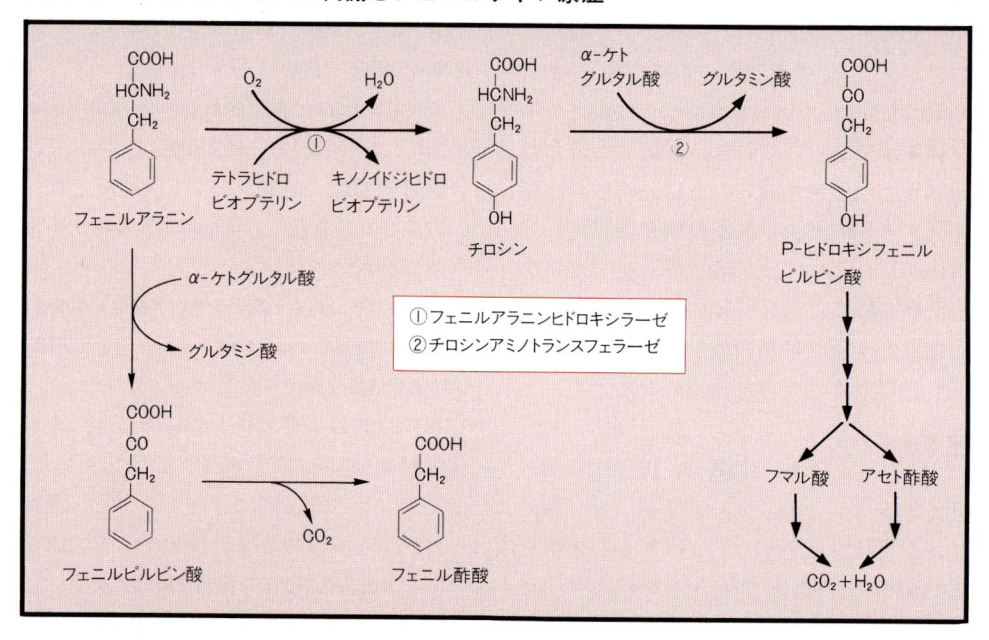

図Ⅳ-12 テトラヒドロビオプテリンの合成と役割

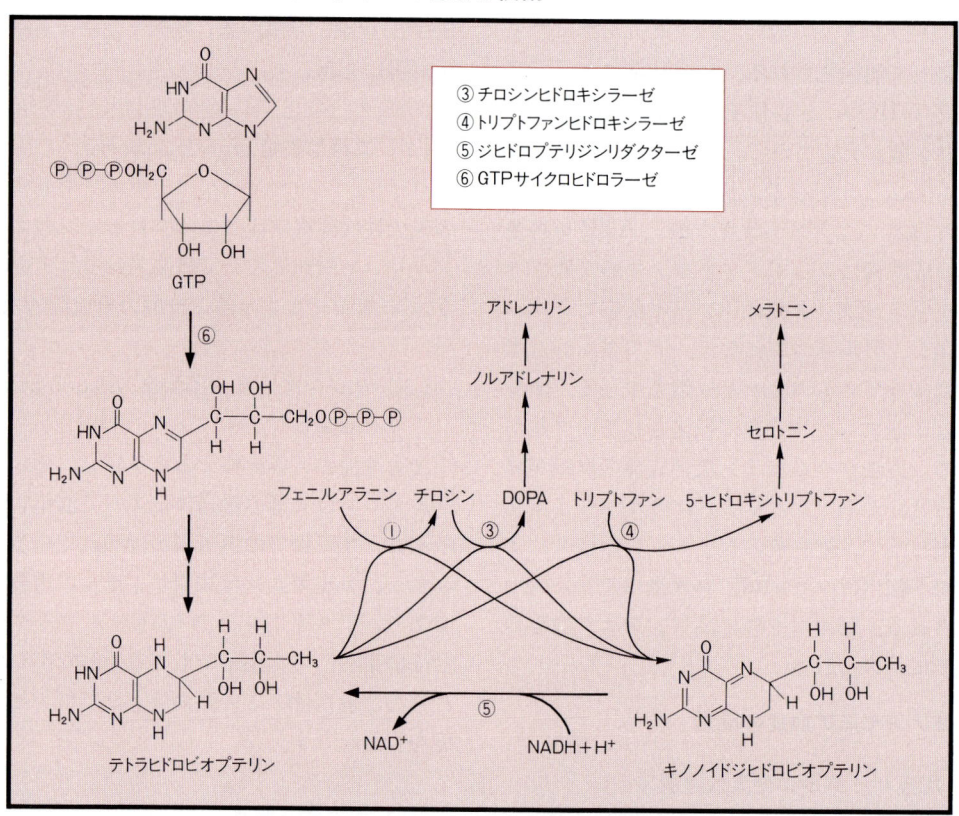

③ チロシンヒドロキシラーゼ
④ トリプトファンヒドロキシラーゼ
⑤ ジヒドロプテリジンリダクターゼ
⑥ GTPサイクロヒドロラーゼ

いる．肝臓ミトコンドリア局在の尿素サイクル酵素活性が低下している．

（5）重症肝疾患

重症肝疾患では，肝細胞の壊死に起因する尿素サイクル酵素活性の低下によって高アンモニア血症を引き起こす．肝硬変や先天性に門脈血が肝臓を経由しない側副路 bypass をもつヒトでは腸管で生じるアンモニアが肝臓で解毒されず，全身循環に入り高アンモニア血症となる．

3．フェニルアラニン代謝とフェニルケトン尿症 phenylketonuria

1）フェニルアラニンの代謝
（図Ⅳ-11）

フェニルアラニンは肝臓に存在するヒドロキシラーゼ phenylalanine hydroxylase（PAH）の触媒によって水酸化されチロシンとなる．

フェニルアラニン，チロシンは蛋白構成アミノ酸であるとともにチロシンはさらにカテコールアミン catecholamine，メラニン melanin などの重要な生体物質の前駆体でもある．チロシンはさらにアミノトランスフェラーゼ tyrosineaminotran sferase の作用によって p-ヒドロキシフェニルピルビン酸となり，フマル酸とアセト酢酸を経て TCA サイクルで完全酸化される．

2）フェニルアラニンヒドロキシラーゼ（モノオキシゲナーゼ monooxygenase：PAH）
（図Ⅳ-11）

PAH は，フェニルアラニンを分子状酸素を用いて水酸化する．テトラヒドロビオプテリン tetrahydrobiopterin を補酵素とする．これは反応後キノノイドジヒドロビオプテリン quinonoid dihydrobiopterin となる．キノノイドジヒドロビオプテリンは，NADH 関与で還元され，テトラヒドロビオプテリンを再生する．

3）テトラヒドロビオプテリンの合成
（図Ⅳ-12）

芳香族アミノ酸の水酸化酵素の補酵素であるテトラヒドロビオプテリンは体内でヌクレオチドの GTP から合成される．

4）フェニルケトン尿症
（図Ⅳ-11）

（1）古典的フェニルケトン尿症

フェニルケトン尿症は，PAH の欠損による先天代謝異常症で，血中のフェニルアラニンが高値となるとともに，通常は使われることがないアミノ基転移酵素による代謝の結果，フェニルピルビン酸，フェニル酢酸が生じ，尿中に排泄される．知能障害を主症状とする．しかし，新生児スクリーニングで診断後直ちに低フェニルアラニンミルクを与えると，まったく知能低下を起こすことなく，正常に発育する．遺伝疾患で食事療法が著効を示す典型的な疾患として重要である．中枢神経系の障害が起こる機構はまだ明らかではない．また，髪や皮膚の色素が少ないことは高濃度のフェニルアラニンによるメラニン合成の阻害に起因する．

（2）高フェニルアラニン血症

低フェニルアラニンミルクの治療効果が上がらない症例は，悪性高フェニルアラニン血症といわれる．これは PAH の補酵素であるテトラヒドロビオプテリンの合成系酵素，または酵素反応の結果生じるキノノイドジヒドロビオプテリンの還元酵素（ジヒドロプテリジンリダクターゼ）の欠損によって起こる．テトラヒドロビオプテリンはチロシン→ジヒドロフェニルアラニン(DOPA)，トリプトファン→5-ヒドロキシトリプトファンの反応の補酵素でもあるので，この補酵素の欠損はカテコールアミンやセロトニンなどの神経伝達物質の合成障害も引き起こす．

IV. 症候とその病態生化学

図IV-13 脂質代謝と臓器特異性

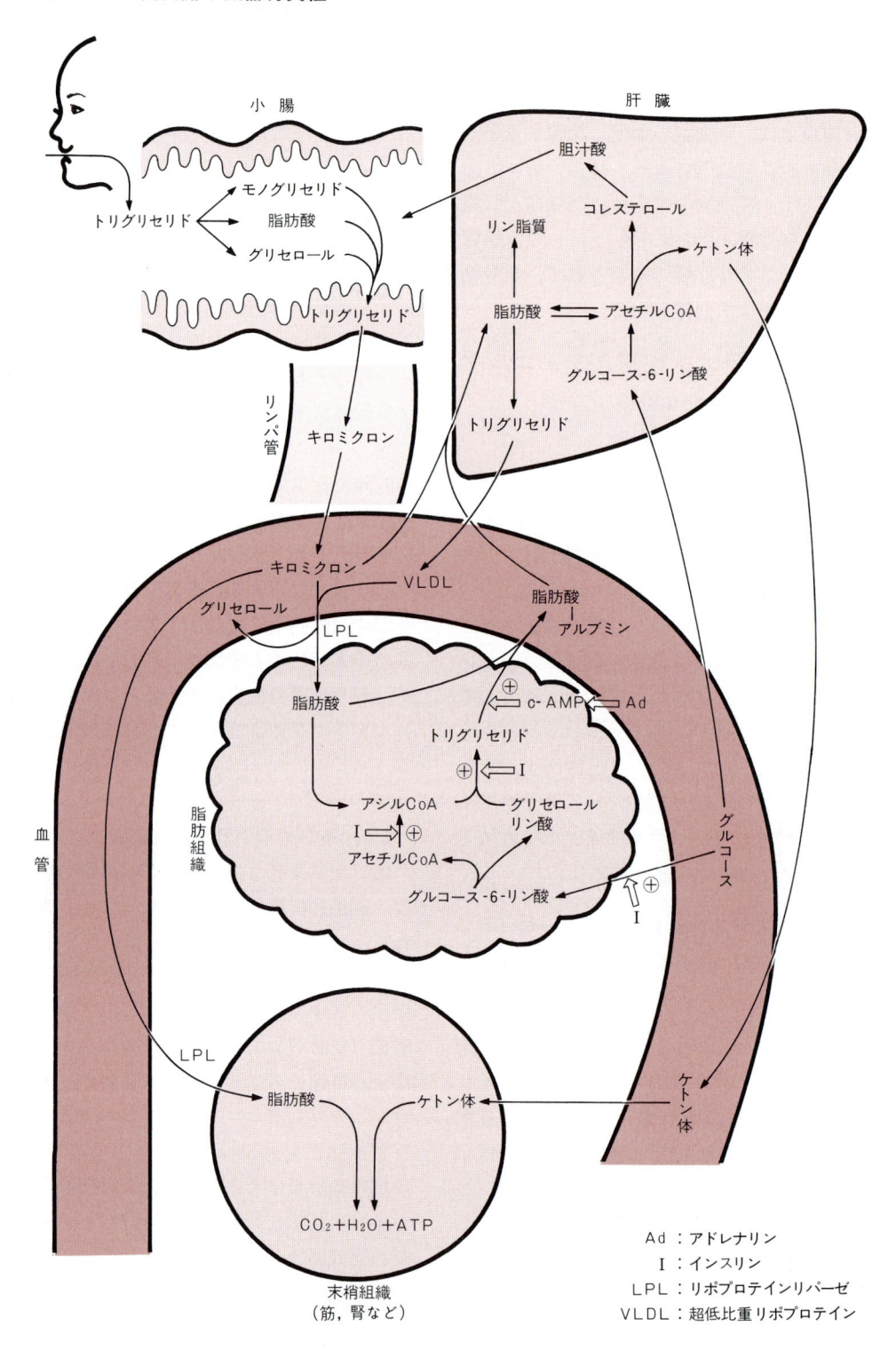

Ad：アドレナリン
I：インスリン
LPL：リポプロテインリパーゼ
VLDL：超低比重リポプロテイン

3章　脂質代謝の異常

1．脂質代謝と臓器特異性

1）脂質とは

脂質とは，水に不溶で，クロロホルム，エーテル，ベンゼンなどの有機溶媒に溶ける物質で，脂肪，油，ロウおよびその誘導体をいう．

2）消化吸収
（図Ⅳ-13）

脂質の消化は，小腸に移送されてはじめて消化酵素による分解がはじまる．脂質は十二指腸壁にふれるとコレチストキニン・パンクレオチミン（CPK）というホルモンが分泌される．これは血行を介して胆嚢に働き，これを収縮させ，胆汁の分泌を促す．トリグリセリド triglyceride は腸内のアルカリと胆汁によって乳化され，膵液中のステアプシン steapsin（リパーゼ lipase）によってモノグリセリド monoglyceride と脂肪酸に分解され，小腸粘膜細胞内に入る．

小腸粘膜細胞内では逆に脂肪酸は ATP のエネルギーを使って脂肪酸 CoA を経てトリグリセリドに再合成される．コレステロール cholesterol は胆汁の作用によって直接吸収され，脂肪酸とエステル ester（コレステロールエステル）を形成する．トリグリセリドとコレステロールエステルは特異的な蛋白と脂質とともにキロミクロン chylomicron を形成し，リンパ系，胸管を経て，大循環に入る．糖，アミノ酸と違って門脈→肝臓系を通らないのが特徴である（ただし，炭素数 10 以下の脂肪酸および胆汁酸は直接門脈系へ入る）．

3）脂肪代謝における臓器特異性
（図Ⅳ-13）

（1）脂肪細胞

吸収されたキロミクロン中のトリグリセリドは，脂肪細胞や筋肉などの末梢組織でリポプロテインリパーゼ lipoprotein lipase（LPL）によって分解され，脂肪酸は細胞内に取り込まれる．筋肉では脂肪酸は β-酸化によって分解され，エネルギーを供給する．

脂肪組織に取り込まれた脂肪酸は CoA エステルとなり，再びトリグリセリドに合成され，蓄えられる．このときもう一方の生成物であるグリセロール glycerol は脂肪細胞にグリセロールキナーゼ glycerol kinase（グリセロール＋ATP→グリセロールリン酸＋ADP）がないので利用されず，肝臓に運ばれ代謝される．したがって，脂肪細胞内でのトリグリセリド合成に必要なグリセロールリン酸 glycerol-phosphate はグルコースから合成されなければならない．蓄えられたトリグリセリドはアドレナリン，ACTH，インスリンなどによって調節されるリパーゼ（ホルモン感受性リパーゼ）によって分解され，脂肪酸は血中へ放出される．エステル化されていない遊離の脂肪酸は血漿中のアルブミンと結合して運搬される．

（2）肝臓

肝臓は血漿中の遊離脂肪酸を取り込み，コレステロール，トリグリセリド，リン脂質を合成し，これらを蓄えるかまたは超低比重リポ蛋白 very low density lipoprotein（VLDL）として血中へ放出する．肝臓はコレステロールとケトン体の代謝に対して重要な役割を果たしている．

① コレステロール代謝：コレステロールは，グルコースまたは脂肪酸に由来するアセチル CoA acetyl CoA を基質として合成される．コレステロールは主に胆汁酸に，一部はステロイドホルモン，ビタミン D_3 となる．コレステロールの異化はほとんど肝臓のみで行われ，コール酸 cholic acid，ケノデオキシコール酸 chenodeoxycholic acid の CoA エステルを経て，グリシン glycine またはタウリン taurine と抱合し，胆汁中へ排泄される．胆汁酸は脂肪を乳化し，コレステロールや脂溶性ビタミンの吸収に重要である．十二指腸に排泄された胆汁酸の 80％以上は再吸収され，肝臓に戻る

IV. 症候とその病態生化学

表 IV-2 血漿リポ蛋白の分類

リポ蛋白	比重	電気泳動	アポ蛋白	脂質	働き
1. キロミクロン	<0.95	原点	B, C, A	トリグリセリド（80%以上）	食事性トリグリセリド運搬
2. 超低比重リポ蛋白 VLDL	0.95—1.006	α_2(pre-β)	B, C, E	トリグリセリド（55%） リン脂質（20%） コレステロール（15%）	内因性トリグリセリド運搬
3. 低比重リポ蛋白 LDL	1.006—1.063	β	B	コレステロールエステル（50%） リン脂質（30%）	末梢細胞のコレステロール合成の調節
4. 高比重リポ蛋白 HDL	1.063—1.210	α_1	A, C, E	リン脂質（40—50%） コレステロールエステル（30%）	アポ蛋白Cの供給 コレステロールの末梢細胞から肝臓への運搬

図 IV-14 リポ蛋白の代謝

TG：トリグリセリド
CE：コレステロールエステル

LPL（リポプロテインリパーゼ）

トリグリセリド（リポ蛋白） —[アポC]→ ジグリセリド + 脂肪酸 → グリセロール

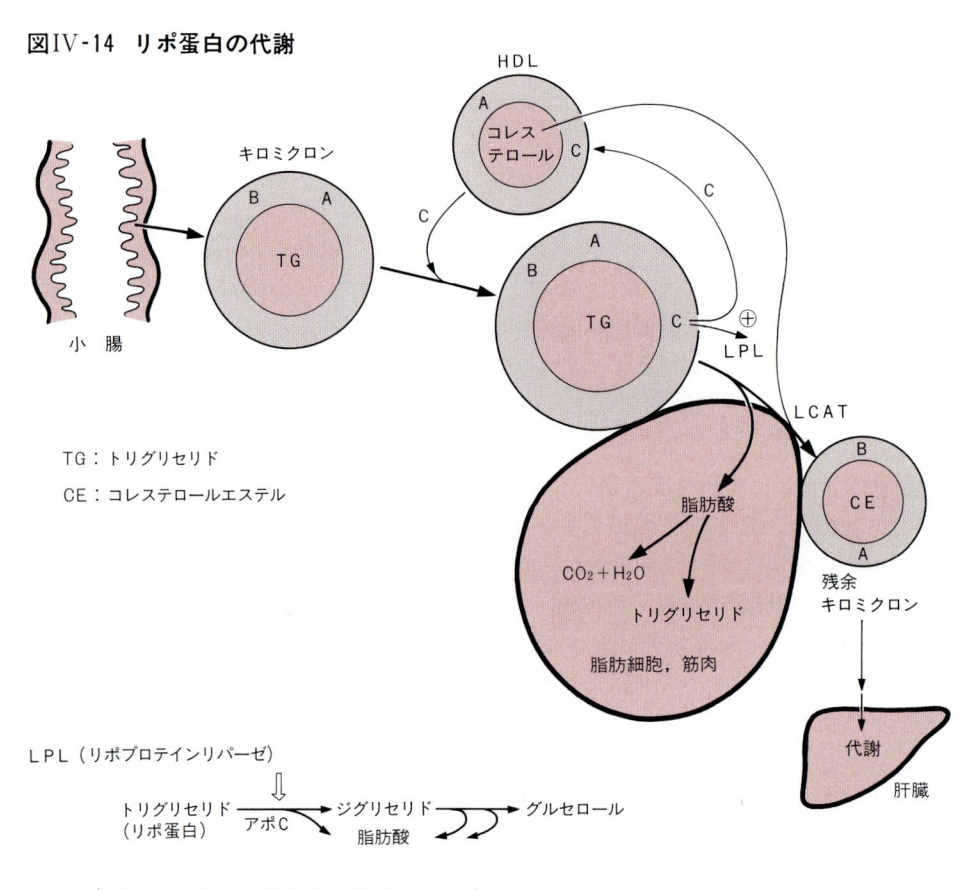

LCAT（レシチンコレステロールアシルトランスフェラーゼ）

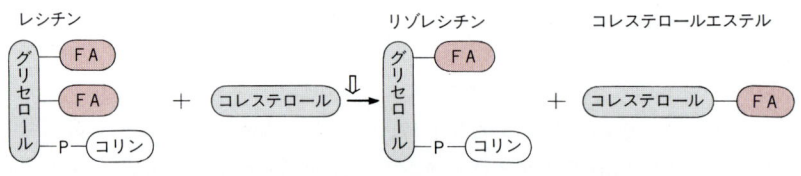

レシチン（グリセロール-FA-FA-P-コリン） + コレステロール ⇌ リゾレシチン（グリセロール-FA-P-コリン） + コレステロールエステル（コレステロール-FA）

(腸肝循環). デオキシコール酸 deoxycholic acid, リトコール酸 lithocholic acid はそれぞれコール酸, ケノデオキシーコール酸から腸内菌によって作られた二次胆汁酸である.

② **ケトン体代謝**：絶食, 高脂肪食, 重症糖尿病など, 糖質の代謝が低下し, 脂肪酸の酸化が盛んなとき, アセチル CoA からアセト酢酸 acetoacetate, β-ヒドロキシ酪酸 β-hydroxybutyrate およびアセトン acetone（非酵素的脱炭酸によって生じる）が大量に合成されて, 血中に放出される. これらを総称してケトン体 ketone body といい, ケトン体が体内, 血中に蓄積した状態をケトーシス ketosis という. ケトン体は肝臓で産生されるが, 肝臓では利用できない. 末梢組織（腎臓, 筋肉, 心臓など）では β-ケト酸 CoA トランスフェラーゼ反応によってアセトアセチル CoA となり, アセチル CoA を経て TCA サイクルで代謝される.

```
サクシニル CoA ─┐ ┌─ アセト酢酸
                 ╳
コハク酸 ────────┘ └─ アセトアセチル CoA
                          │← CoA
                      2 アセチル CoA
```

2. 血漿リポ蛋白とその代謝

1) リポ蛋白とは

脂質は水に溶けないが体内では血液などの体液中を運搬され, 代謝される. このため脂質は特定の蛋白と結合し水に溶けた形となり, 血中を移動している. これをリポ蛋白 lipoprotein という. その形状は中心部に疎水性のトリグリセリドやコレステロールエステルを含み, これを親水性のリン脂質や蛋白（アポ蛋白）が包んだ球状をしている. リポ蛋白は電気泳動や超遠心のパターンから大きく四つに分けられる.

2) リポ蛋白の分類と成分 (表Ⅳ-2)

リポ蛋白の分類と成分について, 表Ⅳ-2にまとめた.

3) リポ蛋白の代謝と役割 (図Ⅳ-14, Ⅳ-15)

血漿中のリポ蛋白は, 常に合成と分解を行い, 代謝回転している. またその成分のトリグリセリド, コレステロール, リン脂質, アポ蛋白などをそれらのリポ蛋白間や細胞膜と交換している.

(1) キロミクロン chylomicron

小腸粘膜で合成されたキロミクロン（含まれるアポ蛋白 B は小腸粘膜で合成され, トリグリセリドなどは食事に由来する）はリンパ系を介して血中へ運ばれる.

食後血漿が濁るのはキロミクロンによる. これらの血中からの消失は非常に速く, 2時間以内に濁りがとれてくる. なお血液中で高比重リポ蛋白（HDL）からアポ蛋白 C を受け取る. アポ蛋白 C は次の段階で働くリポ蛋白リパーゼ（LPL）の活性化剤として大切である. キロミクロン中のトリグリセリドは, 筋肉や脂肪細胞の表面の内皮細胞に存在する LPL（各種の特異性をもつ脂質水解酵素の複合体）によって分解され, 細胞内へ脂肪酸が取り込まれる.

アポ蛋白 C はその間に再び HDL に渡される. コレステロールエステルの多くなった残りのキロミクロン（残余キロミクロン）は肝臓で代謝される.

(2) 超低比重リポ蛋白 very low density lipoprotein, VLDL

VLDL は内因性, すなわち肝臓および小腸で合成されたトリグリセリドを多く含む.

HDL よりアポ蛋白 C と E を受け取り, エネルギーを必要とする主に筋肉やその他の末梢組織に脂肪酸を渡し, しだいにトリグリセリドの減少とコレステロールエステルの増加をきたし, 再びアポ蛋白 C と E を失い, 低比重リポ蛋白（LDL）になる.

(3) 低比重リポ蛋白 low density lipoprotein, LDL

上記のように LDL は VLDL に由来する. LDL

IV. 症候とその病態生化学

図IV-15 VLDL, LDLおよびHDL

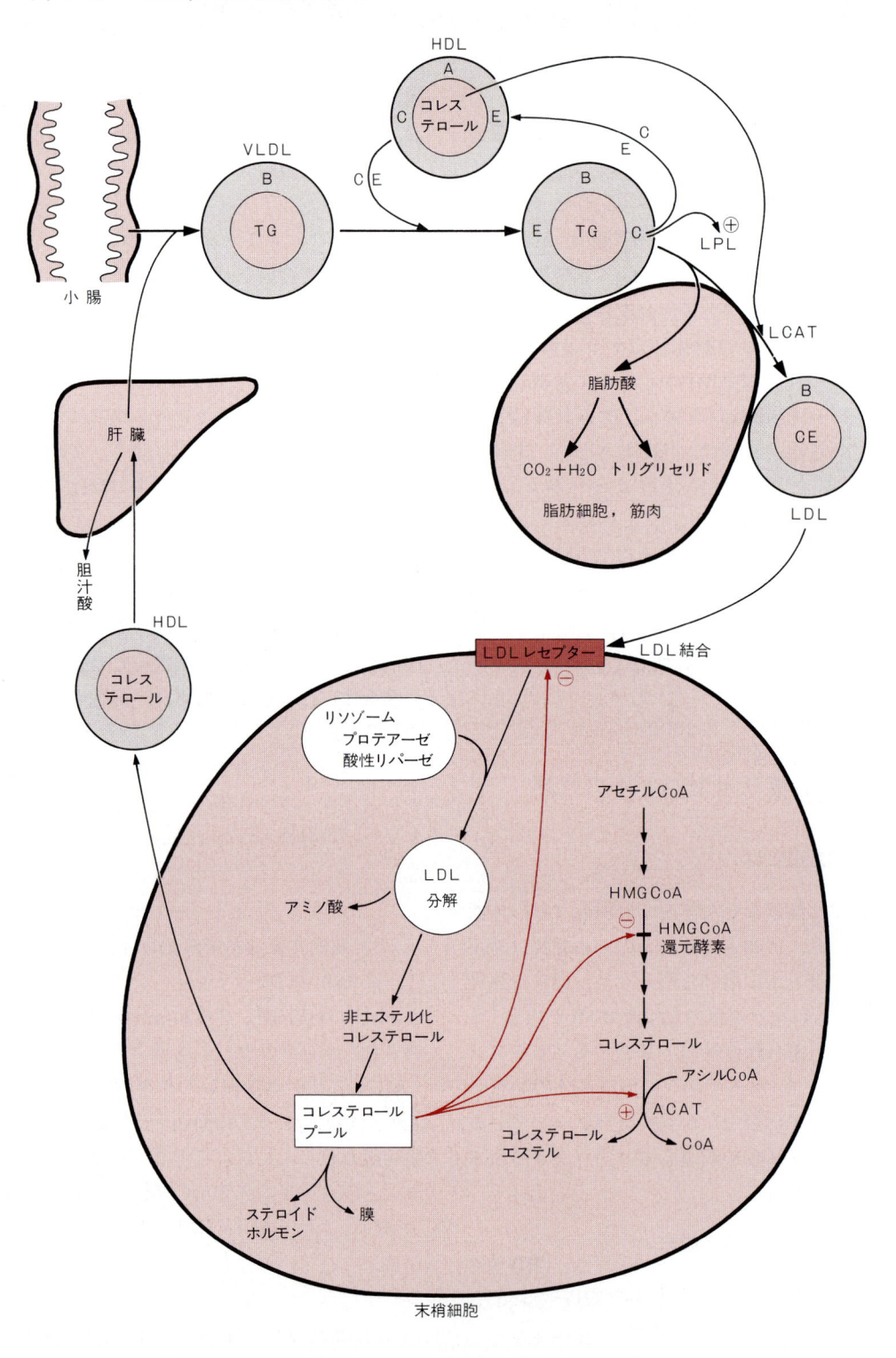

表IV-3　リポ蛋白代謝異常による病気

病因	病名	病状
リポ蛋白リパーゼ欠損	高脂血症I型	キロミクロン増加，高トリグリセリド血症，腹痛
アポ蛋白B欠損	無βリポ蛋白血症	アポ蛋白Bを含むVLDL・LDL・キロミクロンの欠損，脂肪吸収不全
LDL受容体欠損	家族性高コレステロール血症	高LDL血症，血漿コレステロールエステル上昇，コレステロール合成亢進，動脈硬化，心筋梗塞
リソソーム酸性リパーゼ欠損	Wolman症候群	コレステロールエステルとトリグリセリドの蓄積
HDL欠損	Tangier病	組織へのコレステロールエステルの沈着，肝腫
レシチンコレステロールアシルトランスフェラーゼ欠損		コレステロールエステル欠如，コレステロール沈着（腎臓，角膜）
アポ蛋白E欠損	アポ蛋白E欠損症	キロミクロンおよびVLDLの増加，末梢動脈硬化

は肝細胞以外の末梢細胞（内皮細胞，線維芽細胞など）に取り込まれ，代謝される．まず，

① LDLは末梢細胞の細胞膜に存在するLDL受容体に特異的に結合する．

② 末梢組織から遊離するコレステロールを取り込み，これをHDLに含まれるlecithin cholsterol acyltransferase(LCAT)の作用によってコレステロールエステルに変換し，肝臓に運ぶ．

③ リソソーム中の水解酵素によってLDLはアミノ酸とコレステロールにまで分解し，コレステロールは細胞内のコレステロールプールに入る．

このようにして細胞内に取り込まれたコレステロールは，膜の成分やステロイドホルモン合成の基質となるとともに，次のような機構で末梢細胞でコレステロール代謝の調整を行っている．

① ヒドロキシメチルグルタリルCoA還元酵素hydroxymethylglutaryl CoA (HMG CoA) reductaseを阻害（転写の抑制，蛋白合成の抑制，蛋白分解の促進）して細胞内でのコレステロール合成を抑制する．

② アシルCoA・コレステロールアシルトランスフェラーゼacyl CoA cholesterol acyltransferase (ACAT)反応を活性化してコレステロールエステルの合成を促進する．

③ LDL受容体の数を減少させ，細胞内へのコレステロールの取り込みを抑える．

(4) 高比重リポ蛋白 high density lipoprotein, HDL

HDLは肝臓と小腸で合成され，次のような作用をもっている．

① キロミクロン，VLDLにアポ蛋白CとEを供給する．

② LCATの基質となるコレステロールを供給する．

③ コレステロールを末梢組織から肝臓へ運ぶ．

以上の機能からも推定されるように，HDLは体コレステロールのプールを決定しており，HDLの減少はコレステロールのプールを増加させ，コレステロール沈着による動脈硬化症の形成を引き起こすと考えられる．

4) リポ蛋白代謝異常　　　　　　　　（表IV-3）

リポ蛋白代謝異常によって起こる病気を表IV-3にまとめた．

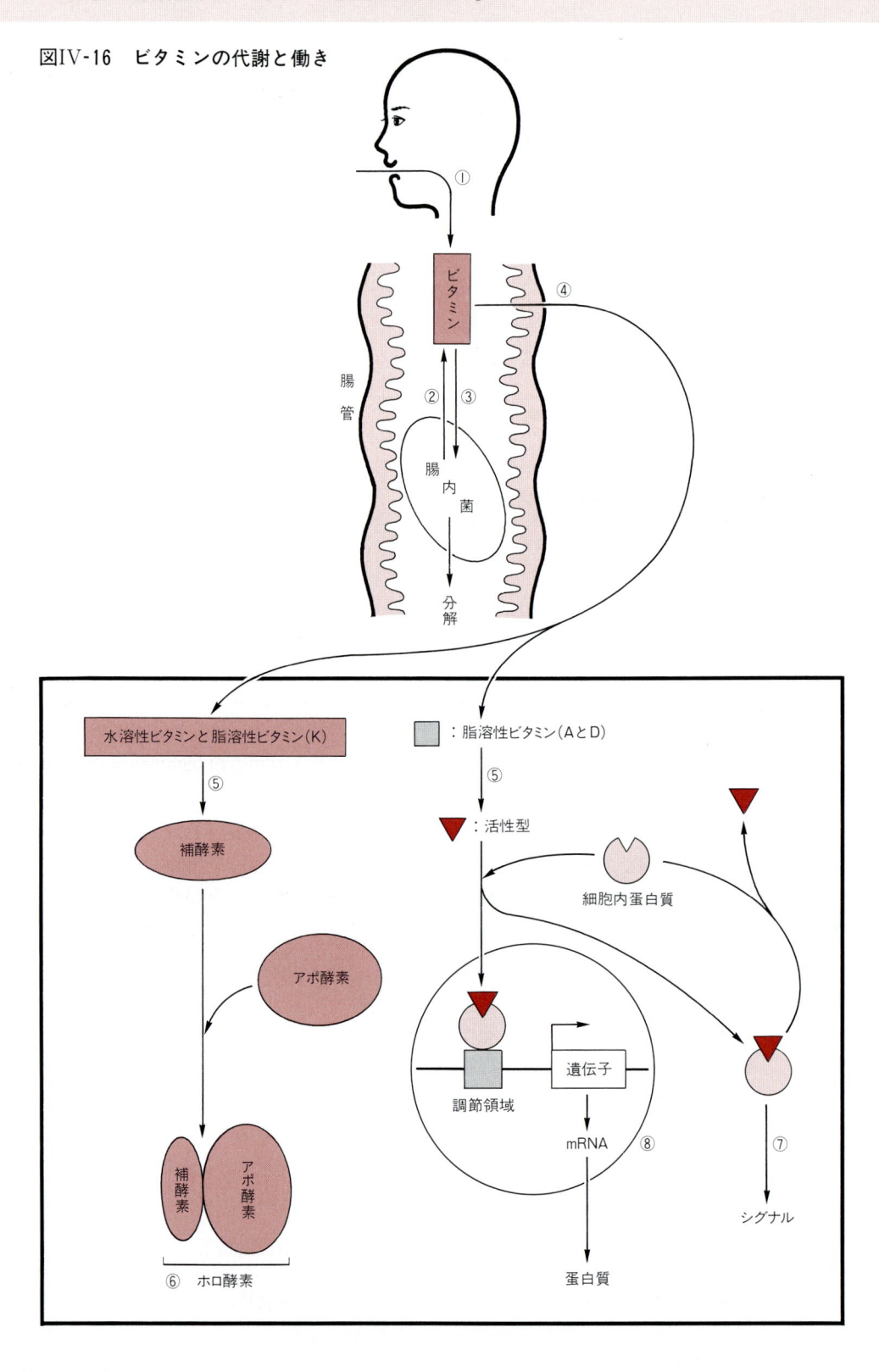

194　**IV. 症候とその病態生化学**

図IV-16　ビタミンの代謝と働き

4章　ビタミン欠乏症

1．ビタミンの代謝
（図Ⅳ-16，表Ⅳ-4）

1）ビタミンとは

ビタミンとは，微量で生体の生理機能，代謝過程を円滑にする潤滑油のような役割を果たす物質で，体内で合成できないので，食物として摂取しなければならない栄養素である．

水に溶けるか，油に溶けるかによって水溶性ビタミンと脂溶性ビタミンに分けられる．

2）ビタミンの代謝
（図Ⅳ-16）

ビタミン，とくに水溶性ビタミンは，体内で図Ⅳ-16のような過程を経て代謝される．その間に生化学的作用を発現する．このどの過程の障害もビタミンの欠乏症を引き起こす．

（1）ビタミンの摂取　（図Ⅳ-16・①）

現在の日本人の食事形態では，欠乏症を生じにくい．しかし，偏食の場合，摂取量が適正でないことによる欠乏症を起こす．脂溶性ビタミンでは体内に蓄積することによって過剰症を生じる．

（2）腸管内での腸内菌叢の関与（図Ⅳ-16・②③）

ビタミンB_2，B_6，パントテン酸，ビオチンなどのビタミンは腸内菌によって生合成され，生体の必要量を補っているか，または満たしている．ふつう，このようなビタミンでは欠乏症が起こりにくい．しかし，抗生物質を投与して腸内菌を死滅させたような場合に，欠乏症を生じることがあるので注意を要する．また逆にある種の腸内細菌が存在するために，せっかく摂取したビタミンが分解されて，欠乏症を引き起こすことがある．

（3）腸管壁からの吸収と血中の運搬
（図Ⅳ-16・④）

ビタミンB_{12}は胃の壁細胞から分泌される糖蛋白質の内因子と結合し，小腸回腸部から吸収される．回腸部からの吸収には小腸の受容体に内因子が結合することが必要である．さらにビタミンB_{12}を各組織細胞へ運ぶため，血清中のビタミンB_{12}を結合するトランスコバラミンが存在している．これらの吸収や運搬に必要な因子の欠損はビタミン欠乏症を生じる．胃切除，胃癌などで内因子が分泌されないとビタミンB_{12}の吸収障害から悪性貧血となる．また，脂溶性ビタミンの吸収には胆汁酸が必要であり，ビタミンAの血中運搬にはレチノール結合蛋白質（RBP）が関与する．

（4）活性型への変換　（図Ⅳ-16・⑤）

① 水溶性ビタミン——補酵素型への変換：水溶性ビタミンの多くは，補酵素型に変換してはじめてそのビタミンの生化学的機能を発揮する．補酵素型への変換の過程には，数種の酵素やときに他の補酵素が関与している．そのため一つのビタミンの欠乏はそのビタミン自身の欠乏による症状以外に他のビタミンの欠乏症も引き起こし，複雑な症状を呈することになる．

② 脂溶性ビタミン活性型への変換：脂溶性ビタミンのうちビタミンAとDは生体内で活性型に変換し，細胞内の特定の蛋白質と結合することで生理活性を発揮する．レチノール（アルコール型）とβ-カロテンはビタミンAの腸管からの吸収型で，それらの誘導体であるレチノイン酸やレチナール（アルデヒド型）が活性型である．ビタミンDは，二つの水酸基が付加された1,25ジヒドロキシビタミンD $1,25-(OH)_2D$となって，はじめてその生理作用を発揮する．ビタミンDの水酸化は肝臓と腎臓で行われる（本文p.205参照）．そのため腎不全などの腎障害ではビタミンDの活性化が行われず，ビタミンD欠乏症となる．

IV. 症候とその病態生化学

表IV-4 ビタミンの働きと欠乏症

	ビタミン	活性型(補酵素型)	生理作用	欠乏症
水溶性ビタミン	ビタミンB_1 ——サイアミン 抗神経炎因子 抗脚気因子	サイアミンピロリン酸(TPP)	脱炭酸反応 (C-C結合の開裂)	脚気,多発性神経炎
	ビタミンB_2 ——リボフラビン 成長促進因子	フラビンアデニンジヌクレオチド(FAD) フラビンモノヌクレオチド(FMN)	酸化還元反応	成長停止,口角炎
	ビタミンB_6 ——ピリドキシン 抗皮膚炎因子	ピリドキサルリン酸(PALP)	アミノ酸代謝 (アミノ基転移,脱炭酸反応など)	皮膚炎,痙攣,貧血
	ナイアシン ——ニコチン酸(アミド) 抗ペラグラ因子	ニコチンアミドアデニンジヌクレオチド(NAD) ニコチンアミドアデニンジヌクレオチドリン酸(NADP)	酸化還元反応 ADP-リボシル化 (毒素作用の発揮)	ペラグラ(皮膚症状,消化器障害,精神神経障害)
	パントテン酸 ——抗皮膚炎因子	コエンザイムA(CoA)	脂質代謝 アシル基運搬	皮膚炎
	ビオチン	ビオチン	炭酸化反応	皮膚炎
	葉酸 ——抗貧血因子	テトラヒドロ葉酸(THF, FAH_4)	C_1単位の運搬	貧血
	ビタミンB_{12} ——シアノコバラミン 抗貧血因子	コエンザイムB_{12} (5′-デオキシアデノシルコバラミン,メチルコバラミン)	メチルマロン酸代謝 メチオニン代謝	悪性貧血
	ビタミンC ——アスコルビン酸 抗壊血病因子	アスコルビン酸	水酸化反応 コラーゲン代謝 チロシン代謝	壊血病(出血傾向,骨変化)
脂溶性ビタミン	ビタミンA ——レチネン 乾燥眼炎予防因子	オールトランスレチノール レチノイン酸	視覚 糖蛋白糖鎖合成 上皮保持作用,制癌作用	夜盲症,角膜乾燥症,成長停止
	ビタミンD ——カルシフェロール 抗クル病因子	1, 24-ジヒドロコレカルシフェロール	Ca, Pの代謝 (ホルモン様作用)	クル病,骨軟化症
	ビタミンE ——トコフェロール 抗不妊症因子		抗酸化作用	不妊症(ネズミ),筋ジストロフィー(ウサギ,モルモット)
	ビタミンK ——フィロキノン 血液凝固因子	還元型ビタミンK	プロトロンビン合成 γ-カルボキシグルタミン酸合成	血液凝固遅滞,点状紫斑症,臓器出血
	必須脂肪酸 ——リノール酸,リノレン酸,アラキドン酸 抗皮膚炎因子	プロスタグランジン リン脂質	平滑筋,血管,末梢神経などへのホルモン様調節作用 膜成分	皮膚症状,成長停止(ネズミ)

図IV-17

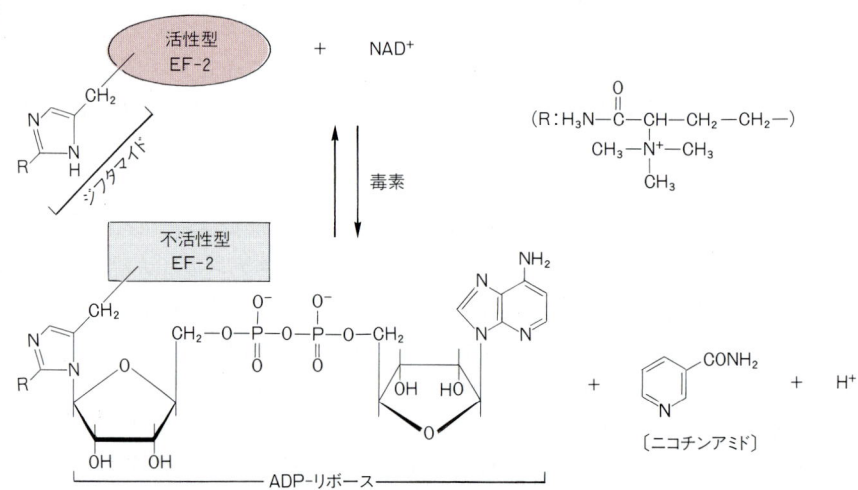

3）ビタミンの働きと関連する疾患

（図Ⅳ-16・⑥-⑧，表Ⅳ-4，図Ⅳ-17）

（1）水溶性ビタミン

① 補酵素作用：水溶性ビタミンの生理作用の多くは，酵素の補酵素作用として説明される（図Ⅳ-16・⑥）．表Ⅳ-4にあるように，欠乏症はその補酵素が関連するホロ酵素の活性低下によって起こる．葉酸やビタミンB_{12}欠乏による悪性貧血(巨赤芽球性貧血)を例として挙げる．葉酸は炭素1個からなる単位（C1ユニット―ホルミル，メテニル，メチル，メチレン，ホルムイミノ）の転移を必要とする代謝に関与する．葉酸の欠乏は，細胞の新生が盛んな骨髄や腸管粘膜などの組織において，核酸代謝障害を引き起こす．DNA合成にとって重要な段階であるdUMPからのdTMPの合成（チミジン酸合成酵素が触媒する）に葉酸の補酵素型であるメチレンFAH_4（メチレンテトラヒドロ葉酸）が関与しているからである．ビタミンB_{12}欠乏もまた巨赤芽球性貧血を呈する．ビタミンB_{12}の補酵素型であるメチルコバラミンは葉酸の貯蔵型であるメチルFAH_4からFAH_4を生成する（メチオニン合成酵素が触媒する）ことに関与している．ビタミンB_{12}欠乏によって，メチルFAH_4の段階でたまり，FAH_4レベルが低下する．結果的にメチレンFAH_4のレベルが低下し葉酸欠乏と同様の状態になると考えられている．水溶性ビタミンの関連する疾患としてビタミン依存症が挙げられる．これは，ビタミン欠乏症とは異なりビタミン自体の低下はなく，アポ酵素の異常によって，補酵素であるビタミンとの親和性が低下し，ホロ酵素の形成が損なわれることに基づいている．この場合，ビタミンの大量投与によって，ホロ酵素の形成が正常化し，症状が改善する．

② 補酵素以外の作用：ナイアシン（NAD）による蛋白質の翻訳後修飾の一つであるADPリボシル化が挙げられる．図Ⅳ-17にあるように，ジフテリアや緑膿菌の毒素は蛋白質合成における重要な因子であるペプチド鎖伸長因子(elongation factor-2：EF-2)の特定のヒスチジン残基（ジフタマイド）にADP-リボースを添加して，EF-2を不活性化する．同様の機構によって，コレラや大腸菌の毒素が膜アデニレートサイクラーゼ（ATPからcAMPを作る：「ホルモンの異常」の項参照）を活性化する．

（2）脂溶性ビタミン

標的細胞内の特定の蛋白質と結合することで発揮されるもの（ビタミンA，D）と，補酵素作用によるもの（ビタミンK）に分けられる．

① ビタミンAとD：オプシン蛋白質とビタミンAの誘導体である11-シス-レチナール 11-cis-retinal が結合することで，光に応答するロドプシンが形成される．複合体の解離はより上位の視覚中枢へシグナルを伝える（図Ⅳ-16・⑦）．ビタミンAの欠乏によってロドプシンが形成がされないと，夜盲症を発症する．ビタミンAの誘導体であるレチノイン酸 retinoic acid は細胞内のレチノイン酸受容体と結合し，複合体になって核内に運ばれ，遺伝子の発現（遺伝子の異常の項参照）を調節する（図Ⅳ-16・⑧）．ビタミンDも活性型ビタミンDとして標的細胞内のビタミンD受容体と結合する．ビタミンD受容体は小腸，腎臓，骨組織の特定の細胞に発現している．ビタミンD受容体も遺伝子の転写調節因子（「遺伝子の異常」の項参照）であり，カルシウムやリン酸の代謝に関連する遺伝子の発現を調節している（図Ⅳ-16 ⑧）．これらレチノイン酸や活性型ビタミンDはビタミンというよりホルモンと考えるべきである．

② ビタミンK：ビタミンKは還元型の補酵素が，蛋白質のグルタミン酸残基にCO_2を固定しγ-カルボキシグルタミン酸残基（γ-carboxyglutamate residue：Gla残基）を形成する反応に関与する（図Ⅳ-16・⑥）．Gla残基をもつ蛋白質には，血液凝固・線溶系（プロトロンビン，factor Ⅶ，Ⅸ，Ⅹやプロテイン C）や骨形成・維持（オステオカルシン）に働く蛋白質がある．したがって，ビタミンK欠乏は，出血や骨の脆弱化をもたらす．

IV. 症候とその病態生化学

図IV-18 ホルモンの作用

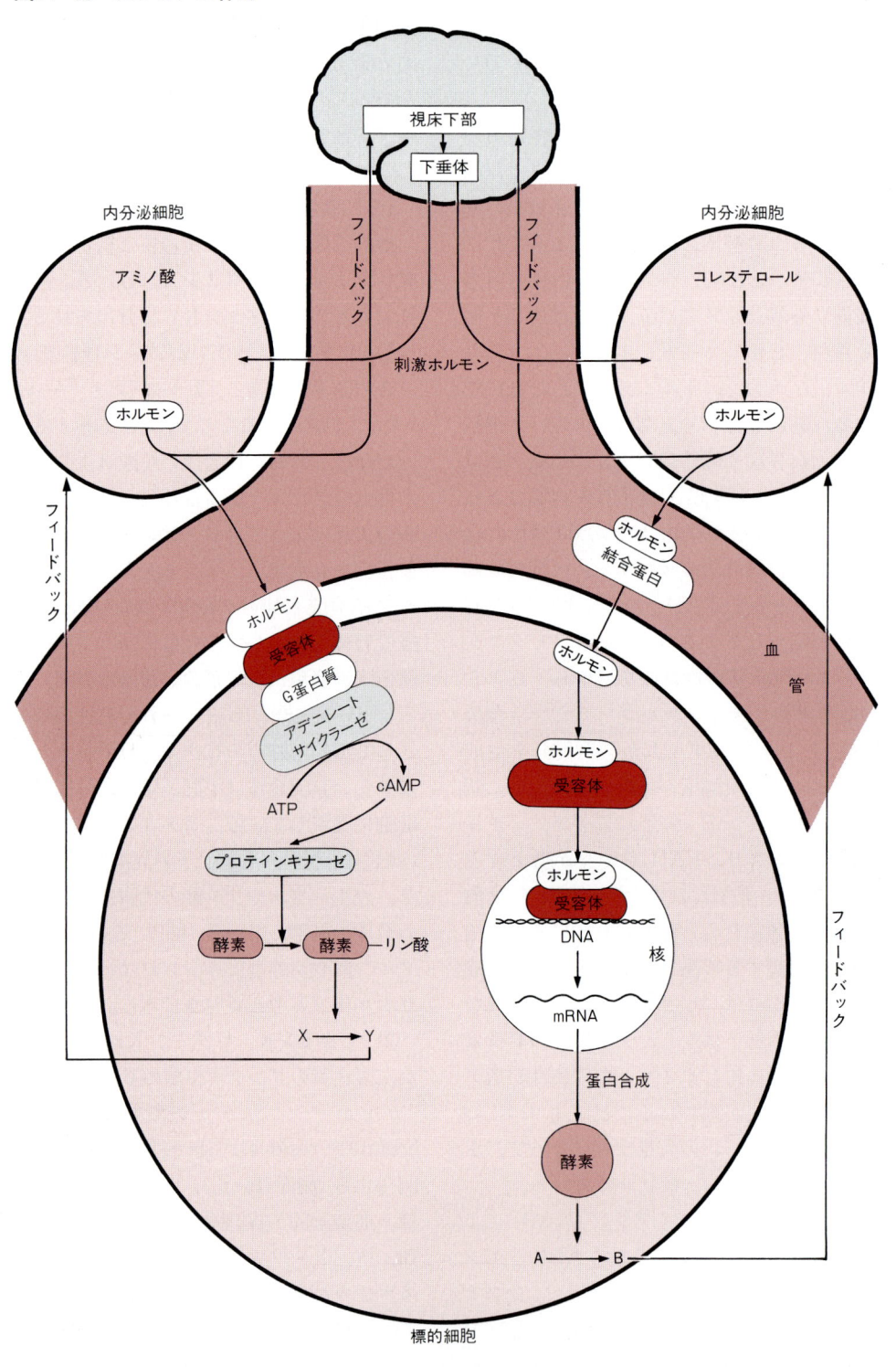

5章 ホルモンの異常

1. ホルモン hormone とは

ホルモンとは体内の特定の細胞で合成，分泌され，血流を介して運ばれ，そのホルモンの作用を受ける細胞（標的細胞 target cell）に働いて，ある特有な機能を発揮する微量物質である．

2. ホルモンの作用　（図Ⅳ-18）

個々のホルモンはそれぞれ特有な作用をもつが，いくつものホルモンが働いて，生体は生体全体として正常に発育し，統合された正常な機能を保ち，正常な状態を維持することができる．

生体内ではさまざまな複雑な生命活動が営まれているが，生体内のいろいろな物質のレベルは驚くほど一定に保たれている．このような生体の恒常性は高等動物ではホルモンの作用に依存し，複数のホルモンが協同的，または拮抗的に働くことによって維持されている．たとえば血糖は，

血糖上昇→膵臓β細胞→インスリン分泌
グルカゴン分泌←膵臓α細胞←血糖降下

このようなループを形成して一定に保たれているのである．

また，ホルモン自体のレベルもフィードバック feed-back 機構によって一定のレベルを保つように調節されている．たとえば，グルココルチコイドは下図にあるように，

視床下部──→ACTH 放出因子──→下垂体
　↑　　　　　　　　　　　　　　　　↓
グルココルチコイド←──副腎皮質←──ACTH

過剰に分泌されたグルココルチコイドが視床下部に働いて ACTH 放出因子の分泌を抑え，最終的にグルココルチコイドの分泌を制御し，一定レベルを維持している．

3. ホルモンの作用機序

（図Ⅳ-18）

ホルモンは図Ⅳ-18 のような作用機序によって蛋白質，主に酵素の量または活性に影響を与え，その作用を発現している．

1）ステロイドホルモン

グルココルチコイド glucocorticoid，ミネラロコルチコイド mineralocorticoid，性ホルモンなどのステロイドホルモンは血中をアルブミンまたはトランスコルチン transcortin（コルチゾール cortisol またはコルチコステロン corticosterone と結合する蛋白）に結合して運搬される．標的細胞に至ると，それぞれのホルモンは，細胞質に存在する特異的な結合蛋白（受容体蛋白）と結合する．ホルモン─受容体蛋白複合体は核内に入り，DNA，または核内のクロマチン酸性蛋白と結合し，特定のメッセンジャー RNA（mRNA）の合成を制御するといわれている．mRNA の増減は蛋白質，主に酵素の量を調節して，それ特有の作用を発揮する．

2）ペプチドホルモン

グルカゴンや下垂体ホルモンのようなペプチドホルモンやアドレナリンのようなアミノ酸誘導体ホルモンは一般にサイクリック・アデノシンモノホスフェイト cAMP を介して，その生理作用を発揮するといわれている．これらのホルモンは標的細胞の細胞膜にあるそのホルモンの特異的な受容体 receptor に結合する．ホルモンと受容体が結合したことは，刺激を伝達する G 蛋白質 G protein を介して効果因子であるアデニレートサイクラーゼ adenylate cyclase に伝えられ，cAMP の産生を増加させる．cAMP は cAMP 依存性プロテインキナーゼ protein kinase を活性化し，基質となるいろいろな蛋白，酵素をリン酸化して，活性型

IV. 症候とその病態生化学

表IV-5 糖尿病の病型

病　型	1型糖尿病 (IDDM)	2型糖尿病 (NIDDM)
発病年齢	若年者	主として45歳以上
体　型	やせ型か正常	肥満傾向
未治療時の症状	強い／重症	あまり強くない／軽症
インスリン分泌	低　下	初期は亢進，後期は遅延
ケトアシドーシス	傾向大	比較的少ない
インスリン感受性	良　い	良くない
自己抗体	高い頻度に陽性	陰　性
遺伝歴	低　い	高　い
ウイルス感染との関係	高　い	な　い

図IV-19 糖尿病とグルコース負荷試験（血糖とインスリン値）

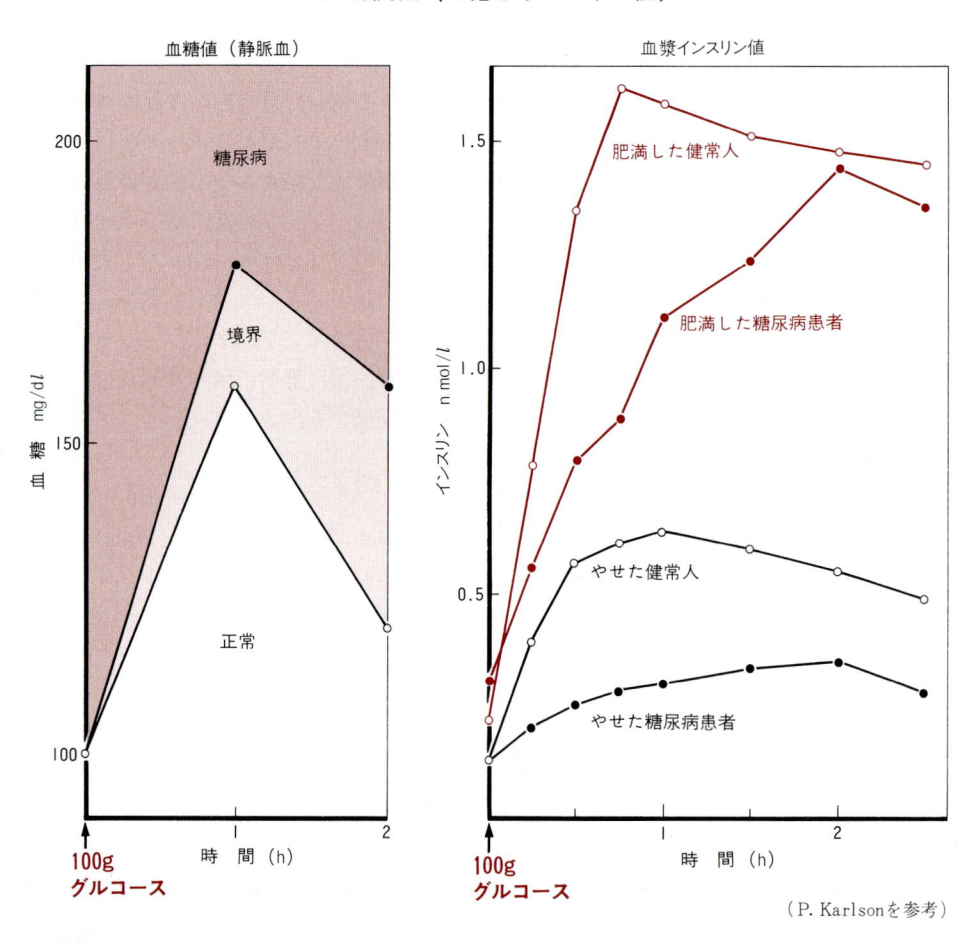

（P. Karlsonを参考）

または不活性型に変え，その機能に変化をもたらす．

このことからcAMPはホルモンの細胞内での情報伝達を行っているので，ホルモンのsecond messengerといわれる．受容体によっては，cAMP以外にCaイオンやサイクリック・グアノシンモノホスフェイトcGMPがsecond messengerとして用いられている．

4．ホルモンの異常

ホルモンの異常の原因には次のようなものがある．

① 産生の異常：ホルモン合成系酵素の先天性異常や，内分泌腺の炎症による産生細胞の障害．
② 分泌の異常
③ 受容体の異常（感受性の異常）
④ 不活性化の異常：たとえばグルカゴンは肝臓で不活性化されるが，肝障害では不活性化されず，高グルカゴン血症となる（肝性糖尿）．

5．糖尿病

1）糖尿病の原因と分類　　　（表IV-5）

糖尿病はホルモン異常の代表的な疾患である．インスリンinsulinの絶対的，相対的不足によって引き起こされる．その病型は，1型糖尿病（IDDM：insulin-dependent diabetes mellitus）と2型糖尿病（NIDDM：non-insulin-dependent diabetes mellitus）に分けられる．それぞれの特徴を表に示した．1型はウイルス感染や免疫異常（自分自身の組織を認識する抗体；自己抗体の産生）などによって，インスリンを産生する細胞である膵臓のランゲルハンス島Langerhans' isletが障害され，インスリンの分泌低下が生じる．したがって，治療にはインスリン投与が必須である．2型は，インスリン感受性の異常がその主因で，インスリンの作用する細胞側の異常で，グルコースの細胞での利用が障害されている．

2）糖耐容力試験　　　（図IV-19）

糖尿病におけるもっとも特徴的症状は血糖値の異常である．60～80 mg/dlの正常血糖値が200 mg/dl以上にも上昇することがある．軽症では一定量のグルコース負荷テストで血糖値の著しい上昇と正常値への復帰の遅れが認められる．この試験は診断に用いられる．

3）肥満と糖尿病　　　（図IV-19）

糖尿病の病型と体格は関連が深い．1型の多くはやせた体型を示し，2型は肥満傾向が強い．

図IV-19は糖耐容力試験のときの血中インスリン濃度を測定したものであるが，やせ型の糖尿患者では投与されたグルコースに対して血中インスリンが反応せず，低値を示している．一方，肥満した正常人ではグルコースに対するインスリンの反応が速く大きい．これによって血糖値を正常に保っているが，肥満した糖尿病患者では空腹時のインスリン値も高く，グルコースに対する反応も大きいが，正常人に比べ，その反応が遅くなっている．これは過剰のエネルギーの摂取により代謝が盛んで，インスリンを多く必要とするようになり，血中インスリン濃度が上昇することによる．

肥満状態になると中性脂肪を多く含む脂肪細胞のインスリンレセプター数が減少し，インスリンに対する感受性が低下してくる．そのためますますインスリンの必要性が増し，遺伝素因のあるヒトではβ細胞が過度の分泌による疲労をきたし，糖尿病になると考えられている．また肥満した糖尿病でも重症になるとインスリンのレベルは下がり，反応も悪くなる．

4）糖尿病における代謝異常　　　（図IV-20）

（I）糖代謝

糖尿病では肝臓における糖代謝異常が顕著である．インスリンの作用不足のために，肝臓の解糖系調節酵素（グルコキナーゼ，ホスホフルクトキナーゼ，ピルベートキナーゼ）の活性が低下する．逆に糖新生系調節酵素は増加し，肝臓全体としてのグルコース利用の低下とアミノ酸などからの糖新生が増加する．さらにインスリンは筋肉細胞，脂肪細胞などへのグルコースの能動輸送に関与しているので，糖尿病では血中からの糖の取り込み，

IV. 症候とその病態生化学

図IV-20 糖尿病における代謝異常

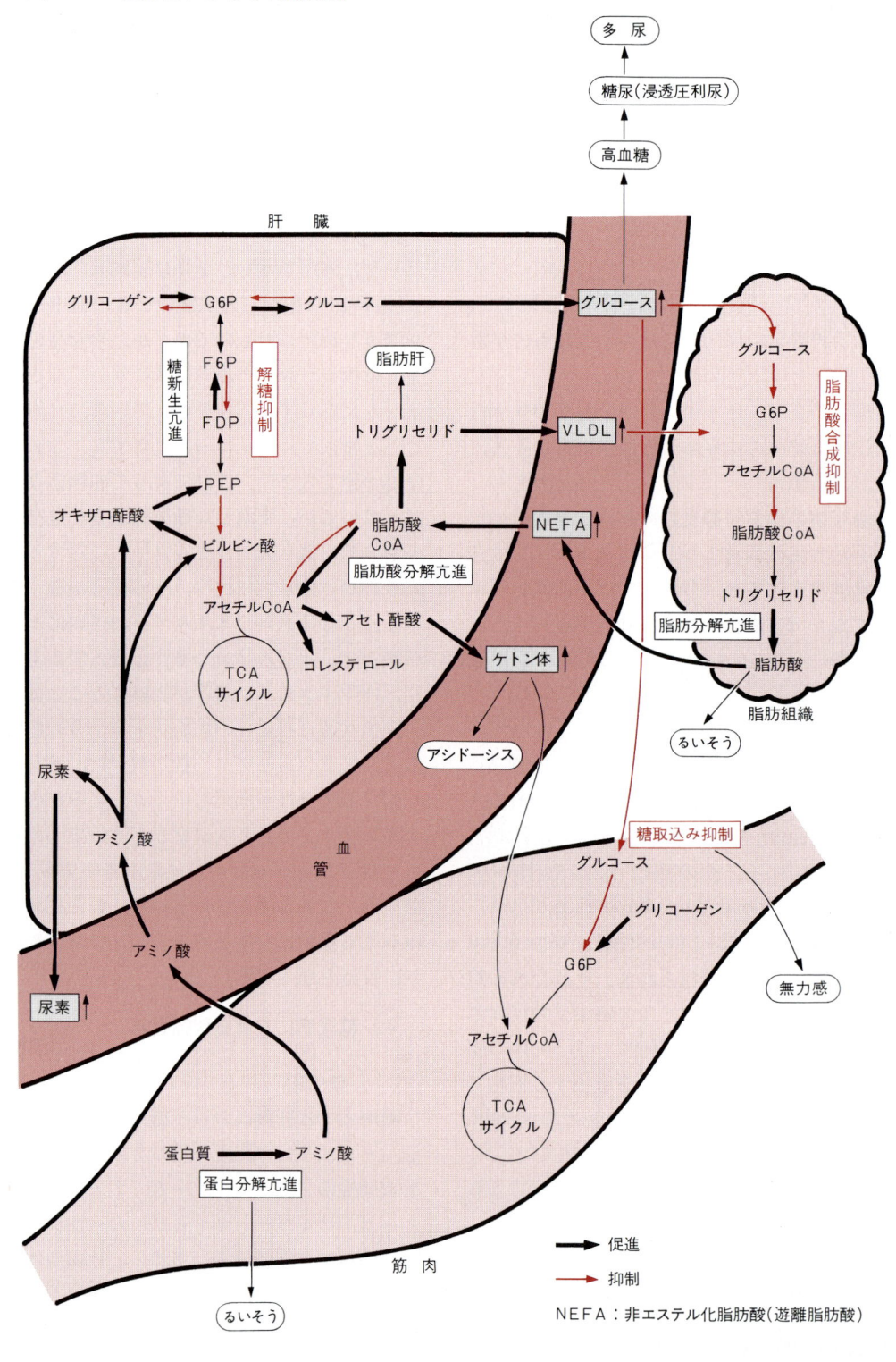

利用が阻止される．そのために肝臓での糖新生が盛んになる．しかし，末梢組織における糖の利用が低下しているために高血糖が維持される――高血糖．

（2）脂質代謝

糖尿病では，脂肪組織へのグルコースの取組みが阻害されるために脂肪酸，脂肪生合成に必要なNADPHやグルセロールリン酸の生成が低下する．その結果として，合成よりも分解が盛んとなり，脂肪酸の生成が増加して，血中へ放出される――血中非エステル化脂肪酸 nonesterified fatty acid (NEFA) 上昇．

肝臓でも脂肪酸合成の律速酵素であるアセチルCoA カルボキシラーゼ acetyl CoA carboxylase の合成の低下による酵素量の減少と，阻害剤である長鎖脂肪酸 CoA の増加による活性の低下などから脂肪酸の生合成が低下する．一方，血中からの脂肪酸の供給が増加するので，肝臓としては脂肪酸の分解が促進する．脂肪酸の分解によりアセチル CoA 生成の増加をきたす．しかし糖の代謝が低下しているので TCA サイクルでの完全酸化が行われず，生成したアセチル CoA はアセト酢酸，β-ヒドロキシ酪酸に変換される．しかし，これらケトン体は肝臓では代謝されず，血中に放出される．これらのケトン体はグルコースを利用できなくなった筋肉細胞でも取り込まれ，TCA サイクルで酸化分解され，エネルギーとなる．肝臓での生成速度が筋肉などでの利用分解速度を上回った場合には，ケトン体が血中に蓄積する――ケトーシス．

血中にはこれらの酸や脂肪酸がふえているので酸血症（アシドーシス acidosis）となる．

（3）蛋白代謝

インスリンの欠乏は主に筋肉などの末梢組織で，蛋白質の合成を抑制し，分解を促進する．分解によって生じたアミノ酸は肝臓に運ばれ，糖原性アミノ酸（アラニン，グルタミン酸，アスパラギン酸，セリン，アルギニンなど）の炭素骨格は糖新生系によってグルコースに合成され，ケト原性アミノ酸（ロイシン，チロシン，トリプトファン，リジンなど）の炭素骨格はケトン体に合成され，それぞれ血中へ放出される．一方，残されたアミノ窒素は肝臓で尿素に合成解毒される．そのため窒素平衡は負に傾くことになる．

（4）糖尿病にみられる症状

以上のような代謝異常のため高血糖となるが，グルコースは腎臓の糸球体でろ過された後，尿細管から再吸収される．血糖値が 180 mg/dl 以上になると再吸収能を越えるのでそのまま尿に排泄される．このとき，同時に水や塩類の排泄も増加するので脱水状態となり，口渇，多飲，多尿をきたす．糖尿病にみられる神経障害や血管病変を引き起こす代謝異常についてはまだ明らかでない．

（5）糖化蛋白の異常

糖尿病状態では，高血糖のために種々の蛋白質にグルコースが結合した糖化蛋白質が高値となる．代表的な例で診断にも用いられているのが糖化ヘモグロビン（HbA$_{1c}$）である．ヘモグロビン A (HbA) の β 鎖 N 末端のバリンにグルコースが結合した物質をいう．正常では HbA の 6 ％以下であるが糖尿病では 20 ％にも及ぶ．この結合は安定なので赤血球寿命中維持される．したがって糖尿病患者の1～2カ月前の平均血糖値を表すと考えられている．

IV. 症候とその病態生化学

図IV-21 水と電解質の出納と調節

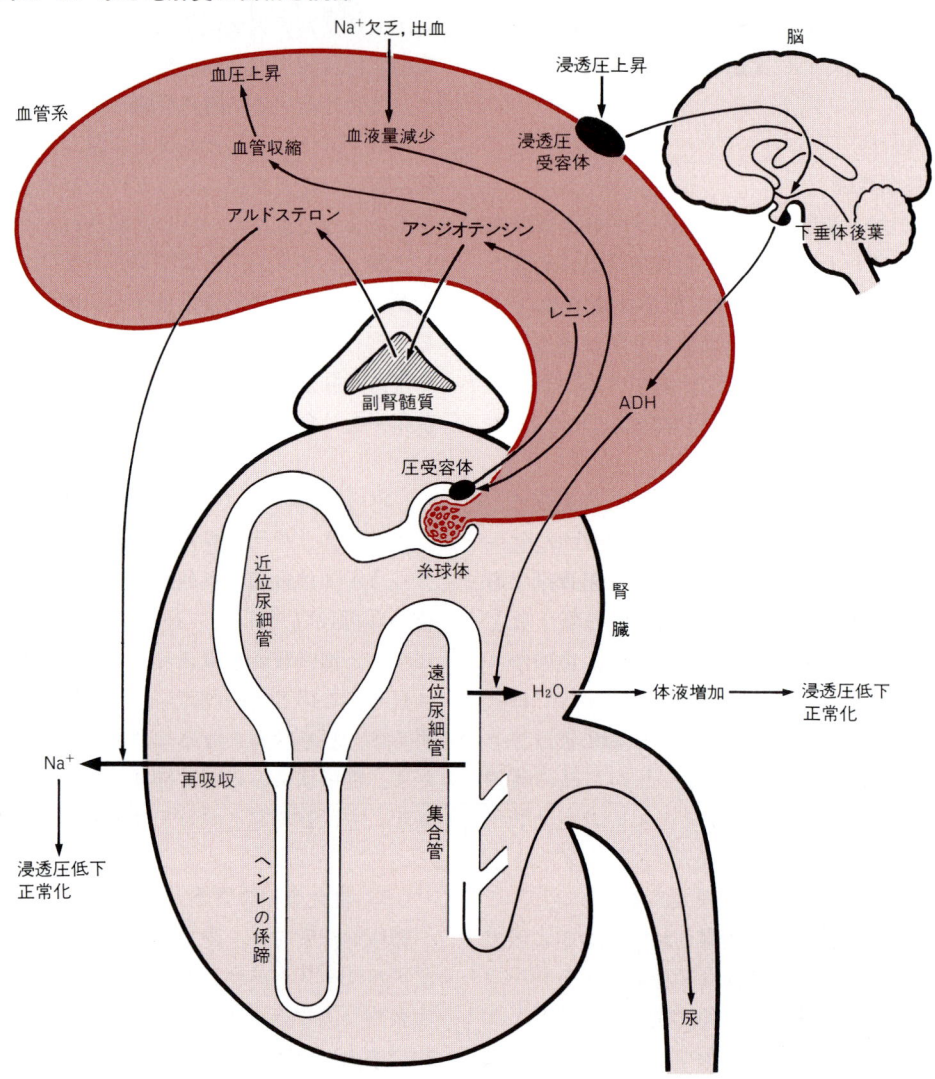

図IV-22 **アンジオテンシンの生成**

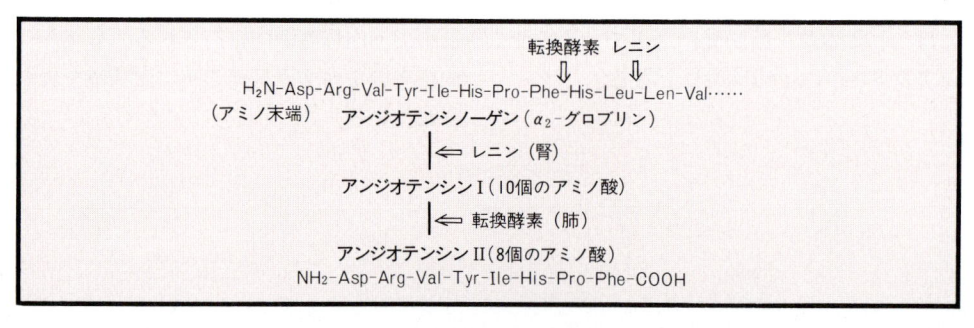

```
                                              転換酵素 レニン
                                                ⇩    ⇩
        H₂N-Asp-Arg-Val-Tyr-Ile-His-Pro-Phe-His-Leu-Len-Val……
        (アミノ末端)   アンジオテンシノーゲン(α₂-グロブリン)
                        ⇐  レニン(腎)
                    アンジオテンシンI(10個のアミノ酸)
                        ⇐  転換酵素(肺)
                    アンジオテンシンII(8個のアミノ酸)
                    NH₂-Asp-Arg-Val-Tyr-Ile-His-Pro-Phe-COOH
```

6章　無機質の異常

1．水と電解質の出納

1）体内の水と電解質

水は人体の50～70％を占め，その約40％が細胞内にあり，約15％が組織液，約5％が血漿であり，後二者を細胞外液という．

無機質Ca，P，K，S，Na，ClのうちCaとPの90％以上が塩をつくり骨の成分となっている以外はイオンとして存在し，体内のイオン環境を形成する．そこでこれらの無機質を電解質ともいう．Na^+は細胞外液の主な陽イオン（90％）であり，K^+は細胞内陽イオンの80％を占める．このような細胞内外の濃度勾配は，細胞膜に存在するNa^+，K^+依存性ATPアーゼの作用によって保持される．細胞外液の陰イオンは主にCl^-（70％）とHCO_3^-（20％）であり，細胞内の陰イオンはリン酸（50％）と蛋白質（30％）である．イオン環境は酵素の反応速度に大きな影響を与えている．

2）水と電解質出納の調節　　　　　（図Ⅳ-21）

水は，飲料水，食物中の水および栄養素の代謝によって生じる代謝水として1日2～3 l が体内に摂取される．水の排泄は約60％が腎臓からであり，尿の排泄によって調節されている．水は1日に糸球体で血液から約170 l もろ過されるが，その大部分は尿細管で再吸収される．体内の水および電解質の量は容量，血圧，浸透圧の変化を通じて調節されている．

（1）抗利尿ホルモン antidiuretic hormone, ADHによる調節　　　　　（図Ⅳ-21）

①水の摂取が不足すると血液の浸透圧が上昇する．②視床下部にある浸透圧感受細胞が変化を感受し，③下垂体からADHが分泌される．④ADHは腎遠位尿細管および集合管細胞に働き，水の再吸収を促進し，体液量を増加させ，浸透圧を正常化する．浸透圧の低下はADHの分泌抑制によって水の排泄を増し，浸透圧を上昇させる．

（2）レニン系による調節　　（図Ⅳ-21，Ⅳ-22）

①出血やいろいろな原因によってNa^+の不足状態となると血液量の減少をきたし（容量低下），血圧の低下を招く．②腎臓の細動脈にある傍糸球体装置 juxtaglomerural apparatus（圧受容体）が血圧の低下を感受し，レニンreninを分泌する．③レニンおよび肺臓に存在する転換酵素によって血漿蛋白の$α_2$-グロブリン分画のアンジオテンシノーゲン angiotensinogenから血管の収縮作用（血圧上昇）を示すアンジオテンシン angiotensin Ⅰ→Ⅱを生じ，これはさらに副腎皮質球状帯を刺激してアルドステロン aldosteroneの分泌を促進する．④アルドステロンは腎臓の遠位尿細管に作用してNa^+の再吸収を促進する．

Na^+の再吸収は，同時にK^+とH^+の排泄および水の再吸収を伴うので，細胞外液の容量を増し，血圧が上昇正常化する．

3）水および電解質出納の異常

（1）ホルモンの異常

① 尿崩症 diabetes insipidus（腫瘍や感染による視床下部の破壊，ADHの分泌障害）：多尿，多飲，口渇，尿量3～5 l 以上，低比重尿

② 原発性アルドステロン症 primary aldosteronism（副腎腺腫によるアルドステロン分泌過多）：高血圧，多尿，多飲，血中アルドステロン上昇，レニン低下，Na^+再吸収過剰による高Na血症，低K血症

（2）水および電解質摂取と排泄の異常

① 水摂取不足（高張性脱水）：口渇，皮膚緊張の低下，高比重尿

② Na欠乏（低張性脱水）：口渇，脳障害（発熱，麻痺など）

IV. 症候とその病態生化学

図IV-23 酸・塩基平衡におけるHbの役割

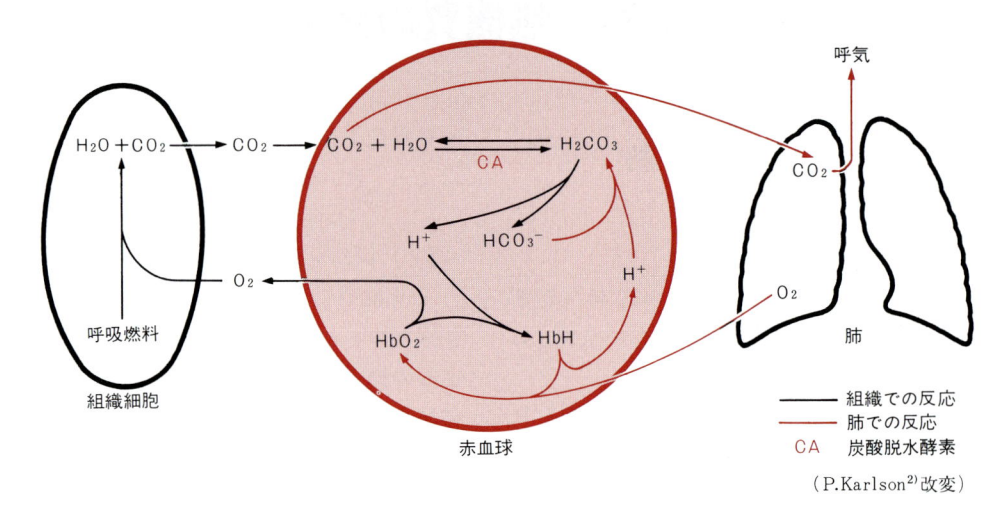

―― 組織での反応
―― 肺での反応
CA 炭酸脱水酵素

(P.Karlson[2]改変)

図IV-24 酸・塩基平衡における腎臓の役割

1. 近位尿細管におけるNa$^+$, HCO$_3^-$の再吸収

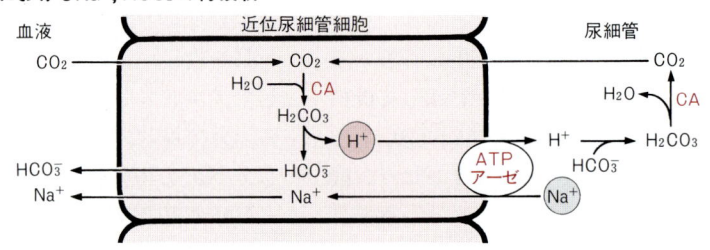

2. 遠位尿細管におけるH$^+$の分泌とNa$^+$の再吸収(Na, HCO$_3$の再生)

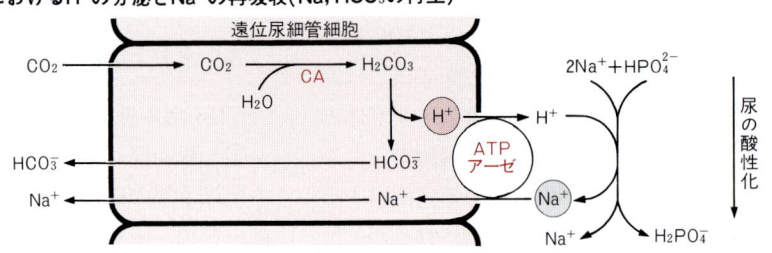

3. 遠位尿細管におけるアンモニアの生成

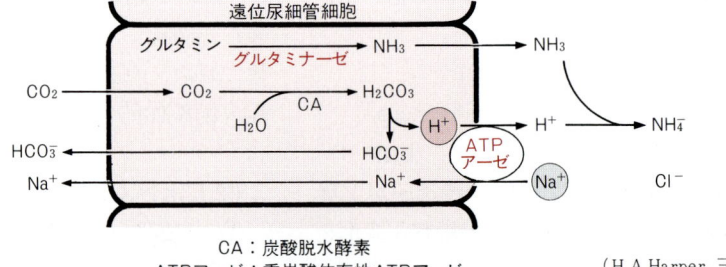

CA：炭酸脱水酵素
ATPアーゼ：重炭酸依存性ATPアーゼ

(H.A.Harper, 三浦[3])

③ 体液の喪失(等張性脱水)：口渇，ショック様頻脈，尿量減少，尿毒症；嘔吐，下痢，出血による

④ 水分過剰摂取(低浸透圧性過水症)：脳圧亢進（頭痛，嘔吐）；腎・肝疾患および心不全時の水分摂取過剰による

⑤ Na^+の排泄障害（等張性過水症）：浮腫

2．酸・塩基平衡の調節と異常

1）アシドーシス acidosis とアルカローシス alkalosis　　　　　　　　（図Ⅳ-23）

細胞や体液の水素イオン濃度（pH）は，緩衝系 buffer によって一定に保たれる．代謝を司る酵素の反応速度は pH の変化に大きく影響されるのでこのことは重要である．

体内では常に組織呼吸によって炭酸ガス CO_2 が発生する．CO_2 は，① 炭酸脱水酵素 carbonic anhydrase によって炭酸 H_2CO_3 となり，解離して，プロトン H^+ を生成する（図Ⅳ-23）．② ヘモグロビンと結合し（CO_2 + グロビン-NH_2 ⟶ グロビン蛋白-NH_2COO^- + H^+），H^+ を生成し，水素イオン濃度を上昇させる（pH を下げる）方向に働く．糖尿病や飢餓時にはケトン体が肝臓から放出され，体液が酸性に傾く（代謝性アシドーシス）．また，激しい嘔吐では HCl が失われるために体液はアルカリに傾く（代謝性アルカローシス alkalosis）．このように呼吸や代謝の状態によって体液の pH が大きく変動する危険がある．しかし，私たちの体内では緩衝系とその調節機構が働いて pH の変動を抑えている．

2）緩衝系

（1）ヘモグロビン Hb　　　　　　（図Ⅳ-23）

酸化ヘモグロビン HbO_2 は還元ヘモグロビンに比べ，より強酸で，赤血球の生理的 pH（7.28）では H^+ を解離している．一方，還元ヘモグロビンは 77％はプロトン化している（HbH）．組織で発生した CO_2 は H^+ を生成するが，組織に O_2 を運搬し終えたヘモグロビンがこの H^+ を結合し，肺へ運搬し，肺ではこの逆の反応によって H^+ を処理している．この量は運搬した O_2 1 mol 当り 0.7 mol となり，呼吸商（発生 CO_2/消費 O_2）0.7 の脂肪酸化のときには発生した H^+ はすべてヘモグロビンによって処理できる計算になる．

（2）重炭酸緩衝系 HCO_3^-/H_2CO_3

H_2CO_3 と HCO_3^- による緩衝系では酸が増えると H^+ + HCO_3^- ⟶ H_2CO_3 となり HCO_3^- が減り，H_2CO_3 が増えるが，H_2CO_3 は H_2CO_3 ⟶ H_2O + CO_2 となり，発生した CO_2 は肺から排泄され，HCO_3^-/H_2CO_3 比は変動しない．アルカリが増えた場合は H_2CO_3 が減るが，組織から CO_2 が供給され，H_2CO_3 を補い，HCO_3^-/H_2CO_3 比は変動しないで処理でき，pH もあまり変動しない．

このほかに(3)リン酸 HPO_4^{2-}/$H_2PO_4^-$，(4)血漿蛋白質による緩衝系があるが，(1)，(2)が主である．

3）酸・塩基平衡の調節

（1）肺における調節

前述のように，肺から CO_2 を排出して体液の酸・塩基平衡を保っているので，呼吸の抑制は CO_2, H_2CO_3 の蓄積を招き，呼吸性アシドーシスとなる．逆に過呼吸は CO_2, H_2CO_3 の減少から H^+ の低下，呼吸性アルカローシスとなる．すなわち，調節機構としてアシドーシスのときには延髄の呼吸中枢が刺激され，呼吸数を増やすことによって CO_2 の排泄を増加させ正常化をはかっている．

（2）腎臓における調節　　　　　　（図Ⅳ-24）

腎臓では図のように三つの方法で H^+ が排泄され，アルカリが再吸収されている．

① Na^+, HCO_3^- の再吸収(図Ⅳ-24)：炭酸脱水酵素によって産生される H_2CO_3 が解離して，H^+ は Na^+ と交換に排泄され，Na^+ は生成する HCO_3^- とともに血中へ再吸収される．H^+ は管腔内の HCO_3^- と結合し H_2CO_3 となり，さらに CO_2 を経て吸収される．

② Na^+の再吸収とH^+の排泄による尿の酸性化（図Ⅳ-24・2）：同様に H^+ が排泄され，Na^+ が再吸収され，血中に Na^+, HCO_3^- が再生する．排泄された H^+ は尿中の HPO_4^{2-} と結合して，$H_2PO_4^-$ と

IV. 症候とその病態生化学

図IV-25 カルシウム，リン酸代謝とビタミンD，パラソルモンによる調節

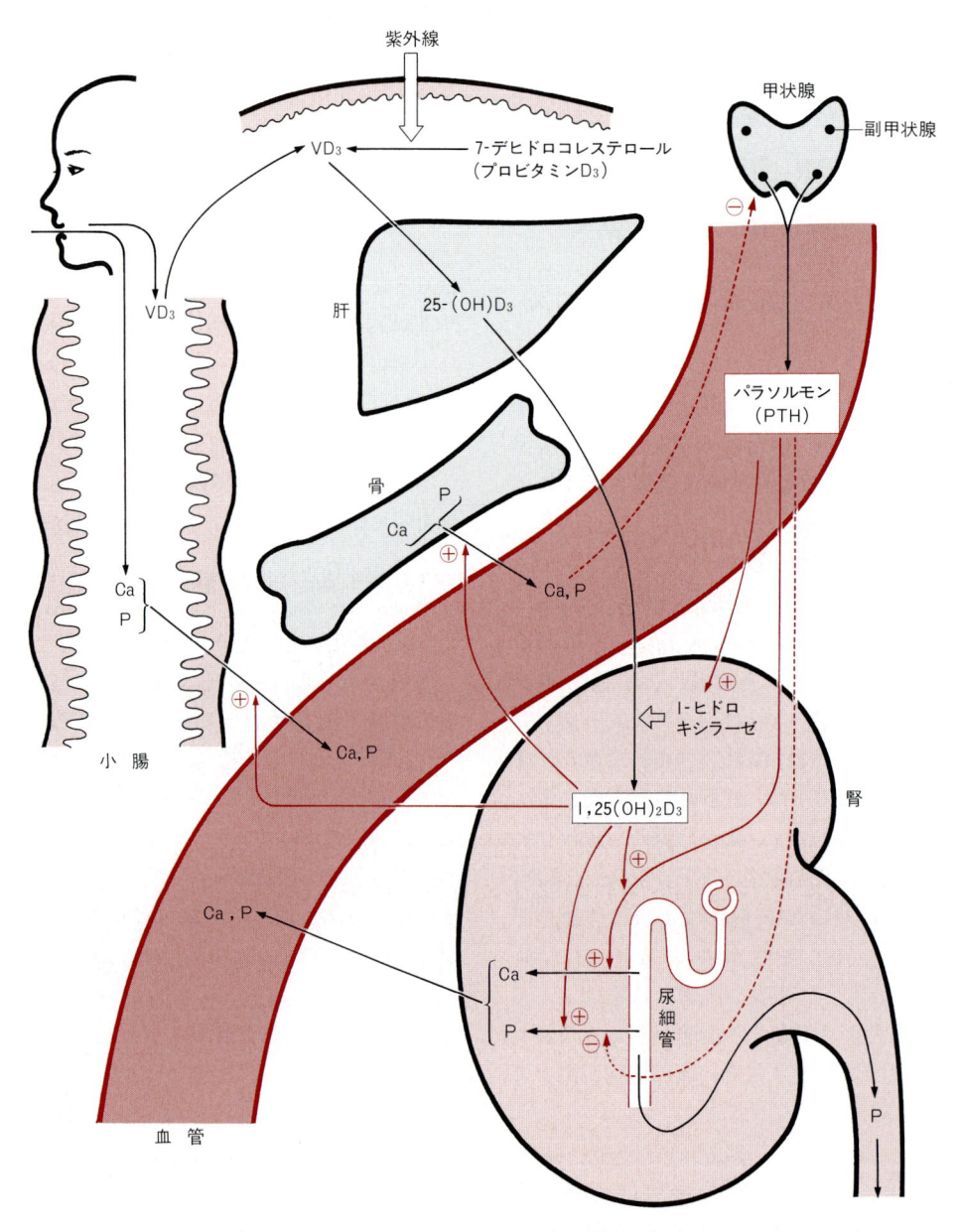

		パラソルモン	カルシトニン	$1,25(OH)_2D_3$
腎	Ca 再吸収	↑	↓	↑（パラソルモン在存下）
	P 再吸収	↓	↓	↑
小腸	Ca 吸収			
骨	P （動員）	↑	↓	↑
血清 Ca		↑	↓	↑

なり，尿はより酸性となる．

　③　**アンモニアの生成**（図IV-24・3）：尿細管でグルタミンはグルタミナーゼによって分解され，アンモニア（NH_3）を生成する．NH_3は容易に尿細管腔へ拡散し，排泄されたH^+と結合して，アンモニウムイオン（NH_4^+）となり，Cl^-などの陰イオンと結合して中性塩を作り，排泄処理される．この場合は尿は酸性化しない．

3．カルシウムとリン代謝の調節とその異常

1）カルシウムとリンの体内分布と役割

　カルシウム Ca は人体で5番目に多い元素で，その99％は骨に，残りの1％は主に細胞外液に存在する．血中では①蛋白と結合した Ca，②乳酸，炭酸，リン酸などと塩を形成した Ca，③イオン化した Ca（Ca^{2+}）として存在しているが，Ca^{2+}のみが生理的に活性であり，ホルモン，ビタミンにより調節されている．Caは骨の成分として以外に血液凝固，神経筋肉機能，細胞膜での輸送，ホルモン作用，酵素活性などに重要な役割を演じている．一方，リンはそのほとんどがリン酸（PO_4）として存在し，80％は骨の成分である．その他，核酸，リン脂質，蛋白，種々の代謝中間体の成分として代謝には欠かせないものであるが，広く物質中に含まれているために一般に欠乏症を生じない．

2）カルシウムとリン酸の代謝に関与するビタミンとホルモン
（図IV-25）

　Ca の代謝にはビタミン D(VD)，パラソルモン parathormone (PTH)，カルシトニン calcitonin などが関与している．ビタミン D は食事から摂取される以外，体内でコレステロール中間代謝物から紫外線の作用で産出され，これは肝臓，次に腎臓で水酸化され，活性型 D $1,25(OH)_2D_3$ となる．腎臓での水酸化を触媒するする 1-ヒドロキシラーゼ hydroxylase は副甲状腺からの PTH および低リン酸血症で誘導される．

　活性型 D は①小腸，骨での Ca とリン酸の吸収を促進し，血清中の両濃度を上昇させる．腎臓では，②PTH の Ca 再吸収作用を助け，③リン酸の再吸収は直接促進する．PTH の分泌は血清 Ca 濃度によって調節される．PTH の作用は①1-ヒドロキシラーゼの誘導，②腎臓における Ca 再吸収の促進，③リン酸の再吸収の抑制，などである．これからもわかるように血清リン酸濃度が正常で，血清 Ca が低下した場合①PTH の分泌促進→②Dの活性化→③Ca，リン酸の小腸，骨からの吸収促進および④腎臓での Ca の再吸収の促進とリン酸再吸収抑制→⑤血清 Ca 上昇正常化，リン酸濃度不変となる．血清リン酸濃度のみ低下したとき，①1-ヒドロキシラーゼの誘導による②活性型 D の増加，③小腸，骨での Ca およびリン酸吸収の促進，④PTH の分泌促進はないので腎臓での Ca の再吸収促進はなく，リン酸のみ促進され，⑤血清リン酸は上昇し正常化する．

3）カルシウム，リン代謝異常

　①　**低カルシウム血症**：欠乏食，吸収障害，ビタミン D 欠乏および活性化障害(腎障害など)，副甲状腺機能低下や過換気による．過換気は呼吸性アルカローシスを起こす．アルカローシスでは，血清蛋白質（主にアルブミン）の負電荷が増え，これと Ca イオンが結合し，不活性となる．その結果，イオン化した Ca が少なくなる．症状は神経，筋の過剰興奮，痙攣（テタニー tetany）

　②　**高カルシウム血症**：呼吸過剰，副甲状腺機能亢進による．膜透過性低下，神経興奮性低下，腎障害を引き起こす．

　③　**低リン酸血症**：副甲状腺機能亢進，くる病

　④　**高リン酸血症**：副甲状腺機能低下，腎不全

　⑤　**骨粗鬆症** osteoporosis：骨成分(Ca，リン酸，蛋白などの基質成分)の損失．蛋白同化ホルモンの欠乏，老人に多い．

　⑥　**骨軟化症** osteomalacia（成人）と**くる病** rickets（小児）：Ca とリン酸蓄積の異常．ビタミン D 欠乏，活性化の異常，リン酸の欠乏などによる血清 Ca，リン酸濃度の異常に起因する．

IV. 症候とその病態生化学

図IV-26 部位別にみた遺伝子異常

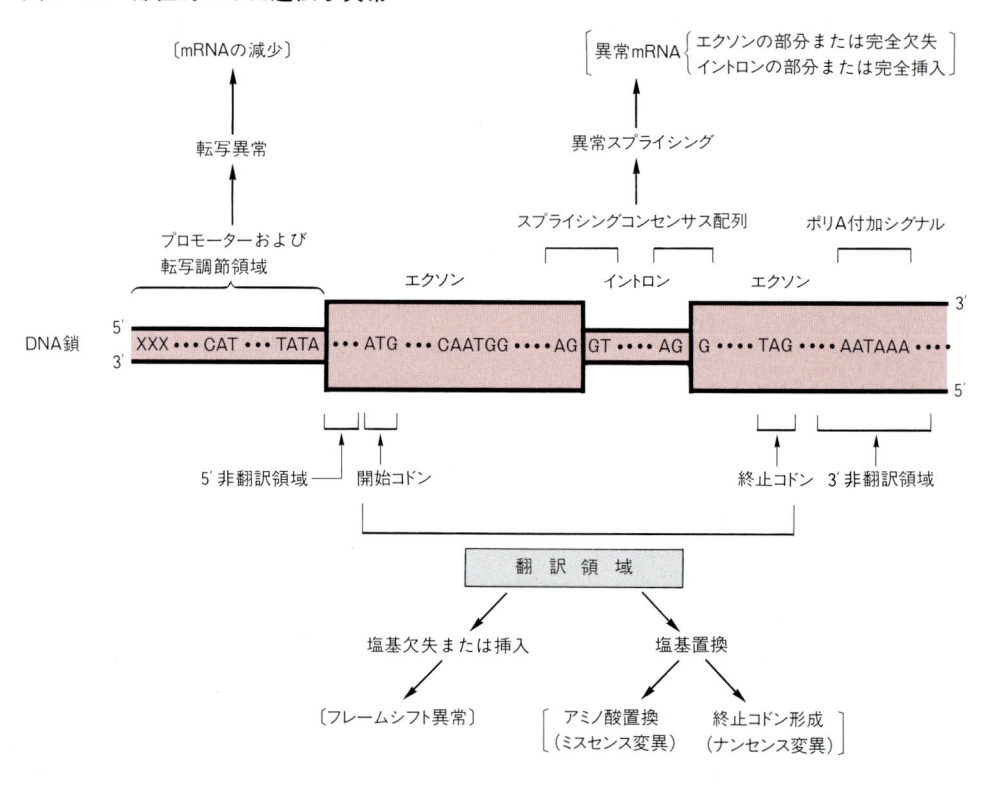

図中の記載：
- 〔mRNAの減少〕← 転写異常
- 異常mRNA ｛エクソンの部分または完全欠失／イントロンの部分または完全挿入｝← 異常スプライシング
- プロモーターおよび転写調節領域
- スプライシングコンセンサス配列
- ポリA付加シグナル
- エクソン　イントロン　エクソン
- DNA鎖　5'　XXX‥‥CAT‥‥TATA‥‥ATG‥‥CAATGG‥‥AG GT‥‥AG G‥‥TAG‥‥AATAAA‥‥ 3'
- 　　　　3'　　　　　　　　　　　　　　　　　　　　　　　　　　　　　　　　　　　　5'
- 5'非翻訳領域　開始コドン　終止コドン　3'非翻訳領域
- 翻訳領域
  - 塩基欠失または挿入 →〔フレームシフト異常〕
  - 塩基置換 →［アミノ酸置換（ミスセンス変異）／終止コドン形成（ナンセンス変異）］

図IV-27 染色体異常を伴う遺伝子異常

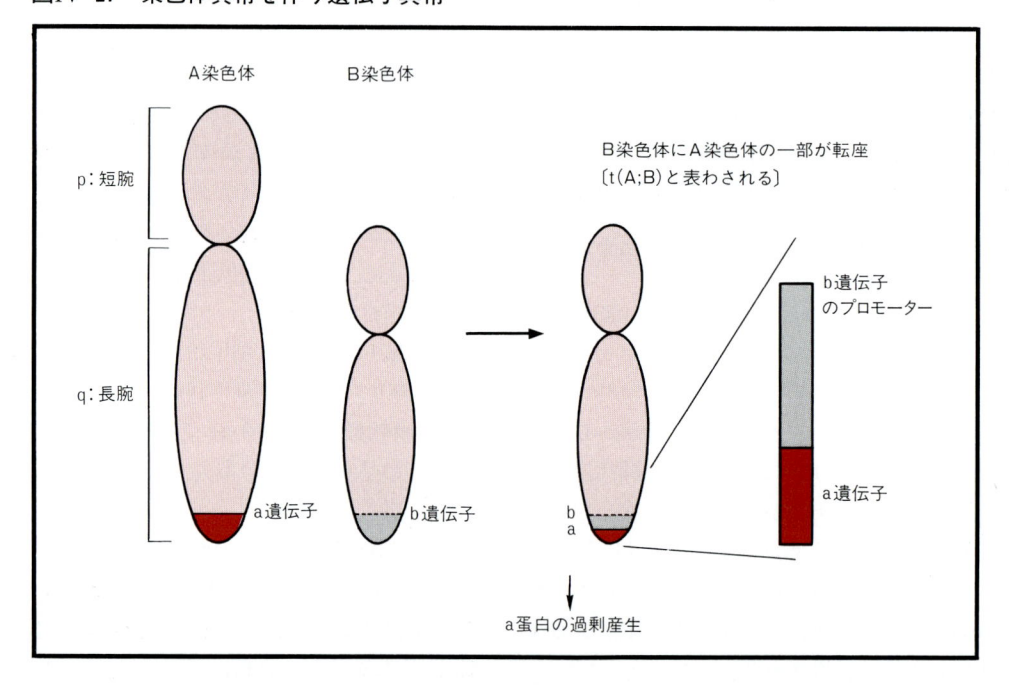

- A染色体　B染色体
- p：短腕
- q：長腕
- a遺伝子　b遺伝子
- B染色体にA染色体の一部が転座〔t(A;B)と表わされる〕
- b遺伝子のプロモーター
- a遺伝子
- a蛋白の過剰産生

7章　遺伝子の異常

1．遺伝子 gene とは

　遺伝子とは染色体内に含まれるデオキシリボ核酸 deoxyribonucleic acid；DNA と呼ばれるポリヌクレオチド鎖がその本態である．最初の遺伝子異常はヘモグロビン蛋白質の先天的な異常症において同定されている．しかし，最近では，先天的な代謝異常のみならず，癌の発症やここで取り上げる肥満といった体質も遺伝子が関与していると考えられてきている．

2．遺伝子部位別にみた遺伝子異常

（図Ⅳ-26）

　遺伝子上のどの部位にどのような変異が起きたかで，生じる変化は異なる．

1）翻訳領域の異常

　遺伝子の中で，蛋白質のアミノ酸配列を決定している部分を翻訳領域とよぶ．この範囲での塩基置換によって，終止コドンが形成されたり（ナンセンス変異；短い蛋白質の合成），アミノ酸置換（ミスセンス変異）をもつ異常蛋白が作られることになる．塩基欠失や挿入によって本来の読み枠と異なる読み方で蛋白が作られる場合（フレームシフト）は，多くの場合異常蛋白質が分解されるので，一般にミスセンス変異より症状が重い．

2）イントロン部分の異常

　遺伝子の中で，未成熟な RNA（ribonucleic acid リボ核酸）として転写される部分は，mRNA となるエクソン exon 部分と，mRNA が作られる過程で切り離されるイントロン intron 部分に分けられる．エクソンとイントロンのつなぎ目の部分を認識する機構によってイントロン部分が切り離され（スプライシング），mRNA が作られる．イントロン，エクソンのつなぎ目の部分（スプライシングコンセンサス配列）の異常は正常なスプライシングに障害をもたらし，異常な mRNA の生成を起こし，エクソンの部分または完全欠失やイントロンの部分または完全挿入した異常蛋白質を生じることになる．

　1），2）の場合は本来の蛋白質の機能が低下したり，分解されやすく蛋白質の量が低下したりする．

3）プロモーターおよび転写調節領域の異常

　mRNA の量は種々の転写調節蛋白によって調節されており，これら蛋白が結合する遺伝子側の領域をプロモーターおよび転写調節領域とよんでいる．遺伝子上でのこの部分の変異は，転写異常を引き起こし，mRNA レベルの低下や mRNA 量の変化に基づく種々のホルモンに対する応答性を低下させる．この場合は，正常と同じ構造をもつ蛋白質が生成されるが，蛋白質の量に異常が生じる．

3．染色体異常を伴う遺伝子異常

（図Ⅳ-27）

　正常ヒト体細胞は 2 組，22 種類の常染色体 autosome（計 44 本）と XX または XY の 2 本の性染色体 sex chromosome をもっている．癌細胞ではしばしば染色体上の変異がみられ，癌の発症に深く関わっている．染色体変異には数の異常と構造的異常がある．構造的な異常には欠失（染色体の一部が消失），逆位（一部の向きが逆になる），転座がある．

1）癌遺伝子の活性化

　染色体転座によって，ある遺伝子が強力かつ恒常的に活性をもつプロモーターの支配下に入り，常に大量に発現されるため，細胞が癌化する例が知られている．ある種のリンパ球の異常増殖疾患であるバーキットリンパ腫 Burkitt lymphoma の細胞では，8 番染色体の一部が 14 番染色体に転

IV. 症候とその病態生化学

図IV-28 細胞周期と遺伝子

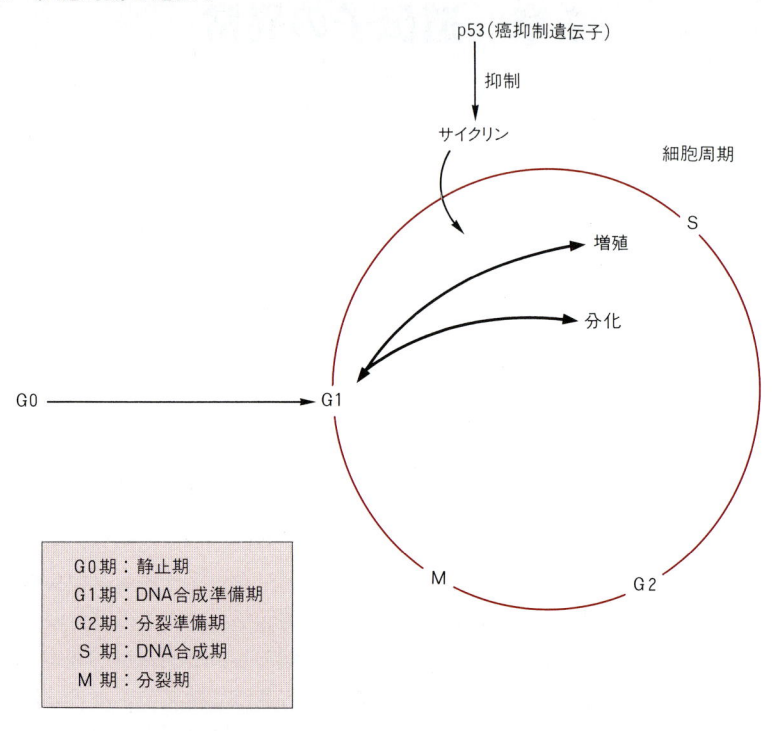

p53（癌抑制遺伝子）
↓抑制
サイクリン

細胞周期
S → 増殖 → 分化 → G1
G0 → G1
M　G2

G0期：静止期
G1期：DNA合成準備期
G2期：分裂準備期
S 期：DNA合成期
M 期：分裂期

図IV-29　β_3-アドレナリン受容体と肥満

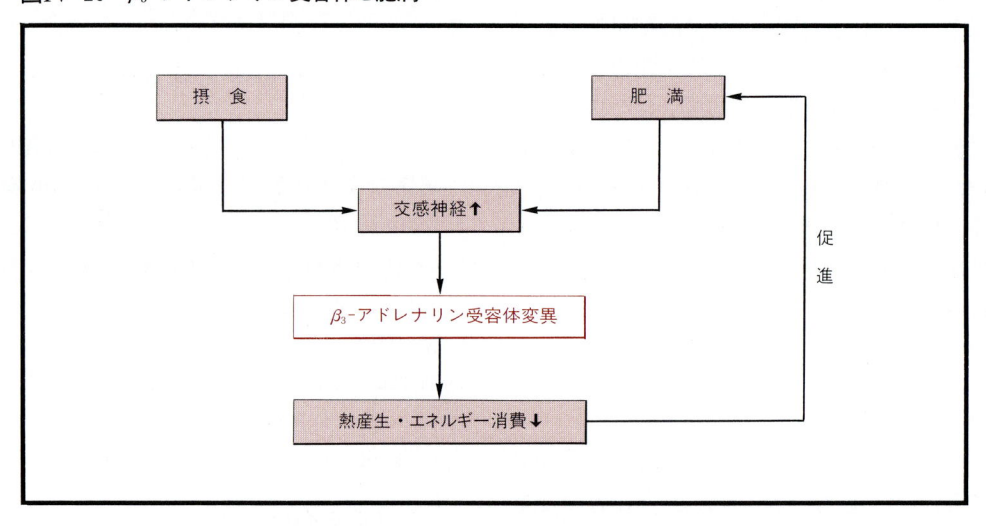

摂食 → 交感神経↑
肥満 → 交感神経↑
交感神経↑ → β_3-アドレナリン受容体変異 → 熱産生・エネルギー消費↓ → 促進 → 肥満

座している．このことによって8番染色体にあった遺伝子 c-myc (myelocytomatosis を起こすウイルス由来の遺伝子 v-myc と相同なヒト遺伝子)が14番染色体にある免疫グロブリン重鎖遺伝子近傍に挿入され，c-myc 遺伝子の発現が亢進し，細胞の異常増殖が起こると考えられている．c-myc は，その遺伝子の過剰発現によって癌が引き起こされることから，癌遺伝子 oncogene とよばれている．

4．遺伝子異常が引き起こす病態

1）細胞周期に関連する蛋白質の遺伝子の異常は癌に関与する
（図IV-28）

細胞は図IV-28に示すように，特定の分化した機能を発揮する時期 (GO) と増殖や新たな細胞に分化する時期 (G1, S, G2, M) に分けられ，細胞の生活環または細胞周期とよばれている．細胞周期に関連する蛋白質の遺伝子は癌を起こす癌遺伝子 oncogene または癌を抑える遺伝子，癌抑制遺伝子 suppressor gene としての機能をもっている場合がある．癌抑制遺伝子の異常の例としてp53蛋白質の変異を挙げる．p53蛋白質は，DNAの損傷修復時に細胞周期を分裂方向に進行させるサイクリン蛋白質 cyclin に働きかけ，細胞周期を止める機能がある．p53蛋白質に異常があると，細胞周期がとどまらず異常な細胞として増殖を続けてしまい，細胞が癌化する．p53蛋白質は，細胞の癌化を防いでいることから癌抑制遺伝子とよばれている．

2）細胞死にみられる遺伝子異常

細胞の死は，炎症細胞によって外部から導かれるネクローシス necrosis と生理的条件下で細胞自らが積極的に引き起こすアポトーシス apoptosis に分けられる．アポトーシスの異常が，ある遺伝子の異常によって見出されている．アポトーシスには，細胞膜にある受容体(Fas 抗原)が関与することが知られている．Fas 抗原遺伝子の突然変異体をもつマウスは，異常なT細胞の蓄積と全身の諸臓器に変性を伴う炎症反応が生じている．Fas 抗原は生体内において成熟し，不要なT細胞を選択的に除去する際に働く蛋白質であると予想されていて，その変異はT細胞の選択的な細胞死（アポトーシス）に障害をもたらす．

5．体 質

環境因子の関与が高いと考えられてきたいくつかの疾患にも，遺伝的な要素が大きくかかわっていることが明らかになっている．言葉としては，体質といわれていたものであり，遺伝子の変異がその本態である．

1）肥 満
（図IV-29）

一般に，肥満における遺伝と環境の影響は3：7くらいであると考えられている．脂肪組織，特に内臓脂肪（皮下脂肪と区別し，腹部臓器周囲にある脂肪）に特異的に発現し，脂肪の分解，身体の熱産生を調節している β_3-アドレナリン受容体のポリモルフィズム（遺伝子多型）polymorphism と肥満の関係が知られている．遺伝子多型とは次の二つを満たす遺伝子変異をよんでいる．

① 頻度が高いこと
② それ自体の機能的変化は比較的小さいこと．

β_3-アドレナリン受容体のW 64 R変異 (64番目のコドンのトリプトファンがアルギニンに変わっている）をホモ接合体（1対の遺伝子とも同じ型）でもつヒトは肥満傾向を示す．このW 64 R変異蛋白は，アドレナリンの刺激を伝えるG蛋白質との結合性が低下し（ホルモンの項参照），アドレナリンに対する応答性が低下している（図IV-29）．そのために，熱産生やエネルギー消費が低下し，肥満が促進されると考えられている．

肥満の遺伝子多型は，人類の歴史の中で飢餓の時代ではむしろ有利に働いていたと考えられる．それが，現代の飽食の時代になり，逆に病気として現れてきているのは，現代の食生活を考えるうえで大きな意味を与えている．

IV. 症候とその病態生化学

「IV. 症候とその病態生化学」の図表に引用（改変）した文献

1) A.L. Lehninger：Biochemistry. Worth publishers, Inc., 1975, p. 843・fig 30-7.
2) P. Karlson・他：山川民夫, 石塚稲夫・訳：病態生化学. 朝倉書店, 1979, p. 140・図7-5.
（改変）
3) H. A. Harper：三浦義彰・監訳：ハーパー生化学. 丸善, 1978, p. 630・図35-8.

V. 症候とその病態薬理学

1章　薬物の代謝 / 217

2章　薬物の生体内分布 / 229

3章　薬物の血中濃度 / 235

4章　薬効に影響を与える因子 / 241

5章　薬物の生物学的半減期 / 247

6章　薬物依存 / 249

V. 症候とその病態薬理学

表 V-1　薬物代謝の生化学的反応の型式

A. 酸　化	B. 還　元	D. 抱　合
① アルコール・アルデヒドの酸化	① カルボニル基の還元	① グルクロン酸抱合
② シクロヘキサン環の芳香核化	② ニトロ基の還元	② 硫酸抱合
③ 環の開裂	③ アゾ基の還元	③ メチル抱合
④ 側鎖アルキル基の酸化	④ ステロイドのケト基の還元	④ アシル抱合
⑤ 芳香環および非芳香環の水酸化	⑤ その他（ジスルフィド・スルフォンアミド二重結合の還元）	⑤ メルカプツール酸生成
⑥ O-, N-, S-アルキル化合物の脱アルキル	C. 加水分解	E. チオシアネート生成
⑦ イオウ化合物の酸化	① エステルの加水分解	F. 脱ハロゲン
⑧ アミノ基の水酸化	② 酸アミドの加水分解	G. 脱水酸化反応
⑨ 脱アミノ	③ ラクトンの加水分解	H. その他の反応
	④ グルクロナイドの加水分解	

図 V-1　小胞体

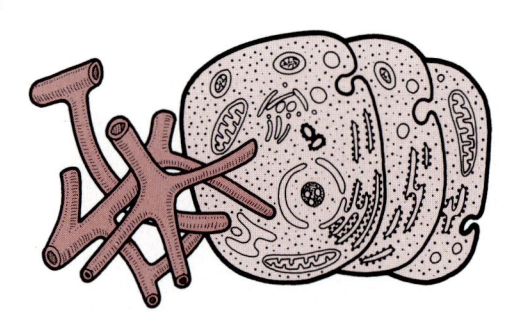

図 V-2　薬物代謝を触媒するミクロゾーム酵素系

芳香族水酸化　$CH_3CO-NH-\bigcirc \xrightarrow{[OH]} CH_3-CO-NH-\bigcirc-OH$

脂肪族の水酸化　$R-CH_3 \xrightarrow{[OH]} R-CH_2-OH$

N-酸化　$(CH_3)_3N \xrightarrow{[OH]} [(CH_3)_3NOH]^+ \rightarrow (CH_3)_3NO + H^+$

N-脱アルキル化　$R-NH-CH_3 \xrightarrow{[OH]} [R-NH-CH_2OH] \rightarrow RNH_2 + CH_2O$

O-脱アルキル化　$R-O-CH_3 \xrightarrow{[OH]} [R-O-CH_2OH] \rightarrow ROH + CH_2O$

脱アミノ化　$R-CH(NH_2)-CH_3 \xrightarrow{[OH]} [R-C(OH)(NH_2)-CH_3]$
$\rightarrow R-CO-CH_3 + NH_3$

スルホキシル化　$R-S-R' \xrightarrow{[OH]} [R-SOH-R']^+ \rightarrow R-SO-R' + H^+$

1章　薬物の代謝

1．薬物代謝とは　（表V-1）

多くの薬物は体内に入ると，肝臓で代謝を受けて尿や糞便中に排泄される．この間，薬物は，生体内で解毒されたり，薬効が強められたりあるいは弱められたり，ときとして活性の認められなかったものが活性を得たりすることなどがある．薬物代謝は，肝臓以外の細胞内のミトコンドリアや酵素によっても行われるが，大部分の薬物は，肝小胞体（ミクロゾーム）に局在する薬物代謝酵素によって代謝される．肝臓にある薬物代謝酵素は，中間代謝酵素と異なり，薬物を排泄するための酵素と考えるべきである．薬物の生体内における化学的変化は酵素の存在下で行われ，その結果，活性化 activation，不活性化 inactivation 解毒 detoxication などの現象が現われる．

薬物の体内での変化様式を大きく分けると，酸化 oxidation，還元 reduction，加水分解 hydrolysis，抱合 conjugation などに分けられる．この中でも酸化はもっとも一般的にみられる様式で，これには肝ミクロゾームのチトクロームP-450の関与が大きい．

2．小胞体の働き

薬物の生体内での代謝を述べる前に，細胞質の小胞体の機能について簡単にふれてみよう．

小胞体には粗面小胞体 rough-surface endoplasmic reticulum と滑面小胞体 smooth-surface endoplasmic reticulum がある．

1）粗面小胞体の働き

① 小胞体の膜に付着するリボゾームの働きで蛋白質を合成し，小胞体膜を構成する蛋白質も合成される．
② リボゾーム酵素の合成を行う．
③ カタラーゼ，ミトコンドリア内膜成分のチトクロームの合成を行う．

2）滑面小胞体の働き

① **脂肪代謝**：体内に入った脂肪は，小腸内で脂肪酸とモノグリセリドに分解されて吸収され，腸管粘膜細胞内の滑面小胞体でトリグリセリドに再合成される．
② **糖代謝**：グリコーゲンの代謝に関係する．
③ **イオン調節**：筋肉の収縮に必要なCa^{++}の吸収，貯蔵，放出に関係する．
④ **ステロイドの合成**：副腎皮質細胞には滑面小胞体が多く，ステロイドの合成に関係していると考えられている．
⑤ **薬物代謝**：生体内の薬物，とくに脂溶性薬物を代謝する．

3）肝小胞体とは　（図V-1）

ここで薬物代謝に密接な関係をもっている肝細胞と，その小胞体の構成について記述する．

① 細胞核は，細胞膜により仕切られ，ところどころに直径約600Åの孔が開き，核質と細胞質が通じ合っている．1個の細胞核にはふつう1個の核小体がある．
② ミトコンドリアは，肝細胞の中でATP合成の主要細胞内小器官である．
③ リソゾームは，酸性加水分解酵素を含む細胞質顆粒で1次，2次の二つに区別される．
④ ゴルジ装置は，毛細胆管の近くにあり，リポ蛋白質の粒子を内腔に納めている．
⑤ ミクロボディーは，酵素の集合体で機能的な意義は現在のところ不明な点が多い．
⑥ 肝細胞と肝細胞との間には，細胞間隙があり，肝臓では細胞膜が隣り同士で癒着し胆汁の輸送路となっている．

3．ミクロゾーム酵素系の働き

（図V-2）

肝ミクロゾームにおいて，薬物代謝に関係する

V. 症候とその病態薬理学

図V-3 薬物水酸化反応

NADPH（NADPの酸化酵素：フラビン酵素）
↓ ← H^+
x（チトクロームP-450レダクターゼ）
↓
$xH_2 + NADP^+$
↓ ← O_2
活性酸素 → 薬物
↓
薬物（酸化型）+ $x + H_2O$

$NADPH + O_2 +$ 💊 $= NADP^+ + H_2O +$ 💊

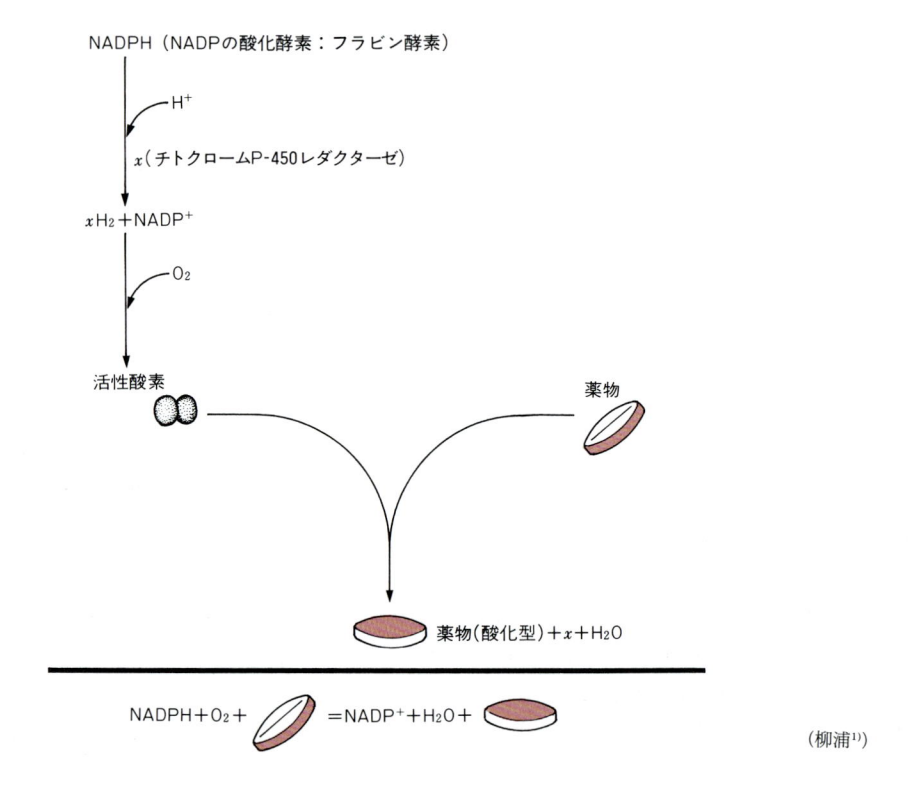

(柳浦[1])

図V-4 チトクロームP-450による薬物酸化機構

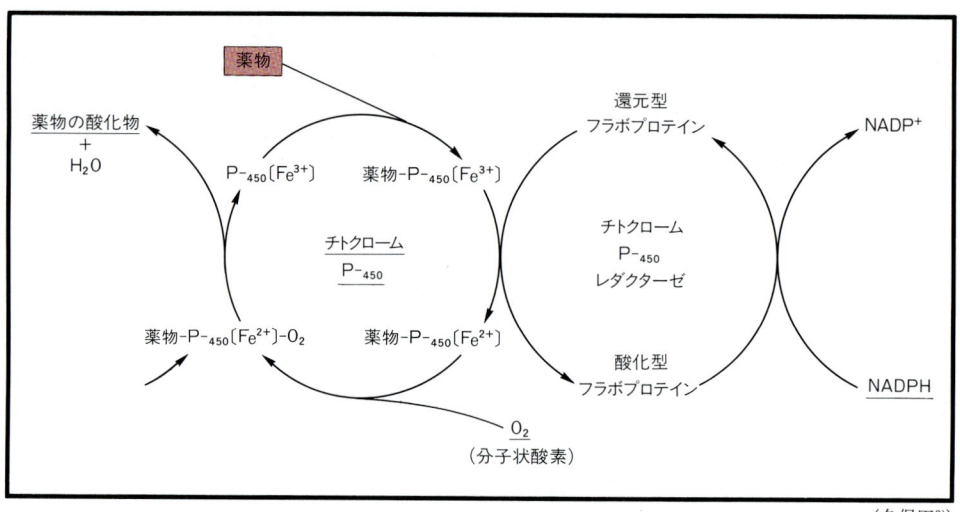

薬物の酸化物 + H_2O ← $P_{-450}(Fe^{3+})$ ← 薬物 → 薬物-$P_{-450}(Fe^{3+})$ → 還元型フラボプロテイン → $NADP^+$

チトクローム P_{-450} レダクターゼ

薬物-$P_{-450}(Fe^{2+})$-O_2 ← 薬物-$P_{-450}(Fe^{2+})$ ← 酸化型フラボプロテイン ← NADPH

↑ O_2（分子状酸素）

チトクローム P_{-450}

(久保田[2])

多くの反応が行われていることが明らかにされている．たとえば，芳香族水酸化，脂肪族水酸化，N-酸化，N-脱アルキル化，O-脱アルキル化，脱アミノ化，スルホキシル化などである．

薬物が代謝される第1段階の反応は，酸化，還元，加水分解あるいはこれらの組合せの反応であり，1原子酸素添加酵素反応とよばれるものが多く，還元型補助酵素NADPHと分子状酵素を必要とする（図V-3）．第2段階は，第1段階反応によってつくられた新しい薬物分子の極性官能基にさまざまな水溶性因子団を結合させる合成反応であり，その生成物を抱合体といっている．

1）チトクロームP-450による薬物酸化機構

（図V-4）

肝細胞の小胞体膜にはチトクロームP-450とチトクロームb_5の2種のヘム蛋白質と数種のフラビン酵素が存在している．これらの酸化還元酵素は粗面小胞体，滑面小胞体の膜にほぼ同量存在するといわれている．薬物の酸化に関与するチトクロームP-450は，薬物を酸化するためにはNADP (nicotinamide-adenine-dinucleotide phosphateの還元型 (NADPH) またはNADHと分子状酸素を必要とし，基質特異が極めて広い点に特徴がある．また，チトクロームP-450は単一なものではなく性質の異なる分子種が存在することが明らかになっている．

4．薬物代謝の代表的な様式

1）酸化的反応 oxidative reaction

肝臓のミクロゾーム酵素系で，NADPH (flavyn enzyme) とO_2を必要とする反応である．

① 脱アミノ反応 deamination：アミノ基が酸化されケトンとアンモニアを生成する．

(例) アンフェタミンなど．

② O-脱アルキル反応 O-dealkylation：エーテル結合したアルキル基をもつ芳香族化合物がフェノールとアルデヒドを生成する．

(例) コデイン，アニソール，フェナセチンなど．

③ N-脱アルキル反応 N-dealkylation：N-アルキル基からアルキル基が離脱し，対応するアミンとアルデヒドを生成する．

(例) メチルアニリン，ヘロイン，アミノピリン，メサドンなど．

④ N-オキサイド生成反応 N-oxidation：アミン類の中でトリメチルアミンはN-オキサイドにまで酸化される．

(例) イミプラミン，クロールサイクリジンなど．

⑤ スルホキサイド生成反応 sulfoxidation：チオエーテル類はスルホキサイド体に変化する．

(例) G-25671．

図V-5 抱合の種類(1)

グルクロン酸抱合

1) 水酸基	第1位アルコリック	Cl$_3$C—CH$_2$OH
	第2位アルコリック	C$_2$H$_5$(CH$_3$)CHOH
	第3位アルコリック	(CH$_3$)$_3$COH
	フェノリック	C$_6$H$_5$—OH
	エノリック	(サリチル酸エステル構造)
	ヒドロキシルアミン	(フルオレン-NOH-COCH$_2$構造)
2) カルボキシル基	芳香族	C$_6$H$_5$—COOH / ピリジン-COOH
	第3位アリファティック	C$_4$H$_9$CH(C$_2$H$_5$)COOH
	第1位アリファティック	C$_6$H$_5$CH$_2$COOH
3) アミノ基	芳香族	C$_6$H$_5$—NH$_2$
	カルバメート	CH$_3$-CH(CH$_2$OCONH$_2$)$_2$-CH$_2$CH$_3$
	スルフォナマイド	NH$_2$C$_6$H$_4$SO$_2$NH—(2,6-ジメトキシピリミジン)
	ヘテロサイクリック	NH$_2$C$_6$H$_4$SO$_2$NH—(3,4-ジメチルイソキサゾール)
4) スルフヒドリル基	スルフヒドリル	(ベンゾチアゾール)-C—SH
	ジチオイック	(C$_2$H$_5$)$_2$N·CS·SH

↙ : グルクロン酸と置換するH原子

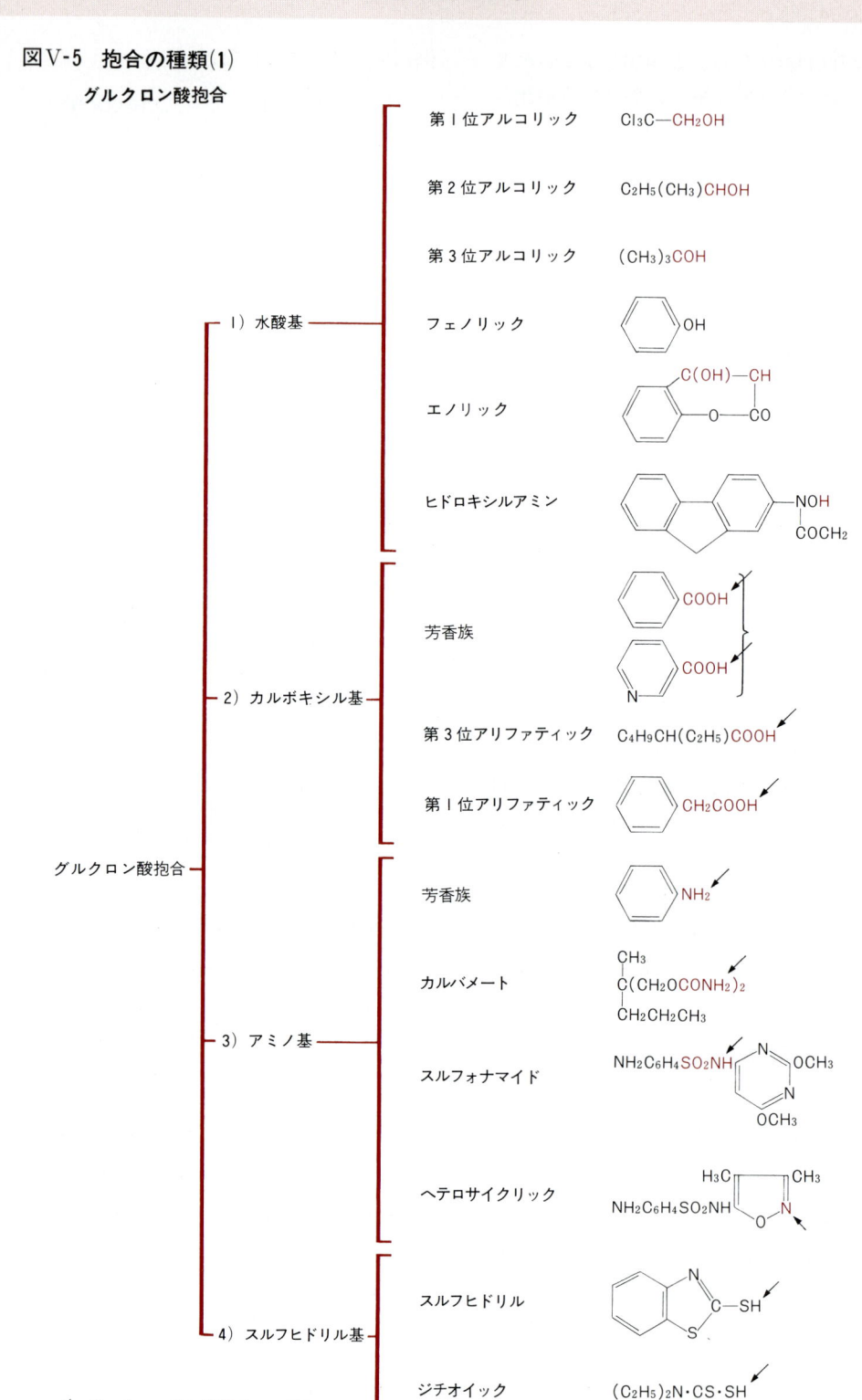

⑥ 芳香環の水酸化反応 aromatic hydroxylation：芳香核に水酸基が導入されフェノールになる反応．
(例) アセトアニリド，アニリン，ニトロベンゼン，クロールプロマジンなど．

⑦ アルキル鎖の水酸化反応 hydroxylation of alkyl chains：アルキル側鎖に水酸基が導入され，1級または2級のアルコールを生成する反応．
(例) ヘキソバルビタール，ニトロトルエンなど．

⑧ S-脱アルキル反応 S-dealkylation：S-メチル基からメチル基の脱離が起こる．
(例) メチルチオプソイド尿酸，メチルメルカプトンなど．

2) 還元反応 reduction

ミクロゾーム分画で行われ，NADPHを必要とし，嫌気的条件下で反応活性が大きくなる反応．

① ニトロ基還元 reduction of nitro group：ニトロベンゼンのニトロ基は，NADPHとニトロ基還元酵素 nitro reductase によって，1級アミンにまで還元される．
(例) ニトロ安息香酸，ニトロベンゼンなど．

② アゾ基還元 reduction of azo group：アゾベンゼンなどのアゾ基が還元的に分解されて1級アミンを生成する．
(例) アゾベンゼン

3) 加水分解反応 hydrolysis

反応の型式は，エステル分解反応とアミド分解反応が中心となる．

① エステル分解反応 desterication：プロカインのエステルは，吸収後各組織に分布する前に血中で血漿コリンエステラーゼによって加水分解される．
(例) プロカイン，コリンなど．

② アミド分解反応 deamidation：この酵素系の活性は低く，アミドの化学構造と分解反応の難易とに関係が深い．
(例) プロカインアミド，サリチルアミドなど．

4) 脱ハロゲン反応 dehalogenation

ハロゲン化合物であるジブロモメタンが肝臓で酵素的に脱ハロゲン反応を受けてホルムアルデヒドとハロイドイオンを生じる．
(例) ジクロロメタン，クロロブロモメタンなど．

5) S原子のO原子による変換反応 replacement of sulfur by oxygen

(例) チオフェノバルビタール→フェノバルビタール．チオペンタール→ペントバルビタール．パラチオン→パラオキシン．

V. 症候とその病態薬理学

図V-6 抱合の種類(2)

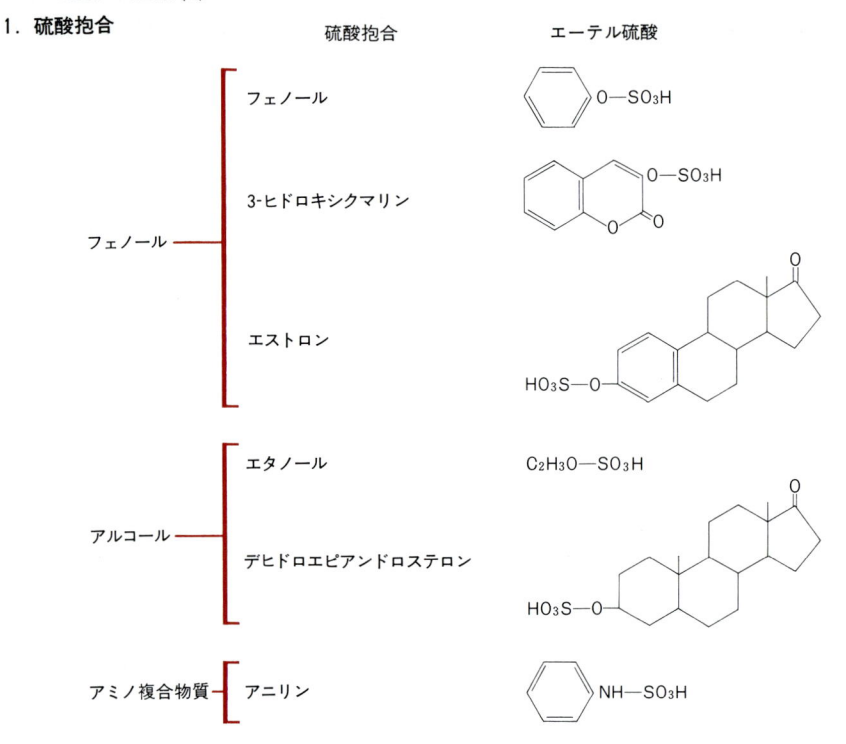

1. 硫酸抱合

	硫酸抱合	エーテル硫酸
フェノール	フェノール	C₆H₅—O—SO₃H
	3-ヒドロキシクマリン	(3-ヒドロキシクマリン-O-SO₃H 構造)
	エストロン	HO₃S—O—(エストロン骨格)
アルコール	エタノール	$C_2H_3O-SO_3H$
	デヒドロエピアンドロステロン	HO₃S—O—(ステロイド骨格)
アミノ複合物質	アニリン	C₆H₅—NH—SO₃H

2. アセチル化合物の例

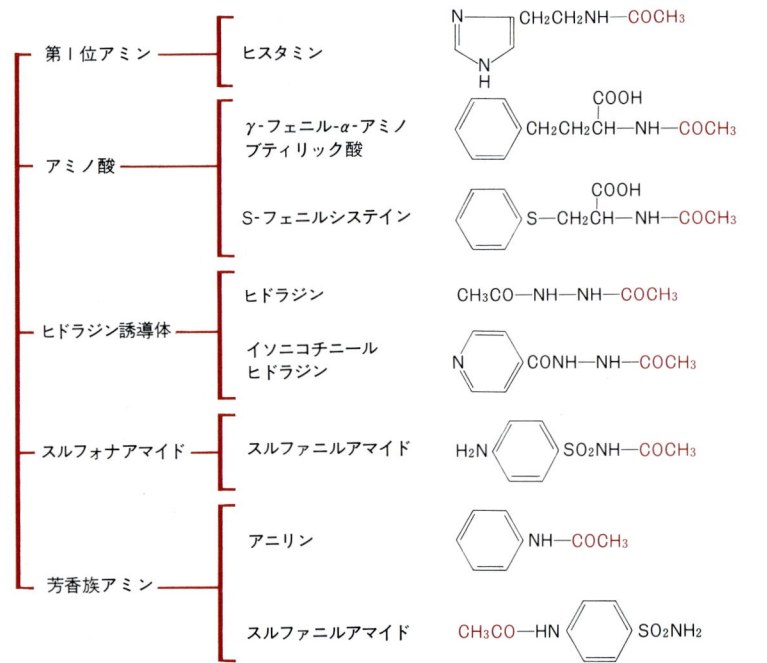

第1位アミン	ヒスタミン	(イミダゾール)—CH₂CH₂NH—COCH₃
アミノ酸	γ-フェニル-α-アミノブティリック酸	C₆H₅—CH₂CH₂CH(COOH)—NH—COCH₃
	S-フェニルシステイン	C₆H₅—S—CH₂CH(COOH)—NH—COCH₃
ヒドラジン誘導体	ヒドラジン	CH₃CO—NH—NH—COCH₃
	イソニコチニールヒドラジン	(ピリジン)—CONH—NH—COCH₃
スルフォナアマイド	スルファニルアマイド	H₂N—C₆H₄—SO₂NH—COCH₃
芳香族アミン	アニリン	C₆H₅—NH—COCH₃
	スルファニルアマイド	CH₃CO—HN—C₆H₄—SO₂NH₂

(柳浦[4])

6）薬物抱合

（1）グルクロン酸抱合 glucuronic acid conjugation （図V-5）

生体内でグルコースは広く利用されている．薬物にとってもグルクロニド形成は重要な代謝経路の1つである．この反応にはウリジン二リン酸グルグロン酸(UDPGA)の合成によるグルクロン酸の活性化が必要である．グルクロニド誘導体は，すべて遊離カルボキシル基をもち，また，グルクロニドを作りやすい数種の薬物の型，なかでもエーテル型（グルクロニドをつくるアルコールとフェノール）が一般的な型である．

芳香族，脂肪族カルボン酸は"エステル型"グルクロニドを生成し，芳香族アミンN-グルクロニドを生成する．また，チオール化合物はS-グルクロニドを生成する．

（2）硫酸抱合 （図V-6・1）

硫酸は，ATPを必要とする一連の反応で活性化されなければならず，PAPS (3′-phosphoadenocine-5′-phosphosulfalic acid) は硫酸を薬物に転移させる硫酸基供与体として働く．

フェノール　　　　　　　　UDPGA　　　　　　　　　　　フェニルグルクロニド

グルクロン酸抱合の例

フェノール　　　　　　　　PAPS　　　　　　　　　　　フェニルスルフェイト

硫酸抱合の例

SO_4^{2-}

ATP-スルフリラーゼ ↓ + ATP

アデノシン-5′-ホスホスルフェイト
　　　　　（APS）

APS-ホスホキナーゼ ↓ + ATP

3′-ホスホアデノシン-5′-ホスホスルフェイト
　　　　　（PAPS）

スルホキナーゼ ↓ + RXH

$R-X-SO_3H$ + 3-ホスホアデノシン-5′-ホスフェイト
　　　　　（PAP）

X = Z, O, NH

グルコース-1-ホスフェイト

ピロホスホリラーゼ ↓ + UTP

UDP-グルコース

UDPG-デヒドロゲナーゼ ↓ + 2NAD$^+$ + H$_2$O

UDP-グルクロン酸

グルクロニルトランスフェラーゼ ↓ + RXH

RZ-グルクロン酸

X = O, $\overset{O}{\overset{\|}{C}}$O, NH, S

V. 症候とその病態薬理学

図V-7 抱合の種類(3)

1. メルカプツール酸を形成する化合物（グルタチオン抱合）

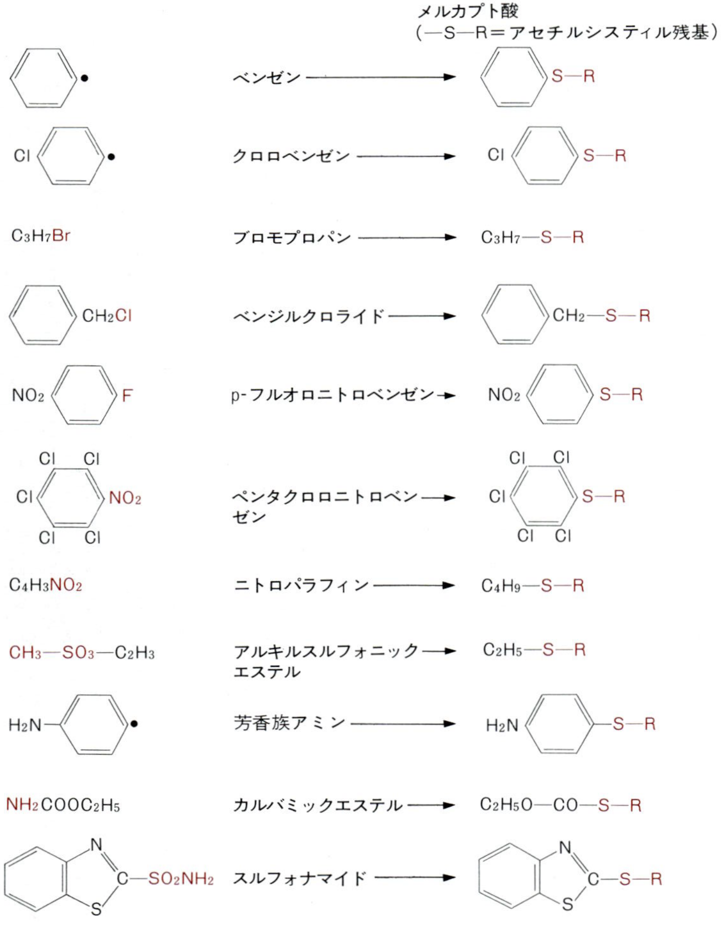

ベンゼン → ベンゼン-S-R
クロロベンゼン → クロロベンゼン-S-R
ブロモプロパン（C_3H_7Br） → C_3H_7-S-R
ベンジルクロライド（CH_2Cl） → CH_2-S-R
p-フルオロニトロベンゼン（F, NO_2） → NO_2-S-R
ペンタクロロニトロベンゼン（Cl, NO_2） → S-R
ニトロパラフィン（$C_4H_9NO_2$） → C_4H_9-S-R
アルキルスルフォニックエステル（$CH_3-SO_3-C_2H_5$） → C_2H_5-S-R
芳香族アミン（H_2N-） → H_2N-S-R
カルバミックエステル（$NH_2COOC_2H_5$） → C_2H_5O-CO-S-R
スルフォナマイド → C-S-R

（メルカプト酸 -S-R=アセチルシステイル残基）

2. メチル抱合

N-メチル化
 アミン類
  ノルエピネフリン ⋯⋯（メチル化）⋯⋯→ メチル化代謝物
  グアニドアセチック酸 ⋯⋯→
  ジメチルアミノエタノール ⋯⋯→
 N-異型環類
  ピリジン ⋯⋯→
  ヒスタミン ⋯⋯→
O-メチル化
 フェノール類
  4-ヒドロキシ-3,5-ジヨード安息香酸 ⋯⋯→
  3,4-ジヒドロキシ安息香酸 ⋯⋯→
  3,4,5-トリヒドロキシ安息香酸 ⋯⋯→
S-メチル化
 チオウラシル ⋯⋯→

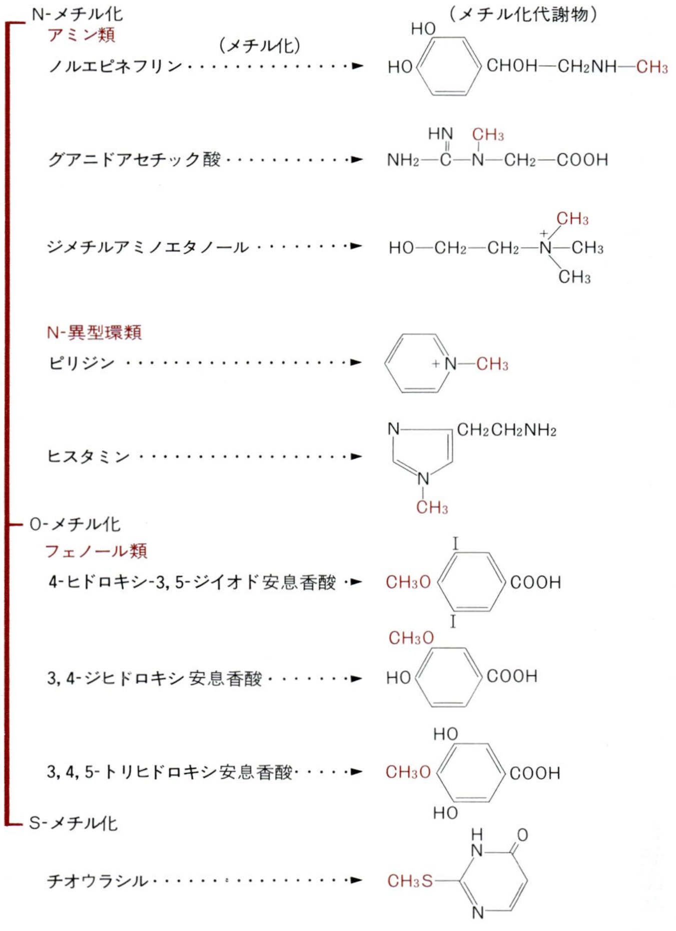

（3）アミド合成（グリシン抱合）　（図V-6・2）

酸とアミンの反応でアミドをつくるいくつかの代謝経路がある．たとえば，グリシンのようにアミンとカルボン酸である薬物の縮合と，酢酸のようなカルボン酸とアミン系薬物の反応を合わせて考えなければならない．

芳香族型
- 安息香酸
- ニコチン酸

置換型酢酸
- フェニール酢酸
- ヒドラアトロピン酸

β-置換型プロピオン酸
- β-o-トリルプロピオン酸

置換型アクリル酸
- 桂皮酸
- フリルアクリル酸
- β-メチル桂皮酸
- フェランドリン酸

下線はグリシンと抱合するカルボキシル基を示す．

$$RCOOH \quad （またはR'NH_2）$$

アシルシンセターゼ　↓ +ATP

$$RCO-AMP$$

アシルチオキナーゼ　↓ +CoA-SH

$$RCO-S-'CoA$$

トランスアシラーゼ　↓ +R'NH

$$RCONHR'$$

(例)

安息香酸 + CH₂NH₂COOH / CoA−SH → 馬尿酸

スルファニールアミド + アセチル CoA → N⁴-アセチルスルファニールアミド + HS−CoA

アセチル化

(4) メルカプツール酸合成 (グルタチオン抱合)　(図V-7・1)

この反応を受ける薬物には，活性ハロゲンやニトロ基を含む場合が多い．

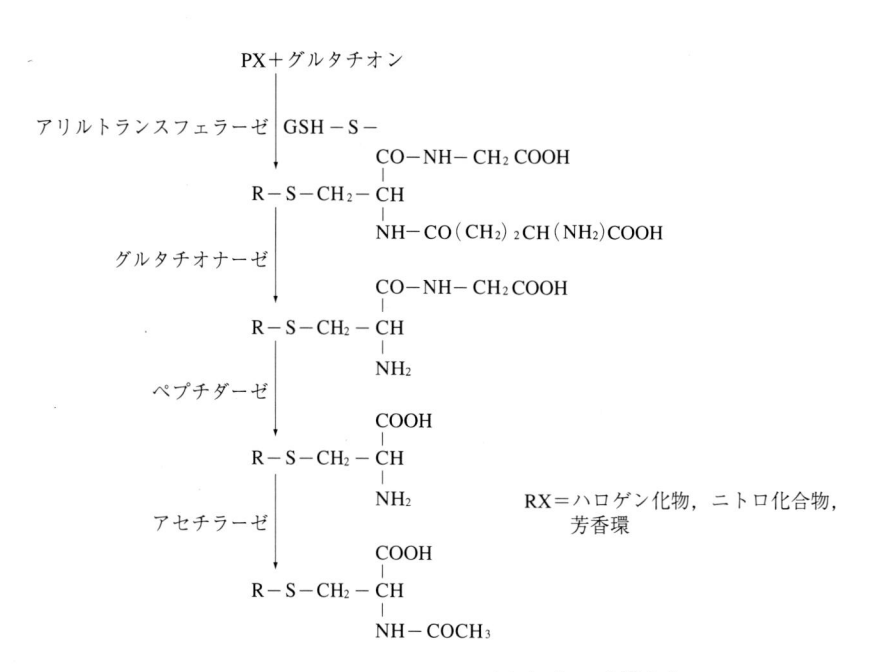

```
         PX＋グルタチオン
            ↓
アリルトランスフェラーゼ  GSH−S−
                     CO−NH−CH₂COOH
         R−S−CH₂−CH
                     NH−CO(CH₂)₂CH(NH₂)COOH
   グルタチオナーゼ ↓
                     CO−NH−CH₂COOH
         R−S−CH₂−CH
                     NH₂
   ペプチダーゼ ↓
                     COOH
         R−S−CH₂−CH
                     NH₂
   アセチラーゼ ↓
                     COOH
         R−S−CH₂−CH
                     NH−COCH₃
```

RX＝ハロゲン化物，ニトロ化合物，芳香環

メルカプツール酸合成

(5) メチル抱合　　　　　　　　（図V-7・2）

メチル化は小さい代謝経路であり，通常，S-アデノシルメチオニン生成を通して反応が行われる．

```
                    メチオニン
    メチオニン           │
    アデノシル           │ +ATP
    トランスフェラーゼ    ↓
                S-アデノシルメチオニン
    メチル              │
    トランスフェラーゼ    │ +RXH
                        ↓
                S-アデノシルホモシステイン
                    + RXCH₃

            (X = O, NH, S)
```

（例）

エピネフリン（HO-, OH- ベンゼン環）-CHOH-CH$_2$-NHCH$_3$　→（S-アデシノルメチオニン）→　メタネフリン（HO-, OCH$_3$- ベンゼン環）-CHOH-CH$_2$-NHCH$_3$

V. 症候とその病態薬理学

図V-8 薬物の生体内での移行

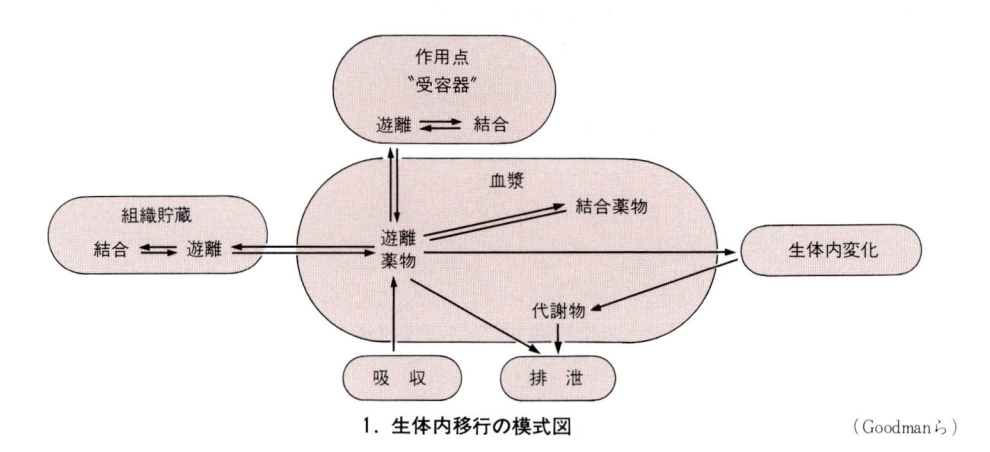

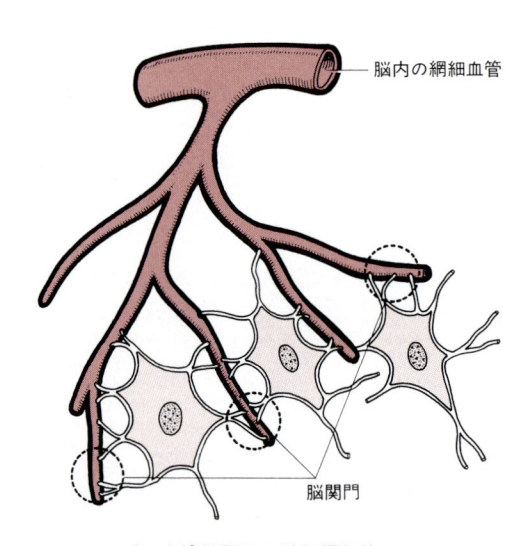

1. 生体内移行の模式図 （Goodmanら）

2. 血液脳関門と神経膠細胞 （柳浦[3]）

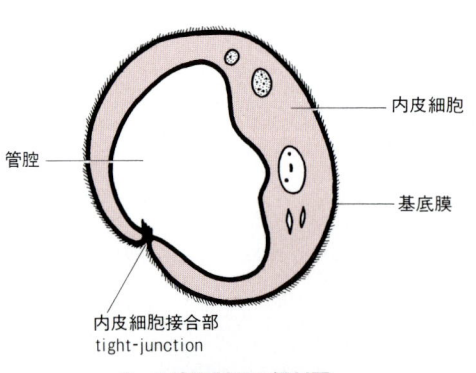

3. 血液脳関門の解剖図 （高坂）

ID
2章　薬物の生体内分布

1. 薬物の生体内での移行

（図V-8・1）

　薬物が血液中に入ると，体内のいろいろな部位を通過し，血漿，間質液，細胞外液および細胞内液などの体液に分布する．また，ある種の薬物は細胞膜を通過できないために体内の分布や作用部位が限定されたり，ある種の薬物は他の物質と結合したり，脂肪に溶解したり，また，能動輸送などによって種々の場所に蓄積される．この蓄積の場合は，まれにその薬物の作用部位であることもあるが，多くの場合，それとは別の部位であることが多い．すなわち，作用部位以外に薬物の貯蔵場所ができることがある．

　さて，生体は無数の膜により仕切られているので，薬物が生体内に移行するためには，必ず生体膜を通過しなければならない．したがって，薬物の生体内への移行速度は，その薬物の生体膜透過速度に支配されているわけである．

2. 薬物の生体膜通過形式

1）受動輸送 passive transport

　薬物の濃度差にしたがってエネルギーの高いところから低い方へ流れるもので，電気的化学的濃度勾配に従って移動する．

2）能動輸送 active transport

　細胞膜に存在する特異な高分子と運ばれる物質とが結合体（担体）をつくり，電気的化学的濃度勾配に逆らって移動し，そのためにエネルギーが必要である．

3）細胞の食作用 pinocytosis

　細胞膜が凹みをつくり，その中に包み込むような形で薬物の細粒子を細胞内に取り入れる．

3. 薬物の生体内分布を支配する条件

1）血流量 blood flow

　薬物は血行を介して体内を移動する．したがって，血行が停止した場所へは到達しない．これと反対に，血行の盛んな部位には多量の薬物が到達する可能性がある．しかし，肝臓，脾臓，筋肉のような常に予備血液を貯えている臓器は，血流量が多い割に薬物が到達しにくいのも事実である．

2）脂溶性薬物の溶解度 solubility

　脂溶性の薬物がもっとも多く集まるところは脂肪組織であるが，脂肪組織で薬物の作用が発揮されることは少ない．次に脂溶性の薬物が多く分布するところは脳組織である．エーテルなどの脂溶性麻酔薬がその作用をよく発揮するのはこのためと考えられるが，とくに脳に多く到達するわけではなく，機能的に鋭敏に作用しているものと考えられている．一方，イオン化しやすい薬物は細胞内に入らずに主として細胞外液に分布する．

3）組織との結合 conjugation

　一酸化炭素（CO）は赤血球に結合しやすい．これはヘモグロビンと非常に結合しやすいためである．ヨードはほとんどすべてが甲状腺に集まる．網内系に属する細胞は金属コロイドや微粒子を捉える機能があり，このような薬物が多く集まる．

4）血漿蛋白との結合 conjugation

　薬物は吸収された後に血漿蛋白と結合する場合がある．この結合は可逆的なもので，結合型と遊離型との間に平衡関係がみられる．薬理作用を示すのは遊離型であり，結合型は無作用の貯蔵型である．血中では主としてアルブミンと結合するが，結合部位が共通な薬物の間では相互に影響を及ぼすことがある．

V. 症候とその病態薬理学

表V-2 催奇形成の有する薬物

> 1. 催奇形作用があるもの
>   サリドマイド，ホルモン剤（アンドロジェン，プロゲステロン），葉酸拮抗剤（アミノプテリン），メソトレキセート，抗甲状腺薬（ヨード製剤，チオウレア），テトラサイクリン
> 2. 催奇形作用が疑われるもの
>   抗てんかん薬，向神経性の食欲減退薬，経口血糖降下薬，アルキル化薬
> 3. 催奇形の可能性があるもの
>   抗生物質，抗結核薬，アスピリン，キニン，イミプラミン，インスリン，トリメソプリム，バルビツレート，フェニトイン（ジフェニールヒダントイン），デキストロアンフェタミン，ニコチナマイド，鉄剤，抗ヒスタミン薬，アルコール，ジクマロール，大量のビタミンA・D，クロロキン，LSD，リチウム，キナクリン，フェニールブタゾン，メプロバメート，プロメサジン，ピリメサミン，抗癌薬，メクリジン，サルファ剤，トリフルオペラジン，フェニメトラジン，コーチゾン，セロトニンなど

(Schardein, 1976)

表V-3 薬物の濃縮

1. メチル水銀の濃縮係数*

組織（器官）	投与後の日数					
	1	7	14	34	56	100
血液	4.56	8.46	6.55	4.03	2.84	2.20
脳	0.18	0.66	0.67	0.18	0.91	0.72
肝	1.72	2.97	2.55	1.66	1.75	1.30
脾	3.26	5.45	7.56	4.84	2.52	1.65
小腸	15.94	6.46	2.10	0.90	0.80	—
胃	6.55	3.32	1.52	0.87	0.86	—
腎	3.55	3.44	2.32	1.58	1.81	1.18
筋肉	0.55	0.38	0.56	1.00	0.88	0.90

* 体内に均等に分布したと仮定したときの濃度に対する割合　　　　　　　　　　(Giblin[4]ら)

2. クロロキンの連用によって瘙痒感を訴える患者群(a)と瘙痒感のない患者群(b)における血漿および皮膚中のクロロキン濃度

	クロロキン*	血　漿 (μg/ml)	皮　膚 (μg/g)
	静　注　前	1.4	83.8
	静　注　後	3.3	112.0
	静　注　前	1.5	41.5
	静　注　後	2.3	40.8

* クロロキン連用中の患者に対して，さらに体重kg当り1.25mgを静注し，48時間後に測定したものを静注後とする　　　(Olatunde[5])

5）沈着 accumulation

色素や金属は，組織内に粒子として長く貯留することがある．とくに銀症は有名で，皮膚に銀の微粒子が沈着し，銅像のような外観を呈するが，機能的にはとくに障害を認めないことが多い．鉛やビスマスは歯肉に沈着し，着色することがある．また，ストロンチウム（Sr）はカルシウム（Ca）と同様に骨に沈着しやすい．

6）血液脳関門 blood-brain barrier

（図 V-8・2, V-8・3）

血液中の薬物が脳の神経細胞に入る場合には，血液脳関門という関所が薬物の透過を制限している．その解剖学的構造の詳細については不明なところもあるが，血管内皮細胞，基底膜，膠細胞などが関係していることが明らかにされている．血液脳関門は，麻薬や多くの中枢作用薬といわれるものを通過させる．また，アトロピンは通過するが，アドレナリンは通過しにくく，臭化メチルアトロピンは通過しない．単に分子の大きさだけで機械的に通過を阻止するものではなく，電気的性質や化学的性質も影響すると予想されている．

7）胎児への移行 passability of placenta

（表 V-2）

胎盤を通過して母体から胎児へ薬物が移行することは，奇形発生との関連で重要な問題である．一般に睡眠薬，麻酔薬，解熱薬，アルカロイド，スルファミン，アルコールなどの脂溶性でイオン化しない薬物は容易に胎児に移行し，解離しやすい薬物や脂溶性の低い薬物は移行しにくい．サリドマイドは胎児の四肢奇形を発生しやすく，多くの問題を社会に及ぼしたことは有名である．

4．薬物の濃縮 drug accumulation

1）メチル水銀（水俣病）

（表 V-3・1）

魚の肉に含まれているメチル水銀によって水俣病が発生することがよく知られている．

Giblin の報告によると，ニジマスにメチル水銀を与えた場合，投与後1週ではメチル水銀の濃度が，血液＞小腸＞脾＞腎＞胃＞肝の順であったが，投与後56日になると，血液＞脾＞腎＞肝＞脳＞胃＞筋肉の順であった．これでわかるように，脳では徐々にメチル水銀の蓄積が起こり，それ以外の組織ではしだいにメチル水銀の濃度が希釈されてくる．したがって，メチル水銀を含んだ魚介類を食べていても同様のことが起こる可能性があろう．また，脳組織にはメチル水銀がなかなか入りにくいが，一度入ると容易に排泄されない．

2）クロロキン瘙痒症，皮膚沈着症

（表 V-3・2）

この薬物は，抗マラリヤ薬として開発されたが，アメーバ赤痢，リウマチ様関節炎，てんかんの小発作などの治療に使われるようになった．この薬物の連用により身体のいたるところに痒みを生じることがある．クロロキンは肝，肺，腎，網膜，皮膚に濃縮される性質をもっている．

5．薬物と胎児

1）薬物の胎盤通過

薬物が胎児にもっとも影響を与えやすい時期は発生期であり，四つの時期に分けることができる．

（1）性細胞の発生期 gametogenesis

X線やある種の薬物が突然変異を起こす以外，受精前の精子，卵子に影響して奇形を発生させる心配はほとんどないといわれている．すなわち，性細胞に対して強い影響を及ぼすような薬物では受精せずに不妊となり，軽度の作用では先天異常の原因にはなりえないということであろう．

（2）胞胚期 blastogenesis

胞胚期は，卵管内で受精して子宮内膜に着床する約1週間の時期で，受精卵が分裂して胞胚を形成するまでの時期をいい，まだ母体との組織的なつながりはなく，母体に投与した薬物が胎児に影響し奇形を発生することはないといわれている．

（3）胎芽期 embryogenesis

胎芽期に各器官の原基が発生し，各器官に分化

V. 症候とその病態薬理学

図V-9 血清中ペニシリン濃度変化

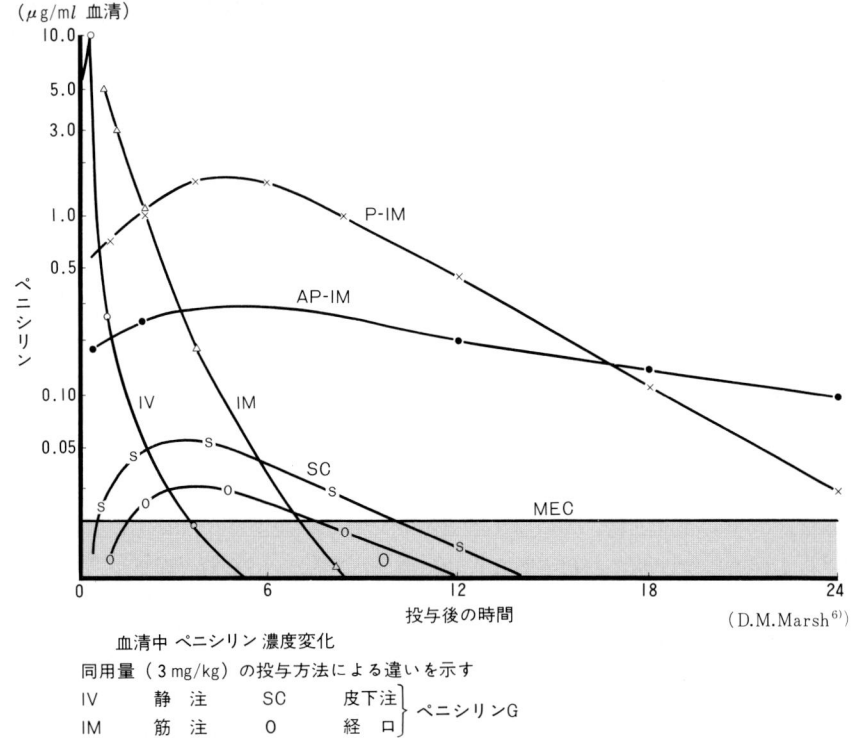

血清中 ペニシリン 濃度変化
同用量（3 mg/kg）の投与方法による違いを示す

IV	静 注	SC	皮下注	ペニシリンG
IM	筋 注	O	経 口	

P-IM　油性プロカインペニシリンG筋注
AP-IM　モノステアリン酸アルミニウム共存油性プロカインペニシリンG筋注
MEC　最小有効血清濃度

表V-4　母乳中に排泄される薬物

① 抗生物質	⑯ 強心薬（アミノフィリンなど）
② サルファ剤	⑰ 抗凝固薬
③ 解熱薬（アスピリンなど）	⑱ 抗腫瘍薬（サイクロフォスバマイドなど）
④ 鎮痛，消炎薬	⑲ 降圧薬（レセルピンなど）
⑤ 抗真菌，抗トリコモナス薬	⑳ ニコチン
⑥ 殺虫剤（ＤＤＴなど）	㉑ アルコール
⑦ 瀉下薬	㉒ カフェイン
⑧ 鎮咳薬（コデインなど）	㉓ キニン
⑨ 麻薬・覚醒薬	㉔ 麦角アルカロイド
⑩ 向精神薬	㉕ ヨード
⑪ 麻酔薬	㉖ 抗甲状腺薬
⑫ 抗てんかん薬	㉗ ホルモン（コルチコイド・エストロジェン・経口避妊薬）
⑬ 鎮痙薬（パパベリンなど）	
⑭ バルビツレート	㉘ ビタミン（A, B, C, D, E, K）
⑮ 抗ヒスタミン薬	㉙ 経口血糖降下薬

していく時期である．受精後約8週ぐらいで，この時期は外部からの薬物の影響を受けやすい．薬物だけでなく，ウイルス感染，その他の影響も受けやすく，外からの因子が作用して奇形が成立しやすい．したがって，器官における奇形成立の感受期 sensitive period ともいわれる．さらにこの感受期のうちでも，もっとも奇形発生の頻度の高い時期を臨界期 critical period という．Bickenbach によれば，人間の各器官の臨界期は，脳 1.5～11週，眼2.5～7週，心臓2.5～7週，四肢3～8週，歯5～10週，耳6～12週，口唇4.5～5.5週，口蓋9～12週，腹部8.5～9.5週である．

(4) 胎児期 foetogenesis

受精後8週までを胎芽といい，それ以後を胎児とよぶ．胎児期になると薬物やウイルスなどの影響で奇形を発生しにくくなる．しかし，外性器はこの時期に発育するので障害を受けることがある．さらに中枢神経系は全胎生期を通じ発育するため，妊娠後期といえども注意する必要がある．

2) 薬物の胎児に及ぼす影響

① 麻酔薬，鎮痛薬：胎児の流産，死産
② サリドマイド，合成黄体ホルモン，抗ヒスタミン剤，抗腫瘍剤など：奇形
③ サルファ剤，合成ビタミンK(K_3, K_4)，ペニシリン：新生児黄疸の増強

6. 薬物と血液脳関門

① 血液脳関門を通過しにくいもの：四級アンモニウム化合物，アミノ酸，グルタミン酸，ビリルビン酸，コハク酸，乳酸 K^+, Na^+, Ca^{++} など．
② 少しずつではあるが血液脳関門の通過が可能なもの：Cl^-，Br^-，I^-，P, S など．
③ 血液脳関門を通過しやすいもの：CO_2, CO, アルコール，アルカロイド，向精神薬，ブドウ糖，ショ糖など．

7. 薬物の適用経路と生体内分布

(図V-9)

薬物が生体内に分布する場合，その薬物の投与経路や薬物の剤型が大きな影響を与える．すなわち，これらの因子によって薬物の吸収速度ならびに血中に存在する持続時間が変化する．

一般に薬物の吸収速度は，静脈注射＞吸入＞筋肉注射＞皮下注射＞結合，また一般に薬物の持続性は，結合＞皮下注射＞筋肉注射＞吸入＞静脈注射の順である．したがって，すみやかに全身作用を必要とする場合，薬物が迅速に吸収されることが要求されるため，静脈注射が行われることが多い．また持続作用を必要とする場合には結合が望ましく，局所作用を望む場合は吸収速度が遅いことが必要で，皮膚や粘膜に適用されることとなる．

8. 薬物の排泄

(表V-4)

薬物は主に肝臓で分解され腎臓から尿中に排泄されるが，それ以外にも身体のいろいろな部位から排泄される．

① 唾液腺からの排泄：ヨード塩，水銀化合物，ジフェニールヒダントインなど．
② 肺からの排泄：エーテル，クロロホルム，ハローセンなどの吸入麻酔薬，塩化アンモニウム，PAS，イソニアジトなど．
③ 胃からの排泄：モルヒネ，臭素塩，キニーネ，テトラサイクリン，ビスマス塩化合物，塩素性色素，アルコールなど．
④ 乳腺からの排泄：重金属，クロロホルム，エーテル，モルヒネ，エリスロマイシン，テトラサイクリン，キニーネ，各種ビタミンなど．
⑤ 小腸および大腸からの排泄：ヒ素，鉄，その他の重金属塩など．
⑥ 肝臓，胆道からの排泄：モルヒネ，性ホルモン，ビリルビン，色素，重金属，抗生物質など．
⑦ 腎臓からの排泄：アンフェタミン，サルファ剤，ペニシリン，ネオスチグミンなど．
⑧ 皮膚，汗腺からの排泄：ハロゲン塩，ヨード，アルコール，アンチピリン，イヌリン，ヒ素，ホウ素，水銀，ヨウ素，尿素，安息香酸など．

また，最近，魚の養殖，牧畜などで大量の抗生物質の投与が行われるために，牛の乳汁中に薬物が排泄され問題となっている．

V. 症候とその病態薬理学

図V-10 薬物の血中濃度(1)

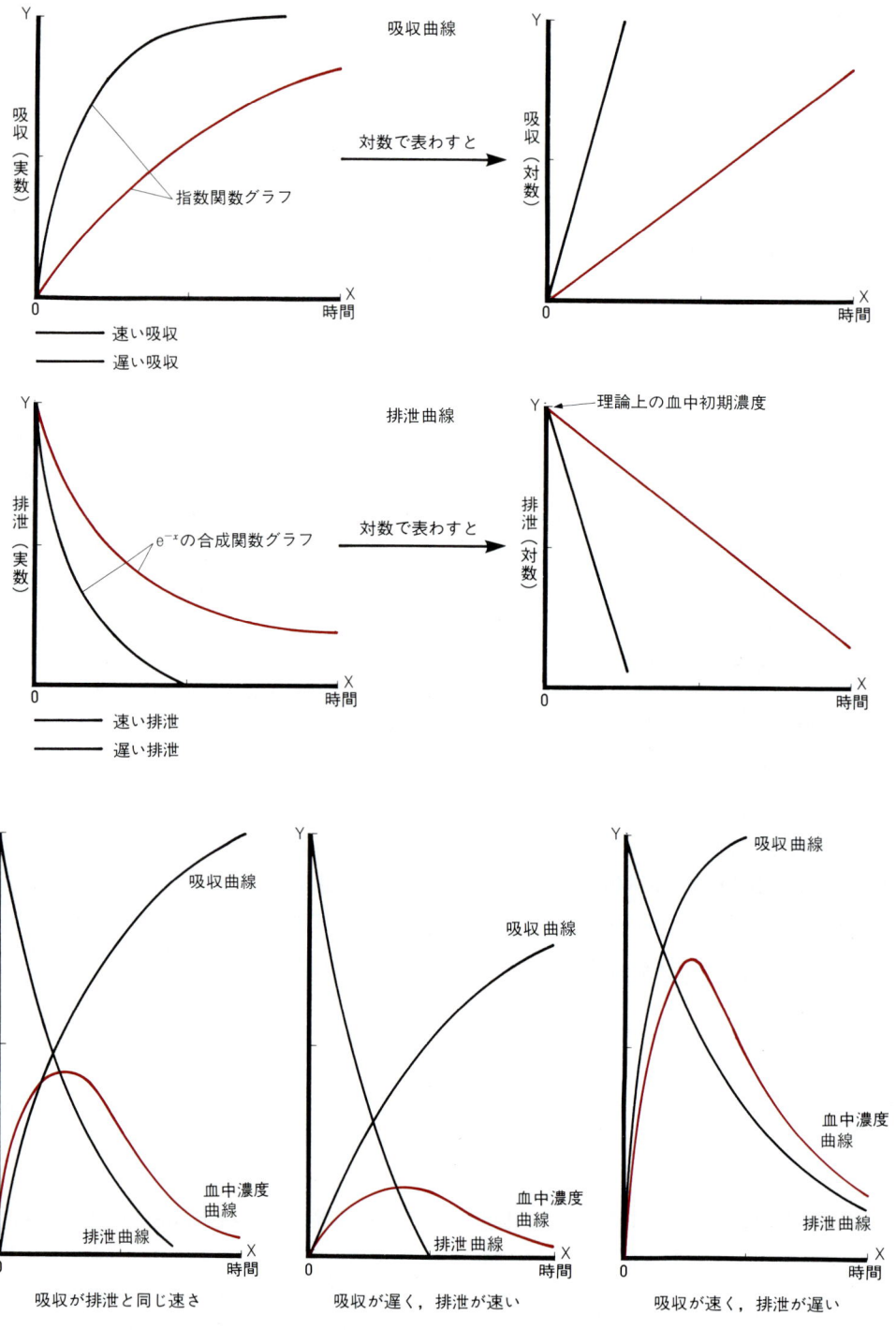

吸収曲線

指数関数グラフ

対数で表わすと

速い吸収
遅い吸収

排泄曲線

e^{-x}の合成関数グラフ

対数で表わすと

理論上の血中初期濃度

速い排泄
遅い排泄

吸収曲線
血中濃度曲線
排泄曲線

吸収が排泄と同じ速さ

吸収曲線
血中濃度曲線
排泄曲線

吸収が遅く,排泄が速い

吸収曲線
血中濃度曲線
排泄曲線

吸収が速く,排泄が遅い

吸収・排泄と血中濃度の関係

3章　薬物の血中濃度

1．薬物の血中濃度の変化

1）薬物の血中濃度を規定する因子
(図V-10)

　薬物の血中濃度は，投与された薬物の量，薬物の吸収速度，およびその薬物の排泄速度といったものに影響されている．また，遊離している薬物の濃度と血漿蛋白と結合している薬物の濃度とも関連している．

　薬物が吸収されると，血液中および血管外腔における薬物濃度が増加する．とくに，血中濃度曲線の上昇は指数関数に従って上昇する（図V-10・左上）．これは薬物の投与経路，すなわち経口投与（内服），皮下注射，筋肉内注射，静脈内注射，吸入といった経路によって違ってくる．たとえば，静脈内投与では，血中濃度の上昇や作用発現はきわめて速く，排泄も速い．こういった場合，デポ製剤を使用することにより作用時間を延長することができる．

　排泄（または消失）とは，薬物が分解代謝されたり，組織への蓄積などによって血液中における薬物の濃度が減少することをいう．排泄（あるいは消失）曲線はe^{-x}関数で表わされるが，一般にはe^{-x}関数の合成関数で表わされるのがふつうである（図V-10・中左），Y軸に薬物濃度の対数をとり，X軸に時間をとると，Y軸と排泄（あるいは消失）曲線とが交わる点が理論上の血中初期濃度ということになる（図V-10・中右）．

　以上のように薬物が吸収された後，生体内に分布し，種々の方法で化学的変化を受け，ほとんどの薬物が不活性化されて排泄される．その過程を薬物の生体内運命とよんでいる．

2）拡散容積と薬理作用

　拡散容積は，薬物投与後，作用薬物が到達する体内の空間，あるいは血管内，細胞間隙，細胞内腔，脊髄液，尿などのコンパートメントとの総和をいう．当然，すべてのコンパートメントが同じ濃度である必要はなく，拡散容積はこれらのどのコンパートメントとも直接には関連のない理論的な大きさである．

　しかし，拡散容積を論ずる場合には，常に投与薬物が同じ濃度であると仮定しなくてはならない．薬物の薬理作用はその作用点の薬物濃度に依存しており，その作用点の薬物の濃度調節に関係している薬物代謝酵素の活性は，薬物の効力と密接な関係を有している．現在のところ，薬物の作用点での濃度そのものを測定することはほとんど不可能に近い．脂溶性の高い薬物の場合，その作用点の濃度は臓器内の濃度に比例しているとみなしてもよいと考えられる．仮に薬物の薬理効果をEとし，薬物の薬理活性をA，作用点の薬物濃度をC，作用点での薬物に対する感受性をSとすると，

　　　$E = kf(A, C, S)$

感受性の同じ個体では，

　　　$E = S_0 k_1 f(A, C)$

同一薬物では，

　　　$E = A_0 k_2 f(C, S)$　となる．

　これによって観察されたEおよび定量されたCからその薬物の薬理活性およびその作用点に対する薬物の感受性を推定することができる．しかしCを定量し，それを定数のごとく取り扱わないと薬物の活性および感受性の推定をすることはできない．

3）薬物動態学とは

　生体の種々のコンパートメント（血管内，細胞間隙，細胞内腔，脳脊髄液，尿など）中の薬物およびその代謝産物の濃度変化を経時的にとらえる薬物動態学 pharmacokinetics という学問分野がある．薬物と生体組織との間に分子同士の反応が行われる場における薬物の濃度は，薬物の作用という点からみると，その決定的要因となる．したがって，この反応の強さはそのコンパートメント

図V-11 薬物の血中濃度(2)

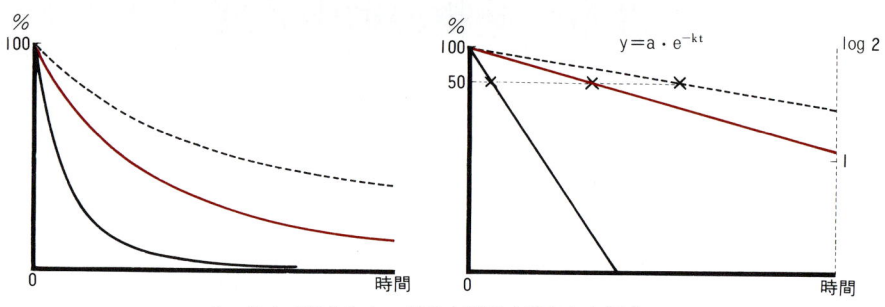

1. 体内で変化しない薬物を静脈内投与した場合

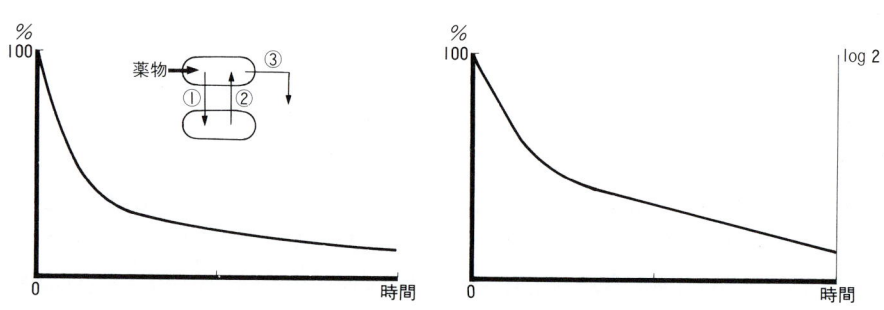

$y = a \cdot e^{-kt}$

2. 他のコンパートメントに出ていくある種の薬物の静脈内投与の場合
（血管から出た薬物は他のコンパートメントと平衡をきたす．また濃度依存的に排泄される）
注：①，② 両コンパートメント間の分布速度　③ 排泄速度

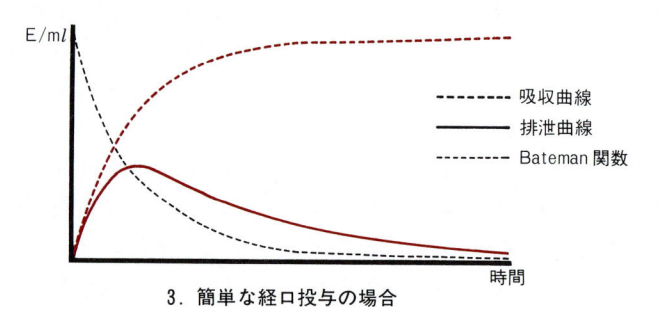

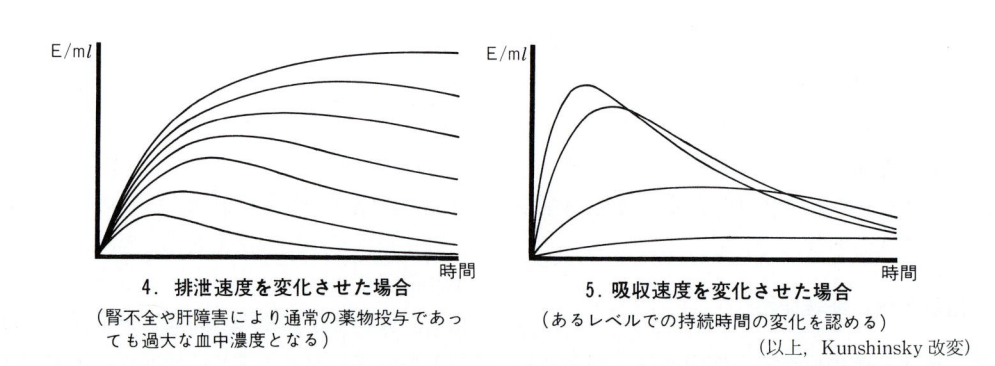

3. 簡単な経口投与の場合

- ---- 吸収曲線
- ―― 排泄曲線
- ---- Bateman 関数

4. 排泄速度を変化させた場合
（腎不全や肝障害により通常の薬物投与であっても過大な血中濃度となる）

5. 吸収速度を変化させた場合
（あるレベルでの持続時間の変化を認める）

(以上，Kunshinsky 改変)

における濃度で表わされる．

実際の治療に際しては，この薬物動態学が重要であり，患者の治癒に影響する点が少なくない．そこで実例をあげて薬物動態学の基本原理を述べてみよう．

2．薬物動態学の基本原理

1）体内で変化しない薬物を静脈内投与した場合
　　　　　　　　　　　　　　　（図V-11・1）

体内でまったく変化を受けない薬物を静脈内投与すると，その消失速度 elimination に関係なく瞬時に全血管腔に拡散し，そのコンパートメントから他に移れないとすれば，腎からの排泄は厳密にその濃度に依存する．図には3例の排泄速度（定数）における血中濃度の経時変化を示してある．一次の座標面では時間とともに勾配が小さくなり，最終値に近づく速さがしだいに減るような曲線となる．片対数座標上では直線となって指数関数的であることがわかり，その半減期を読み取ることができる（図V-11・右図の×印）．

2）他のコンパートメントに出ていく種類の薬物を静脈内投与した場合
　　　　　　　　　　　　　　　（図V-11・2）

ある薬物が静脈内投与されると，まず，血液中に拡散分布し，ついで血管腔を出て他のコンパートメント，たとえば細胞間隙と平衡に達する．この平衡は腎臓からの排泄が行われる以前に成立すると考えられる．図ではこれら二つのコンパートメントの大きさを1：1としてある．三つの指数関数［細胞間隙への侵入速度（図V-11・2の左図①，②）および腎からの排泄速度（同図③）］が関与するが，互いに独立しているわけでないため，比較的複雑な関係になる．しかし，片対数座標上の曲線の形は，主に二つの指数関数［初期の細胞間隙への侵入（同図①）とそれに続く腎臓からの排泄（同図③）］から支配されている．このため，図V-11・2の右図は直線ではなく曲線となって半減期を読み取ることができない．もっと複雑な系が存在すると血中濃度の時間的変化を定量的に算出することが不可能となる．そのような系では，さらにいくつかのコンパートメントがあったり，濃度に厳密に依存しない排泄や，肝臓，腸管，腎臓以外の器官による排泄や代謝などがある場合である．

3）簡単な経口投与の場合
　　　　　　　　　　　　　　　（図V-11・3）

腸管吸収は，吸収速度（定数）resorption によって規定され，血液中からの排泄はこの排泄（消失）速度 elimination によって規定される．この場合，その両過程は非可逆的である．血中濃度に関しては逆方向の二つの指数関数が存在しており，図ではこれらを点線で示してある．さて，これらに基づく血中濃度の推移は吸収と排泄過程との単純な和ではない．排泄は吸収が行われた後にはじめて作動し，血中濃度が高いほど排泄量が多くなるからである．なお，二つの関数から合成される関数を Bateman 関数といい，腸管吸収の場合のほか筋肉内あるいは皮下に投与したデポ製剤の場合にも当てはまる．

4）吸収および排泄速度のいずれかが変化する場合
　　　　　　　　　　　（図V-11・4，V-11・5）

吸収速度と排泄速度が血中濃度にどのような意味をもつかを示すために，定数のうちの一つを変化させると図のように一連の血中濃度の推移がみられる．すなわち，排泄速度を大幅に変化させると，種々な高さの，しかも種々な長さのプラトーを有する血中濃度の推移が得られる．このため腎不全や肝障害によって薬物の代謝や排泄が障害を受けた場合には，通常量の薬物の投与によっても過大な血中濃度に達し中毒症状を起こすことになる．なお，排泄速度を固定し，吸収速度を変化させた場合の血中濃度推移を図に示したが，この場合にも血中濃度の高さが変わり，あるレベルにおける持続時間が変化するのがはっきりわかる．

5）薬物療法における薬物増量の場合
　　　　　　　　　　　　　　　（図V-12・1）

薬物療法の観点からみれば，最小有効血中濃度以上のある濃度を長時間保つことが必要である．吸収速度が遅すぎたり，排泄速度が速すぎたりす

V. 症候とその病態薬理学

図V-12 薬物の血中濃度(3)

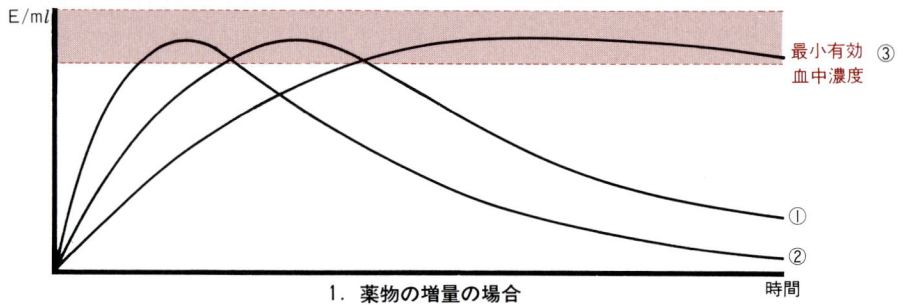

1. 薬物の増量の場合
（吸収速度が遅すぎたり(①)排泄速度が速すぎる場合(②)は，用量を増加させる(③)と有効血中濃度が得られる）

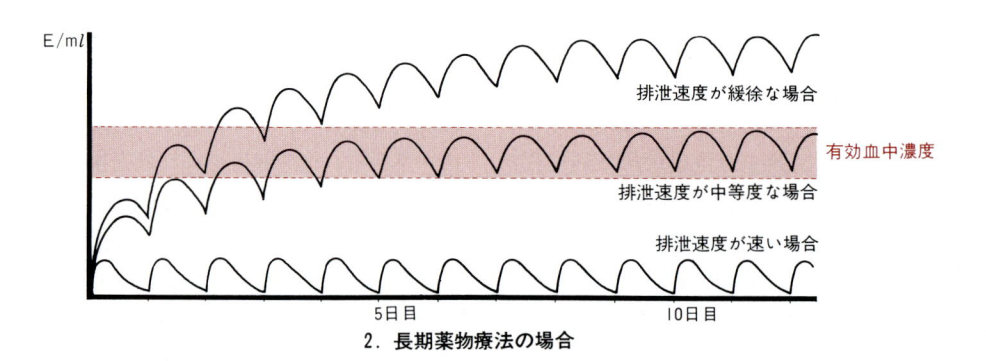

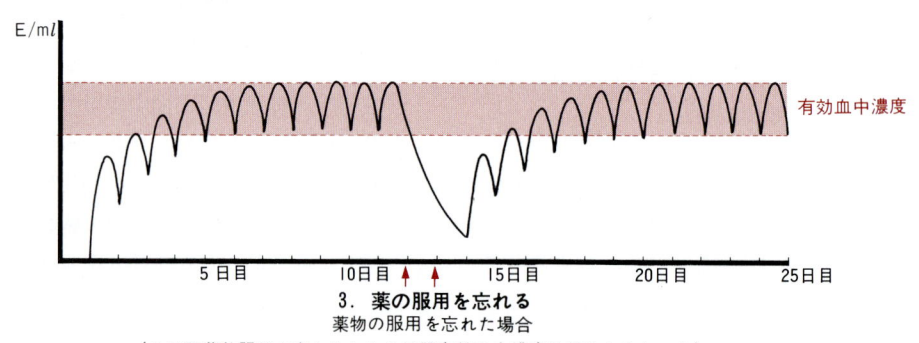

2. 長期薬物療法の場合

3. 薬の服用を忘れる
薬物の服用を忘れた場合
（2日間薬物服用を忘れたため6日間有効血中濃度を得られなかった）

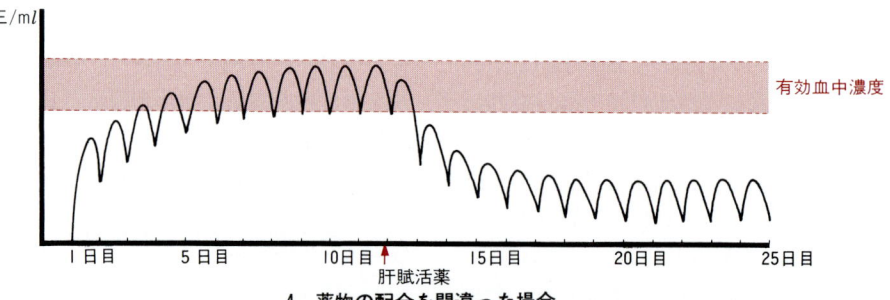

4. 薬物の配合を間違った場合
（12日目に酵素誘導する薬物を投与したため血中有効濃度が得られない）

(以上, Kunshinsky改変)

る場合には，必要な血中濃度を得るために薬物の用量を増加させることができる．図には吸収速度を段階的に小さくしていく場合に，必要な血中濃度を得るためには，それぞれどの程度増量しなくてはならないかを示している．

6）長期薬物療法の場合
（図V-12・2）

ふつう，薬物療法を行う場合には，薬物をかなり長期にわたって，規則正しい間隔で投与するのが通例である．このときの血中濃度の推移は，累積的なBateman関数である．つまり各投与間隔ごとに，まだ体内に残存している薬物量に新たな量が加わることになる．この場合には，用量，吸収速度，排泄速度のほかに投与間隔の長さ，すなわち投与頻度が影響してくる．

3種の排泄速度をもつ薬物を長期間投与した場合の血中濃度の推移を，次の条件によって図に示した．すなわち3種の薬物は，排泄速度のみを異にするものとし，有効血中濃度と投与量は等しいものとした．さて，排泄速度の速い場合（下の曲線），次の薬物投与直前（ここでは1日1回）には薬物が完全に排泄されており，血中濃度は各投与間隔ごとに単一のBateman関数となる．したがって，時間経過とともに血中濃度がしだいに上昇するようなことはなく，必要な血中濃度も得られない．

次に排泄速度が中等度の場合には，中段の曲線となる．すなわち，投与開始後数日以内に血中濃度が波状に上昇して有効血中濃度に達し，その後は投与と排泄が平衡状態となる．上段の曲線は，排泄が緩徐な薬物の反復投与における血中濃度の推移を示したもので，その血中濃度は投与開始後間もなく有効濃度を越え，さらに投与を持続することによって上昇を続け，投与と排泄の平衡の成立ちの遅いことが目立つ．このような薬物は蓄積を生じ中毒を起こす可能性がある．

7）長期にわたる薬物療法を中断した場合
（図V-12・3）

長期にわたる薬物療法の場合，1回量と投与間隔を適切に選ぶことによって，有効な血中濃度を得ることができる．血中濃度は，吸収速度，排泄速度，用量，投与間隔が決まれば，これらの因子によって決められた平衡状態に達することができる．

必要量の投与を2回怠ると，血中濃度にどのような影響が現われるかを図に示した．すなわち，一定の用量を毎日内服させて予定の平衡状態に達したが，13日目と14日目に患者が薬の服用を忘れた場合である．この場合，血中濃度は排泄速度のみによって規定されるので，服用の中断によって速やかに低下する．その後，内服を再開しても，再び平衡に達するまでに4日を必要としている．したがって，2日間内服を忘れたことで6日間にわたって血中濃度が有効な値を示さなかったことになるわけである．これからもわかるように，服用すべき薬を服用しない場合には，その薬によって病気を完治させる可能性が明らかに減少することになる．

8）投薬の配合が間違っている場合

（図V-12・4）

いわゆる投薬ミスともいえるものである．図は，ある薬物を投与され適当な血中濃度平衡を得ていた患者が，投与12日目以降，さらに肝臓で酵素を誘導する薬物（肝賦活薬）を投与され，このため薬物の排泄速度が増大して，血中濃度が著しく減少し，その有効濃度を下まわって，治療が無効となってしまった場合を示したものである．

以上，1）〜8）に述べたように，薬物動態学では，血中または尿中の薬物濃度の変化から，その薬効を検討してきている．この場合，薬物の作用部位における薬物の濃度に単純に比例するという前提が必要である．この単純化した仮定にはもちろん例外のあることはいうまでもない．しかし，これらの薬物動態学の考え方が実際の薬物療法の目的に十分に耐えうることがわかってきている．

V. 症候とその病態薬理学

図V-13 薬物投与量の算出

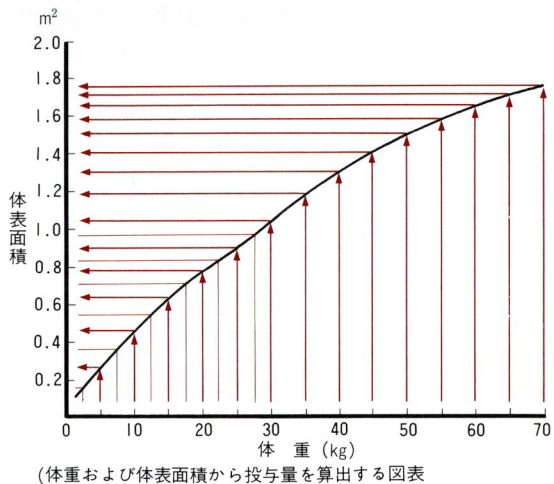

(体重および体表面積から投与量を算出する図表
右側の縦軸は成人量の何%を与えるべきかを示している)
(Talbotら)

表V-5 薬の用量の算定式

① Young法：小児量＝常用量×$\dfrac{年齢}{年齢＋12}$

② Cowling法：小児量＝$\dfrac{年齢＋1}{24}$

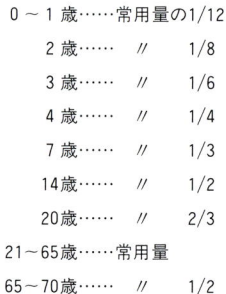

③ Gaubius法：

　　0～1歳……常用量の1/12
　　2歳……　〃　　1/8
　　3歳……　〃　　1/6
　　4歳……　〃　　1/4
　　7歳……　〃　　1/3
　　14歳……　〃　　1/2
　　20歳……　〃　　2/3
　21～65歳……常用量
　65～70歳……　〃　　1/2
　70～80歳……　〃　　1/3

図V-14 薬物に対する感受性の個体差

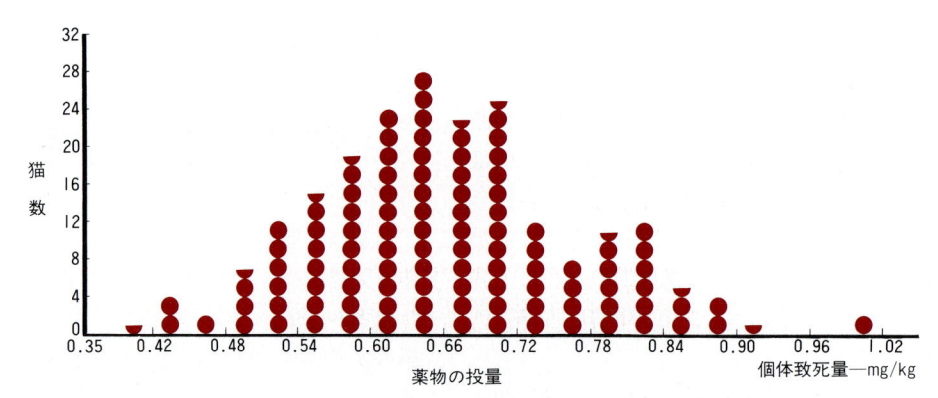

ネコに投与したジギタリスチンキの個体致死量（ある動物をちょうど殺す薬物の用量）の頻度分布
(Bliss 改変)

図V-15 正常人および発熱患者に対する体温下降作用の比較

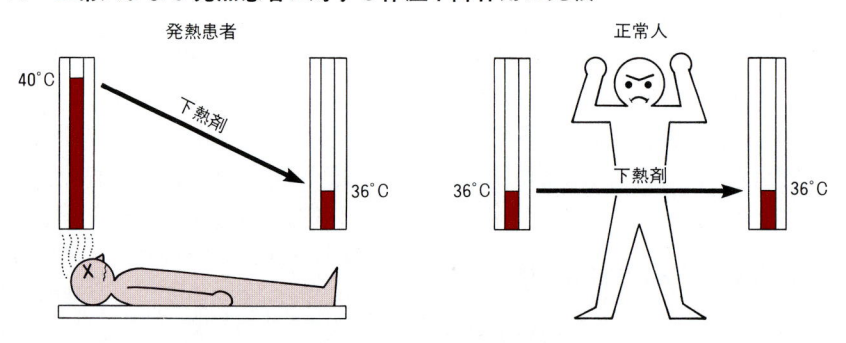

4章　薬効に影響を与える因子

薬は，生体に対して有効性として利益を与える性質と毒性として危害を及ぼす性質を有する．このことから「薬は両刃の剣」といわれる．薬の有効性と毒性を規定する因子は，生体側と薬物側の両面から考えるべきである．

1．生体側の因子

1）体重 weight
(図V-13)

薬物の投与量と体重との比は，作用部位での薬物の濃度に影響する．したがって，治療量の決定にはとくに気をつけなければならない．異常にやせているヒトあるいはその反対に異常に肥っているヒトなどではとくに注意を要する．現在では，薬物の投与量を体重当りで算出しているのがふつうである．しかし，実際には体表面積当りで算出したほうが理想的であるといわれ，とくに治療量が微量の薬物では，今後，体表面積当りで算出する方法が利用されるべきである．

2）年齢 age
(表V-5)

一般に，幼小児は成人に比べて薬物に対する感受性が高い．これは肝の薬物代謝酵素の未完成，腎機能および血液-脳関門の未発達などによる．ある程度年齢が進んだ小児では，成人に対する用量の考え方と同様に体重あるいは体表面積当りの算出方法が用いられている．しかし，乳幼児については一定の方式によって用量を算出すべきではない．また，老人も，薬物代謝酵素活性や腎機能の低下，および既存疾患などから薬物の使用量には注意を払わなければならない．

現在，小児および老人の薬の用量については表V-5の算定式が使用されている．

3）性別 sex

一般に女性は男性よりも薬物に対する感受性が高く，用量を減量する必要があるといわれる．とくに妊娠している女性に対しての薬物使用には十分な配慮が必要である．これは，胎児に催奇形性などの悪影響を与える危険性があるからである．

4）種差 species

薬物に対する感受性は，動物の種類により異なっている．また，温血動物と冷血動物でも異なり，高等動物と下等動物でも異なる．このような種差は同種の雌雄によってもみられ，それぞれ体内における薬物代謝の違いに基づくことが多いといわれている．たとえば，麻薬性鎮痛薬の代表であるモルヒネは，ヒトやイヌでは中枢抑制効果を示すのに対し，ウマ，ネコ，マウスでは中枢興奮効果を示す．また，ヒトでも白人，黒人，黄色人などの人種により多少の差異が認められる．さらに詳細に検討すればその人種の住んでいる場所，気候，食物などによっても薬効に違いが出てくる．

5）個体差 individual difference
(図V-14)

一定の用量の薬物を用いても各個体の反応はかなり異なっている．薬物の効力を比較する場合には，個体差のできるだけ少ない純系の動物を用いなくてはならない．また，遺伝的な要因が影響することもある．たとえば，遺伝的に血漿中のコリンエステラーゼが欠乏あるいは欠損しているヒトに，サクシニルコリン（筋弛緩薬）を投与した場合，その作用が強く現われて持続的無呼吸をきたしたりするので注意しなければならない．

6）特異体質と過敏性 idiosyncrasy and hypersensitivity

特異体質とは，ふつうの個体では特別な作用を現わさない用量の薬物に対して異常な反応を現わしたり，薬物による通常の作用と異なる異常反応が起こる場合をいう．すなわち，異常に強い反応あるいは異常な型の反応をきたすもので，多くの場合，先天的な素質を意味している．過敏性とは，

V．症候とその病態薬理学

図V-16　薬物の投与経路

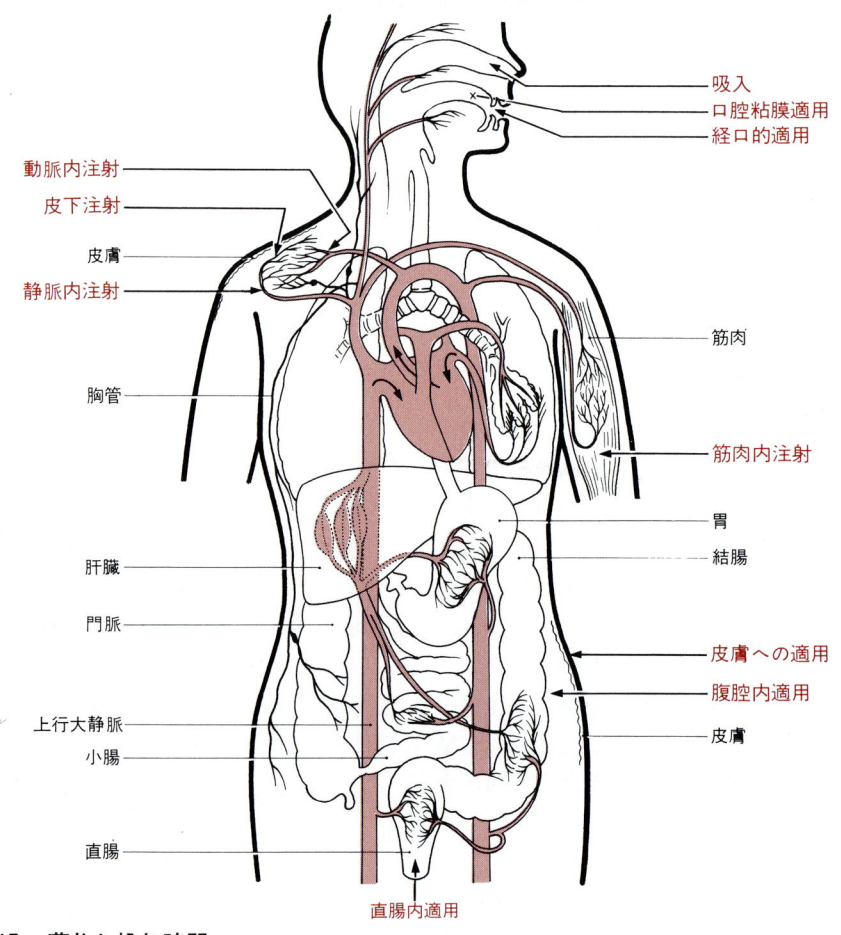

吸入
口腔粘膜適用
経口的適用
動脈内注射
皮下注射
皮膚
静脈内注射
筋肉
胸管
筋肉内注射
胃
結腸
肝臓
門脈
皮膚への適用
腹腔内適用
上行大静脈
皮膚
小腸
直腸
直腸内適用

図V-17　薬物と投与時間

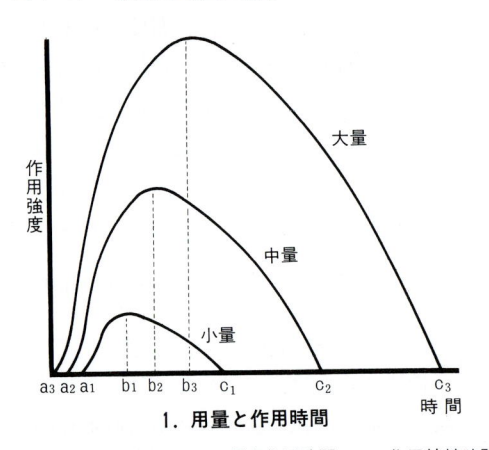

1．用量と作用時間

作用強度／時間
大量／中量／小量
$a_3\ a_2\ a_1\quad b_1\ b_2\ b_3\quad c_1\qquad c_2\qquad c_3$

a：作用開始時間，b：最高作用時間，c：作用持続時間

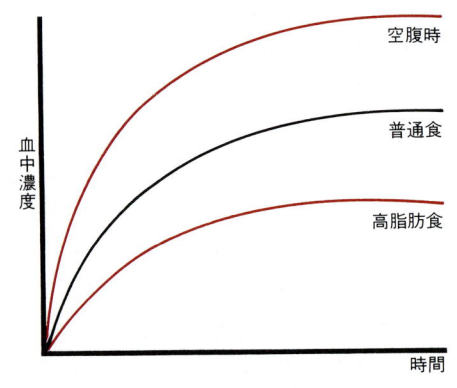

2．食事による薬の血中濃度に及ぼす影響

血中濃度／時間
空腹時／普通食／高脂肪食

薬物に対するアレルギー性の反応をいう．いわゆる薬物アレルギーである．ペニシリンは，それ自体の作用に毒性がなくても過敏性を生じるために，ときとして非常に強い副作用を起こすことがある．薬物アレルギーの代表的なものとしては，薬疹，蕁麻疹，アレルギー性鼻炎，喘息発作，アナフィラキシーショックなどがある．

7) 環境 environment

季節によって薬物に対する感受性に変動のみられることがある．温度，湿度，その他未知の要因によって起こると考えられており，とくに変温動物では著しい．また，アンフェタミン（覚醒剤）の毒性は，動物を1匹ずつ分離したときと群居させたときでは非常に異なる．さらに致死量値が気温湿度などにより異なることがあり，実験に際しては，恒温，恒湿における実験計画が必要となる．

8) 疾病 illness （図V-15）

薬物の作用は，正常の場合と病的な場合とではまったく異なることがある．たとえば，解熱薬は発熱している個体の体温に対して，それを下げる方向に働くが，正常な体温では，それ以下に下げる方向には働かない．利尿薬でも正常の場合はそれほど尿量の増加を認めないが，浮腫のある状態では尿量の増大を生じさせる．また，肝臓機能の障害では薬物の代謝排泄が遅くなるため，薬物の効果が増加したり延長したりすることがある．

9) 心理的効果 psychological effect

薬物の効果は，患者の心理的要因により著しく影響される．ときには薬理作用をなんら有さない物質を投与することによって，その目的とする効果の現われることがある．これをプラセボ placebo 効果とよび，このとき使用されたなんら薬理作用を有さない物質をプラセボ（偽薬）とよぶ．したがって薬物の真の効果を判定するためには，この心因的な効果をできるだけ排除する必要がある．このため考え出されたのが二重盲検法 double blind test で，投薬する側の医師も，治療を受ける患者の側も，どのような薬物が使用されたかわからないような方法で，判定を要する薬物やプラセボを使用し，さらには基準となるような薬物を使って，薬効をできるだけ客観的に判定する．多くの薬物はこの方法で判定できるが，ある種の薬物はこの方法だけで判定できないものもある．

2．薬物側の因子

1) 投与経路 route （図V-16）

薬物を投与する場合には，さまざまな投与経路が用いられる．投与経路は，疾患の種類，患者の状況，薬物の性質などを考慮して決定される．また，それぞれの投与経路によって特徴，長所，欠点が異なる．たとえば，静脈内投与の場合，吸収の過程がなく，直接血管内に入りすばやく全身へ分布する．そのため薬理作用が速くかつ強く現われるなどの特徴があるが，副作用の出る危険性が増大するなどの欠点もある．すなわち，投与経路によって使用する薬物用量も異なり，薬効発現の形式や毒性の現われ方にも差がみられるため，その目的に合った投与法を選ぶことが重要である．

2) 投与時間 time （図V-17）

薬物を投与する時間がしばしばその薬効発現に影響する．とくに内服薬では，食事の前後および食事の種類によってその吸収速度に違いが生じてくる．また，昼と夜，あるいは季節によって異なってくることがある．一方，同時間に薬物を投与しても用量が増すと有効濃度に早く達するから，その作用の出現が早くなり，同時に排泄や分解に時間を要するため作用している時間も長くなる．

3) 用量 dose （図V-18）

(1) 最小有効量と最大有効量

用量は，薬効に影響を与えるいちばん重要な要因である．ほとんどの薬物ではある範囲内で用量とその反応との間に一定の関係（用量-反応曲線）が認められる．薬物は一定量以下ではその作用を現わさない．この量を無効量 non effective dose とよぶ．したがって，薬物はある一定の量に達し

V. 症候とその病態薬理学

図V-18 薬物の用量の範囲

| 無効量 | 有効量（治療量） | 中毒量 | 致死量 |

0　最小有効量　常用量　最大有効量（極量）　最小致死量　（最大耐量）

用量の範囲

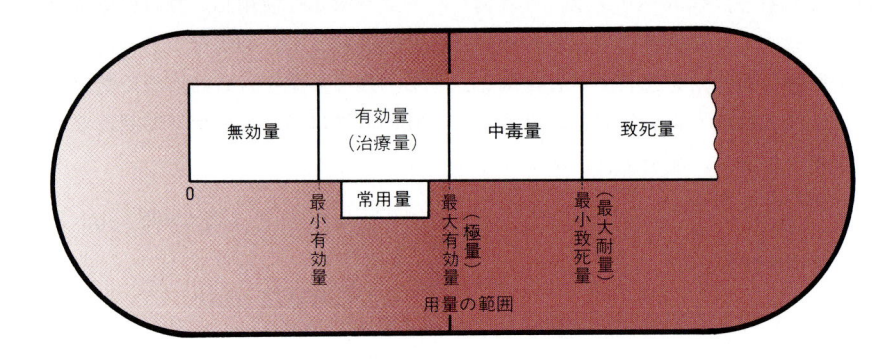

図V-19 安全域の概念

$$安全域 = \frac{LD50}{ED50}$$

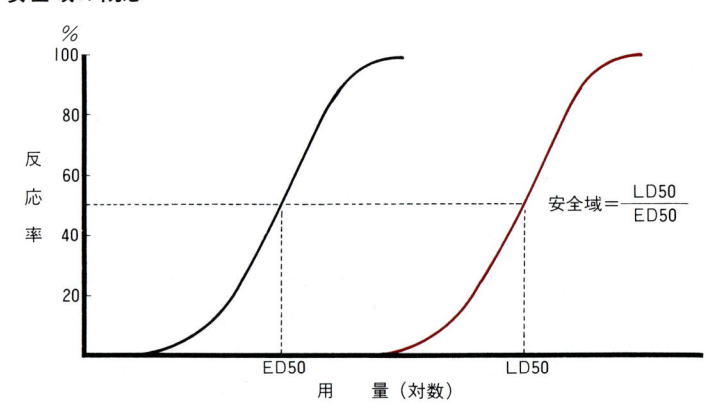

図V-20 濃度曲線の移動

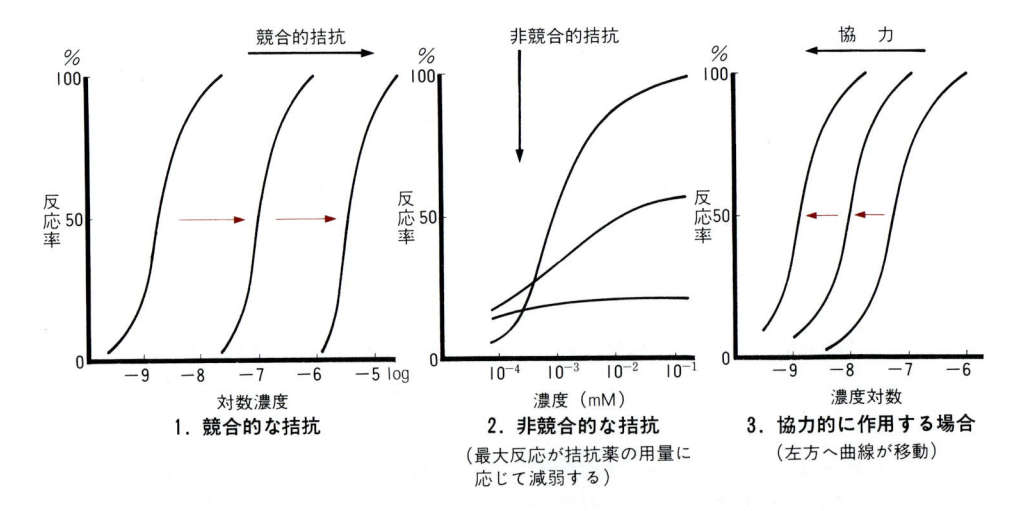

1. 競合的な拮抗
2. 非競合的な拮抗（最大反応が拮抗薬の用量に応じて減弱する）
3. 協力的に作用する場合（左方へ曲線が移動）

てはじめて作用を現わすことになる．これが最小有効量 minimal effective dose であり，最小治療量 minimal therapeutic dose ともよぶ．さらに増量していくと薬効が強くなり，ついには中毒症状を示すことになるが，この中毒症状を現わさない最大量のことを最大有効量(極量) maximal effective dose あるいは最大治療量 maximal therapeutic dose という．一般に最小有効量と最大有効量との間が治療に用いられる薬物の用量ということになる．最大有効量以上の量を中毒量 toxic dose といい，さらに増量すると死に至る．これを致死量 lethal dose という．また死をきたさない最大量を最大耐量 maximal tolerated dose あるいは最小致死量 minimal lethal dose とよぶ．

(2) 安全域または治療係数　　　(図V-19)

致死量は推計的に算出することができる．一群の動物数の50%を死に至らしめる量を50%致死量 (median lethal dose)，すなわちLD 50 という．このLD 50 はその薬物の毒性を知る目安となり，LD 50 が小さいほど薬物の毒性は大きいことを示す．また，有効量についても同様に50%有効量 (median effective dose)，すなわちED 50 も算出することができる．このLD 50 とED 50 の比，すなわち $R=\dfrac{LD50}{ED50}$ のRを安全域 margin of safety あるいは治療係数とよぶ．

この安全域の大きいものほど毒性の現われる心配が少なく，小さいほど危険性が大きいということになる．しかし，注意しなければならないのは，これらの安全域の算出に使用されている動物がラット，マウス，ウサギ，イヌなどで，ヒトを被検者としての値でないということである．したがって，臨床的にはおよその目安となるにすぎないが，治療薬の優秀性を評価する基準の一つは，この安全域の大きいことにほかならない．薬事法では，安全域から毒薬，劇薬，普通薬に区別している．

4) 薬物の併用 drug interaction
　　　　　　　　　　　　　　(図V-20)
臨床的に薬物を2種類以上同時にあるいは前後して投与することは日常よく行われることである．二つ以上の薬物を使用した場合，単独の場合より効果の大きいときにこれを協力作用 synergism action といい，この反対に二つ以上の薬物を使用した場合に単独の効果よりも小さくなる場合これを拮抗作用 antagonism action という．協力作用には，薬物の効力の代数和に相当する相加作用 addition と，薬物の効力が代数和より大きい相乗作用 potentiation とがある．また，拮抗作用には，二つの薬物の作用点が同一で，一つは活性物質，もう一つが不活性物質であるとき起こる競合的拮抗や，2種の薬物がまったく異なるところに作用するが，両者が相反する作用をもつことにより結果的に効果が小さくなる非競合的拮抗，二つの薬物が相反する効果を生じさせるときの生理的あるいは機能的拮抗，活性を有する薬物と他の薬物が不活性な複合体を生じさせる化学的拮抗などがある．さらに一つの薬物による薬物代謝酵素の活性増強が，次に与える薬物の代謝を促進するため後者の効果が減弱する生化学的拮抗，などが知られている．

5) 薬物の反復投与 repeated administration

薬物を反復投与した場合に，その薬物に対する耐性や習慣性，耽溺性などが生じたり，薬物の蓄積作用が現われることもある．

① 耐性 tolerance：薬物を反復投与した場合，薬理効果が次第に減弱することがある．これを耐性という．アヘン製剤，バルビツール酸，エタノールに対する耐性がよく知られている．

② 習慣性，耽溺性：薬物を反復投与した場合に，その薬物に対する欲求が強くなり，使用を中断することがむずかしくなる．この状態を薬物依存という．それには精神依存と身体依存とがあるが，精神的な依存だけが現われる場合を習慣といい，それに身体的依存を伴う場合を耽溺という．

③ 蓄積：排泄や代謝の遅い薬物を反復投与すると体内に蓄積して蓄積作用が現われる場合がある．投与量と投与間隔に十分注意すべきである．

V. 症候とその病態薬理学

図V-21 血中アルコール濃度の時間的経過

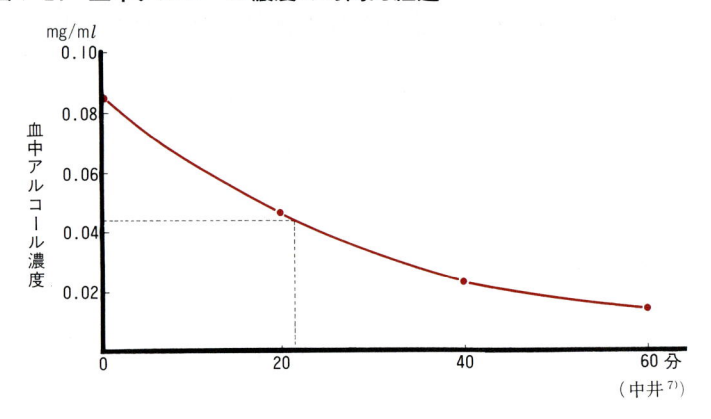

生物学的半減期（t1/2）は約20分．血中アルコールが一次反応に従って減少していることに注目する

（中井[7]）

表V-6 いろいろな薬品の生物学的半減期

薬 品	生物学的半減期（時間）	薬 品	生物学的半減期（時間）
強心薬		抗凝血薬	
ジギトキシン	7（日）	ワルファリン	44
ジゴキシン	2（日）	ヘパリン	1
抗不整脈薬		副腎皮質ホルモン	
キニジン	4	ヒドロコルチゾン（微量）	1.5
プロカインアミド	4	ヒドロコルチゾン（中等量）	2
フェニトイン	24	消炎薬	
プロプラノロール	3	アスピリン（1.5g）	3
嗜好品		アスピリン（10g）	20
アルコール（微量）	20（分）	フェニルブタゾン（正常）**	82
アルコール（中等量）	10ml/時間	フェニルブタゾン（肝疾患）**	95
ニコチン*	5～20（分）	アミノピリン	5
抗生物質		スルフィンピラゾン	3
ペニシリン製剤	0.5	プロベネシド	6～12
テトラサイクリン系	6～7		
ストレプトマイシン	3		
クロラムフェニコール	1.6～3.3		
エリスロマイシン	1.5		

*　Isaacらの報告（Nature, 236：308, 1972）
**　Hvidbergらの報告（Clin. Pharm. Ther., 15：171, 1974）

表V-7 代謝速度の違い

1. マウス・ラット・モルモット・ウサギ・イヌおよびヒトにおけるヘキソバルビタール，アンチピリンおよびアニリンの代謝速度

動物種	生物学的半減期（分）		
	ヘキソバルビタール	アンチピリン	アニリン
マウス	19±7	11±0.25	35±4
ラット	140±54	141±44	71±1
モルモット		110±27	45±8
ウサギ	60±11	63±10	35±22
イヌ	260±20	107±20	167±66
ヒト	360	600	

（Quinn ら）

2. ヘキソバルビタールの各種動物における作用時間と代謝における種差

動物種	作用時間（分）	半減期（分）	代謝酵素活性（μg/g/h）
マウス	12±8	19±7	598±184
ウサギ	49±12	60±11	196±28
ラット	90±15	140±54	134±51
イヌ	315±105	260±20	36±30
ヒト		360	

投与量：イヌ50mg/kg, i.v., ほかの動物は100mg/kg, i.p..

（Quinn ら）

5章　薬物の生物学的半減期

1. 薬物の血中濃度の経時的変化と生物学的半減期

(1) 生物学的半減期とは　　　（図V-21）

いろいろの経路から吸収された薬物は，血液により各器官および各組織に分布し，その後，腎臓，肺，消化管，皮膚，分泌腺などを経て対外に排泄される．排泄が早いか遅いかの，おおよその目安は，その薬物の血中濃度の経時的変化を知ることによって推測することができる．ある薬物の血漿濃度を経時的に測定し，任意の時点における濃度がその半分になるまでの時間を半減期 half-life という（図V-21）．この現象は生物にみられる現象で，放射能などのような物理的な半減期とは区別して生物学的半減期 biologic half-life $t\,1/2$ という．一般に，分解，排出の速い薬物ほど半減期が短い．また，生物学的半減期は動物の種類によっても異なっている．たとえばエタノールについてみると，図V-21のように0分で $0.085\,mg/ml$ という血中濃度を示している場合，この血中濃度が半分の量すなわち $0.0425\,mg/ml$ となるところをみると約20分を要している．このことからエタノールの血中濃度は20分ごとに半減していることに気づくであろう．しかし，エタノールの肝臓での分解量には限界がある．したがって，一度に大量の飲酒は生物学的半減期を無視した形となり，当然半減期が著しく延長することになる．

(2) 生物学的半減期の重要性　　　（表V-6）

患者に投薬しようとする薬物の生物学的半減期を知っておくことは，その薬物の治療レベルを把握するうえからも，患者を中毒レベルから守るという点においてもきわめて重要なことである．この生物学的半減期は，投与量，最初の血中濃度の違いなどによってあまり変動しない．いろいろな薬品の生物学的半減期を表V-6に示した．

2. 薬物の組織中濃度と体内への移行

血液中での作用を期待する薬物以外のものは，実際に薬物効果を発揮するのは組織中へ移行した薬物である．しかし，組織に達するまでには多くの生体隔壁が存在する．たとえば水溶性の物質の脳組織への移行は，血液脳関門により著しく妨げられ，逆に脂溶性の物質は脳や脂肪組織に移行して長期間蓄積することもある．バルビツール酸系の静脈麻酔薬であるチオペンタールが短時間作用型であるのは，その速やかな脂肪組織への分布によるものである．抗生物質を有効に作用させるには，有効血中濃度の維持ということが重要である．たとえば，ストレプトマイシンの生物学的半減期は，腎機能の正常なヒトで2.5～3時間であるのに対し，無尿時には50～110時間と延長する．

3. 作用持続薬と作用増強化薬

（表V-7）

Cook らは，1953年薬物代謝酵素活性阻害の面から，SKF-525-A（β-diethylaminoethyl-diphenyl propylacetate HCl）をラットやマウスにあらかじめ投与しておくと，30～60分後に投与されたヘキソバルビタールの麻酔作用や，種々のトランキライザーの作用および中枢興奮薬の効果などが著しく増強されることを報告している．このことは Brodie らのその後の研究によって SKF-525-A が肝臓のミクロゾームの薬物代謝酵素活性を阻害することが原因で，作用点における薬物に対する感受性を変化させるものではないことが明らかとなった．

このような薬物の代謝を阻害することにより薬の作用持続時間を著しく延長するが，薬効のピークにあまり影響を与えない薬物を作用持続薬 prolongation drug と名づけている．一方，作用点に作用して他の薬物に対する感受性を高める薬物を作用増強化薬 potentiating drug とよぶ．

V. 症候とその病態薬理学

表V-8 薬物依存の型

型と種類	身体的依存	精神的依存	薬物耐性
モルヒネ型 （モルヒネ，ヘロイン，コデイン，ペチジンなど）	+++	+++	+++
バルビツールとアルコール型 （バルビツール酸，トランキライザー，エチルアルコール）	+++	++	++
コカイン型 （コカイン）	－	+++	－
カンナビス型 （マリファナ）	－	++	－
アンフェタミン型 （ヒロポン）	－	+++	++
カート型 （カート）	?	++	?
幻覚薬型 （LSD-25，メスカリン）	－	+	++

図V-22 代表的薬物の構造式

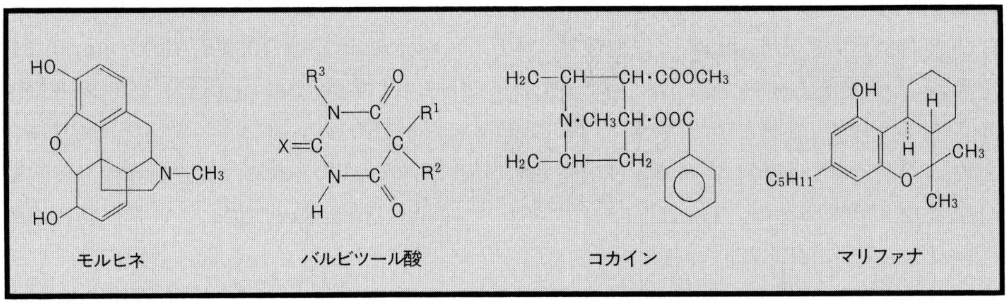

モルヒネ　　バルビツール酸　　コカイン　　マリファナ

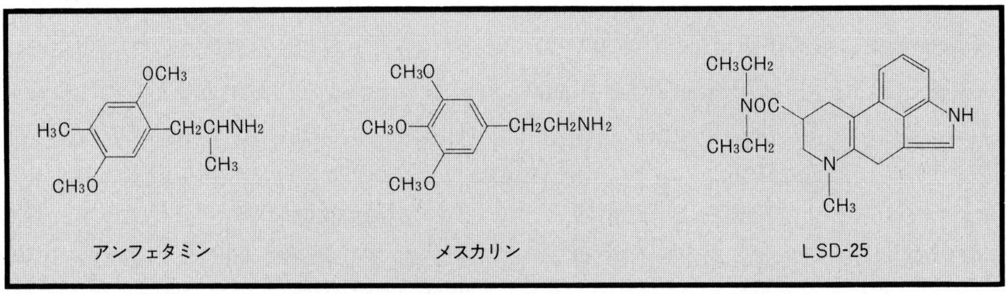

アンフェタミン　　メスカリン　　LSD-25

6章　薬物依存

　薬物を反復投与する場合，薬物の副作用の一つとして，注意すべき事柄が，大きく分けて二つある．その一つが耐性 tolerance であり，他の一つは薬物依存 drug dependence である．

1．耐性 tolerance

1）耐性とは

　ある薬物を反復投与すると，その薬物に対する反応性が低下し，薬物量を増強させなくては目的とする効果を期待できない場合，耐性が形成したという．

2）耐性の形成原因　　　　　　　（図V-22）

　耐性の形成原因としては，次のことがあげられている．
　① 腸管からの吸収低下の場合：（例）慢性アルコール中毒，亜ヒ酸など．
　② 排泄が促進される場合：（例）臭化物など．
　③ 体内で解毒や分解能力が増加する場合：（例）モルヒネなど．
　④ 組織細胞の薬物に対する耐性が増加した場合で，同じ濃度の薬物では組織が反応しなくなった場合：（例）モルヒネ，アルコール，覚醒剤など．

2．薬物依存 drug dependence

　耐性を生じた患者はしだいに大量の薬物を欲求するようになり，薬物依存が問題となる．

1）薬物依存の種類——精神的依存（習慣）と身体的依存（嗜癖）　　　　　　　（表V-8）

　薬物依存には大きく分けて2種類ある．その一つは精神的依存（習慣 habituation）とよばれるもので，たばこ，コーヒー，アルコール飲料などがこれにあたる．すなわち，これらを連用することによって，飲まなくてはいられないような気持ちがわいてくる．

　もう一つは身体的依存（嗜癖 addiction）とよばれるもので，薬物の連用によって，からだがその薬物に習慣づけられ，薬にひたりきっている状態が正常に近いというようになる．薬の効果がきれてくると欲求の気持をおさえることができなくなり，いわゆる禁断症状を呈してくる．薬を渇望し，その薬物を止めると禁断症状をきたすような場合に身体的依存が生じたという．

　薬物依存について，WHOは，1969年，"生体と薬物の相互作用の結果生じた生体の精神的，もしくは精神的身体的状態をさし，薬物の作用を反復体験するために，また，ときに退薬による苦痛から逃れるため，薬物を絶えず衝動的に求める行為あるいは薬物の使用による反応によって特徴づけられると"定義している．

　なお精神的依存と身体的依存についてのWHOの規定は，次のとおりである．

＜精神的依存（薬物習慣性）＞
　ある薬物を反復使用するため生じる状態の一つで，
　① 薬がもたらす快適感（well being）のため，その薬を継続して摂取しようとする欲求がある．しかし，その欲求はそれほど強くない．
　② 薬物の使用量が増加する傾向はほとんど認められない．
　③ 精神的依存性はあるが，身体的依存性がない．
　④ 薬物の及ぼす害毒は，個人的なものであって社会的ではない．
　⑤ ニコチン，カフェイン，非バルビツール酸催眠薬などがある．

＜身体的依存（薬物耽溺性）＞
　薬物を反復使用することによって生じる一種の周期性または慢性中毒の状態で，
　① 薬物の継続摂取が強く自制ができない．
　② 薬物の耐容性が現われ，使用量はしだいに

V. 症候とその病態薬理学

表V-9 薬物の習慣と嗜好

	習　　慣	嗜　　癖
1）薬物に対する欲求	薬を続けようとする欲求はあるが，あまり強くない場合が多い ±	＋
2）耐　性	用量増加の傾向少ない －	用量増加の傾向強い ＋
3）依存性 　　精神的依存	＋	＋
身体的依存	－ 薬物中断で禁断症状を発現せず	＋ 薬物中断により禁断症状発現す
4）有害性	個人	個人および社会

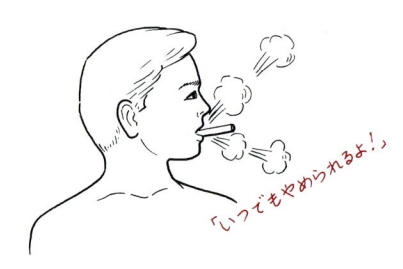

表V-10 中毒および禁断症状の過程

中　毒　期	禁　断　期　の　経　過			
不安, 興奮 正　常 嗜　眠 昏　睡　など	痙攣期 （2～3日間）	せん妄期 （数日間）	幻覚期 （数週間）	感情不安定期 （2～3ヵ月間）

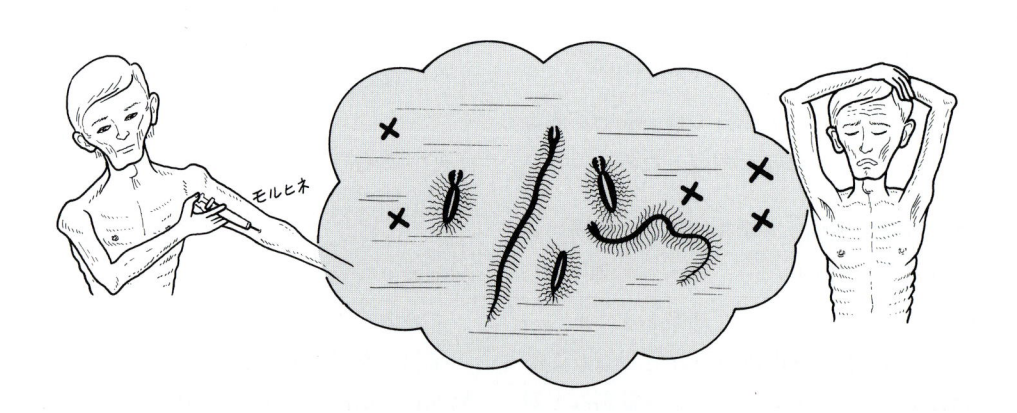

増加する傾向がある．
　③　精神的依存性と身体的依存性の両者を有している．
　④　常習者は個人的のみならず社会的害毒を有する．
　⑤　モルヒネ，メタンフェタミン，コカイン，などがある．

2）精神的依存の形成される条件

（1）精神的依存発現の動機

　精神的依存が発現する最初の動機は，生体がある薬物を摂取した初期体験にあるといわれている．ついでその薬物摂取体験の結果がさらにその薬物を反復摂取したいという欲求をもたらした場合に精神的依存形成の第一の条件が成立したことになる．この状態では，薬物摂取体験の結果を生体が報酬として感受し，その薬物を探索しあるいは摂取する行動が，正に強化されたという．これは空腹な動物をスイッチの付いた実験箱に入れておき，動物がスイッチを押すたびに少量の餌が自動的に与えられるような条件にしておくと，スイッチ押し行動が頻回にみられるようになるという条件学習行動と類似の行動と考えられ，餌のかわりに薬物が正に強化因子となっているとみなされる．

（2）精神依存を形成するための薬物の条件

　薬物探索行動の強化をもたらす条件は，薬物側と生体側とにある．薬物側の条件としては薬物の種類，用量および用法があり，薬物の種類は薬理作用に直接関係するという意味でもっとも重要な条件である．また，すべての薬物が強化因子となるとは限らず，むしろある種の薬物に限られている．さらに依存性薬物の摂取により，必ずしも精神的依存が形成されるわけではなく，薬物の用量と用法が重要な因子である．薬理作用を現わさない程度の少量では，生理的に依存する乳糖や生理食塩水と変わらず，強化効果を期待することはできない．また，苦悶状態になるほどの中毒量では不快な効果が強く，これもやはり強化を期待することはできない．したがって，強化効果の発現には摂取の初期体験の際に適量が用いられることが必要である．

　なお，用量と同時に薬物の摂取経路が強化効果の強さに影響する．一般に，依存性薬物は即効性の投薬経路によって摂取されるともっとも強い強化効果を発現する．すなわち，静脈内注射あるいは吸入が可能な薬物では経口投与の場合よりもはるかに強い強化効果を現わす．

（3）精神依存を形成するための生体側の条件

　次に，生体側の条件としては，薬物の作用を報酬効果として感受する身体的および精神的薬物感受性を支配する要因があり，これは遺伝的素質によるものと過去の発育環境および現在環境によるものとに分けられる．たとえば，アヘンアルカロイドで悪心嘔吐が，また，少量のアルコールで動悸，頭痛が現われるような場合には遺伝的なものを考える必要があろう．このようなヒトにとっては，これらの薬物の作用から強化効果は期待できず，かえって罰効果として感受される．また，薬物アレルギーをきたすヒトにとっては，その薬物の摂取が強化されず，この場合には遺伝的素質と感作という過去の発育環境の組合せがこのような体質をもたらしたと考えられる．

（4）薬物の感受性に影響を及ぼす精神状態

　さらに特定の精神状態は，薬物感受性に影響を与える．たとえば劣等感や不安感の解消，自己顕示などの場合である．この場合，薬物の摂取が報酬効果となって発現する．また，流行性も社会的なものを背景として報酬効果を増強する．これを社会的強化とよび，多くの場合，薬物強化に至る経過として，あるいは薬物強化を強める因子として複雑に作用している．

3）身体的依存と禁断症状
（表V-10）

　薬物に対する身体的依存，そしてその状態を示す禁断症状は，それら薬物によって神経系，なかでも中枢神経系の機能変化が引き起こされた結果であるとされている．身体的依存の状態を示す禁断症状といっても，その内容は行動上の症候，自律神経性症候など多種多様で，これらすべての症

V. 症候とその病態薬理学

図V-23 薬物依存形成能の検定方法

方法名	使用動物	示標	
細谷法	ラット	体重減少	Morphine型身体依存性
Pellet法	マウス ラット	行動(jumpingなど)	身体依存性
Seevers-柳田法	サル	行動 薬物探索行動(ペダル押し)	身体依存性 精神依存性
DAF法（柳浦法）	ラット	体重減少 薬物探索行動	身体依存性 精神依存性

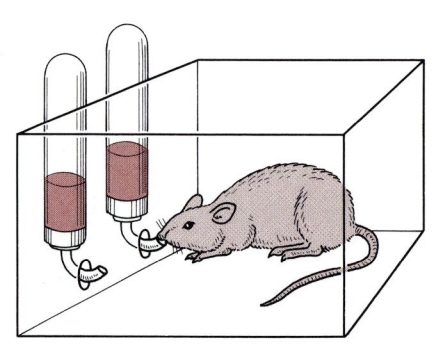

ニコールスらの方法

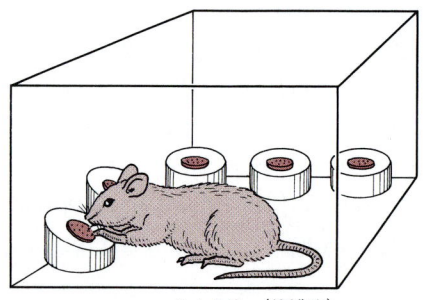

DAF法（柳浦法）

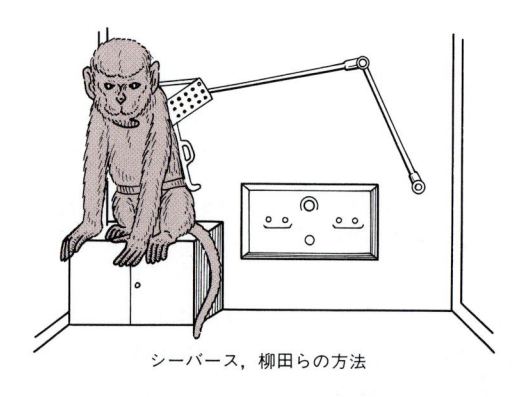

シーバース，柳田らの方法

(柳浦[8])

候が，脳の一部の部位の変調によって起こっているものとは考えられず，症候別にその成立に関与する部位を探ることも必要と思われる．

4）薬物依存を起こす薬物のタイプ

薬物依存を起こす薬物は次のようにいくつかの型に分けることができる．

① **モルヒネ型依存**：容易に精神的依存と身体的依存を生じ，耐性も形成しやすい．薬物中断により激しい禁断症状を発現する．

　　（例）　麻薬性鎮痛薬

② **バルビツール酸およびアルコール型依存**：軽度の精神的依存をきたし，大量を長期間反復投与すると身体的依存をも生じ，薬物の中断により禁断症状を発現する．耐性もある程度形成される．

　　（例）　バルビツール酸，エタノール，ブロムウレリル尿酸，マイナートランキライザー

③ **コカイン型依存**：激しい精神的依存をきたすが，身体的依存や耐性は形成しない．

　　（例）　コカイン

④ **アンフェタミン型依存**：精神的依存は強いが身体的依存はないとされる．耐性は徐々に形成され薬物使用量は増加の傾向が著しい．

　　（例）　アンフェタミン，ヒロポン

⑤ **大麻型依存**：軽度のときに強い精神的依存が認められるが，耐性形成もなく，身体的依存も認めない．

　　（例）　マリファナ

⑥ **Khat 型依存**：コカインやアンフェタミンに似ているが作用が弱い．東アフリカ，アラビヤ半島にある植物．

⑦ **幻覚薬型依存**：身体的依存は認めないが軽度の精神的依存をきたす．耐性形成は速いが消失も速い．

　　（例）LSD-25，メスカリン，プシロシビン，ブルボカプニン

3．薬物の乱用と薬物依存

薬物を医療以外の目的で使ったり，薬物を不正に使用したり，必要がないのにもかかわらず使用したり，過剰な用量を絶えずあるいはときどき使用する，といったような薬物使用を行っていることを薬物乱用という．このような乱用を繰り返すうちに精神的依存や身体的依存が生じてくるわけである．しかし，いくら薬物を乱用しても依存をきたさない場合もある．このような依存や乱用を防ぐためには，次の三つの条件を欠くことはできない．

① 依存形成をきたさない薬物の開発
② 当人の性格の強化
③ 社会的環境の改善

1）薬物依存形成試験法

（図 V-23）

① **ニコールスらの方法（間歇選択摂取法）**：ラットを用いてモルヒネ依存ラットを作り，モルヒネと水を用意し選択させる．

② **シーバース，柳田らの方法**：サルを用いカニューレを静脈内または胃内に植え込み，ペダルを押せば薬物が自動的に投与される装置を使用する．はじめペダルを一回押せば投薬されるようにしておき，ペダル押しの回数を増さなければ投薬されないようにしておくと，ついには薬物を得るために1万回以上も押し続けるようになる．

③ **薬物混入飼料法（DAF 法）**：薬物をラットの飼料に混入させ，強制的あるいは自発的に摂取するために開発された方法である．

④ **細谷法**：モルヒネ型身体依存検定法で，広く用いられている方法である．モルヒネを少量より大量まで少しずつ増加させて皮下投与後，休薬期間をもうけて禁断症状を観察する．体重減少や自発運動の減少がその指標となる．

V. 症候とその病態薬理学

「V. 症候とその病態薬理学」の図表に引用（改変）した文献

1) 柳浦才三：図説薬理学．朝倉書店, 1977, p.405・図14-7．
2) 久保田和彦, 森本史郎：薬剤師国試対策—薬理学．日本工業技術連盟, 1991, p.26・図12．
3) 柳浦才三：図説薬理学．朝倉書店, 1997, p.7・図1-6．
4) Ciblin, et al. : *Toxical. Appl. Pharmacol.,* **24** : 81〜91, 1973.
5) Olatunde : *Brit. J. Pharmac,* **43** : 335〜340, 1971.
6) D. M. Marsh : Outline of Fundamental pharmacology, C. C. Thomas publisher, Illinois, 1951, p. 85.
7) 中井健五：薬物代謝と作用点．中外医学社, 1977, p.44・図20．（改変）
8) 柳浦才三：図説薬理学．朝倉書店, 1977, p.443・下表, p.444・図16-1〜3．

VI. 症候とその機能・臨床検査医学

 1章 一般検査 / 257

 2章 血液学的検査 / 267

 3章 呼吸機能検査 / 273

 4章 循環機能検査 / 279

 5章 胃機能検査 / 285

 6章 膵機能検査 / 287

 7章 肝機能検査 / 295

 8章 腎機能検査 / 301

 9章 甲状腺機能検査 / 307

VI. 症候とその機能・臨床検査医学

図VI-1 比重の測定

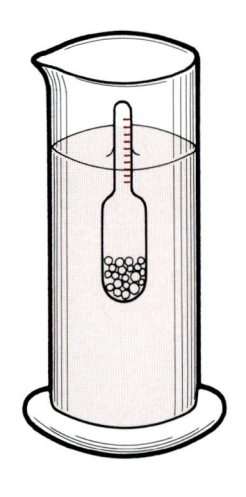

1. 尿比重計による測定

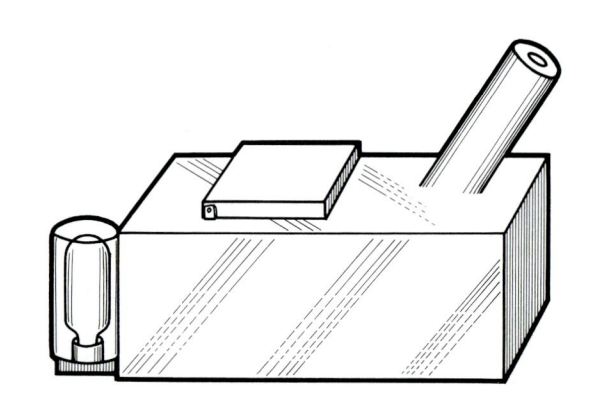

2. 屈折計による測定

図VI-2 試験紙法による尿検査

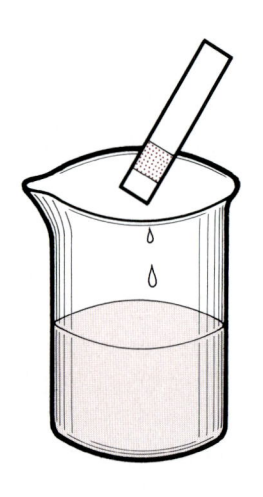

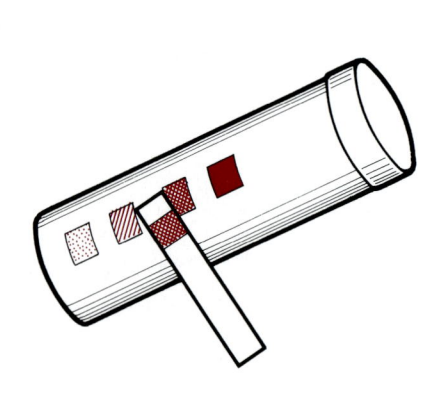

1章　一般検査

1．尿検査

　尿は，まったく苦痛を伴わず，容易に採取することができ，しかも，尿を検査することによって腎臓をはじめとする種々の臓器の状態を把握することができる．そのうえ，最近は試験紙法のように，検査法も非常に簡便なものが開発されてきた．したがって"検尿も診察のうち"と考え，面倒がらずに尿検査を施行することが必要である．

1）尿の一般検査

（1）尿の採取

　検査目的により尿の採取方法が異なってくる．24時間，12時間など一定の時間を定めて，その間の尿を蓄え，その一部についての検査を行う蓄尿の検査は，1日当り，あるいは単位時間当りの尿量，蛋白，糖，ホルモン，アミラーゼなど化学物質の測定に用いられる．1回に排出した尿について行う検査は，尿の採取時期により早朝尿，起床後第2尿，食後尿，あるいは随意尿などとよばれて，主に定性検査や，採尿後時間がたつと検査の妨げになる尿沈渣，ケトン体などの検査に用いられる．

　蓄尿の一部を検査に用いる場合には，蓄尿に際して検査に影響を及ぼさないような防腐剤を用いる必要がある．

（2）尿　量

　1日の尿量が3,000 ml以上を多尿，500 ml以下の尿しか生成されない場合を乏尿といい，尿は正常に生成されていても排尿のできないものを尿閉という．

　多尿の原因としては，腎炎の利尿期など腎疾患によるもの，尿崩症や糖尿病など内分泌代謝疾患によるもの，利尿剤使用時などがある．

　乏尿の原因としては，腎炎，腎不全などの腎疾患によるもの，心不全や出血など循環障害によるもの，全身的な脱水によるものなどがある．

　潜在性の心不全では昼間尿量が低下し夜間尿量が増加する．

（3）尿比重　　　　　　　　　　（図Ⅵ-1）

　尿比重は，尿浸透圧とともに腎の尿濃縮力のよい指標となる．尿の比重は，尿に含まれる溶質の量を反映するもので，尿比重が連続して低比重を示す場合には，腎の濃縮能の低下あるいは尿崩症などを考えなければならない．

　尿比重は，尿比重計を尿中に浮かべる方法，あるいは尿の屈折率が比重と相関するところから尿屈折率を測定して尿比重に換算する方法などによって測定される．なお，測定された尿比重は，そのときの液温による補正が必要である．蛋白尿，糖尿では，当然，補正を行わなければならない．また，血管造影や腎盂造影に用いられる造影剤も高比重を示すので注意が必要である．

（4）尿色調

　正常人でも尿の色にはかなり変化がみられる．色素を含む薬品，食品を服用した場合は別として，色調の異常は，血尿，色素尿など赤血球由来のものや，ウロビリノーゲン，ビリルビンなど胆汁色素の増加したものが多い．また，膿尿や塩類の析出，乳び尿などにより尿の混濁がみられることもある．

2）試験紙法による尿検査 　　　　（図Ⅵ-2）

　検査法の進歩に伴い，尿中物質の主に半定量検査を反応時間の短い簡便な試験法で行うことができるようになってきた．

　すなわち，1枚の試験スティックによってpH，蛋白，糖，ウロビリノーゲン，ビリルビン，ケトン体，潜血反応など各種の検査を同時に行うことができる．いずれも，種々の検査間に感度の差があり，また酵素反応を利用した方法が多いので，

VI. 症候とその機能・臨床検査医学

図VI-3 尿蛋白の検査

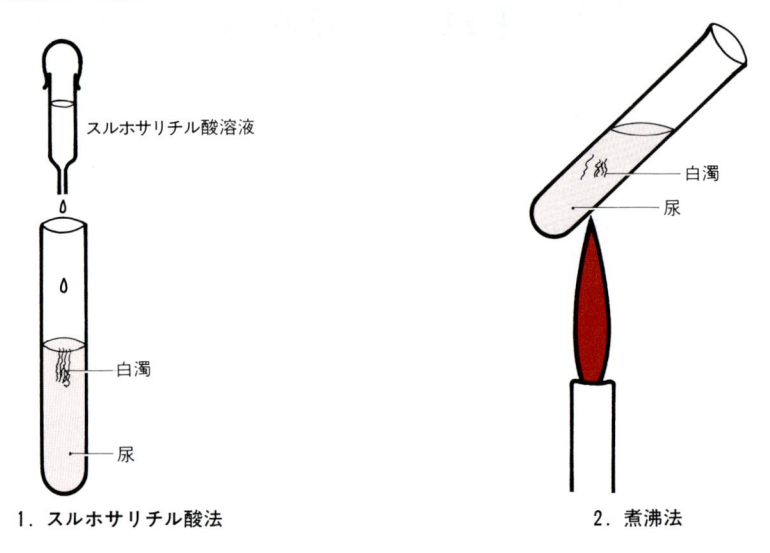

1. スルホサリチル酸法
2. 煮沸法

図VI-4 血漿ブドウ糖濃度と尿中ブドウ糖濃度

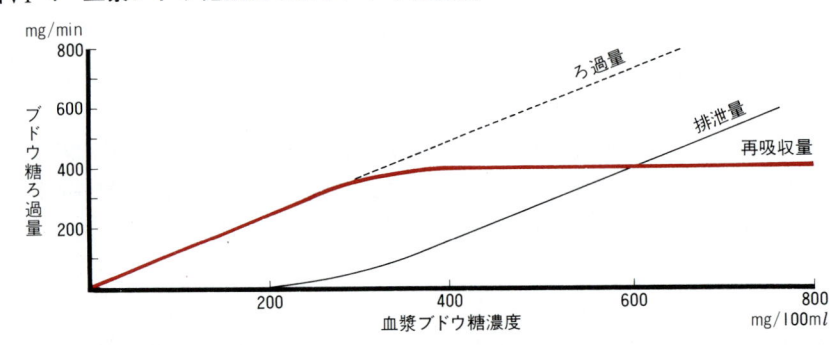

（Pitts）

図VI-5 尿糖の検査

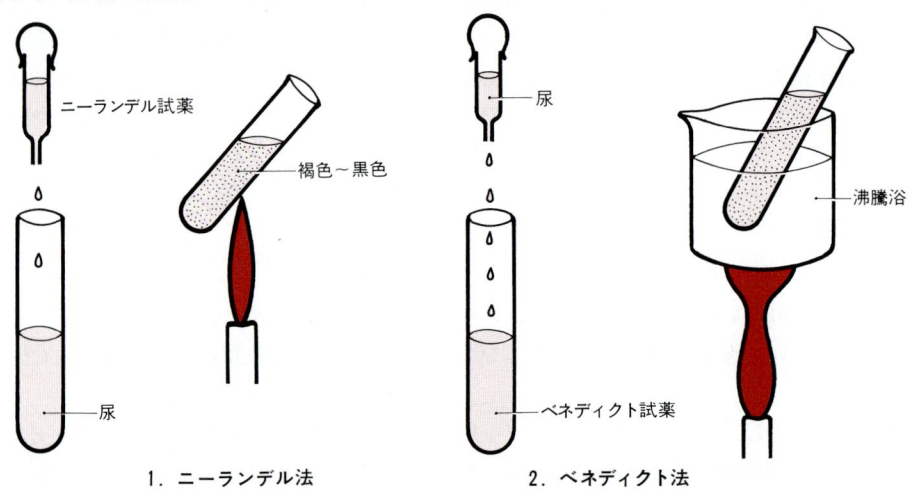

1. ニーランデル法
2. ベネディクト法

その使用法を厳密に守らなければならない．

3）尿蛋白

（1）尿蛋白が出現する場合　　　　（図Ⅵ-3）

尿蛋白は，古くから腎・尿路系疾患診断の手がかりとして利用されている．

疾病のないヒトでも微量（1日量50 mg以下，濃度にして5 mg/dl以下程度）の蛋白が排出されているが，一般に用いられる測定法では検出されない．

尿蛋白出現の仕組みとしては，腎糸球体基底膜の蛋白質透過性の亢進，尿細管再吸収の障害の二つがあり，このほかにも，尿路系の炎症による蛋白質の浸出や，組織蛋白の崩壊，血中低分子蛋白の増加など腎以外の病変でも尿蛋白の出現をみることがある．

腎臓に原因がある蛋白尿は，急性腎炎，慢性腎炎，腎硬化症，ネフローゼ症候群などの腎疾患によるものと，糖尿病，膠原病，アミロイドーシスなど全身性疾患による腎病変として生じるものとがある．とくにネフローゼ症候群では，尿蛋白が1日量3.5 g以上にも達するため，低蛋白血症をきたす．

激しい運動後，発熱時，ストレス負荷時にも蛋白尿をみることがあるが，これらは機能性蛋白尿とよばれ，また，遊走腎などがあって，長時間起立していると起立性蛋白尿のみられることがあるが，これは生理的蛋白尿ともよばれ，この両者とも病的ではない．

（2）蛋白尿の検査法

蛋白尿の検査は，試験紙法がもっとも簡便であるが20〜30 mg/dlと感度がやや鈍い．

スルホサリチル酸法は，酢酸酸性尿に20 g/dlスルホサリチルサン溶液を滴下し，白濁の有無を検査する．鋭敏な検査であるが疑陽性を生じることがある．

煮沸法は，試験管に採取した尿をバーナーで加熱し白濁の有無を検査するもので，白濁が認められた場合，酢酸溶液を滴下すると，塩類の析出による白濁ならば消失する．

いずれの方法でも黒色紙を背景にすると白濁を確認しやすい．

4）尿　糖

（1）尿糖の出現する場合　　　　（図Ⅵ-4）

血中のブドウ糖は腎糸球体でろ過され，尿細管で再吸収される．血漿ブドウ糖濃度と尿中ブドウ糖濃度の関係は図Ⅵ-4のごとくで，そのろ過量が再吸収量（300〜400 mg/min）を上回った場合，尿中ブドウ糖が陽性となる．

糖尿の項でも述べられているように尿糖陽性が認められる場合には，糖尿病以外にも種々の状態を考えなければならない．すなわち，血糖が正常で，尿糖が認められるのは，腎の糖排泄閾値が低下している場合で，この腎性糖尿では空腹時でも尿糖が認められる．なお妊娠，ファンコニー症候群などの腎疾患でも糖の排泄域の低下が認められることがある．

高血糖でブドウ糖ろ過量が再吸収量を上回るために尿糖陽性となる場合には，糖尿病，胃切除後の急峻高血糖，慢性膵炎，甲状腺機能亢進症，肝硬変症などの各種疾患がある．

逆に尿糖が陰性の場合にも糖尿病を否定することはできない．空腹時血糖が高くない糖尿病，あるいは腎の糖排泄閾値が高いため，尿糖陽性とならない糖尿病もあるからである．

（2）尿糖の検査　　　　（図Ⅵ-5）

尿糖の検査でもっとも簡便な方法は試験紙法である．グルコースオキシダーゼを用いているので，還元法と異なりブドウ糖以外の糖質には反応を示さない．洗剤などで偽陽性，ビタミンCなどで偽陰性を示すことがある．

古くから用いられているニーランデル法（図Ⅵ-5・1）では，次硝酸ビスマスを主成分とするニーランデル試薬を滴下し，煮沸して放置すると，尿糖陽性であれば褐色ないし黒色の沈殿（金属蒼鉛）を生じる．還元法なので他の還元物質でも偽陽性を示す．ベネディクト法（図Ⅵ-5・2）は，硫酸銅を主成分としたベネディクト試薬を滴下し煮沸する．尿糖陽性なら黄色ないし赤色に変化する．本

260　Ⅵ. 症候とその機能・臨床検査医学

図Ⅵ-6　尿沈渣

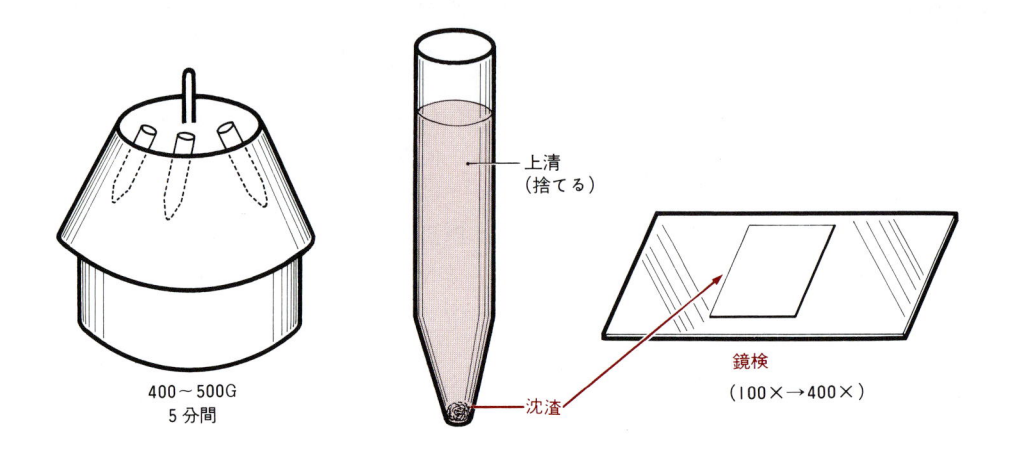

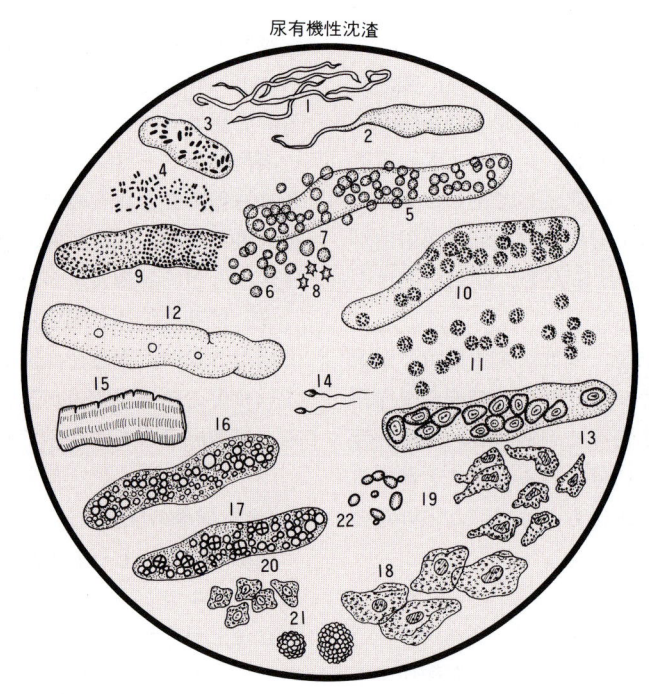

400〜500G
5 分間

上清（捨てる）

沈渣

鏡検
（100×→400×）

尿有機性沈渣

1. 粘液糸
2. 類円柱
3. 細菌円柱
4. 細　菌
5. 赤血球円柱
6. 赤血球（正常型）
7. 同上（希薄尿中で膨張脱色したもの）
8. 同上（濃尿中で金平糖状になったもの）
9. 顆粒円柱
10. 白血球円柱
11. 白血球
12. ガラス円柱（脂肪球付着）
13. 上皮円柱
14. 精　子
15. 蠟様円柱
16. 脂肪円柱
17. リポイド円柱（偏光顕微鏡所見）
18. 扁平上皮細胞
19. 紡錘状細胞（腎盂・尿管）
20. 円形上皮細胞（尿細管）
21. 脂肪顆粒細胞
22. 酵母細胞

（金井[1]）

法も還元法である．

5）尿沈渣
（図Ⅵ-6）

尿の中には，腎ボーマン嚢から，尿道口までの尿路で，種々の細胞成分が混入することがある．これらの細胞成分を調べて腎・尿路系の異常を検索しようとするのが尿沈渣の検査である．なお，尿沈渣には細胞成分のほかにも種々の塩類の結晶なども含まれており，その種類によっては尿路系の疾患の診断にも役立つことになる．

（1）検査法

尿沈渣は，採尿後時間がたつと変形や破壊が起こるので，できるだけ速やかに検査する必要がある．また外陰部の細胞成分の混入を防ぐために，排尿初期の尿を捨て，その後の尿，いわゆる中間尿を採取して検査する．

尿を静かに攪拌し，遠心管に約 $10\,\mathrm{m}l$ を採り，1,500回転で5分間遠心沈澱させる．上清を捨て，沈渣を残っているわずかの尿に再浮遊させ，そのまま，もしくは染色液を滴下して混合した後，スライドグラス上に採り，カバーグラスをかけて，顕微鏡の弱拡大または強拡大で鏡検する．

（2）赤血球

尿に赤血球を多量（0.1％以上の血液がある場合）に混じていると，肉眼的血尿 macrohematuria となる．それ以下の濃度で多数の赤血球が認められるときは顕微鏡的血尿 microhematuria という．なお，正常の場合でも強拡大で視野1〜2個の赤血球が認められる場合もある．

血尿の原因としては，急性腎炎，腎盂炎，膀胱炎，腎結石，尿路結石，膀胱結石，腎腫瘍，膀胱腫瘍など腎尿路系の炎症，または白血病などの全身性出血傾向の一症状としてみられることがある．

試験紙法による尿潜血反応検査も行われており，そのほとんどは尿沈渣の結果と一致する．しかしヘモグロビン尿，ミオグロビン尿などでは必ずしも一致しないことがある．

また，二杯分尿法，三杯分尿法で，排尿開始から排尿終了までにみられる血尿の程度の変化により，ある程度その出血部位を推定することができる．なお，これらの成績の解析には尿蛋白濃度，白血球，赤血球円柱などを参考にする必要がある．

（3）白血球

正常の場合でも，光学顕微鏡の強拡大1視野に3〜4個程度の白血球を認めることがある．しかし，腎盂炎，膀胱炎，尿道炎などの尿路感染症があると増加する．著明に増加すると肉眼的に尿混濁を認め，膿尿となる．尿路感染症は一般細菌のほか，結核，淋菌，トリコモナスなどの特異的な感染を受けることもあり尿細菌検査を同時に行うことが望ましい．

細菌感染以外にも，尿路結石症など非感染性の炎症でも沈渣に白血球増加を認める．

無染色標本よりも，ステルンハイマー・マルビン染色を行ったほうが白血球，上皮細胞，円柱などの鑑別をしやすくなる．

（4）腎上皮細胞

とくに女性では尿中に上皮細胞の混入を認めることが多い．しかし，正常の場合，単なる扁平上皮細胞のことが多く，少数ではあまり問題にならない．扁平上皮細胞でも非常に多数みられる場合にはその原因の検索が必要である．なお，小型の腎上皮細胞がみられるときは，たとえ少数であっても腎疾患の存在を示すので注意が必要である．

（5）円柱

円柱は尿細管中で産生される．正常でも少数の硝子様円柱などを認めることがある．しかし，多数の円柱あるいは血球円柱を認める場合には，当然それらの病的変化を考えなければならない．円柱には硝子円柱，顆粒円柱，ろう様円柱，赤血球円柱，白血球円柱などの種類がある．

（6）細菌

尿路感染症の場合には，多数の細菌を認める．しかし，一般細菌以外にも，結核，性行為感染症など考えられる原因菌に応じた細菌検査が必要である．無症候性細菌尿や，腟桿菌の混入などによ

VI. 症候とその機能・臨床検査医学

図VI-7 ビリルビン代謝

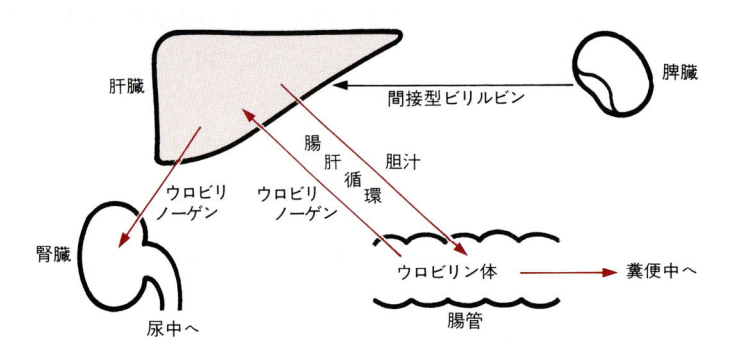

- 肝臓
- 脾臓
- 間接型ビリルビン
- 腸肝循環
- 胆汁
- ウロビリノーゲン
- ウロビリノーゲン
- 腎臓
- 尿中へ
- ウロビリン体 → 糞便中へ
- 腸管

図VI-8 ウロビリノーゲンの検査

- エールリッヒのアルデヒド試薬
- 尿
- 3分間放置 → 赤色化

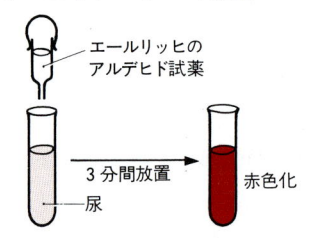

図VI-9 ビリルビンの検査

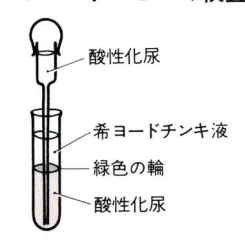

- 酸性化尿
- 希ヨードチンキ液
- 緑色の輪
- 酸性化尿

図VI-10 黄疸と尿中ウロビリノーゲン・尿中ビリルビン

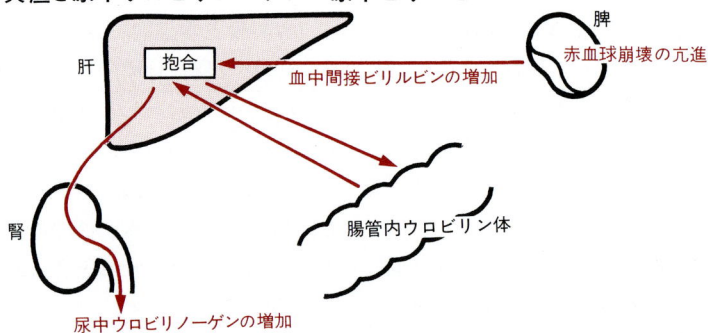

- 肝
- 抱合
- 脾
- 赤血球崩壊の亢進
- 血中間接ビリルビンの増加
- 腎
- 腸管内ウロビリン体
- 尿中ウロビリノーゲンの増加

1. 溶血性黄疸

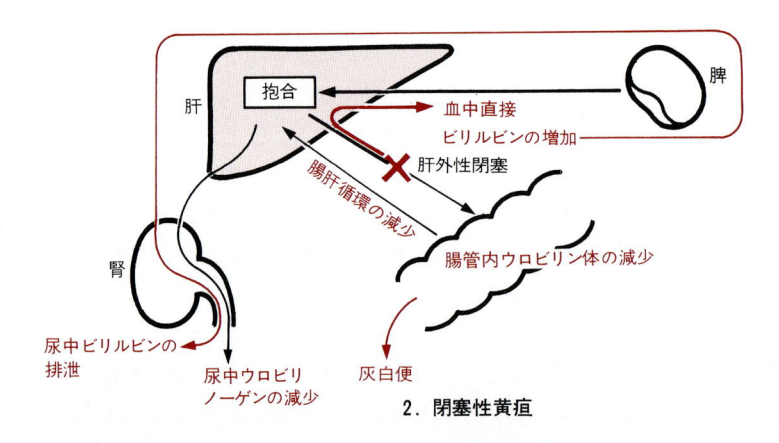

- 肝
- 抱合
- 脾
- 血中直接ビリルビンの増加
- 肝外性閉塞
- 腸肝循環の減少
- 腎
- 腸管内ウロビリン体の減少
- 尿中ビリルビンの排泄
- 尿中ウロビリノーゲンの減少
- 灰白便

2. 閉塞性黄疸

る場合もあるので，他の所見と総合して判断する必要がある．

(7) 結晶

尿酸，尿酸塩，シュウ酸カルシウムなど，結石症の診断に役立つ結晶や，ロイシン，チロシンなど重症代謝異常によって生ずる結晶などがある．

6) 胆汁色素

(1) ビリルビンの代謝　　　　　(図VI-7)

ビリルビンの約70%以上は，全身の細網内皮系で行われる赤血球の分解によって生成される．これは水に不溶性の間接型ビリルビンであり，血中ではアルブミンと結合している．間接型ビリルビンは，肝細胞でグルクロン酸抱合や硫酸抱合を受け，直接型ビリルビンとなり，胆汁として小腸へ排泄される．小腸で腸内細菌の還元作用を受けてウロビリノーゲンとなり，その大部分は糞便中へ排泄される．しかし，一部が腸から再吸収されて血中へ入り(腸肝循環)，ウロビリノーゲンとして尿中へ排泄される．

(2) ウロビリノーゲンの検査　　　(図VI-8)

したがって，尿中ウロビリノーゲンは肝疾患やうっ血肝など，肝機能の障害があると，胆汁中へ排泄しきれなくなるために増加してくる．また，赤血球破壊の亢進（溶血性貧血など）などがみられると，ビリルビン，ひいてはウロビリノーゲンの生成も増加するので，尿中ウロビリノーゲンが増加してくる．しかし，他の種々の疾患や，特別の疾患を認めない場合でも，尿中ウロビリノーゲンの増加をきたすことがあるので，他の検査と組み合わせて行う必要がある．

逆に，急性肝炎極期など，ビリルビンの産生が高度に障害されている場合や，総胆管閉塞のように胆汁の排泄が障害された場合には，尿中ウロビリノーゲンは陰性となる．

尿中ウロビリノーゲンの検査には，試験紙法やエールリッヒのアルデヒド反応が用いられる．尿中ウロビリノーゲンは（+）が正常である．

(3) ビリルビンの検査　　　　　(図VI-9)

肝で抱合を受ける前の間接型のビリルビンは，水に不溶性なので尿中へは排泄されない．直接型ビリルビンは水に可溶性なので，直接型ビリルビンが増加する場合には，尿中ビリルビンが陽性となる．

したがって，胆石症や膵癌のような肝外性胆道閉塞性疾患，ある種の薬物中毒，肝癌，胆汁性肝硬変症のように肝内性胆道閉塞性疾患，胆汁うっ滞型肝炎などで尿中ビリルビンの出現がみられる．

ビリルビン陽性の尿は褐色調が強く，俗に"泡まで黄色い"といわれる状態を示す．試験紙法や，ロジンのヨードチンキ法，グメリン法などが用いられる．ロジンのヨードチンキ法では，10倍の希ヨードチンキ液の下層に酢酸酸性尿を重層する．静かに振盪し，陽性であれば緑色の輪層ができる．

(4) 黄疸とウロビリノーゲン・ビリルビン
　　　　　　　　　　　　　　　　(図VI-10)

図VI-10のように，溶血性黄疸では間接型ビリルビンが増加し，胆汁中ビリルビン排泄が増加，ウロビリノーゲン産生も増加する．したがって，尿中ウロビリノーゲンの増加を認めるが，尿中ビリルビンは陰性である．

閉塞性黄疸では，直接型ビリルビンの腸管への排泄が障害され，血中直接型ビリルビンが増加する．したがって，尿中ウロビリノーゲンが減少し，尿中ビリルビンが陽性となる．

7) 尿アセトン体

アセトン体（ケトン体ともよばれる）は，アセト酢酸，アセトン，βオキシ酪酸の総称で，体内では強酸として働く．脂肪酸の中間代謝産物であるが，糖質の利用障害が起こると，その代償として脂質の利用が高まるために，血中にアセトン体が増加し，アシドーシス（ケトアシドーシス）となり，尿中アセトン体も陽性となる．

絶食，嘔吐，下痢など糖質摂取の低下，糖尿病など糖質利用の障害などによって尿アセトン体陽性となる．

VI. 症候とその機能・臨床検査医学

図VI-11 便の検査

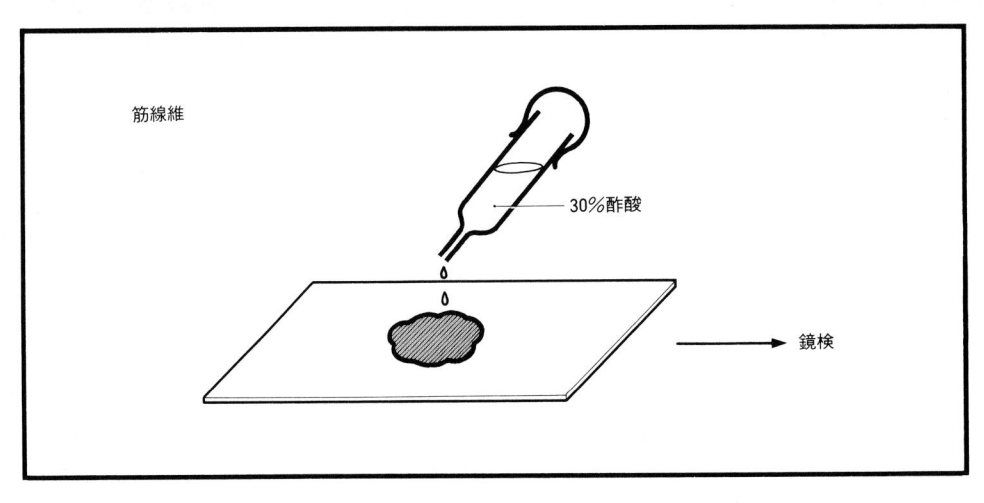

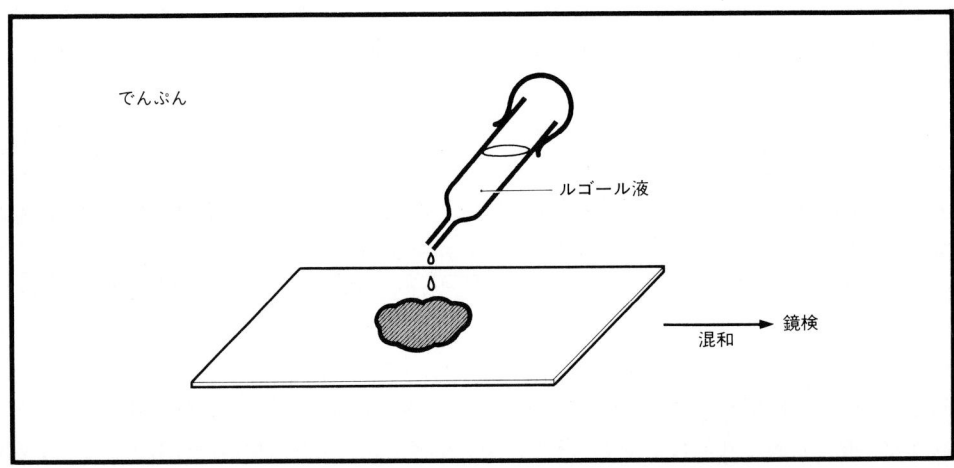

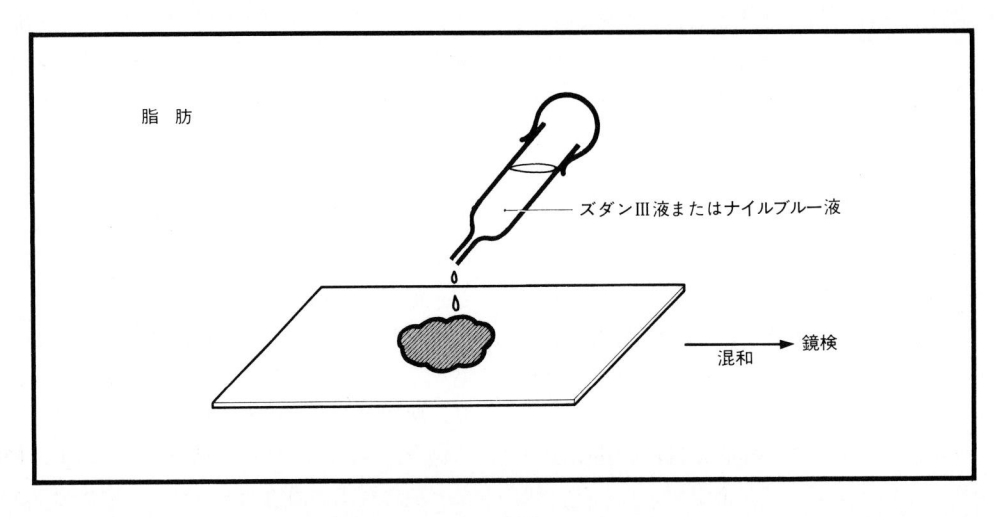

筋線維 — 30％酢酸 → 鏡検

でんぷん — ルゴール液 混和 → 鏡検

脂肪 — ズダンIII液またはナイルブルー液 混和 → 鏡検

8) バニールマンデル酸

バニールマンデル酸 vanilmandelic acid, VMA は，アドレナリン，ノルアドレナリンの代謝産物で褐色細胞腫や神経芽細胞腫など副腎髄質の疾患で尿中排泄量が増加する．

2．糞便検査

糞便は，食物残渣，食物分解産物，消化管上皮細胞，腸内細菌などからできている．

1) 肉眼的観察

便の硬度は，水分含有量に左右される．水分含有量は，消化液分泌状態，結腸における水分吸収状態，結腸運動状態，水分摂取量などによって左右される．また，硬い便であっても，結腸停滞時間，運動状態などによってその形態が異なってくる．

便の色調は主に胆汁成分によって左右される．すなわち，ビリルビンが腸内細菌の還元を受けて生じたステコルビンがその主役をなしている．

閉塞性黄疸などで，胆汁色素が著しく減少した場合には着色せず，灰白色の便となる．大量の上部消化管出血があればタール便とよばれる黒色便となり，下部消化管出血では鮮紅色となる．食物内容や薬剤の内服によって着色することもある．

2) 潜血反応

糞便中の血液の有無を調べる検査で，タール便を示さない程度の消化管出血を調べるために行われる．血色素中のペルオキシダーゼ反応を利用したもので，ベンチジン法，ピラミドン法，グアヤック法などがあり，この順で感度が鈍くなる．

ヒト赤血球に対する免疫学的潜血反応なら問題ないが，触媒法では動物の肉など血液を含む食物や，緑色野菜などペルオキシダーゼを多く含む食品を多量に摂取した後の糞便を検査すると，偽陽性を示すことがある．そこで，これらの食品を除外した潜血食を投与開始し，2～3日後から3回ぐらい連続検査することが望ましい．

3) 顕微鏡的検査　（図Ⅵ-11）

スライドグラスに糞便をとり，カバーグラスをかけて検鏡する．筋線維，でんぷん顆粒，脂肪滴などは無染色でも観察できることがある．負荷試験食を用いて各種染色を行うと消化吸収の状態を知ることもできる．

筋線維の観察には，30％酢酸溶液を1滴滴下する．膵機能の低下，とくにトリプシン活性の低下がみられる症例では，筋線維がはっきり，多量に観察できる．

でんぷんの観察には，ルゴール液を用いる．でんぷん顆粒はヨードでんぷん反応で青色に染まるためによく観察できる．

多量の脂肪を含む便は，表面にギラギラと脂肪が浮いてみえる．ズダンⅢや，ナイルブルーを用いた染色の状態，加熱，アルコール，エーテル，水酸化ナトリウムを加えたときの変化などによって，中性脂肪，脂肪酸，ケン化物などを区別することができる．

266　**VI. 症候とその機能・臨床検査医学**

図VI-12　血球計算

1. 赤血球用メランジュール

2. 白血球用メランジュール

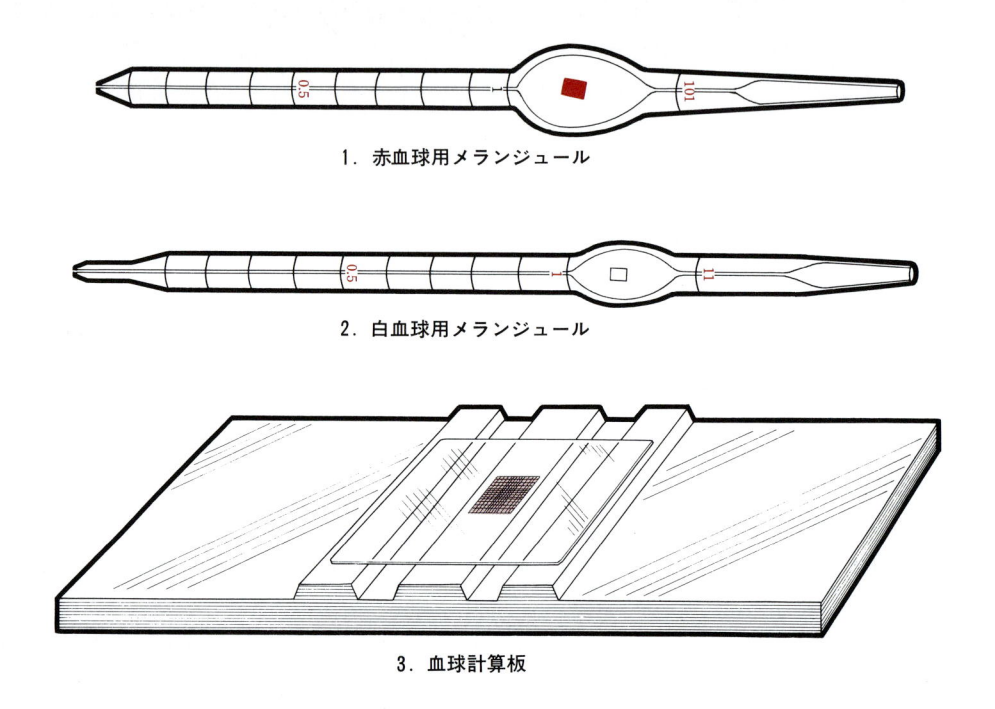

3. 血球計算板

図VI-13　血色素の測定

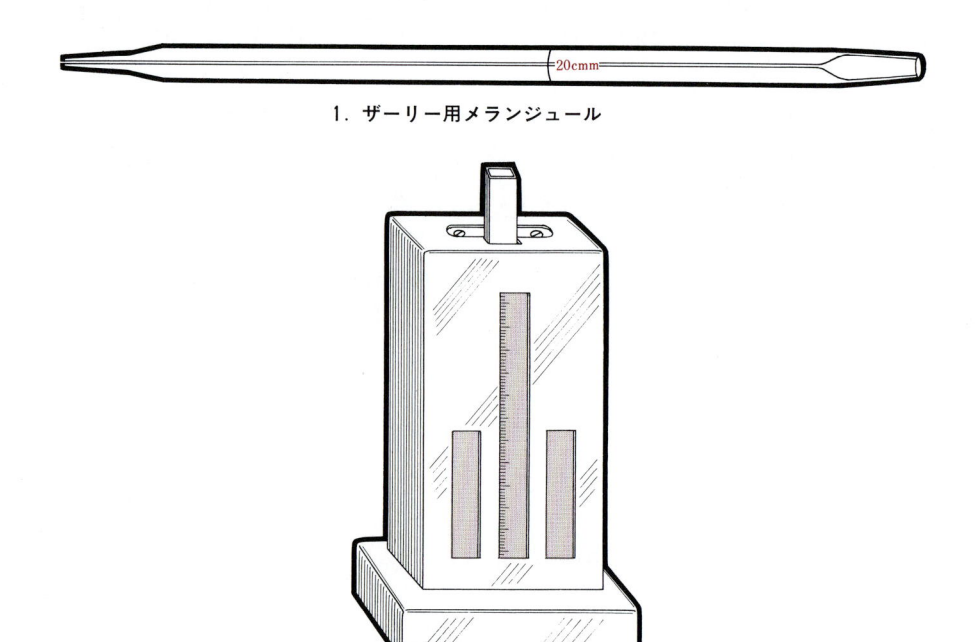

1. ザーリー用メランジュール

2. ザーリーの血色素計

2章　血液学的検査

この章では，血液検査のうち，血液の有形成分である赤血球，白血球，血小板に関する検査と，血液型および出血凝固機能検査について述べることにする．

1．採血法

血液学的検査には，毛細管血および静脈血が用いられる．

毛細管血の採取部位としては，成人では耳朶や指先，乳幼児では足蹠が用いられる．消毒乾燥後，メスまたは専用の穿刺針（ランセット）で穿刺し，流出する血液をメランジュール，ヘマトクリット毛細管などに採血し，試料とする．

静脈血の採取部位としては，一般には肘正中皮静脈が用いられる．目的により，乾燥した注射器，抗凝固剤などの薬品で処理した注射器を用いて採血し，試験管などの容器に移す．抗凝固剤は使用目的に合わせて選択することが必要である．

2．血球計算

1) 赤血球 red blood corpuscle, RBC

（図VI-12・1）

赤血球用メランジュールを用いて，血液を0.5目盛（貧血の強いときは1.0目盛）まで吸い上げ，続いてハイエム氏液を101目盛まで吸い上げる．十分混和したのち計算盤（トーマ，ビュルケルチュルクなど各種の型がある）を用いて計測する．

2) 白血球 white blood corpuscle, WBC

（図VI-12・2）

白血球用メランジュールを用いて，血液を目盛1.0（白血球の著しい増加が認められるときは目盛0.5）まで吸い上げ，続いてチュルク液を目盛11まで吸う．静かに十分混和したのち，赤血球数と同様に計算盤を用いて計測する．

白血球数は，静脈血では耳朶血より10～15％低値をとるといわれている．激しい運動，体位などにより生理的変動を示すこともある．一般的には細菌感染や白血病などでは増加し，ウイルス感染症などで減少する．後述する白血球像の検査成績と合わせて判断することが必要である．

3) 血小板 platelet

（図VI-12・3）

血小板の測定には，赤血球用メランジュールと計算盤を用いて計測する直接法と，薄層塗抹標本をつくり，赤血球と血小板の数の比と赤血球数から血小板数を算出する間接法とがある．血小板は，赤血球や白血球に比べると小さく，破壊されやすいので注意が必要である．

血小板は，止血，血液凝固に重要な働きをしているので，血小板減少や凝集能，粘着能の低下などがあると出血傾向を生じる．

3．血色素量 hemoglobin, Hb

（図VI-13）

血色素は，赤血球の34～36％を占める成分で，鉄とプロトポルフィリンの結合したヘムがグロビンと結合したものである．血色素をもっているため，血液は物理的に溶存できる以上の多量の酸素を運搬することができる．

ザーリー法を用いた血色素量の測定は，ザーリー用ピペットを用いて0.02 mlの血液を採取し，ザーリー試験管の目盛10まで入れた0.1規定塩酸溶液と反応させる．すなわち，血色素と塩酸から塩酸ヘマチンが生成され，この色を標準液と同一色調になるまで希釈し，血色素量を測定する．

ザーリー法は手技が簡単なため広く用いられてきたが，誤差は大きい．シアンメトヘモグロビン法など光電比色計を用いた方法も普及している．

4．ヘマトクリット hematocrit, Ht

（図VI-14）

規定の加速度をかけたときの，血液に対する赤

VI. 症候とその機能・臨床検査医学

図VI-14　ヘマトクリットの測定

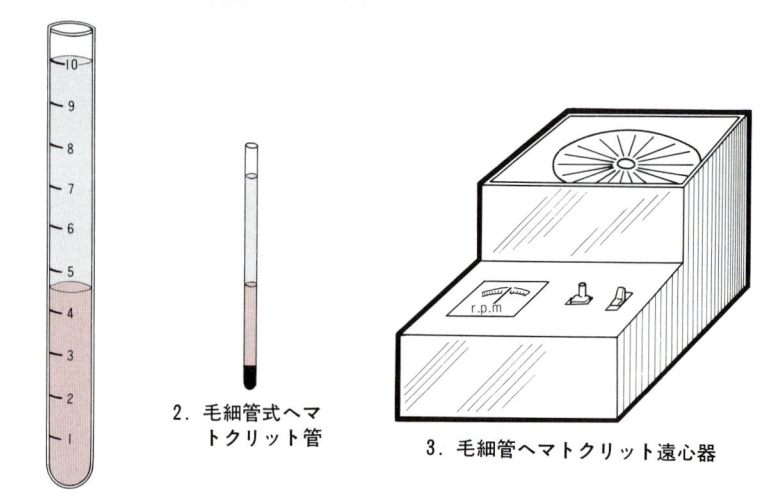

1. ウィントローブの
   ヘマトクリット管
2. 毛細管式ヘマ
   トクリット管
3. 毛細管ヘマトクリット遠心器

図VI-15　血液塗布染色標本

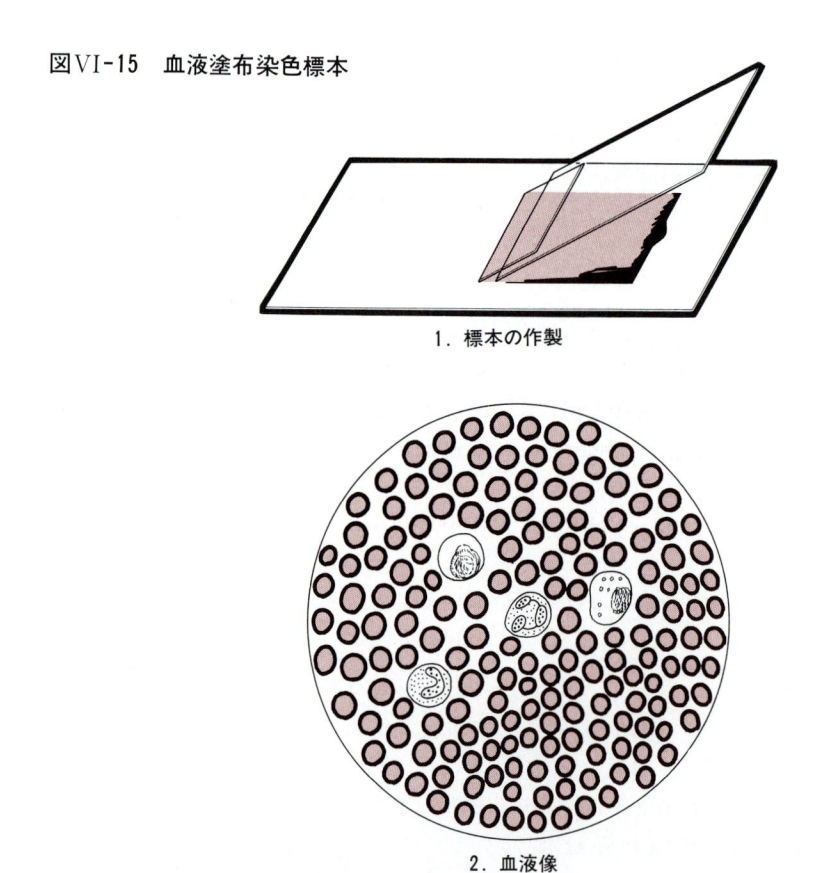

1. 標本の作製
2. 血液像

血球の容積を表わしたものがヘマトクリット値である．

ウィントローブのヘマトクリット管の規定目盛まで抗凝固剤を加えた血液を満たし，3,000回転/分で30分間遠沈して，赤血球層の上端の目盛を読み，さらに15分間遠心して，再び目盛をみてヘマトクリット値を測定する．

最近は，内径約1mm，長さ75mmの毛細管に採血し，一端を封じ，毛細管遠心器で11,000回転/分で5分間遠沈する毛細管法が，使用血液量が少なく，測定に要する時間も短くてすむので普及している．

5．ウィントローブの赤血球平均恒数

赤血球は平均直径 7.7μ，最大厚 2μ の中央の陥凹した円盤状を呈しており，成熟した赤血球には核がない．

貧血など赤血球に異常をきたした場合，赤血球数，血色素量，ヘマトクリット値などを測定しただけでは，貧血があることはわかっても，貧血の性状までを把握することは難しい．

そこで，赤血球1個に含まれる色素量の平均値（平均赤血球血色素量 mean corpuscular hemoglobin, MCH），赤血球1個の平均容積（平均赤血球容積 mean corpuscular volume, MCV），赤血球の容積に対する血色素量の比率（平均赤血球血色素濃度 mean corpuscular hemoglobin consentration, MCHC）などを算出し，赤血球の状態をひと目でわかるようにした値がウィントローブの赤血球平均恒数である．

$$MCH = \frac{血色素量\ (g/dl)}{赤血球数\ (10^6/mm^3)} \times 10\ (\gamma\gamma)$$

$$MCV = \frac{ヘマトクリット\ (\%)}{赤血球数\ (10^6/mm^3)} \times 10\ (\mu^3)$$

$$MCHC = \frac{血色素量\ (g/dl)}{ヘマトクリット\ (\%)} \times 100\ (\%)$$

鉄欠乏性貧血のように，小球性低色素性貧血を示すものではMCH，MCVの低下がみられ，急性失血性貧血のように正球性正色素性貧血を示すものではMCH，MCVは正常，悪性貧血のように，大球性高色素性貧血を示すものではMCH，MCVが高値をとる．

最近，電気的に，MCV，MCH，MCHCを測定し，赤血球数，血色素量，ヘマトクリット値，さらには白血球数や血小板まで迅速に測定できる自動分析装置が普及している．

6．白血球像　　（図Ⅵ-15）

通常，末梢血中にみられる白血球には，顆粒球（好酸球，好中球，好塩基球），単球，リンパ球があり，病状によりこれらの比率に変化がみられたり，本来骨髄中にのみあって，末梢血中には出現しない幼若球の出現，あるいは異常細胞の出現がみられることがある．したがって，末梢血の白血球数と同時に，白血球の分類の比率をみることは，感染症の診断や病期の判定，アレルギー疾患や寄生虫疾患の診断，白血病，リンパ腫などの診断に必要である．

毛細管血をスライドグラス上に採り，引きガラスでのばして薄層塗抹標本をつくる．ギムザ染色など目的に合った染色を行ったのち鏡検する．なお，白血球数，白血球像には，食事，運動，妊娠などによって，生理的な変動が認められる．

7．骨髄像

赤血球，白血球のうち顆粒球と単球，血小板は，骨髄で成熟した後，末梢血中に出現する．したがって，骨髄中の各系統の血球の成熟段階の比率や異常細胞の出現などを知ることは，貧血，白血病，骨髄腫，悪性腫瘍骨髄転移を診断する一助となる．

小宮式，勝沼式などの骨髄穿刺針を用いて，胸骨，腸骨などを穿刺，骨髄液中の有核細胞数や骨髄像を測定する．

8．血液型 blood type　　（図Ⅵ-16）

血液型には，よく知られているＡＢＯ式，Ｒｈ式などのほかにも多数の型がある．輸血時および妊娠時の血液型不適合など臨床上問題となるのは凝集素が確認されているＡＢＯ型と，抗体が産生されると強い反応を起こすＲｈ因子（とくにD）である．

ＡＢＯ血液型は，赤血球中にある凝集原によっ

VI. 症候とその機能・臨床検査医学

図VI-16　血液型

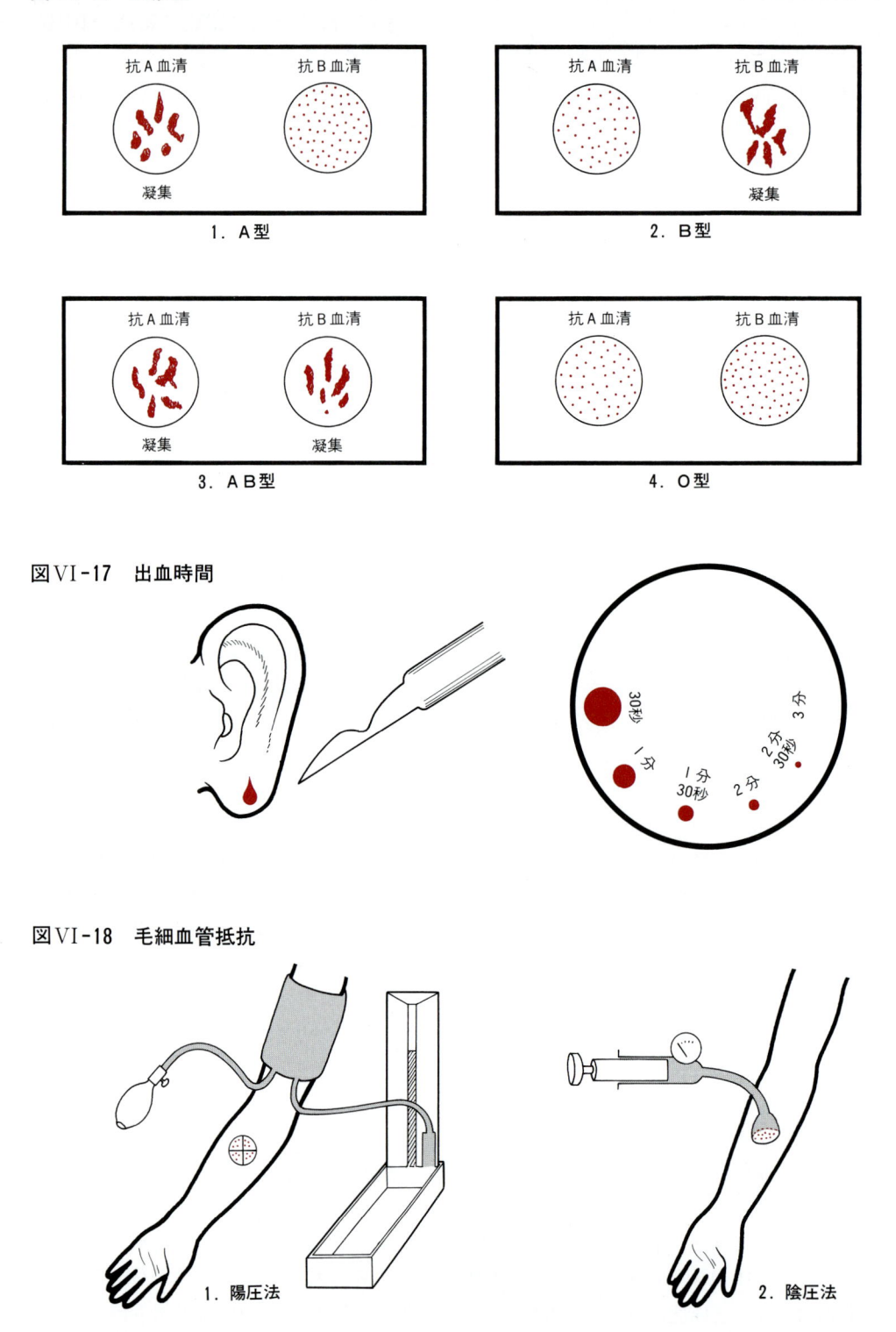

1. A型
2. B型
3. AB型
4. O型

（抗A血清／抗B血清　凝集の有無）

図VI-17　出血時間

30秒／1分／1分30秒／2分／2分30秒／3分

図VI-18　毛細血管抵抗

1. 陽圧法
2. 陰圧法

てA型（A型凝集原をもつ），B型（B型凝集原をもつ），AB型（A型およびB型の凝集原をもつ），O型（いずれの凝集原ももたない）に分類され，血漿中にはA型ではB型の凝集素，B型ではA型の凝集素，O型ではA型およびB型の凝集素をもち，AB型では凝集素をもっていない．

抗A血清，抗B血清を用いると図Ⅵ-16に示すように，各型の反応を示す．もちろん，輸血の際には別に交叉試験を行わなければならない．

9．出血時間 bleeding time

（図Ⅵ-17）

耳朶をメスまたはランセットで穿刺し，出血が止まるまでの時間を測定する．30秒ごとにろ紙をあてて血液を吸い取り，付着しなくなった時間を出血時間(Duke法)とする．

血液凝固に関係する毛細血管の因子と，血小板因子に左右され，止血機能のスクリーニング検査として行われている．

10．凝固時間 coagulation time

乾燥した注射器を用いて静脈より採血し，小試験管2本に各1 mlずつ注入する．37℃で静置し，採血開始後から5分後より30秒ごとに試験管を倒し凝固するまでの時間を測定する（Lee-White法）．

11．毛細血管抵抗試験

（図Ⅵ-18）

皮膚に血圧計のマンシェットを用いて加圧，うっ血を起こさせる陽圧法(Rumpel-Leede法)，または紫斑計を用いる陰圧法を用いて毛細血管の脆弱性の検査を行う．出現する紫斑の数により判定する．

血小板の異常を主とする毛細血管脆弱化，血液凝固因子に異常を生じることによって起こる毛細血管の透過性の亢進などにより，毛細血管抵抗の異常をきたす．

12．血餅収縮試験 clot retraction test

遠心管に採取した血液を37℃で一定時間放置し，生成された血餅を取り出し，その収縮率を測定する．血小板の異常により血餅収縮の不良をきたす．

13．プロトロンビン時間 prothrombin time と部分トロンボプラスチン時間 partial thromboplastin time

プロトロンビン時間は，血漿に組織トロンボプラスチン液とカルシウム溶液を加え，その凝固が完了するまでの時間を測定する．

ビタミンK欠乏などによるプロトロンビンの減少のほか，血液凝固第Ⅴ因子，第Ⅶ因子，第Ⅹ因子の影響を受ける．

部分トロンボプラスチン時間は，前述の種々の検査より鋭敏で，血小板因子および第Ⅶ因子以外の異常を反映する．

14．FDP

FDP (fibrinogen and fibrin degradation products) はフィブリノーゲンまたはフィブリンがプラスミンによって分解されて生じる物質で，これを測定することがDIC（血管内血液凝固症候群）の診断に役立つ．

図VI-19　ベネディクト-ロス型呼吸計

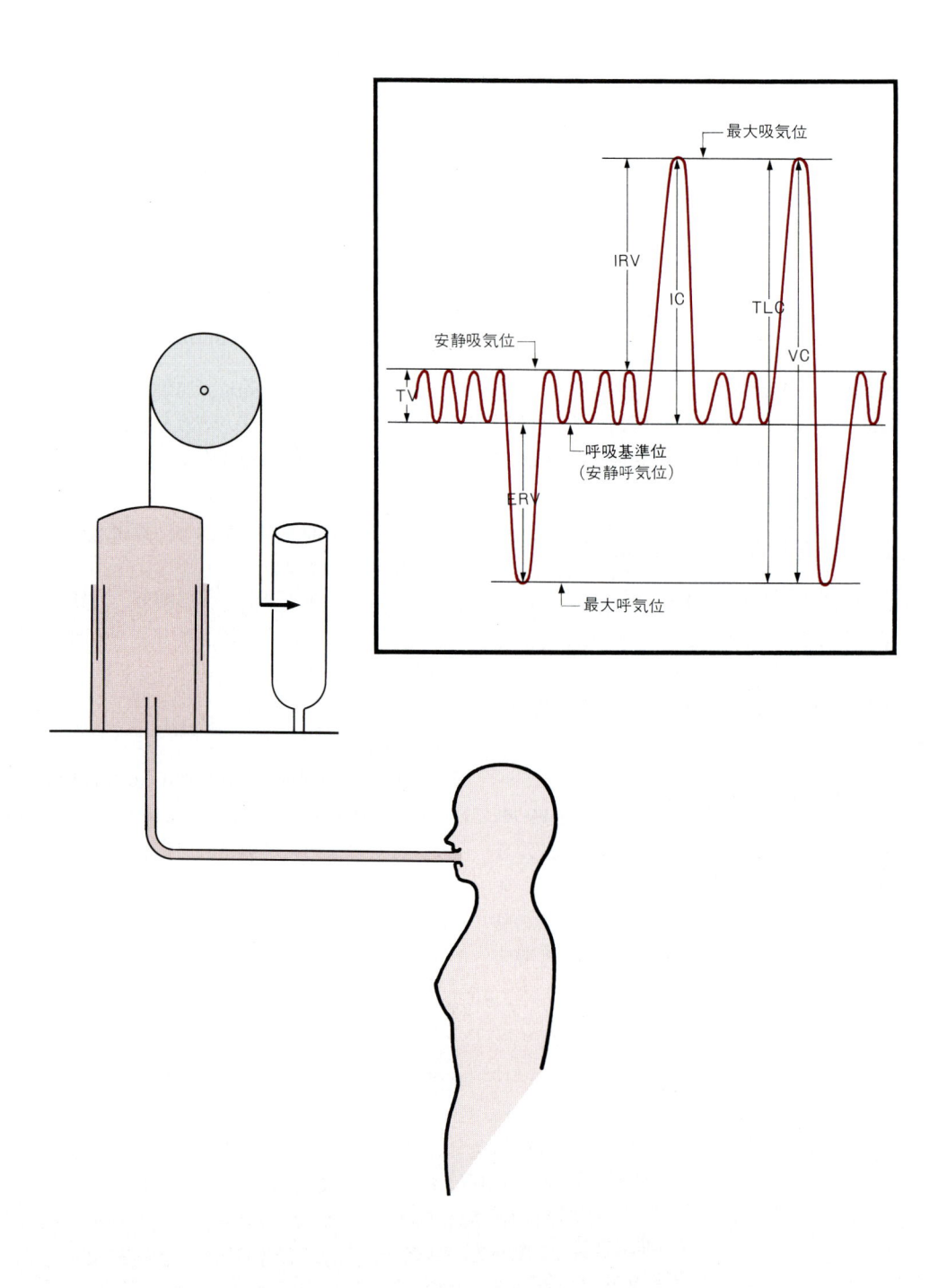

3章　呼吸機能検査

肺のおもな機能は，空気中に含まれる酸素を血液中に取り込み，血中の二酸化炭素を空気中に放出することである．このガス交換は，肺胞の呼吸上皮で行われる．十分なガス交換が行われるためには，肺胞内空気と体外の空気との交換（換気 ventilation），肺胞内空気と肺胞を還流する血液とのガス交換（拡散 diffusion），肺胞を還流する血流 perfusion の三つの要素がバランスよくそろっていなければならない．

呼吸機能に障害のある患者について，その障害の性質，障害の部位，障害の程度などを検討するのが呼吸機能検査である．

1．肺気量の測定 （図Ⅵ-19）

スパイロメーター（呼吸計）を口でくわえ，肺との間に閉鎖循環回路をつくり，呼吸運動を経時的に記録したものがスパイログラム spirogram である．基本的には，図Ⅵ-19のようなベネディクト-ロス型呼吸計がよく用いられているが，近年，電気的回路を用いたものも使われるようになってきた．

① 1回換気量 tidal volume, TV：安静呼吸時の吸入または呼出されるガスの量．

② 予備呼気量 expiratory reserve volume, ERV：呼吸基準位（安静呼気位）から最大呼気位までに呼出したときのガス量．

③ 予備吸気量 inspiratory reserve volume, IRV：安静吸気位から最大吸気位まで吸気したときのガス量．

④ 残気量 residual volume, RV：ヘリウムガスを用いて機能的残気量を測定し，ERVから算出するが，最大呼出を行ったのち，まだ肺内に残存するガス量．

⑤ 最大吸気量 inspiratory capacity, IC：安静呼気位（呼吸基準位）から最大吸気位までに吸入したときのガス量．

$IC = IRV + TV$

⑥ 肺活量 vital capacity, VC：最大吸入位から最大呼気位までに呼出されるガスの量（吸入肺活量を指すことが多い．しかし，最大呼気位から最大吸入位までに吸入されたガスの量（吸入肺活量），あるいは最大吸気量と予備呼気量の和（2段肺活量）(IC+ERV)のうち最大のものを用いることもある．

⑦ 機能的残気量 functional residual capacity, FRC：基準位における肺内ガス量である．機能的残気量の測定方法としては，不活性ガスを用いた方法と体プレスチモグラフィ法がある．ヘリウム希釈法はヘリウムガスが不活性であることを利用して，容積が既知の容器中のヘリウム濃度を測定したのち，被験者の肺との間で閉鎖回路をつくり，十分に拡散して平衡に達した後のヘリウム濃度を測定する．これらの測定値から機能的残気量を算出する．体プレスチモグラフィ法は不活性ガスを用いた方法より正確であるが，大がかりな装置が必要である．機能的残気量と予備呼気量から次式を用いて残気量が計算できる．

$FRC = ERV + RV$

⑧ 全肺気量 total lung volume, TLC：最大吸気位における肺内ガス残存量．

$TLC = VC + RV = IC + FRC$

⑨ パーセント肺活量（%VC）：肺活量は，体格，性，年齢によって正常値が大きく変動する．そこで，同性，同年齢，同じ体格の予測肺活量に対する実測肺活量の割合をパーセント肺活量として算出すると評価しやすい．

$$\%肺活量 = \frac{実測肺活量}{予測肺活量} \times 100$$

スパイログラムを用いた肺気量の測定は，残気量，機能的残気量を除いて，他のものは測定が容易であり，基本的な検査でもあるので，呼吸器疾

VI. 症候とその機能・臨床検査医学

図VI-20　努力性肺活量呼出曲線

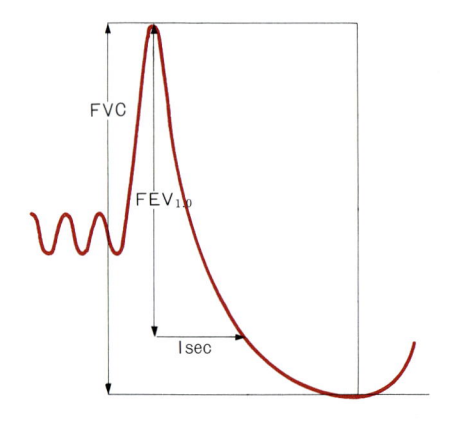

図VI-21　努力性呼出曲線

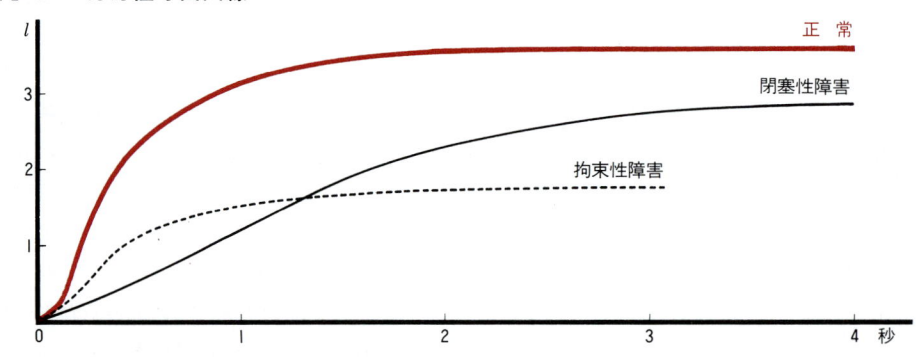

図VI-22　換気機能障害の型

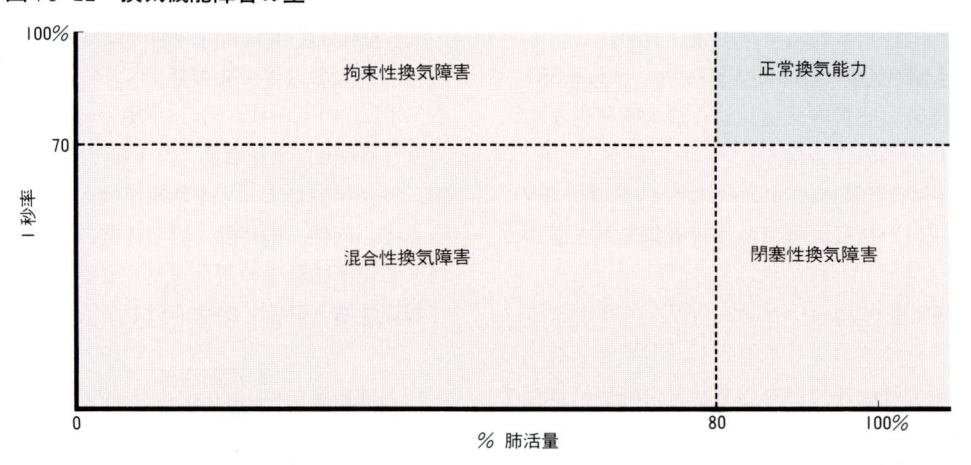

患を疑う患者にはすべて行うことが望ましい．

2．努力性呼出曲線

1）努力性肺活量
（図Ⅵ-20, Ⅵ-21）

最大吸気位から一気に吐き出し，最大呼気位に達するまでの呼出ガス量を努力性肺活量 forced vital capacity, FVC（または forced expiratory volume, FEV）とよび，そのとき描かれる呼吸曲線を努力性呼出曲線とよぶ．図Ⅵ-20 に示すごとく，スパイロメーターで肺気量の分画測定と同時に施行することができる．努力性呼出曲線は換気能力を全体的に評価できるので，これのみを測定する器械も普及している．

努力性肺活量は，肺の拡張が障害される胸郭変形や肺線維症などの疾患，呼出力が障害される呼吸筋の障害，高度の閉塞性障害などで低下する．

努力性呼出曲線は，気道の閉塞性疾患におけるスクリーニング検査としてしばしば用いられている．努力性呼出曲線のパターンは，図Ⅴ-21 のように拘束性障害では最初は比較的急に立ち上がるが，途中で急に呼出量の減少をきたす．これに対して，閉塞性障害では最初からゆっくりした立ち上がりを示し，時間をかけて徐々に呼出量が増加する型をとる．

2）1秒量および1秒率

努力性呼出曲線の最初の1秒間に呼出したガス量を1秒量 forced expiratory volume one second, $FEV_{1.0}$ とよぶ．

努力性肺活量に対する1秒量の割合を1秒率 forced expiratory volume one second percent, $FEV_{1.0}\%$ という．

$$FEV_{1.0}\% = \frac{FEV_{1.0}}{FVC} \times 100\%$$

拘束性障害においては，1秒率は低下しない．

気管支喘息，慢性気管支炎など気道抵抗の増加する疾患，肺気腫のようにコンプライアンスの上昇した疾患では1秒率の低下が認められる．とくに気道抵抗の上昇時には1秒率の減少が著明となる．

努力性呼出曲線のパターンを数値化する方法の一つとしてMMFR maximal mid-expiratory flow rate, $FEF_{25-75}\%$ が用いられる．これは努力性肺活量の25％から75％までを呼出する間の平均呼出速度である．

3．換気機能障害の型

呼吸機能の障害をきたす疾患には，種々の疾患がある．そこで，換気機能の障害を拘束性換気障害 restrictive impairment, 閉塞性換気障害 obstructive impairment およびその両者の障害が混合した混合性換気障害の3種類に分類される．

1）拘束性換気障害
（図Ⅵ-22）

拘束性換気障害は，胸郭の可動性の減少や肺の伸展性の障害に起因する換気障害である．肺線維症，無気肺，肺炎，胸水貯溜，胸膜癒着などがその原因疾患となる．

肺気量の変化から拘束性換気障害をみると，肺活量は減少することが多く，残気量と全肺気量も減少することが多い．また，パーセント肺活量は減少する．

2）閉塞性換気障害
（図Ⅵ-22）

閉塞性換気障害は，気道閉塞に起因する換気障害である．気管支喘息，慢性気管支炎，肺気腫などがその原因疾患となる．

肺気量の変化から閉塞性換気障害をみると，残気量が増加し，それに伴って機能的残気量，全肺気量も増加する．しかし，残気量の増加がその主役をなすのでRV/TLC比が著明に増加する．なお，肺活量は低下することが多い．

3）混合性換気障害
（図Ⅵ-22）

拘束性換気障害と閉塞性換気障害の混合した型である．肺活量は減少し，1秒率も減少する．

拘束性あるいは閉塞性の換気障害の高度になった場合に，しばしば混合性換気障害となる．

肺結核や塵肺症から高度の肺線維症を起こした場合や，気管支拡張症，慢性気管支炎，肺化膿症などが原因疾患となる．

VI. 症候とその機能・臨床検査医学

図VI-23 フロー・ボリウム曲線

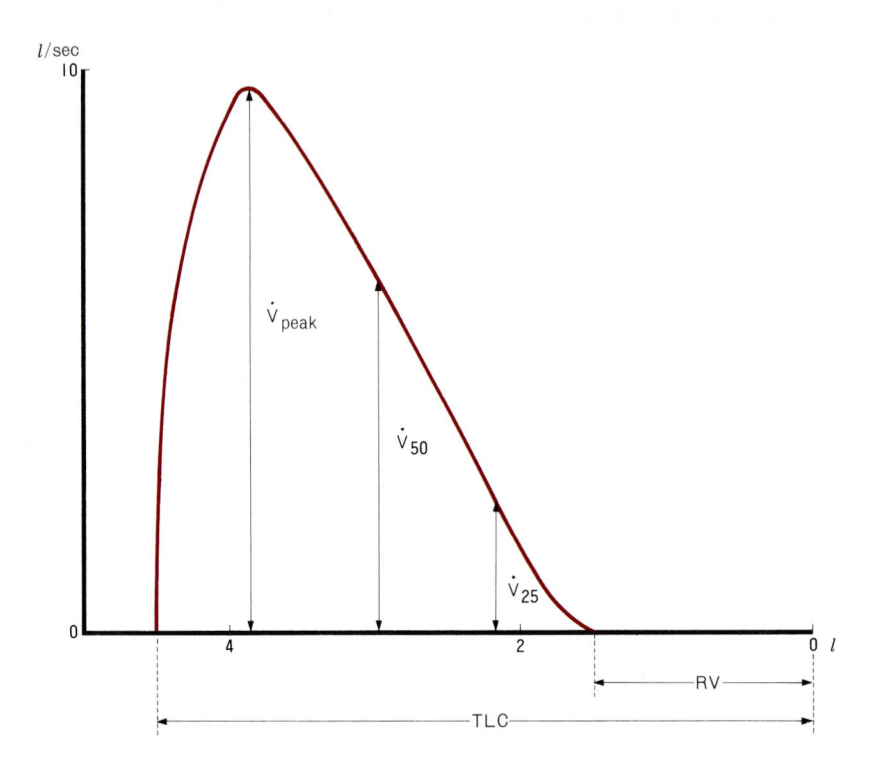

図VI-24 酸・塩基平衡の異常

	pH	P_{CO_2}	HCO_3^-
呼吸性アシドーシス	低下	上昇	通常増加
代謝性アシドーシス	低下	正常〜低下	通常減少
呼吸性アルカローシス	上昇	低下	通常減少
代謝性アルカローシス	上昇	正常〜上昇	通常増加

4. フロー・ボリウム曲線

(図Ⅵ-23)

フロー・ボリウム曲線 flow-volume curve は，縦軸に気流量 ($\dot{V}$) を，横軸に肺容積の変化，すなわち肺気量 ($\dot{V}$) をとり，呼出時（および吸気時）の両者の関係を経時的に示したグラフである．

種々の呼吸の状態におけるフロー・ボリウム曲線を描くことができる．しかし，臨床的には1秒率の測定と同様に最大吸気位から最大努力呼気を行ったときの曲線が用いられる．

このときの最大気流速度は，呼出直後に到達し，これをピーク・フローとよび，$\dot{V}peak$ で示される．なお，努力性肺活量の50％，25％の肺容積時における気流速度を $\dot{V}_{50}$，$\dot{V}_{25}$ とよぶ．これらは肺を含む呼吸器系の弾性圧，呼吸筋力，肺容積気道の管腔面積およびその勾配など，複雑な要素が関係している．また，$\dot{V}_{50}$，$\dot{V}_{25}$ は，身長，年齢により予測値を算出することができる．

フロー・ボリウム曲線のパターンや，$\dot{V}$，$\dot{V}_{50}$，$\dot{V}_{25}$ およびその比率から，胸腔内・外の可逆性・不可逆性上気道狭窄，慢性気管支炎，気管支喘息，肺気腫など，種々の末梢性の気道狭窄を鑑別することができる．

5. 動脈血ガス分析

(図Ⅵ-24)

大気中の酸素が組織で利用されるまでの経路は，吸気により肺胞内に取り込まれた酸素が，肺胞上皮を介して拡散し，肺胞毛細血管血中へ取り込まれ，肺循環，大循環を経て，末梢組織で利用される．一方，末梢組織で産生された二酸化炭素は，逆の経路によって大気中へ排出される．したがって，呼吸機能に代償されえないような障害を生ずれば，血中酸素ガス分圧 Pa_{O_2}，炭酸ガス分圧 Pa_{CO_2}，酸素飽和度，重炭酸イオン濃度 HCO_3^-，base excess, buffer base, などに異常を生じてくる．しかし，これらの変化は，呼吸機能のみで左右されるものではなく，腎機能などの代謝系の影響を受け，血中 pH を一定に保つための血液緩衝作用をはじめ各種の機構が影響している．

呼吸性アシドーシスは，肺気腫あるいは気道の狭窄化などを起こした場合，あるいは肺うっ血や呼吸中枢を抑制するような障害によって炭酸ガスの蓄積が起こった場合などに生じてくる．

このような場合，動脈血中炭酸ガス分圧が上昇し，pH が低下し，からだが酸性に傾き，通常重炭酸イオン濃度が増加してくる．

炭酸ガス分圧が上昇する疾患としては，肺気腫，気管支喘息，慢性気管支炎など肺の閉塞性障害や，主に換気・血液比分布の不均衡を生ずるような障害，胸水，気胸，肋膜癒着，胸郭変形，うっ血性心不全，高度の肥満などによる拘束性障害，呼吸中枢の抑制，呼吸刺激伝導障害などがある．

炭酸ガス分圧が上昇している状態のときには，特別の治療を行っていない限り，必ず酸素ガス分圧の低下を伴っている．したがって酸素ガス分圧の低下は常に酸素療法の適応の指標となる．

なお，酸素吸入を行っても，静動脈シャントのある場合には，酸素ガス分圧の低下が改善されず，CO_2-ナルコーシスの場合には，逆に呼吸抑制をきたして悪化する傾向になる．

呼吸性アルカローシスは，呼吸中枢の興奮や過換気症候群などの場合に，血中炭酸が低下してくると招来される．血中炭酸ガス分圧が低下し，pH は上昇する．なお，重炭酸イオン濃度は，通常低下する．

これに対して，代謝性アシドーシスは，重症糖尿病などによる酸の過剰生産，腎疾患による酸の排泄障害，体内ナトリウムの喪失などによって，体内の緩衝作用レベルが上昇するために生ずるアシドーシスである．

代謝性アルカローシスは，塩素の喪失，アルカリの過剰摂取などによって生じてくる血液 pH の上昇である．

図VI-25　心電図

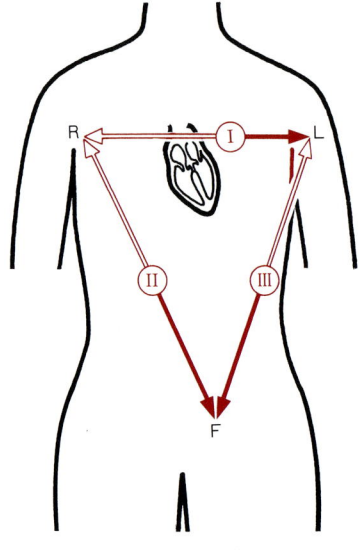

1. 四肢誘導

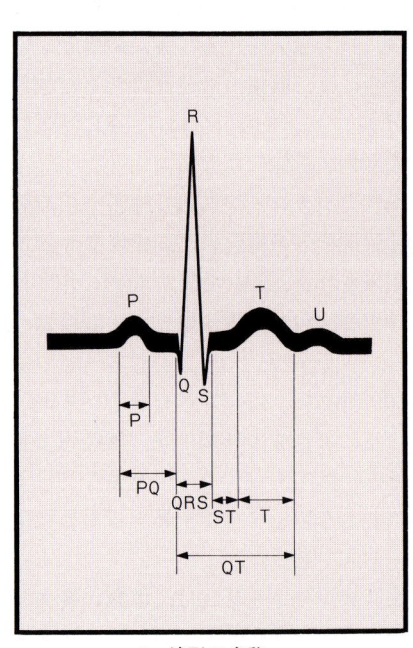

2. 波形の名称

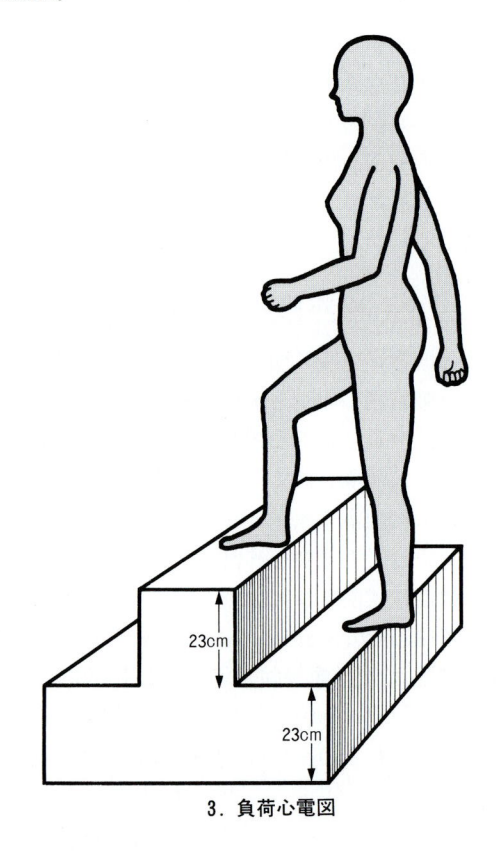

3. 負荷心電図

4章　循環機能検査

心臓は，前胸部ほぼ中央やや左寄りにあり，血液を送り出すポンプ作用を行っている．

1．心電図 electrocardiogram, ECG

1）心電図とは
　　　　　　　　　　　　（図VI-25・1，VI-25・2）

心筋を収縮させる電気刺激は，まず右心房静脈洞内にある洞結節にあるリズムで自動的に発生する．この洞結節の興奮電位はオーバーシュートした形が長く続く特異な型で，ペースメーカー電位とよばれる．この興奮は右心房，房室結節，ヒス束，プルキンエ線維と刺激伝導系を伝わって心筋全体へ広がっていく．

この電気的興奮を体表からとらえる装置が心電計でありその波形を心電図という．

波形とその名称を図VI-25・2に示した．P波は心房の脱分極（興奮），QRS波は心室の脱分極，T波は心筋の再分極を示すと考えられている．

心電図を記録するための電極の装着位置には種種の方法がある．図VI-25・1に示したように，標準四肢誘導は，第Ⅰ誘導（左手→右手），第Ⅱ誘導（左足→右手），第Ⅲ誘導（左足→左手）からなり，これらの電位変化から三角図形（アイントーベンEinthovenの三角形）を作図することによって心臓の電気軸を知ることができる．実際にはこれに単極肢誘導（aV_R，aV_L，aV_F），標準胸部誘導を加えた標準12誘導が広く用いられている．

心電図の解析は，各波形の極性，形，幅，基線からの高さ，波形間の時間などを測定し，それらの変化から刺激の伝わり方，電気的興奮の仕方，その異常の部位や性質，心筋の変化などを測定することができる．すなわち，心電図は心筋の電気的興奮についての変化であるから，電気刺激の発生，刺激伝道系の異常である不整脈をはじめ，心筋梗塞，狭心症，冠不全などの虚血性心疾患，心筋症，左室肥大，肺性心，各心房・心室の肥厚・負荷，心膜炎などによる心嚢液の貯溜，電解質失調など各種疾患の診断に利用される．

2）負荷心電図
　　　　　　　　　　　　　　　　　（図VI-25・3）

安静時に記録した心電図では異常を示さない場合でも，心臓に対して，負担がかかった場合，心筋の仕事量の増大，心筋への酸素供給量の低下などによって心電図に異常の出現することがある．これら潜在性の心臓機能の異常，ことに冠不全を把握するために行われるのが負荷心電図である．また，心筋梗塞後のリハビリテーションの目安にも用いられる．

図VI-25・3のような，高さ9インチ（23 cm），奥行き10インチ（25.5 cm）の凸型の階段をつくり，年齢，体重に応じて昇降させ，運動後，経時的に心電図を記録するマスターの2階段試験 Master two-step test が一般的に行われている．これでは運動中の心電図を記録できないので，トレッドミルやエルゴメーターを用いて連続運動負荷試験を行うことができる．

安静時の心電図を参考とし，ST・Tの降下や，Tの陰性化など，心臓の虚血性変化と刺激生成，伝導異常などを中心に判定される．

3）ホルター心電図

24時間の心電図を圧縮記録して，夜間睡眠中や日中労働，運動時の心電図を調べることができる．とくに一過性にしか現われない不整脈や虚血性疾患の診断や治療効果の判定に役立つ．

4）ヒス束心電図

ヒス束は，房室結節に続く心臓の刺激伝導系である．右室カテーテル法を用いて，ヒス束電極カテーテルを右室へ挿入し，ヒス束心電図用の機械で記録する．心腔内心電図の代表である．

ヒス束心電図 His bundle electrogram を解析することによって，心臓の心房と心室間における刺激伝導障害である房室ブロックを主とした不整

280　**Ⅵ. 症候とその機能・臨床検査医学**

図Ⅵ-26　心機図

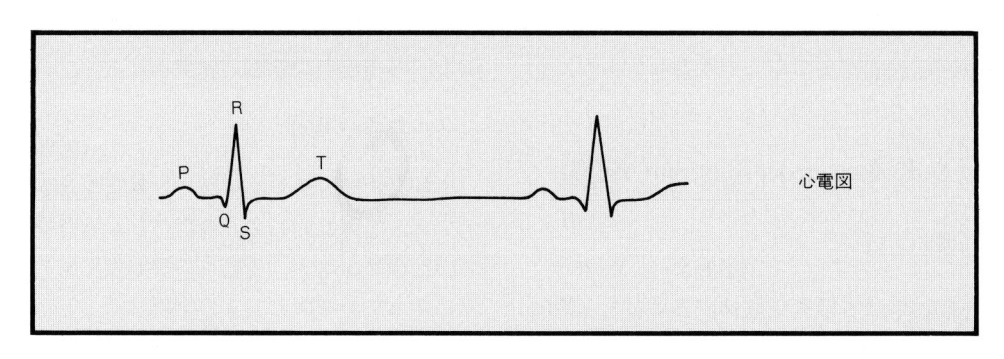

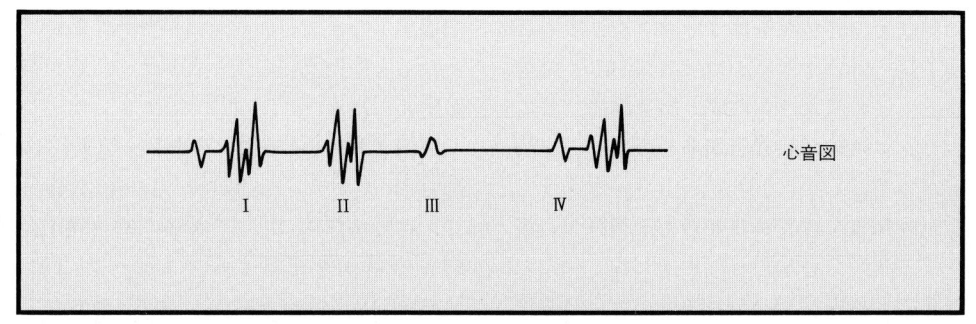

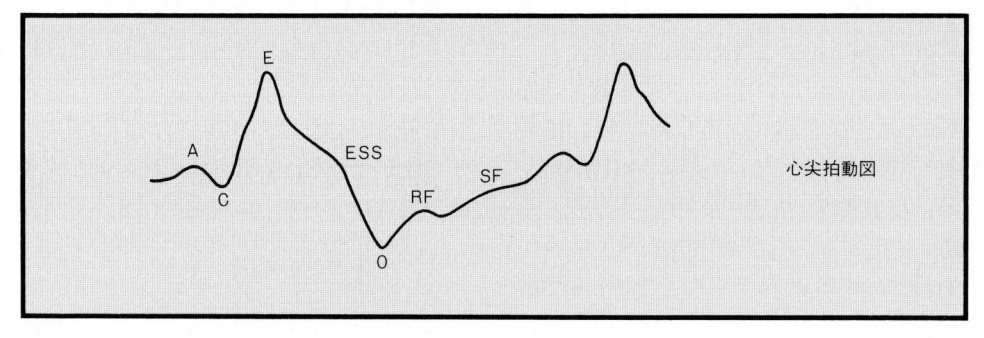

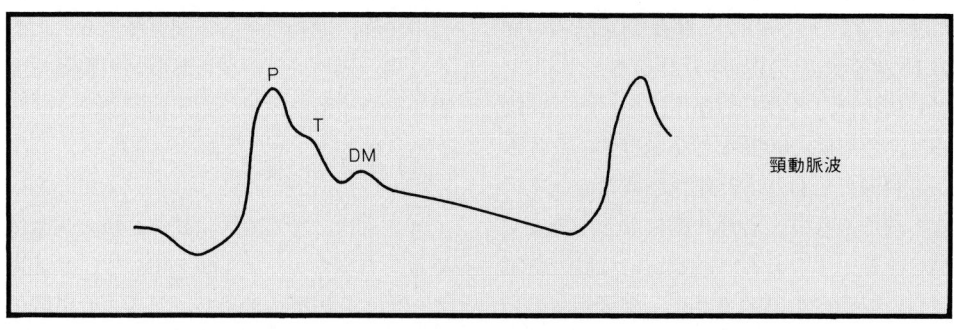

心電図

心音図

心尖拍動図

頸動脈波

時間　1/10秒

（金井[1]）

脈の伝導障害部位，およびそのタイプの診断が可能である．心房あるいは心室からのペーシングの併用により，潜在性の伝導障害をも明らかにすることができ，またＷＰＷ症候群などの変形伝導や，異所性ペースメーカーの診断にも役立っているが，この検査は心臓カテーテル法を施行できる病院でしか行われない．

2．心音図 phonocardiogram

（図Ⅵ-26）

心臓は，心筋の収縮・弛緩を繰り返すポンプ作用によって血液を全身に循環させている．このためには心房，心室に存在する僧帽弁，三尖弁，肺動脈弁，大動脈弁の各弁が，心臓の動きにつれ順序よく開放・閉鎖を行っている．したがって各弁口部では，弁口開閉に伴う血流音および弁自体の開放および閉鎖音が発生する．これらの音を心音という．一般の診察のときは，聴診器を用いて心音を聴くことができる．しかし，この心音の成分の細かな解析や時間的経過などを解析，記録するには心音をマイクロホンでとらえ，波形として記録する必要がある．この装置を心音計といい，その波形を心音図という．心音の記録部位は，僧帽弁領域（心尖部），三尖弁領域（胸骨左縁第4肋間），肺動脈弁領域（胸骨左縁第2肋間），大動脈弁領域（胸骨右縁第2肋間）などである．

正常心音は，収縮期のはじまりに起こる第Ⅰ音と，収縮期の終りに起こる第Ⅱ音があり，ときに拡張期に第Ⅲ音，まれに第Ⅳ音が記録されることもある．第Ⅰ音は大動脈弁，肺動脈弁の開放と房室弁の閉鎖に起因する音であり，第Ⅱ音は大動脈弁と肺動脈弁の閉鎖に起因する音である．

異常心音には，Ⅰ音，Ⅱ音の分裂・亢進・減弱をはじめとして，正常心音以外の各種の雑音がある．弁の異常によって血液の渦流，逆流を生じたり，中隔の一部欠損で左右の房あるいは室に短絡を生じた場合などに発生することが多い．また，病的でない場合でも，雑音を生ずることもあり，この場合には機能性雑音とよんで区別している．

心音図は，各弁の異常，血液流出路の変形・狭窄，欠損孔の存在などの有力な手がかりとなる．

3．心機図 mechanocardiogram

心機図は心臓と脈管の機械的拍動をトランスジューサーを用いて電気的に記録したものである．心音図と一緒に記録する．

1）心尖拍動図 apex cardiogram

心尖拍動波は，触診で心尖拍動をもっとも強く触れる部分にトランスジューサーを装着させて記録する．その波形は左房収縮によるA波，それに続く大きい心室収縮波（頂点がE点），その途中の小さい山（ESS），最下降点（O点）から心室流入の急速流入波（RF波）と緩速流入波（SF波）があり再びA波に達するという動きを繰り返す．

A波の増高は大動脈弁狭窄などにみられ，左室内圧の上昇，左室機能の低下を意味している．その他，波形の変化により1回拍出量の増加や，逆に左室流出路障害などによる1回拍出量の低下を知ることができる．

2）頸動脈波 carotid artery pulse

（図Ⅵ-26）

頸動脈が左心室の圧変化をよく反映するので，ここにトランスジューサーを当て記録したのが頸動脈波である．

1回の頸動脈波は，心収縮により急激に上昇する波（P波）をつくり，途中に小さい山（T波）や，大動脈弁の閉鎖による切痕（DN）をつくり，徐々に下降する．

大動脈弁の弁膜疾患や，特発性肥大性大動脈弁下狭窄による交互脈などの診断に用いられる．

その他，橈骨動脈波，頸静脈波，指尖容積脈波などの記録が行われる．とくに，指尖容積脈波は，心不全以外にも大動脈弓症候群や末梢循環障害の診断にも有用である．

4．心カテーテル法

Ｘ線透視下で，末梢静脈から右心房，右心室を経て，肺動脈へとカテーテルを挿入する右心カテーテル法と，末梢動脈から上行大動脈を経て逆行性にカテーテルを左心室まで挿入する左心カテー

282　VI. 症候とその機能・臨床検査医学

図VI-27　ビームの方向と心エコー図

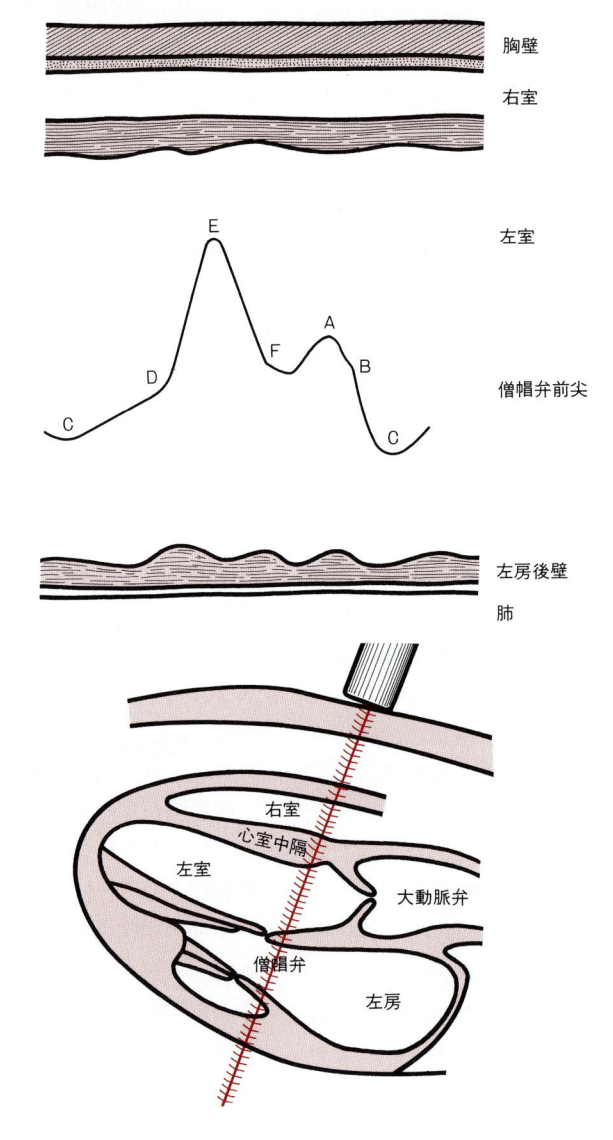

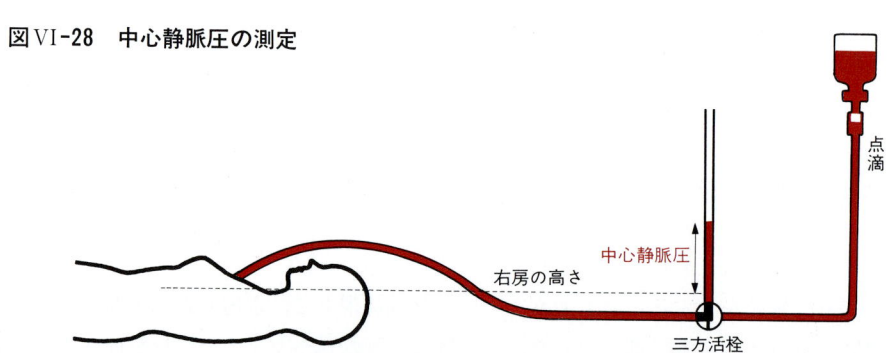

胸壁
右室
左室
僧帽弁前尖
左房後壁
肺

右室
心室中隔
左室
僧帽弁
大動脈弁
左房

図VI-28　中心静脈圧の測定

点滴
中心静脈圧
右房の高さ
三方活栓

テル法，静脈から心房中隔を経て左心カテーテルを行う方法などがある．

各部位での内圧の測定，酸素含量の測定，さらに造影剤注入による造影などを行い，弁の異常，流出路の障害，心内シャント，心拍出量，血管抵抗などを測定することができる．

5．心エコー（心臓の超音波検査）
echocardiogram, ultrasonic cardiogram, UCG

超音波は，トランスジューサーから発振されると，近距離では平行のビームとして進み，それぞれその通過が異なった面で反射される．この反射波を検出して画面に投影させ，心臓の形態や弁の動きをとらえようとするのが心臓の超音波検査である．非侵襲性で苦痛を与えず，血行動態の評価ができるので有効な検査である．断層法（Bモード），Mモード，ドプラ法が用いられる．

1）Mモード　　　　　　　　　　（図VI-27）

図のように，肋間から目的とする部位が描出されるように，トランスジューサーの位置を決め，経時的変化を描出し，弁や壁の動きを記録したものがMモードである．図では僧帽弁前尖の動きをとらえている．このように，心エコー図は，弁の動き，心臓壁や中隔の運動を解析することによって心疾患の診断に役立っている．また，心囊液の貯溜の診断は容易である．

2）Bモード

トランスジューサーの電気的な方向を同一平面上で，扇状に回転させることによって，心臓の構造をとらえる方法が断層心エコー，Bモードである．実際には電気的に移動させるので，位置を決めればトランスジューサーを振る必要はない．

3）カラードプラ法

カラードプラは血液の流れを色で表現することができるので，血流の方向，速さ，逆流の状態をとらえることができる．

以上のような心エコーを単独であるいは組み合わせることによって，駆出血流速度，心室容積，心筋線維短縮速度，心室容積-圧関係，僧帽弁前尖閉鎖速度，左室容積，拡張機能などを測定することにより，心機能の評価が可能である．

6．血圧の測定

1）動脈圧 arterial pressure

血圧は，心収縮力，血管抵抗，循環血液量，血液粘度などによって規定される．臨床的な血圧測定は，一般に上腕動脈周囲にマンシェットを巻き，圧を急激に加えた後，徐々に下降させて触診あるいは聴診法で測定する非観血法が繁用されている．簡単なようであるが，測定方法が誤っていると，当然，正確な値が得られないので，正しい測定方法の理解が必要である．もちろん，心カテーテル法が施行できるならば，より正確に各部位の血圧を測定することができる．

2）静脈圧 venous pressure　　（図VI-28）

右心房あるいは上大静脈，下大静脈などその近縁の大静脈の内圧を中心静脈圧 central venous pressure という．

右心不全や循環血液量の減少によるショックでは，中心静脈圧が低値となる．

中心静脈圧は，鎖骨下静脈や大腿静脈からカテーテルを右房に接した大静脈まで挿入して測定するが，この手技が困難な場合には，肘正中皮静脈など末梢静脈の圧を測定し，中心静脈圧に代わる指標として使用することがある．

図VI-29 胃液検査

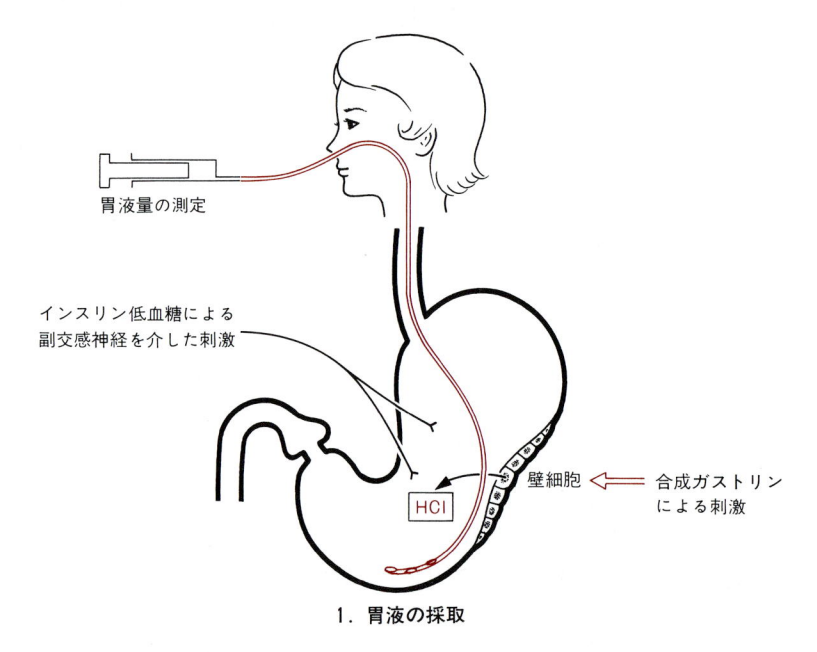

胃液量の測定

インスリン低血糖による
副交感神経を介した刺激

壁細胞 ← 合成ガストリン
による刺激

HCl

1. 胃液の採取

$\frac{1}{10}$N NaOH

pH7.0になるまでNaOHを滴下

採取した胃液

pHメーター

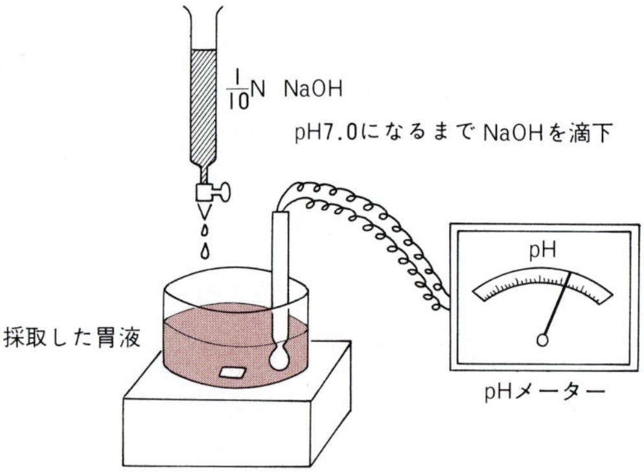

2. 胃液酸度の測定

BAO 0.83mEq/h　MAO 21.5mEq/h

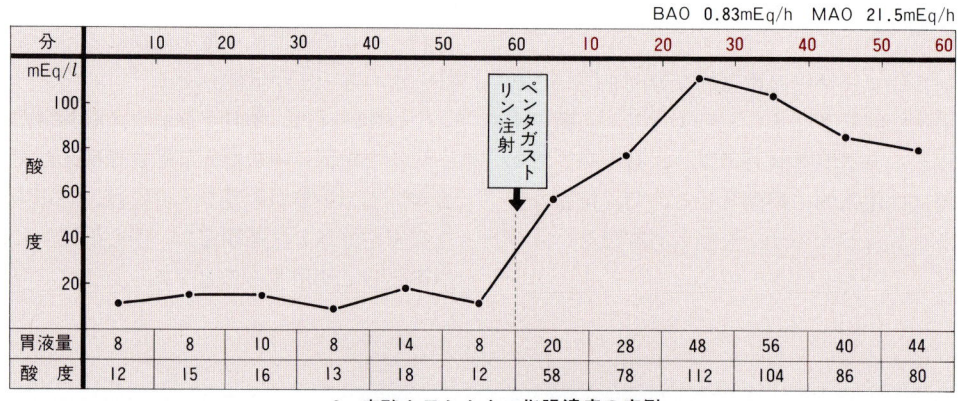

分	10	20	30	40	50	60	10	20	30	40	50	60
胃液量	8	8	10	8	14	8	20	28	48	56	40	44
酸度	12	15	16	13	18	12	58	78	112	104	86	80

ペンタガストリン注射

3. 高酸を示した十二指腸潰瘍の症例

5章　胃機能検査

1．胃液とその役割

　胃は食物の消化について，胃運動，胃液分泌の両面から重要な役割を果たしている．
　胃の壁細胞からは胃酸，主細胞からはペプシノーゲン，副細胞からはムチンが分泌される．ペプシノーゲンは胃酸により活性化されてペプシンとなり，蛋白質の分解を行う．ムチンは胃壁を保護し，潰瘍に対する防御因子として働いている．また，胃液中にはリパーゼも含まれているが，成人の胃内ではほとんど働かない．
　キャッスルの内因子はビタミンB_{12}の吸収には不可欠で，これが不足すると悪性貧血を起こす．
　消化管ホルモン gastrointestinal hormones の面からみれば，ガストリン gastrin などの消化管ホルモンを分泌し，また，その支配を受けて胃液分泌および胃の運動がコントロールされている．

2．胃液検査

1）胃液検査の意義

　胃液は生理的な面では蛋白質の消化に重要な役割を演じ，病態生理学的には胃・十二指腸に発生する消化性潰瘍 peptic ulcer の発生機序の面で主要な攻撃因子となっている．したがって，胃液検査を行い，胃液の量，胃酸の測定を行うことは，消化性潰瘍，無酸症，過酸症，悪性貧血の診断治療に重要である．

2）胃液検査方法　　　　　　（図VI-29）

　胃液の検査法としては，カチカルク法，ヒスタミン法などの薬剤負荷法，また，1回採取法，分割採取法，無管法など種々の検査法が行われてきた．現在は，合成ガストリンやインスリンを刺激剤として用いた分割採取法が広く用いられている．また胃酸を直接連続的に測定する pH メーター法も行われる．
　分割採取法では，早朝空腹時に胃カテーテルを胃に挿入し，安定して採液できることを確認し，10分ごとに60分間胃液を採取する（基礎分泌）．テトラガストリン4μg/kg体重もしくはペンタガストリン6μg/kg体重を筋注し，10分ごとに60分間にわたって胃液を採取する．これらの各胃液について，胃液量，酸度を測定し，基礎酸分泌濃度，最高刺激分泌濃度 MAC，基礎酸分泌量 BAO，最高酸分泌量 MAO を算出する．
　胃管を用いずに，pH 電極を挿入し，長時間にわたって pH を連続測定することも可能である．
　図VI-29・3 には高酸を示した十二指腸潰瘍の症例を示した．

3．キャッスル内因子の測定

　ラジオイムノアッセイ法を用いて，胃液中のキャッスルの内因子の濃度を測定することができる．
　また，^{60}C でラベルして尿中排泄量をみるシリング試験 Schilling test も行われる．
　悪性貧血では，キャッスル内因子の分泌が低下し，ビタミンB_{12}の吸収が不良となるため大球性高色素性貧血を示すことになる．

4．消化管ホルモンの測定

　空腹時もしくはカルシウムなどの薬剤負荷，肉汁エキスなどの食事負荷後に血中消化管ホルモン濃度を測定する．
　ガストリン産生腫瘍であるゾリンガー・エリソン症候群では，著しい高酸を示し，十二指腸潰瘍患者でも高酸を示すことが多い．老人や悪性貧血患者では低酸となる．

VI. 症候とその機能・臨床検査医学

図VI-30 アミラーゼ排泄量

$$アミラーゼ排泄量 = \frac{尿アミラーゼ活性値 \times 尿量}{2時間}$$

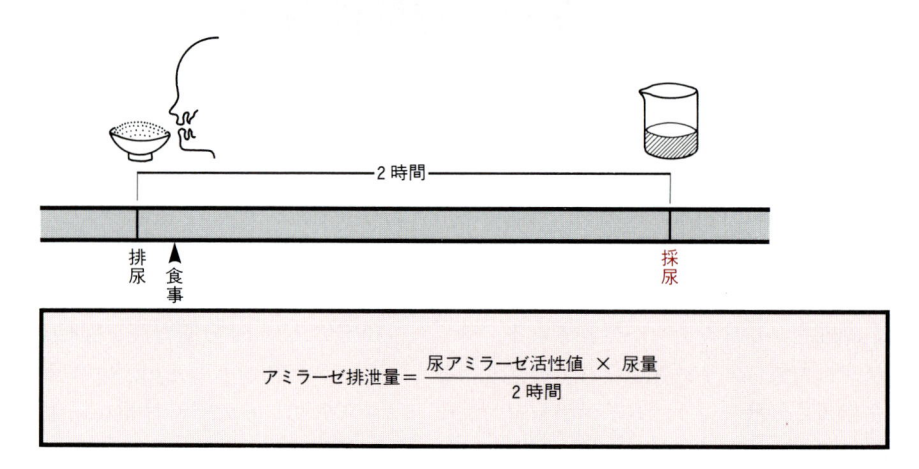

図VI-31 アミラーゼ・クレアチニン・クリアランス比

$$アミラーゼ・クレアチニン・クリアランス比 = \frac{血清アミラーゼ活性 \times 尿クレアチニン濃度}{尿アミラーゼ活性 \times 血清クレアチニン濃度}$$

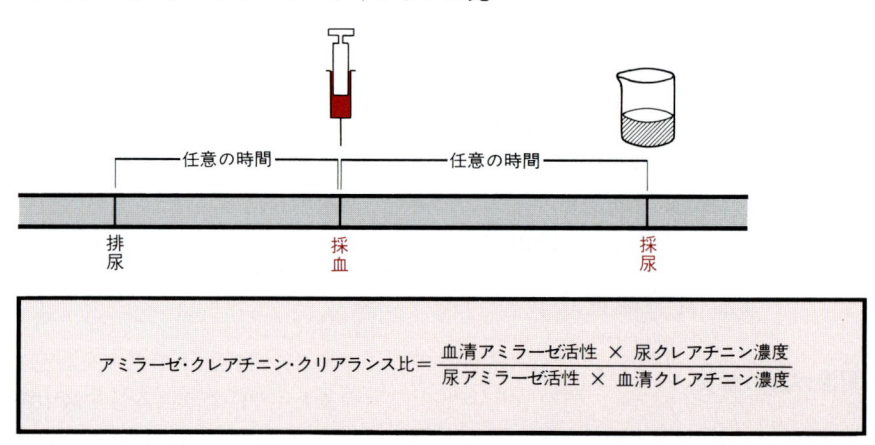

図VI-32 アミラーゼ・アイソザイム

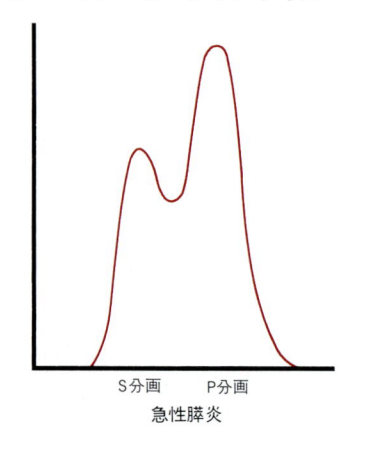

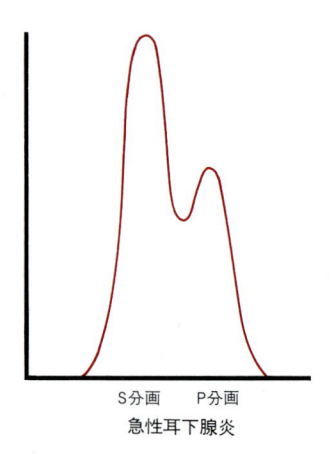

急性膵炎　　　　　　　　　　　急性耳下腺炎

6章　膵機能検査

膵臓は，消化酵素に富んだ膵液をファーター乳頭を通して十二指腸に分泌する外分泌機能と，インスリン，グルカゴンなどのホルモンを血中に分泌する内分泌機能の二つの働きを合わせもっている．そして，この外分泌機能と内分泌機能との間には内外分泌相関とよばれる相関性がある．

1．外分泌機能検査

膵液は，膵腺房細胞で産生され，膵管を経て胆管と合流し，ファーター乳頭から十二指腸内へ分泌される無色透明の消化液である．膵液中には糖質分解酵素アミラーゼ（アミロプシン），マルターゼ，脂質分解酵素リパーゼ（ステアプシン），蛋白分解酵素トリプシノーゲン，キモトリプシノーゲン，カルボキシペプチターゼ，その他の酵素リボヌクレアーゼ，デオキシリボヌクレアーゼなどが含まれている．そして，重炭酸塩が含まれているためにアルカリ性を示し，胃酸を中和して，腸内をこれらの酵素が働きやすい至適pHに整える．

膵外分泌機能が障害されると，膵液中へ分泌される酵素は減少し，また膵酵素が膵組織液中や血中へ移行し（逸脱酵素），血中ないし尿中の膵酵素が増加する．さらに障害が進み，組織に破綻をきたすようになるとこれらの酵素も低下してくる．

1）アミラーゼ　amylase

（1）血清アミラーゼ，尿アミラーゼ

急性膵炎など膵臓に炎症が起こると，膵腺房細胞で産生されたアミラーゼが多量に血中へ移行する．それに伴って尿中アミラーゼも増加する．急性膵炎のときには，尿アミラーゼが血清アミラーゼに比べて，早期に上昇し，遅れて下降する．逆に線維化の進んだ慢性膵炎ではアミラーゼ産生が低下するために，血清アミラーゼ，尿アミラーゼともに低下する．

（2）単位時間当りの尿アミラーゼ排泄量
（図VI-30）

尿アミラーゼ活性値は尿量に左右され，尿量が少ないときは高めに，尿量が多いときには低めを示す傾向がある．尿量の因子を除外するために図VI-30に示した式より単位時間当りの尿アミラーゼ排泄量を計算して判定する7日間の連続測定法がすすめられている．

（3）アミラーゼ・クレアチニン・クリアランス比　amylase-creatinin-clearance ratio
（図VI-31）

尿アミラーゼは尿量以外にも腎機能の影響を受ける．図VI-31の式より算出されたアミラーゼ・クレアチニン・クリアランス比は腎機能の影響を除外でき，しかも尿量や蓄尿時間を無視できる方法としてよく用いられる．

（4）アミラーゼ・アイソザイム　amylase isozyme
（図VI-32）

体内でアミラーゼを産生する部位は，膵臓以外にも唾液腺，腸，卵巣など多くの臓器があるので，流行性耳下腺炎，下痢，飢餓などで血清・尿アミラーゼに異常をきたすことがある．これらの膵臓以外で産生されたアミラーゼの高値との鑑別にはその産生部位をある程度推定できるアミラーゼ・アイソザイムの測定が有用である．

アイソザイムとは，同じ基質に作用して，同じ化学反応を触媒するが，その分子構造が異なるため，性状が少し違っている酵素をいう．

アミラーゼは，血清蛋白電気泳動法と同様に，セルロース・アセテート膜などの支持体に血清を塗布し，電気泳動するとfast-γ位に移動する膵性のアミラーゼ（P分画）と，pre-γ位に移動する膵以外の臓器（唾液腺など）に由来するアミラーゼ（S分画）に分離される．膵疾患ではP分画の比率が高くなり，流行性耳下腺炎など他臓器の疾患で

VI. 症候とその機能・臨床検査医学

図VI-33 セクレチン試験

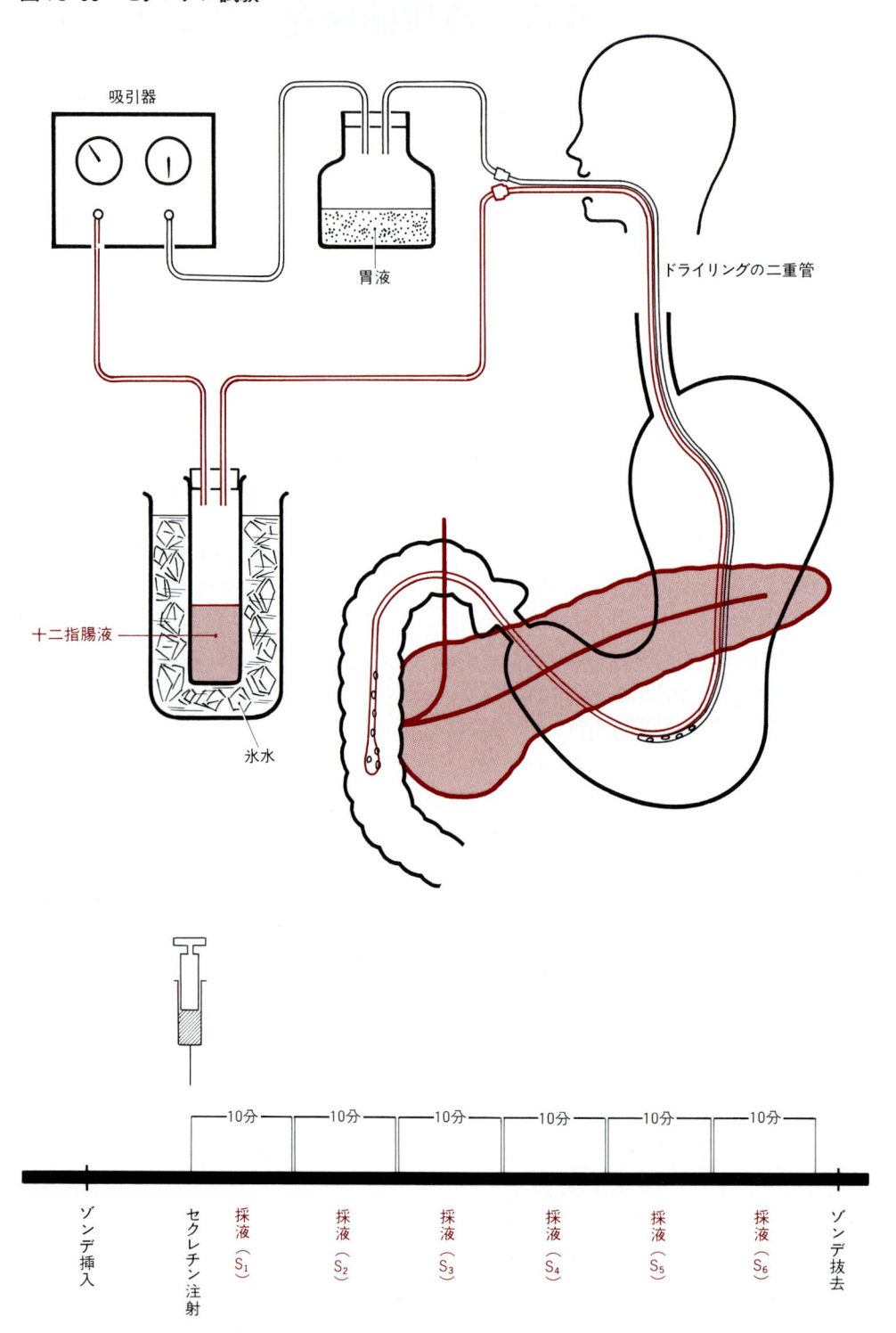

はS分画の比率が高くなるので産生部位を推定でき，膵炎の診断に役立つ．

2）セクレチン試験　secretin test
(図VI-33)

(1) セクレチン試験の意義

セクレチンは，上部小腸のS細胞で産生される27個のアミノ酸からなる消化管ホルモンである．膵外分泌刺激作用が主な生理作用で，膵の導管細胞に作用して膵液中の水分量を増加させ，また，重炭酸塩の分泌をも増加させる作用がある．十二指腸の酸性化により放出される．

セクレチン試験は，十二指腸にゾンデを挿入して，セクレチン注射で膵液分泌を刺激して，膵臓から分泌される膵液の成分を分析し，膵機能を知る検査である．

以前は，パンクレオザイミンとセクレチンの2種類の消化管ホルモンを用いて膵外分泌を刺激するパンクレオザイミン-セクレチン試験が行われていたが，パンクレオザイミンが製造中止となり，セクレチン試験にとって代わられた．

採取した十二指腸液の液量，膵酵素（主にアミラーゼ，ときにリパーゼ）活性，重炭酸塩濃度を測定する．膵液細胞診，血清アミラーゼ誘発試験を同時に行うことも可能である．

操作は繁雑であるが信頼性の高い検査であり，日本膵臓病学会の慢性膵炎診断基準の項目の一つになっている．

(2) 検査方法（一回注射法）

① 前日の夕食後は絶食とし，早朝空腹時に検査を施行する．

② 採液チューブを十二指腸下行脚へ挿入し固定する．胃液が混入すると，重炭酸塩濃度が低値となるので，チューブの位置はX線透視下で確認したほうが良い．

③ 20～30分間，十二指腸液を安定して採取できることを確認する．

④ 体重にかかわらず，セクレチン100単位を静注する．

⑤ 10分間隔で60分間，十二指腸液を採取する．

⑥ 各分画について，液量，重炭酸塩濃度，アミラーゼ活性を測定する．

体重当りの液量，体重当りのアミラーゼ量，体重当りの重炭酸塩量，最高重炭酸塩濃度を計算する．

重炭酸塩濃度の低下に加えて，膵酵素分泌量と膵液量の両者かいずれかが低下していれば，慢性膵炎確診例となる．重炭酸濃度の低下のみ，あるいは膵酵素分泌量と膵液量が同時に減少していれば，慢性膵炎準確診例となる．

採血を行ってアミラーゼ誘発試験としたり，細胞診を同時に行うこともできる．

急性膵炎，慢性膵炎急性期などの急性炎症が存在する時期には禁忌である．

3）PFD試験（ベンチロミド試験）
(図VI-34)

(1) PFD試験の意義

最近盛んに用いられるようになってきた検査にPFD (pancreatic function diagnostant) がある．この検査法は，患者にカテーテルの挿管を必要としないので，セクレチン試験に比べて操作が簡単である．

PFDの成分はN-benzoyl-L-tyrosyl-p-aminobenzoic acid（ベンチロミド）で，経口投与しても，このままの形で消化管から吸収されることはほとんどない．しかし，膵液中の酵素であるα-キモトリプシンの作用を受けると，ペプチド結合が切れて，パラアミノ安息香酸PABAとタイロシン，安息香酸に分解される．

PABAは腸管から容易に吸収され，肝で抱合を受け，馬尿酸，パラアミノ馬尿酸などのPABA抱合体となり，尿中へ排泄される．したがって，尿中（または血中）PABA抱合体の排泄量（血中濃度）を測定することにより，膵外分泌機能を知ることができる．

(2) 検査方法

① 3日くらい前から試験成績に影響を与える薬（消化酵素剤，利胆剤など）の投与を中止する．

② 早朝空腹時に排尿する．

③ PFD内服液1アンプル（ベンチロミド500

VI. 症候とその機能・臨床検査医学

図VI-34 PFD試験

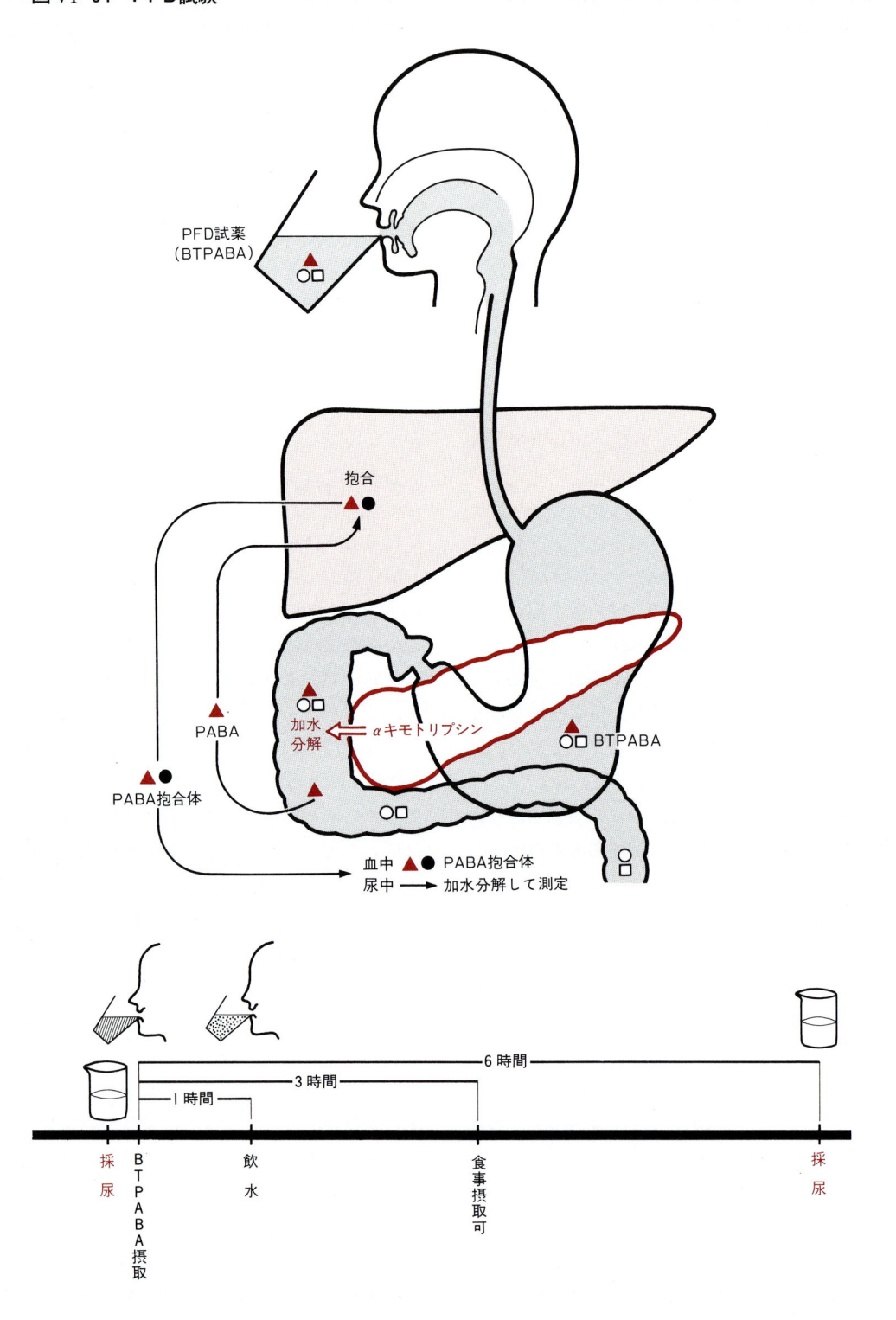

mg含有）を200ml以上の水とともに服用する．
④ 約1時間後200ml以上飲水する（尿量を増やすため）．以降飲水は可．
⑤ PFD服用後3時間以降は摂食を許可する．
⑥ PFD服用後6時間で採尿し，被験尿とする．
⑦ 尿中PABA抱合体濃度を測定し，PFDの尿中排泄率を算出する．

以上は1回採尿法によるPFD試験であるが，血中濃度を測定する方法や，数回採血する方法もある．また，PABAを投与したときの血中濃度と，PFDを投与したときの血中濃度の比から，PABA吸収障害を除外する方法も試みられている．PFDは，膵液中のα-キモトリプシン活性が低下する慢性膵炎など，膵外分泌機能低下をきたす疾患で低値を示す．

4）出納試験 balance study

食事内容の蛋白質，脂質の量を測定し，ついでマーカーとして色素を混合した同じ食事を摂取させ，投与期間中の糞便に含まれる蛋白質，脂質量を測定する．両者の値から経口摂取した蛋白質，脂質の吸収率を算出する検査である．

生理的な状態における消化・吸収機能がわかり，しかも患者に与える負担が少ない優れた方法であるが，測定方法の繁雑さから，あまり臨床的に利用されていない．

膵外分泌機能障害では，吸収率の低下および糞便中の窒素量の増加，脂肪量の増加が認められる．蛋白質より脂肪の消化吸収のほうが障害されやすい．

5）アイソトープを用いた消化吸収試験

^{131}Iでラベルした食事（ホットミール）を投与して，糞便排泄率または血中への移行率を測定して，消化吸収機能を知る検査である．

脂肪の消化吸収試験としては，ホットミールに^{131}I-トリオレインを用いた^{131}I-トリオレイン試験，^{131}I-オレイン酸を用いた^{131}I-オレイン酸試験が，また蛋白吸収試験としては^{131}I-RISA（標識ヒトアルブミン）を用いた^{131}I-RISA試験がある．

膵外分泌機能障害があると糞便中への排泄率が増加する．オレイン酸は小腸でそのまま吸収されるが，トリオレインは膵酵素の分解を受けないと吸収されにくい．したがって，オレイン酸の吸収は障害されず，トリオレインの吸収が障害されているときは，膵外分泌障害と判断される．オレイン酸，トリオレインいずれもの吸収が障害されているときは，むしろ小腸の吸収障害を考える必要がある．

6）その他の消化吸収試験

糞便をそのまま，あるいは染色をして検鏡することは手軽な消化吸収試験であり，試験食負荷をすれば，さらに異常を認めやすい（「1章 一般検査」の項参照）．

ラクターゼ欠乏による乳糖不耐症のような特殊な吸収障害については，経口投与して血中濃度を測定する負荷試験や，小腸の生検組織についての生化学的検索が試みられている．

2．内分泌機能検査

膵臓の内分泌機能としては，α細胞からグルカゴン glucagon，β細胞からインスリン insulin，D細胞からはソマトスタチン somatostatin を分泌している．とくに糖質の代謝に重要な役割を演じており，インスリンは脂肪組織や筋肉におけるブドウ糖の取込み，解糖作用を促進し，また，肝臓におけるグリコーゲンの生成を促進している．体内でインスリン作用不足の状態に陥ると，ブドウ糖の細胞内への取込みが障害されて，血糖値が上昇する．また，糖を利用できないために，その代わりとして脂肪がエネルギー源として用いられることになる．これが高度になるとその処理がしきれなくなるために，遊離脂肪酸分解代謝産物であるアセトン体（ケトン体）が増加し，糖尿病性ケトーシスの状態となる．

1）尿糖の検査

血中のブドウ糖は，糸球体でろ過されたのち，尿細管で再吸収され，正常の状態では尿中に排泄されることはない．しかし血糖値が腎臓のブドウ

図VI-35 糖負荷試験

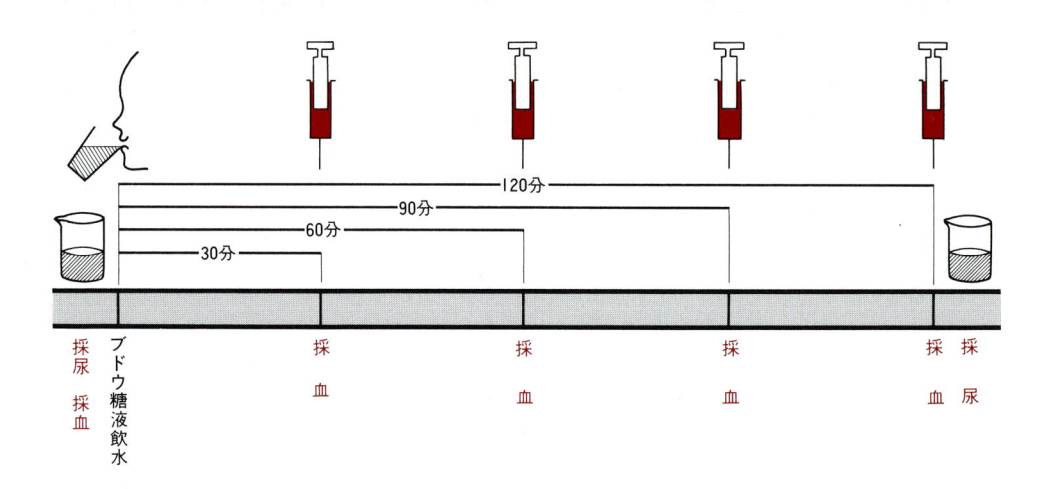

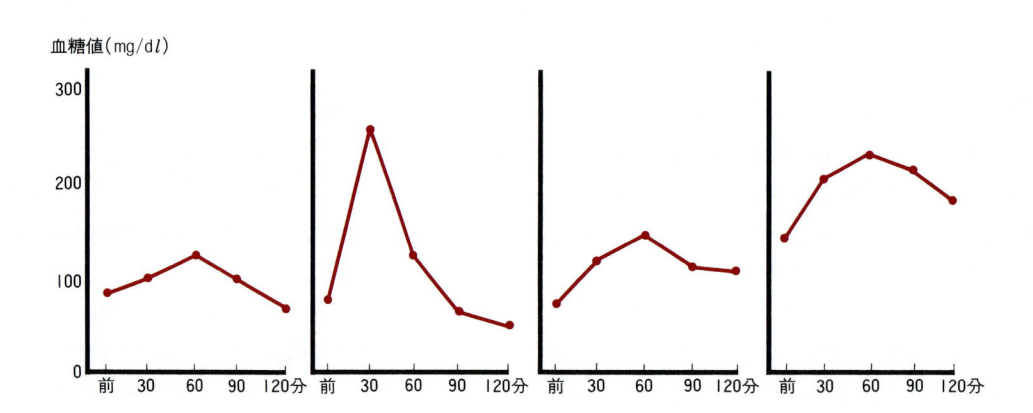

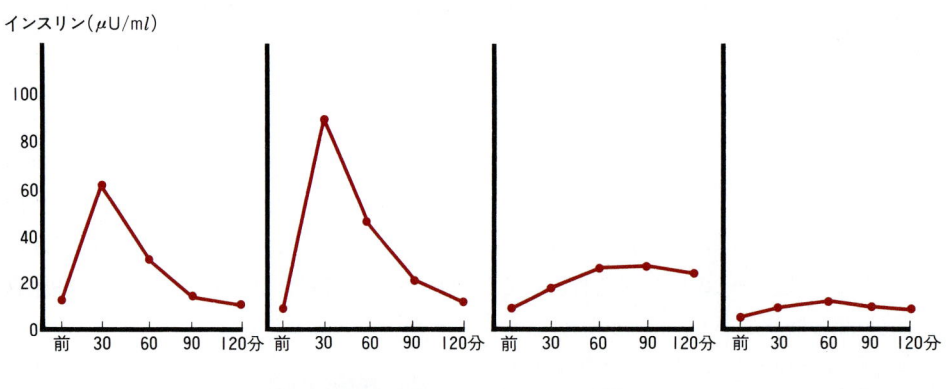

1. 正常型
2. 急峻高血糖型
3. 境界型
4. 糖尿病型

糖排泄閾（正常人で 170〜180 mg/dl）を超えると尿中へブドウ糖が排泄されるようになる．したがって，血糖値の常に高い，中等症以上の糖尿病では，尿糖が常に陽性になる．しかし，軽症糖尿病では，尿糖陰性のことや，食後尿のみ尿糖が検出されることもある．腎性糖尿では，腎臓のブドウ糖排泄閾値が低いため，血糖が上昇していないにもかかわらず尿糖が常に陽性となる．

2）血糖の検査

近年，試験紙法の発達とともに糖尿病のスクリーニング検査として尿糖検査が広く行われるようになってきている．しかし，前述のように食事との関係，尿量との関係などがあり，必ずしも尿糖の量と血糖値とが並行していないのが常である．

血中ブドウ糖の測定方法としては，ハゲドロン-エンセン法，ソモジ-ネルソン法，ホフマン法，ブドウ糖酸化酵素法など多くの方法があるが，なかでも，ブドウ糖酸化酵素による方法が真のブドウ糖を測定するという意味からも広く用いられている．測定方法により，採血時の添加薬剤が異なるので注意が必要である．

3）糖負荷試験
（図Ⅵ-35）

（1）糖負荷試験の意義

インスリンの作用不足で生じる糖尿病以外にも甲状腺機能亢進症，クッシング症候群，脳圧亢進，精神興奮など，血糖上昇，尿糖陽性をきたす種々の病態がある．また，逆に，β細胞の腫瘍であるインスリノーマ insulinoma など血糖の低下をきたす疾患もある．真性の糖尿病の程度を推定する意味のほかに，これらの疾患を鑑別するためにも糖負荷試験が行われている．

（2）検査方法

早朝空腹時に採血したのちブドウ糖水溶液を経口摂取させる．ブドウ糖の量は 50〜100 g が用いられてきたが，1981 年頃より 75 g が一般的になってきている．

ブドウ糖投与後 30 分ないし 1 時間間隔で採血し，血糖値およびインスリン値を測定する．

糖尿病では血糖曲線は糖尿病型をとり，インスリンは低反応を示す．

4）グリコヘモグロビン（HbA_{1C}，HbA_1）

赤血球に含まれるヘモグロビンのうち，90％以上は HbA であるが，そのうち，ブドウ糖と結合して過去 2〜3 カ月の血糖の状態を反映するといわれるヘモグロビン A_1（その大部分は HbA_{1c} が占める）の測定が，近年，糖尿病の長期コントロールの指標として利用されるようになってきた．

図VI-36　肝機能検査法の選択

| | | スクリーニング | | 肝障害の診断 | 黄疸の鑑別 | 重症度判定 | 経過観察 | 治癒判定 |
		集検	ドック					
血清(漿)	総ビリルビン	○	◎	◎	◎	◎	◎	○
	直接型ビリルビン				◎			
	総蛋白		◎	◎		◎	◎	
	アルブミン(またはChE)		◎	◎		◎	◎	
	膠質反応	○	◎	◎		◎	◎	◎
	蛋白分画		◎	◎		◎	◎	○
	GOT (AST) GPT (ALT)	◎	◎	◎	◎	◎	◎	◎
	ALP (またはLAP)	○	◎	◎	◎		○	○
	γ-GTP	○	◎	◎			○	○
	LDH		◎	◎				
	ICG (またはBSP)		○	○	◎	◎		○
	総コレステロール		◎		○	◎		
尿	ビリルビン				◎			
	ウロビリノーゲン				◎			

◎ 必須　　○ 可能なかぎり行う

(日本消化器病学会肝機能研究会，1976[2])改変)

7章　肝機能検査

　肝臓は，右上腹部横隔膜下にある大きな臓器で，栄養素の処理，貯蔵，解毒，分解，排泄など多くの機能を営んでいる．とくに，糖代謝，蛋白代謝，脂質代謝，ビタミン・ミネラル代謝，ホルモン代謝などにおける中間代謝では重要な役割を果たしている．そのほか，胆汁の産生，各種抱合による無毒化，血液の凝固，血液量の調節など，その機能は多方面に及んでいる．

　したがって，肝機能検査も，多方面からの検査が可能であり，また必要である．

1．尿検査，糞便検査

　尿中ウロビリノーゲンおよびビリルビンの動態を検査することによって，肝臓における胆汁色素代謝の状態，胆汁中への排泄，腸肝循環の状態をとらえることができる．便中ウロビリン体も参考となる（本文 p. 257～265 参照）．

2．血液化学検査

（図VI-36，VI-37，VI-39）

1）ビリルビン bilirubin

　ビリルビンには，水に溶けにくい間接型ビリルビンと，水に溶けやすい直接型ビリルビンとがある．赤血球が細網内皮系で破壊され，ヘモグロビンの酸化・分解によって間接型ビリルビンが産生される．間接型ビリルビンは肝臓でグルクロン酸抱合などを受け，直接型ビリルビンとなり，胆汁中へ排泄される．血中総ビリルビン濃度が 2 mg/dl を超すと黄疸となり，眼球結膜や皮膚の黄染がみられるようになる．直接ビリルビンの増加は胆汁排泄の障害（肝実質細胞障害，胆道系の閉塞など）を，また間接ビリルビンの増加はビリルビン生成の増加や，肝実質細胞障害を示唆している．

　モイレングラハト Meurengracht 法は目による簡便な比色によって血清の色調，ビリルビンの多少を検索するものであるが，ビリルビン以外の色素の影響を受けやすい．

2）トランスアミナーゼ transaminase

　AST(aspartate : 2-oxoglutarate aminotransferase)，GOT(glutamic oxaloacetic transaminase) は，アスパラギン酸および α-ケトグルタール酸のアミノ基を転移させ，グルタミン酸とオキザロ酢酸の生成を促す酵素であり，ALT(alanine: 2-oxoglutarate aminotransferase)，GPT(glutamic pyruvic transaminase) は，アラニンおよび α-ケトグルタール酸からグルタミン酸とピルビン酸の生成を促す酵素である．

　AST は心筋や肝臓に高濃度に存在し，ALT は肝臓にもっとも多く，腎臓や心筋などにも存在する．いずれも肝臓に特異的なものではないが，肝実質細胞の障害で，肝細胞膜の透過性亢進が起こり，血清中の酵素活性が上昇する．ことに急性肝炎で著明である．しかし，肝硬変や肝癌では上昇の度合いが低い．

　AST にはアイソザイムがあり，m-AST（ミトコンドリア AST）は AST より肝細胞の障害を鋭敏に反映する．

3）乳酸脱水素酵素 lactate dehydrogenase, LDH

　LDH は，乳酸＋補酵素 NAD^+ とピルビン酸＋$NADH+H^+$ の反応を促進する．LDH は解糖系の重要な酵素で，多くの組織に存在し，とくに心臓，腎臓に多い．骨格筋，膵臓，脾臓，肝臓，肺などにも，また，赤血球中にも存在する．肝疾患では急性肝炎など肝実質細胞障害で上昇する．

4）アルカリホスファターゼ alkaliphosphatase, ALP

　アルカリホスファターゼは，有機モノリン酸エステルを加水分解する酵素で，至適 pH はアルカリ性である．腎臓，小腸，骨芽細胞，肝臓の毛細

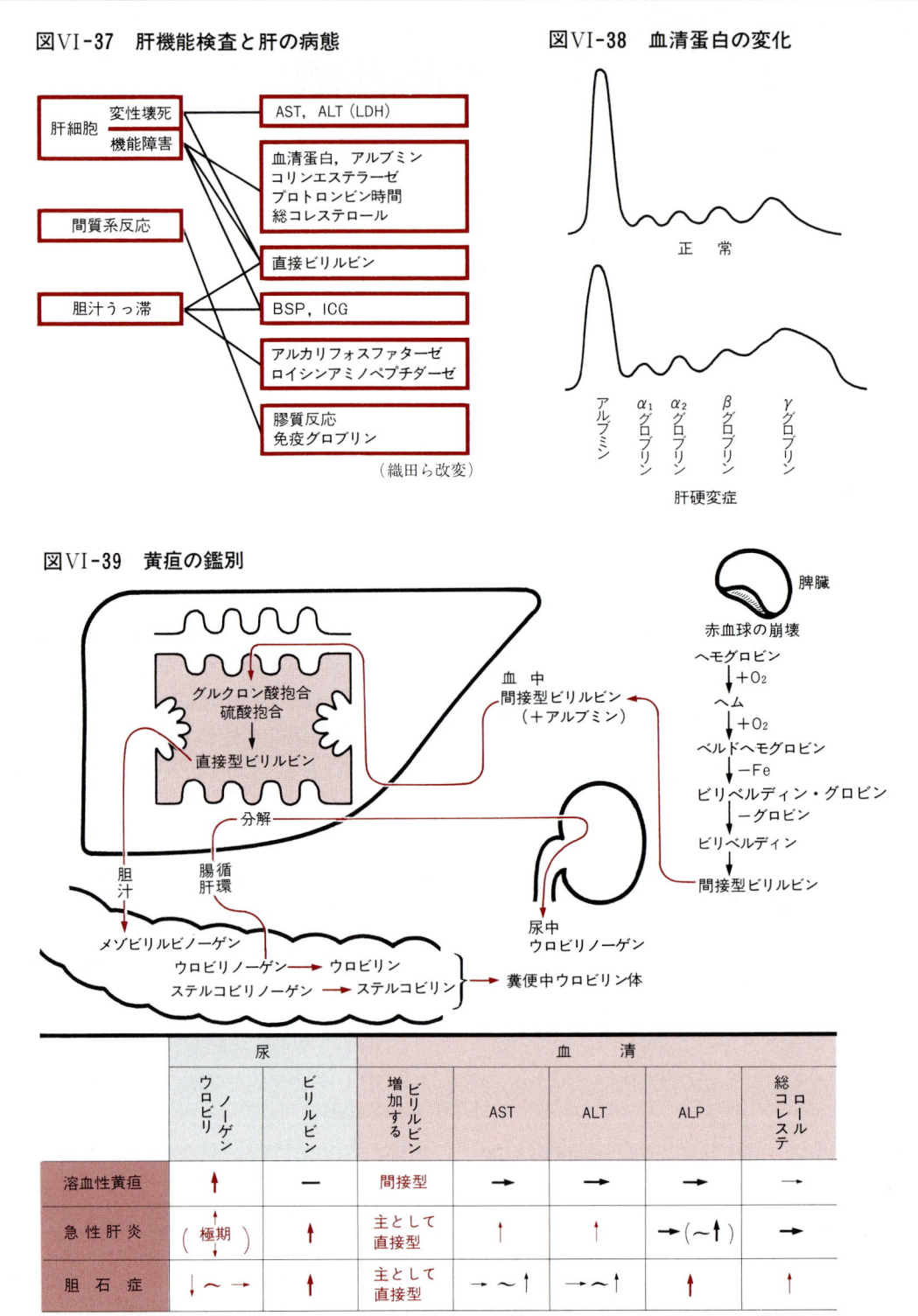

VI. 症候とその機能・臨床検査医学

図VI-37 肝機能検査と肝の病態

- 肝細胞
  - 変性壊死 → AST, ALT (LDH)
  - 機能障害 → 血清蛋白, アルブミン / コリンエステラーゼ / プロトロンビン時間 / 総コレステロール
- 間質系反応
- 胆汁うっ滞
  - → 直接ビリルビン
  - → BSP, ICG
  - → アルカリフォスファターゼ / ロイシンアミノペプチダーゼ
  - → 膠質反応 / 免疫グロブリン

（織田ら改変）

図VI-38 血清蛋白の変化

正常

肝硬変症

アルブミン / α_1グロブリン / α_2グロブリン / βグロブリン / γグロブリン

図VI-39 黄疸の鑑別

脾臓
赤血球の崩壊
ヘモグロビン
↓ +O_2
ヘム
↓ +O_2
ベルドヘモグロビン
↓ -Fe
ビリベルディン・グロビン
↓ -グロビン
ビリベルディン
↓
間接型ビリルビン

グルクロン酸抱合 / 硫酸抱合 → 直接型ビリルビン
血中 間接型ビリルビン（＋アルブミン）
胆汁／腸循肝環／分解
メゾビリルビノーゲン
ウロビリノーゲン → ウロビリン
ステルコビリノーゲン → ステルコビリン → 糞便中ウロビリン体
尿中 ウロビリノーゲン

	尿		血 清				
	ウロビリノーゲン	ビリルビン	増加するビリルビン	AST	ALT	ALP	総コレステロール
溶血性黄疸	↑	—	間接型	→	→	→	→
急 性 肝 炎	↑（極期）	↑	主として直接型	↑	↑	→（～↑）	→
胆 石 症	↓～→	↑	主として直接型	→～↑	→～↑	↑	↑

（↓低下　→不変　↑上昇）

胆管に高濃度に存在する．ASTやALTとは異なり，血清アルカリホスファターゼの上昇は，その生成の亢進によって引き起こされる．

肝疾患におけるALPは，肝細胞性黄疸，閉塞性黄疸，胆汁うっ滞，あるいは肝腫瘍などの限局性肝障害でも上昇がみられる．

ALPアイソザイムあるいはLAP，γ-GTPなど他の酵素との関連で肝・胆道系疾患によるALPの上昇と，他の疾患によるALPの上昇と鑑別することができる．

5) ロイシンアミノペプチダーゼ leucine aminopeptidase, LAP

LAPは，遊離アミノ基をもつアミノ酸残基のペプチド結合，酸アミド結合を水解する酵素の一つで，アミノ基がロイシンのときにもっとも強い水解作用を発揮する．

肝・胆道系疾患，膵疾患および妊娠で高値を示すことが多い．また，ALPと並行して上昇することが多いが，しかし，骨疾患では上昇しない．

6) γ-グルタミールトランスペプチダーゼ γ-glutamyl transpeptidase, γ-GTP

γ-GTPは，γ-グルタミールペプチドを加水分解するとともに，γ-グルタミール基を他のペプチドや，L-アミノ酸に転移する酵素である．生体内活性は腎で圧倒的に高く，ついで膵臓，肝臓の順である．腎疾患では上昇がみられず，膵疾患や胆汁うっ滞を主とする肝・胆道系疾患，肝腫瘍，アルコール性肝障害などで上昇する．

7) コリンエステラーゼ cholinesterase, ChE

ChEは，肝臓で生成される酵素で，肝実質障害で低下をきたす．ネフローゼなどの腎疾患でも上昇することが多い．

8) 血清蛋白 serum protein　　(図Ⅵ-38)

肝臓は，蛋白代謝，ことにその合成の重要な場である．肝疾患で蛋白合成の低下がみられると，血清総蛋白濃度，血清アルブミン濃度の減少，相対的なγ-グロブリンの増加が起こる．ことに肝硬変症に著明である．血清蛋白分画は一般に電気泳動法によって測定されるが，電気泳動法以外にも，簡単にアルブミンの低下，グロブリンの増加をとらえる方法がいろいろあり，まとめて膠質反応とよばれている．これには，チモール混濁試験TTT，硫酸亜鉛混濁試験ZTT，ケファリンコレステロール綿状反応CCF，ルゴール反応などがある．

9) コレステロール cholesterol

肝臓は，コレステロールを合成し，余剰分を胆汁に排泄している．胆道閉塞では，胆汁排泄障害と，その合成促進により，血清コレステロールの上昇をきたす．しかし，肝硬変症のように高度の肝実質障害をきたした場合には血清コレステロール値の低下がみられる．

10) プロトロンビン時間 prothrombin time

プロトロンビン時間は，プロトロンビン，血液凝固の第Ⅴ，Ⅶ，Ⅹ因子，フィブリノーゲンなどが関与している血液凝固機能検査である．プロトロンビンの生成は肝臓で行われ，また，その生成に必要なビタミンKの腸管からの吸収には胆汁が必要である．したがって，胆汁排泄の障害（この場合，ビタミンKを注射するとプロトロンビン時間が回復する）や，肝細胞障害（ビタミンKを注射しても回復しない）でプロトロンビン時間の延長がみられる．

3．色素排泄試験

肝臓は解毒排泄機能をもっているために，経静脈的に投与した色素によって，その排泄機能を推定することができる．すなわち，色素を注射し，その血中停滞率より肝機能検査を行う方法が色素排泄試験である．

1) ブロムサルファレイン排泄試験 bromsulfalein, BSP　　(図Ⅵ-40)

BSPは，アルカリ性で赤紫色を示す色素で，一部腎から排泄されるが，大部分は肝細胞で抱合を

VI. 症候とその機能・臨床検査医学

図VI-40　BSP試験

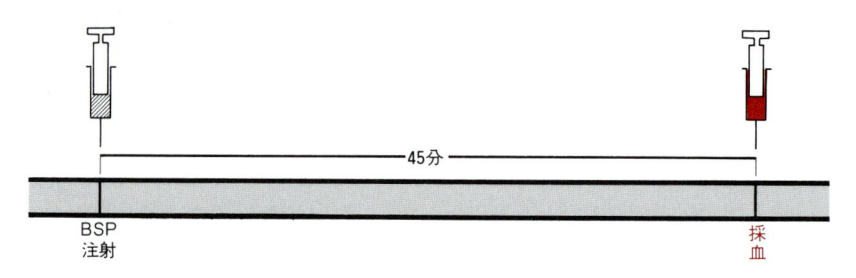

45分
BSP注射　採血

図VI-41　ICGテスト

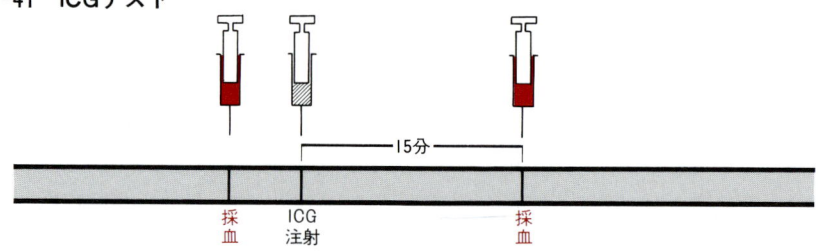

15分
採血　ICG注射　採血

図VI-42　十二指腸液検査（メルツァ・リオン法）

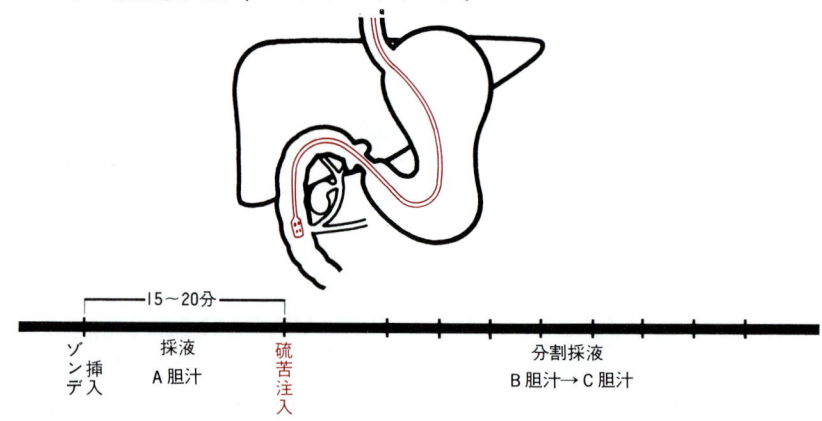

15〜20分
ゾンデ挿入　採液 A胆汁　硫苦注入　分割採液 B胆汁→C胆汁

図VI-43　十二指腸液検査の例

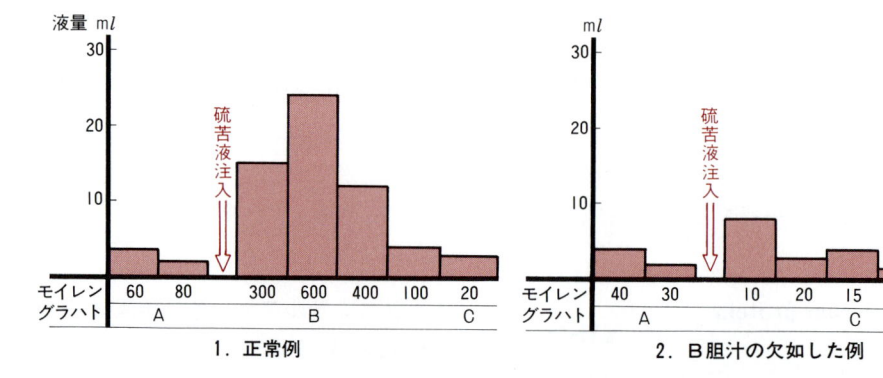

1. 正常例

モイレングラハト	60	80		300	600	400	100	20
	A	A		B	B	B	C	C

硫苦液注入

2. B胆汁の欠如した例

モイレングラハト	40	30		10	20	15	10
	A	A		C	C	C	C

硫苦液注入

受け，胆汁中へ排泄される．肝障害があると，肝血流量の減少，肝細胞のBSPの摂取，抱合，排泄などの障害，さらには胆道閉塞によるBSP排泄障害などによって血中停滞率が増加する．

BSPの血中停滞率が増加する疾患には，肝硬変，慢性肝炎，胆汁流出障害，ウイルス性肝炎，中毒性肝炎，肝循環障害，肝膿瘍，肝腫瘍，体質性黄疸などがある．

デュビン-ジョンソン症候群（体質性黄疸の一種）では45分値より2時間値のほうが高いという特殊な型をとる．

2）インドシアニングリーン排泄試験
indocyanine green, ICG
（図Ⅵ-41）

ICGは，暗緑色の色素で，静注すると血清アルブミンと結合し，肝細胞では抱合を受けず，遊離の形のまま胆汁中へ排泄される．また，腸肝循環は行わないといわれている．

ICGが異常値をとる疾患は，BSPの場合とほぼ同じであるが，腎臓からの排泄がはるかに少なく，また，血中から消失する曲線を画くと，その初期の曲線は肝血流量およびICGの肝摂取量とよく相関している．なお，BSPに比べて肝臓の炎症性変化との関連が少ない．

4．胆汁の検査
（図Ⅵ-42，Ⅵ-43）

胆汁の検査には，十二指腸ゾンデを挿入し，硫苦（硫酸マグネシウム）を注入して，胆嚢を収縮させ，胆汁（膵液・小腸粘膜分泌物を含む十二指腸液）を採取して検査するメルツァ・リオン Meltzer-Lyon法が広く用いられている．

早朝空腹時に，十二指腸ゾンデを胆管・膵管が開口する十二指腸下行脚のファーター乳頭近くまで挿入する．A胆汁（胆管胆汁）を採取した後，硫苦を注入し，その後，得られる濃厚なB胆汁（胆嚢胆汁），引き続いて希薄なC胆汁（肝胆汁）を採取する．各胆汁についてモイレングラハト，液量，沈渣，細菌検査などを行う．

高度の肝実質細胞障害があれば，A，B，C胆汁がすべて希薄になる．胆嚢の機能不全があれば（胆石症，胆嚢癌，胆嚢感染症など）B胆汁が欠如する．胆石，感染，寄生虫疾患などがあれば胆汁の沈渣に異常が認められる．

図Ⅵ-43は胆嚢頸部結石症のために硫苦を注入してもB胆汁が得られなかった例（モイレングラハトの上昇がみられない）を正常と対比して示してある．

胆嚢収縮刺激剤としては，硫苦のほかにオリーブ油注入あるいはセルレインの筋肉注射などがある．

5．胆道造影法

経口的あるいは経静脈的にヨード系の造影剤を投与し，肝臓，胆管を経て胆嚢へ入り濃縮されたところをX線撮影する．したがって，これらの吸収障害，肝機能低下，胆道閉塞などがある場合には造影されないことが多い．このような場合には，経皮経肝胆道造影 percutaneous transhepatic cholangiography, PTCで直接肝管を穿刺するか，内視鏡的逆行性（膵）胆管造影 endoscopic retrograde cholangiopancreatography, ERCPで，ファーター乳頭に挿管したチューブを介して造影剤を注入し，胆道系を造影する．

胆嚢造影後，セルレイン注射や卵黄の経口摂取によって胆嚢の収縮を検査する．

なお，胆石症や肝の腫瘍性病変については，超音波診断法がよい成績をあげている．

図VI-44 腎臓のクリアランス

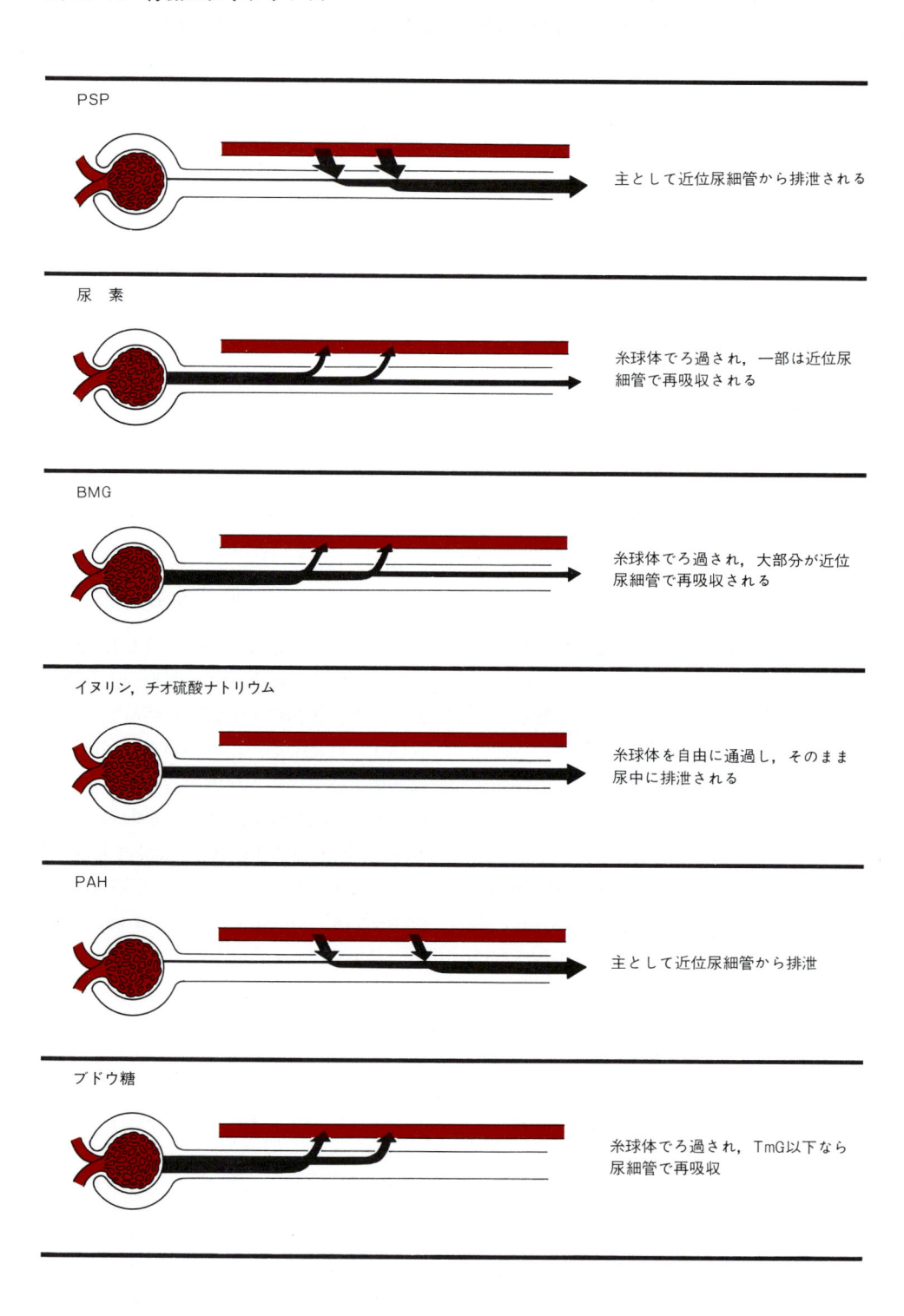

PSP
主として近位尿細管から排泄される

尿素
糸球体でろ過され，一部は近位尿細管で再吸収される

BMG
糸球体でろ過され，大部分が近位尿細管で再吸収される

イヌリン，チオ硫酸ナトリウム
糸球体を自由に通過し，そのまま尿中に排泄される

PAH
主として近位尿細管から排泄

ブドウ糖
糸球体でろ過され，TmG以下なら尿細管で再吸収

8章　腎機能検査

　腎臓は一側の腎臓が約100万個のネフロン nephron の集まりからなる臓器で，尿の生成を行い，血液の恒常性を維持する働きをしている．すなわち，糸球体から有効ろ過圧によって生成された原尿が，ボーマン嚢から尿細管へ移行し，ある種の物質が分泌される一方，水分の約99％以上が再吸収される．そして1日約1～2 l の尿が生成されることになる．

1．クリアランス clearance とは

（図VI-44）

　腎臓のクリアランスとは，血漿中のある物質が，単位時間に，どの程度尿中に排泄されるか，血液中の物質がどれだけ清掃されるかという意味で用いられる．

　各種物質の血漿中から尿中への排泄状態をみると，図V-44のようにPSP（フェノールスルホフタレイン）は約94％が近位尿細管から，約6％が糸球体から排泄される．尿素は糸球体でろ過されて，一部は尿細管で再吸収される．β_2-マイクログロブリンは糸球体でろ過され，大部分が近位尿細管で再吸収される．イヌリンやチオ硫酸ナトリウムは糸球体を自由に通過し，尿細管で再吸収を受けず，そのまま尿中へ排泄される．パラアミノ馬尿酸 PAH は主として近位尿細管から分泌される．ブドウ糖は糸球体でろ過され，尿細管吸収極量以下であればその全部が尿細管から再吸収される．

　これらの各種物質は糸球体，尿細管でのろ過，分泌，吸収の態度などが異なるので，これらを組み合わせることによって，後述するように，各種の腎機能を推察することができる．

2．尿検査

　腎疾患のスクリーニング検査として，尿蛋白，尿比重および尿沈渣の測定が行われる（本文 p. 257～261 参照）．

3．血液化学検査

1）尿素窒素 blood urea nitrogen, BUN

　尿素窒素は，蛋白代謝産物であり，腎糸球体からろ過され，一部は尿細管で再吸収される．腎機能障害があると血液中の尿素窒素が上昇し，腎不全に陥ると著明に増加する．腎機能障害以外でも，著しい脱水，蛋白質の大量摂取，消化管出血などによって上昇することがある．従来，非蛋白窒素 NPN の測定が繁用されていたが，BUN のほうが感度よく，測定法も簡単なので，近年，BUN の測定が盛んに行われるようになってきている．

2）クレアチニン creatinine

　クレアチニンは，主として肝臓でアミノ酸から合成されるクレアチンが脱水されたもので，筋肉ではクレアチンリン酸などから生成される．正常の場合，尿中排泄量がほぼ一定しているのと，測定が比較的容易なために，後述するクリアランス試験も含めて，腎機能検査に利用されている．尿路の閉塞性障害では，尿素窒素よりもはやく増加する．

3）尿酸 uric acid

　尿酸は核酸代謝産物で糸球体からろ過され，尿細管で再吸収を受け，また，尿細管からも分泌される．慢性腎不全で増加しやすく，痛風や核酸代謝が亢進した状態で増加する．

4）β_2-マイクログロブリン β_2-microglobulin, BMG

　β_2-マイクログロブリンは，血漿蛋白の一つで，ライソザイム，ビタミンA結合蛋白と同様の低分子蛋白（分子量5万以下）である．糸球体でろ過され，尿細管でその大部分が再吸収される．糸球体機能障害があると血中 β_2-マイクログロブリン

VI. 症候とその機能・臨床検査医学

図VI-45　フィシュバーグ濃縮試験

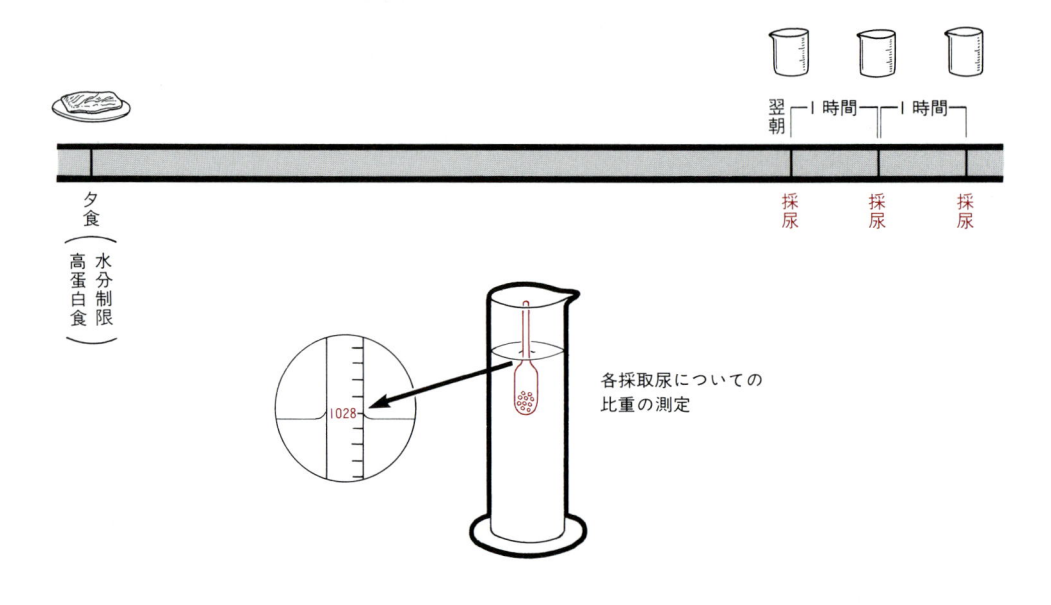

夕食（水分制限・高蛋白食）　翌朝―1時間―1時間―
採尿　採尿　採尿

各採取尿についての比重の測定

図VI-46　PSP試験

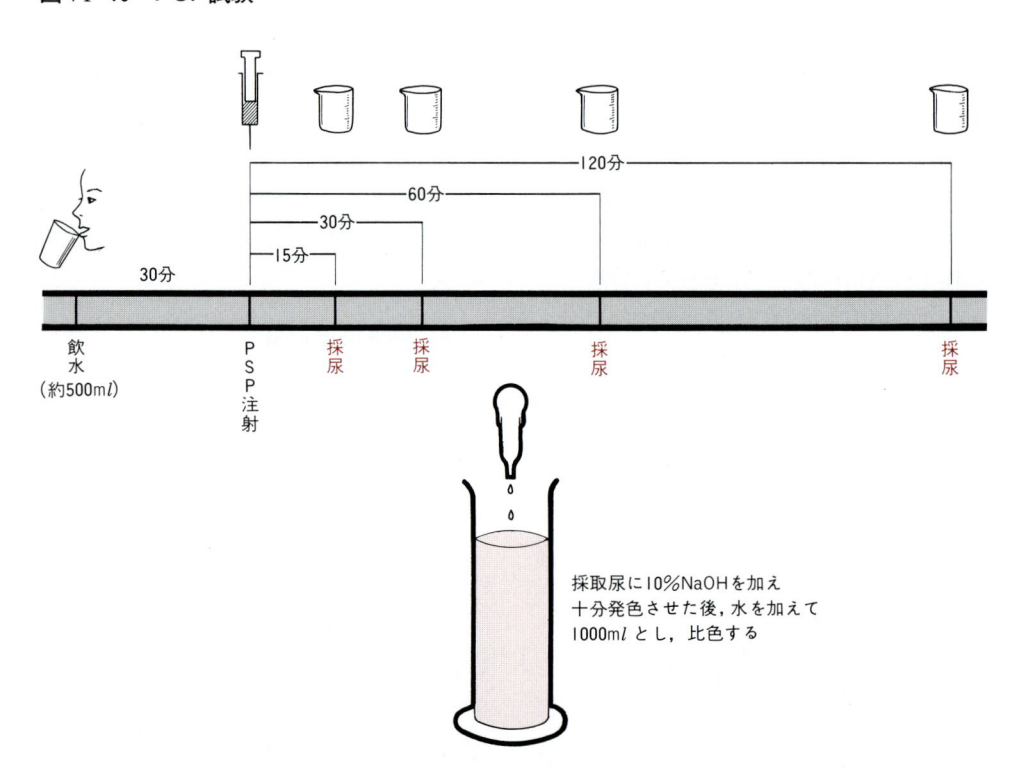

飲水（約500ml）　30分　PSP注射　15分　30分　60分　120分
採尿　採尿　採尿　採尿

採取尿に10%NaOHを加え十分発色させた後，水を加えて1000mlとし，比色する

が増加し，近位尿細管の障害があると尿中 β_2-マイクログロブリンの増加がみられる．後述のイヌリン・クリアランスと比較的よく相関する．

5）その他の血液成分

高度の腎障害になると，血清蛋白分画，血清電解質，赤血球などにも変化がみられてくる．

4．フィシュバーグ Fishberg 濃縮試験

（図Ⅵ-45）

水分摂取量が減少した場合，脳下垂体後葉から抗利尿ホルモンが分泌され，尿細管における水分の再吸収が促進される．

フィシュバーグ濃縮試験は，この仕組みを利用して，水分の少ない食事を与え，そのときの尿比重・尿浸透圧の変化から，尿の濃縮状態を通して尿細管の水分再吸収機能を調べる検査である．

＜検査方法＞

① 検査前日午後6時までに蛋白質に富んだ水分の少ない食事を摂取させる．以後，絶飲絶食とする．

② 検査当日起床後第1尿を採取する．

③ 1時間後，第2尿，さらに1時間後に第3尿を採取する．

④ 各尿について比重（および浸透圧）を測定する．このとき蛋白尿などがあれば，もちろん比重の補正を行う．

この方法は，尿量が少ないと不正確になる．また脱水症の患者では本法を施行する意味がなく，危険でもある．まだ，利尿剤服用中あるいは利尿期にある患者では尿の濃縮はみられないので意味がない．

フィシュバーグ濃縮試験が低比重を示す疾患には，慢性腎炎，慢性腎盂腎炎，水腎症などがある．とくに遠位尿細管以下の水分の再吸収機能の低下した腎疾患，腎性尿崩症などに著明である．腎疾患以外でも，真性尿崩症，心不全などで低値を示す．

糖尿，蛋白尿，あるいはヨード系の造影剤混入の場合などでは，補正をしなければ，当然，高値となる．

5．PSP（phenolsulfophthalein）試験

（図Ⅵ-46）

フェノールスルホフタレイン PSP はアルカリにより発色する桃色の色素である．

PSP を投与すると，その約94％が近位尿細管から排泄され，約6％が糸球体から漏出する．したがって，近位尿細管の機能検査法として用いられる．しかし，この試験に用いる PSP の量は少量（6 mg）なので，むしろ腎血流量の低下を知る検査と考えたほうがよいかもしれない．

検査法が簡単で，しかも重篤な副作用がみられないので，しばしば行われる検査である．

＜検査方法＞

① 水分約 300 ml を摂取させる．

② 約30分後に PSP 注射液 1 ml（6 mg）を静注する．

③ 注射から正確に15分，30分，60分，120分後に排尿させる（全量が必要である）．

④ 各尿に10％水酸化ナトリウム溶液を加え，十分に発色させた後，水を加えて 1,000 ml とする．標準液と比色し，注射量の何パーセントが排泄されたかを算出する．

15分値がとくに重視される．PSP 15分値が低値を示す疾患としては，糸球体腎炎，腎不全，囊胞腎，水腎症などの腎疾患，および糖尿病，各種中毒，膠原病などに伴う腎症がある．また脱水などによる腎血流量の減少，あるいは排尿機能が悪く残尿がある場合，浮腫，腹水など血管外水分貯溜がある場合などでも低値を示す．

PSP の検査に際してはアルカリで発色するフェノールフタレイン系下剤，あるいはアセチルサリチル酸，ペニシリン，プロベネシドなどのように PSP と競合し，排泄を低下させる薬剤などの投与を避けなければならない．

PSP 15分値が高値を示す病態は少なく，低蛋白血症，妊娠で上昇するといわれている．

図VI-47 RPF, RBF, GFR, FFの求め方

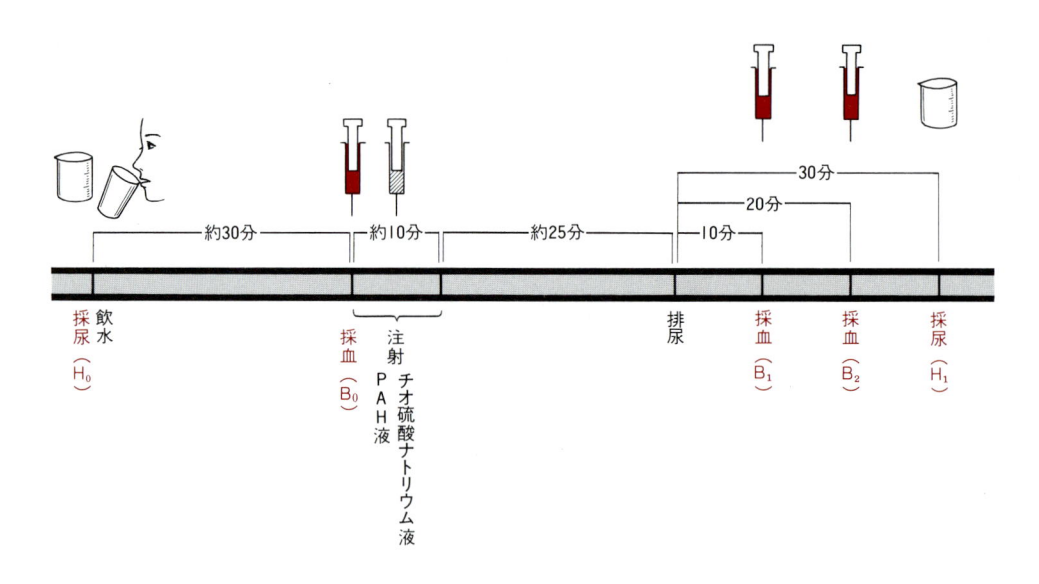

採尿（H_0）／飲水 — 約30分 — 採血（B_0）／注射 PAH液 チオ硫酸ナトリウム液 — 約10分 — 約25分 — 排尿 — 10分 — 採血（B_1） — 20分 — 採血（B_2） — 30分 — 採尿（H_1）

腎血漿流量（RPF）

PAHクリアランスより求める方法

$$C_{PAH}\ (ml/min) = \frac{(PAH尿中濃度) \times (1分間尿量)}{(PAH血漿濃度)} \times \frac{1.48}{(体表面積 m^2)}$$

腎血流量（RBF）

$$RBF\ (ml/min) = RPF \times \frac{100}{100 - (ヘマトクリット値)}$$

糸球体ろ過値（GFR）

チオ硫酸ナトリウムクリアランスから求める方法

$$GFR\ (ml/min) = \frac{(チオ硫酸ナトリウム尿中濃度) \times (1分間尿量)}{(チオ硫酸ナトリウム血漿濃度)} \times \frac{1.48}{(体表面積 m^2)}$$

ろ過率（FF）

$$FF = \frac{GFR}{RPF}$$

6. 腎血流量(RPF), 腎血漿流量(RBF), 糸球体ろ過値(GFR), ろ過率(FF)

(図Ⅵ-47)

クリアランスの項で述べたように，物質によって血中から尿中への排泄機序が異なっている．これらの物質を選択し，投与し，その血中濃度および尿中排泄量を測定することによって腎血流量をはじめ，各種の腎機能を測定することができる．以下，それらの簡単な測定法の一例を述べることにする．

<検査方法>

① 対照尿を採取後，飲水させる．

② 約30分後に対照血漿およびヘマトクリット測定用血液を採取する．

③ パラアミノ馬尿酸ソーダ溶液およびチオ硫酸ナトリウム溶液をゆっくり静脈内に投与する．パラアミノ馬尿酸ソーダ (PAH) は血漿濃度 1〜3 mg/dl，チオ硫酸ナトリウムは血漿濃度 10〜50 mg/dl となることが望ましい．

④ 注射終了約25分後に完全に排尿させ，時刻を記録する（これが基準の時間となる）．

⑤ その10分および20分後に採血する．

⑥ 30分後に全尿を採尿する．いずれも時刻を正確に記録する．

⑦ PAH およびチオ硫酸ナトリウムの血漿濃度，尿中濃度を測定する．

10分後 (B_1) および20分後の血漿濃度 (B_2) より，基準の時刻から採尿までの間の中間の時刻での血漿濃度を算出する（これは指数関数的に低下すると考えられる）．また，尿量，ヘマトクリット値を測定する．身長，体重より体表面積を算出する．

⑧ これらの数値から，図Ⅵ-47の下に示した式を利用して腎血流量 renal blood flow, RBF, 腎血漿流量 renal plasma flow, RPF, 糸球体ろ過値 glomerular filtration rate, GFR, ろ過率 filtration fraction, FF などを算出する．

1) PAH クリアランス

PAH は本試験に用いる程度の低い血漿濃度ならばその85％が近位尿細管から排泄され，約15％が糸球体からろ過される．しかも，1回の腎臓通過によってほぼ100％が除去されるため，PAH クリアランスが(有効)血漿流量を表わすものと考えられている．なお，この血漿流量にヘマトクリット値による補正を行うと腎血流量が算出される．

PAH クリアランスは，後述するチオ硫酸ナトリウムクリアランスとほぼ同様の疾患で低下がみられる．しかし，局所的な循環障害の場合にはチオ硫酸ナトリウムクリアランスよりも先に低下することが多い．したがって，そのろ過率が高値となる．逆に糸球体腎炎のように，糸球体障害が主病変となる疾患ではろ過率が低値となる．

2) チオ硫酸ナトリウムクリアランス

チオ硫酸ナトリウムは，イヌリンと同様，体内で代謝を受けず，自由に糸球体を通過し，尿細管でも吸収分泌を受けないため，そのクリアランスが糸球体ろ過量を表わすことになる．

糸球体ろ過量と腎血流量よりろ過率が求められる．

チオ硫酸ナトリウムクリアランスは，糸球体腎炎，腎盂腎炎など腎疾患，膠原病，代謝性疾患などに伴う腎障害など，腎臓自体の疾患，および尿路疾患，腎血流量の低下をきたす心・血管性疾患などでも低下を示すことがある．

7. クレアチニンクリアランス

クレアチニン creatinin は，糸球体でろ過され，尿細管でも一部分泌されるといわれ，その動態にやや不明の点もあるが，ふつうほぼ糸球体ろ過値に一致する．クレアチニンは，食事による影響が少ないので，短時間でも長時間でも内因性クレアチニンクリアランスを測定することが可能で，患者に対する負担が少ない利点がある．

図VI-48　甲状腺ホルモンの合成とフィードバック

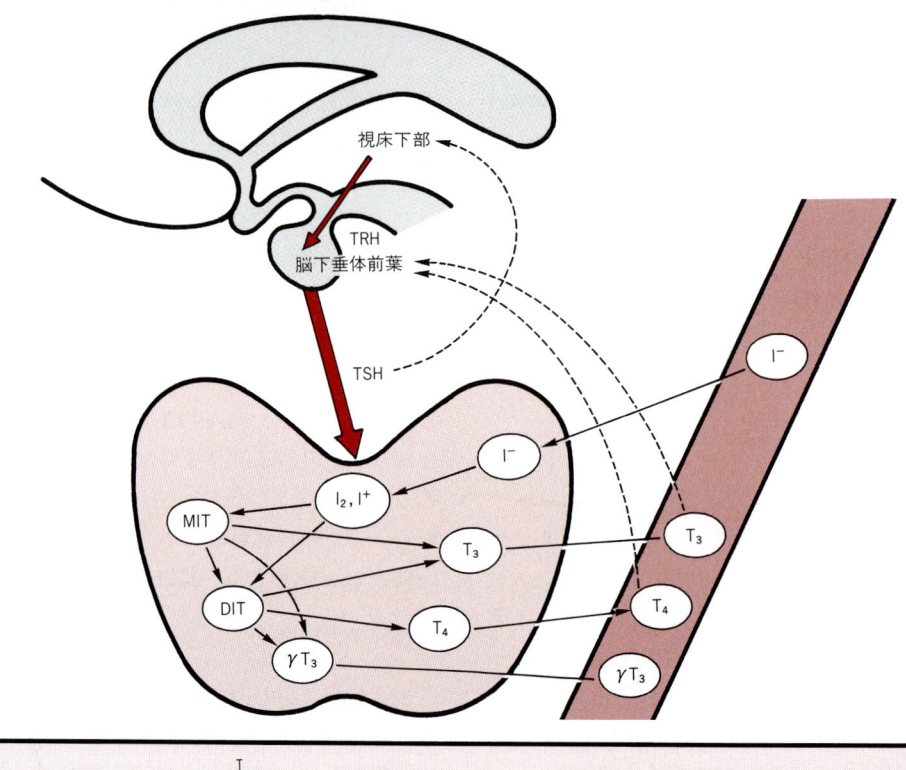

9章　甲状腺機能検査

　甲状腺は前頸部，すなわち喉頭，気管の前方に位置し，蝶々が羽を広げたような形をしており，甲状腺ホルモンを産生する内分泌器官である．体表面にあるので，甲状腺の腫大は発見されやすい．また，他のホルモンと異なり，標的臓器が特定の臓器に限定されていないので，機能異常をきたしたときの疾病は種々の症状を示す．

1．甲状腺ホルモンの合成

（図Ⅵ-48）

　甲状腺は1列の腺細胞に囲まれた多数のろ胞 folicle をもち，ろ胞内はコロイド coloid に満たされている．

　甲状腺は，血中のヨード iode を選択的，能動的に取り込む．この取り込みは甲状腺刺激ホルモンに依存している．細胞内で活性型のヨードとなり，チログロブリン（サイログロブリン）中のチロシンと結合しヨードチロシン（monoiodetyrosine, MIT, diiodotyrosine, DIT）となる．その後，トリヨードチロニン（トリヨードサイロニン）triiodethyronine(T_3), テトラヨードチロニン（テトラヨードサイロキシン，チロキシン，サイロキシン）tetraiodethyonine, thyroxine(T_4) が合成される．そしてチログロブリンと結合してコロイド内に貯えられている．

2．甲状腺ホルモンの定量

　甲状腺ホルモンとして生物活性をもつ 3,5,3′-トリヨードチロニン（T_3），3,5,3′,5′-テトラヨードチロニン（T_4）が測定される．生物学的活性はトリヨードチロニン（T_3）のほうが強い．血中に放出された T_3，T_4 はほとんどが結合蛋白と結合するが，遊離型の FT_3，FT_4 も存在する．逆トリヨードサイロニン 3,3′,5′-トリヨードチロニン（RT_3）も産生されるが生物学的活性はない．

3．基礎代謝率

（図Ⅵ-49）

　基礎代謝とは，目覚めている状態で身体を安静にして，呼吸，循環など身体を維持するのに最低限必要な機能のみを働かせたときの必要エネルギー量である．甲状腺ホルモンは，特定の標的臓器をもたず，全身の代謝をコントロールしており，甲状腺ホルモン分泌が亢進していれば酸素消費量は上昇し基礎代謝も高くなり，低下していれば酸素消費量は低下し基礎代謝も下がるので，甲状腺機能のよい指標となる．

　基礎代謝の測定方法は臨床的には間接法（酸素消費量を測定し，既知の呼吸比から基礎代謝を求める方法）が用いられる．代表的なベネディクト-ロス Bedict-Roth 型呼吸計を用いる方法を述べる．

　① 前日の夕食は過食にならないように気をつけて，香辛料の使用も控えめにする．

　② 食事から12時間以上たっていて，なおかつ十分に睡眠をとった後の安静のまま（外来患者では30分以上安静にした後）検査を行う．

　③ 服薬や月経の影響がないよう注意する．

　④ ベネディクト-ロス型呼吸計の指定の場所に二酸化炭素を吸着させるためのソーダ石灰を入れる．外筒が滑らかに動くことを確認する．

　⑤ 被検者に不安を抱かせないよう検査について説明し，記録の準備をする．

　⑥ 内筒内を医療用酸素で満たす．

　⑦ ノーズクリップ（鼻押さえ）を装着し，マウスピースをくわえさせて呼吸させ，漏れがないことを確かめる．

　⑧ 5分くらいたって，装置に慣れ，呼吸のリズムが一定になったら，機械を作動させ，10分間記録する．吸気の温度と気圧も記録する．

　⑨ 10分間休息の後，もう一度10分間記録する．

　⑩ 身長，体重，体温，脈拍を測定し，体表面

VI. 症候とその機能・臨床検査医学

図VI-49 基礎代謝率の測定

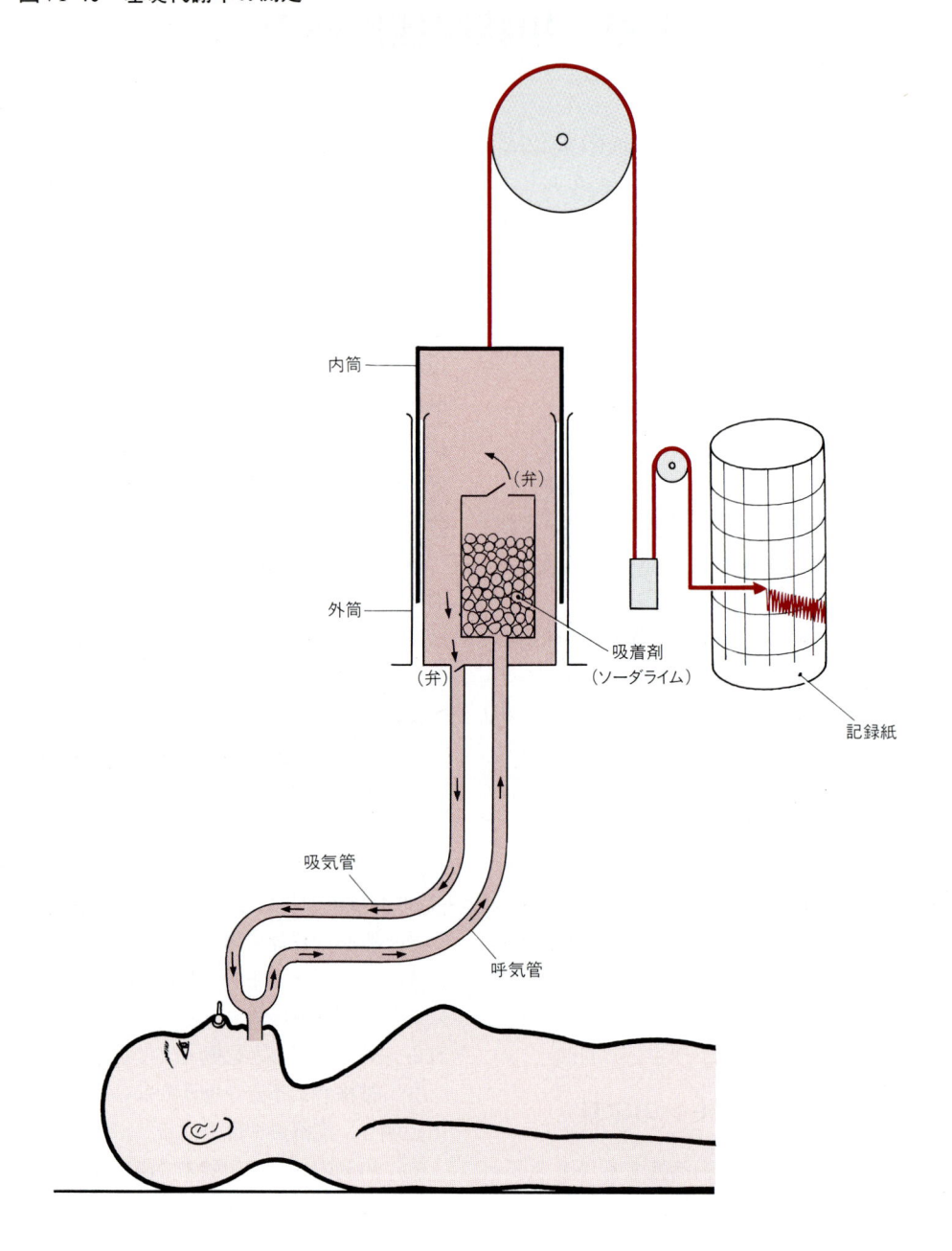

積を計算する．

⑪ 呼吸曲線より，酸素消費量を算出し，消費エネルギー量を求める．標準値と比較し，基礎代謝率を求める．

甲状腺ホルモンが過剰なら基礎代謝率の増加，不足なら低下を示す．しかし，他の代謝疾患などでも異常を示すことがあるので注意が必要である．

4．甲状腺摂取率

放射性ヨード（^{123}I，^{131}I）や ^{99m}Tc を経口投与して，一定時間（使用核種による）後に甲状腺部でカウントする．甲状腺機能亢進症では摂取率が高く，甲状腺機能低下症では低い．甲状腺シンチグラフィを同時に行い，集積の状況により部位による取り込みの差や，甲状腺以外への取り込みが確認できる．また，負荷試験として甲状腺に強い親和性を持つパークロレイトやロダンカリを後から投与し，先天的なヨードの取り込みの障害を診断できる．

5．甲状腺刺激ホルモン，甲状腺刺激ホルモン放出ホルモンの測定

甲状腺ホルモンの産生分泌は脳下垂体前葉から分泌される甲状腺刺激ホルモン thyroidstimulating hormone, TSH によって調節されている．TSH は甲状腺の細胞膜にあるアデニールサイクラーゼに働いて細胞内 ATP からサイクリックアデノシンモノホスフェート（cAMP）を産生し，濾胞内のチログロブリンを細胞内に再度取り込み加水分解して血中への放出を促進する．

甲状腺刺激ホルモンは視床下部で産生される甲状腺刺激ホルモン放出ホルモン（因子）thyrotropin releasing hormone (factor), TRH (TRF) によってコントロールされている．

TRH は血中甲状腺ホルモン濃度によってコントロールされている．TRH と甲状腺ホルモン，とくに FT_3，FT_4 は負のフィードバックにより制御されているといえる．また甲状腺刺激ホルモン放出ホルモンにもフィードバックがかかっている．

脳下垂体機能不全症などとの鑑別診断に有用である．

6．TRH 負荷試験

早朝空腹時に TRH 500 μg を静注する．

注射前，注射後15分，30分，60分，90分，120分で採血し，甲状腺刺激ホルモン，FT_3，FT_4，プロラクチンを測定する．正常では TSH は15〜40分で最高値となり，前値の約5倍となる．甲状腺機能低下症の障害部位の鑑別に有用である．

「**Ⅵ．症候とその機能・臨床検査医学**」の図表に引用（改変）した文献

1) 金井泉：臨床検査法提要．金原出版，1980，図Ⅱ-53・図Ⅱ-9．
2) 日本消化器病学会肝機能研究会：肝機能検査の選択基準．日本消化器病学会雑誌，**73(3)**：338，1976．

和文索引

〈ア〉

アイソザイム ……………13,181
アイントーベンの三角形 ……279
アシドーシス ………183,203,207
アシル CoA・コレステロールアシルトランスフェラーゼ ……193
アスパラギン酸 ……………185
アセチル CoA ……………189
アセチル CoA カルボキシラーゼ
　　　　……………………203
アセト酢酸 ……………177,191
アセトン ……………………191
アダムス・ストークス症候群 103
アデニレートサイクラーゼ
　　　　…………15,197,199
アドレナリン ……15,95,111,177
アナフィラトキシン …………19
アポ蛋白 ……………………191
アポトーシス ………………213
アミノ基転移酵素 …………183
アミノ酸置換 ………………211
アミラーゼ ……………175,287
アミラーゼ・アイソザイム …287
アミラーゼ・クレアチニン・クリアランス比 ……………287
アメーバー運動 ………………11
アメンチア …………………157
アラニン ……………………183
アラニンサイクル …………183
アルカリホスファターゼ ……295
アルカローシス ……………207
アルギニノコハク酸尿症 ……185
アルギニン血症 ……………185
アルツハイマー型痴呆 ……163
アルドステロン …49,95,125,205
アルドステロン（増加）症 …129
アンジオテンシノーゲン ……205
アンジオテンシン ………95,205
アンモニア ……………183,209
悪性高フェニルアラニン血症 187
悪性腫瘍 ……………………15

悪性貧血 ………………91,269
脚ブロック …………………103
圧痛 …………………………131
安静呼気位 …………………273
安全域 ………………………245

〈イ〉

1,5 アンヒドログルコシドール
　　　　……………………115
1,25 ジヒドロキシビタミン D 195
1 型糖尿病 ……………113,115
1 秒率 ………………………275
1 秒量 ………………………275
1 回換気量 …………………273
インスリン ………111,177,201
インスリン依存型糖尿病 ……113
インスリン非依存型糖尿病 …113
インスリン不足 ……………111
インスリン分泌 ……………199
インターフェロン ……………19
インターロイキン 3 …………85
インドシアニングリーン排泄試験
　　　　……………………299
イントロン …………………211
一過性作用 …………………25
一般作用 ……………………25
胃液検査 ……………………285
異所性興奮 …………………103
移植拒否反応 ………………19
意識混濁 ……………………155
意識障害 ……………………155
意欲低下 ……………………161
遺伝子 …………………13,211
遺伝子多型 …………………213
遺伝病 ………………………13
息切れ ………………………101
痛み …………………………131
痛みの受容器 ………………131
痛みの伝導路 ………………131

〈ウ〉

ウィントローブの赤血球平均恒数
　　　　……………………269
ウレアーゼ …………………185
ウロビリノーゲン …………263
うつ（鬱）……………………161
うつ熱 ……………………77,79
うつ病 ………………………161
運動性蛋白尿 ………………119

〈エ〉

エクソン ……………………211
エリスロポイエチン …………85
エルゴメーター ……………279
栄養性浮腫 …………………129
栄養不良関連性糖尿病 ……113
液性協関（調節）………………3
円柱 …………………………261
炎症 …………………………45

〈オ〉

オーソ睡眠 ……………139,141
オプソニン作用 ………………19
オルニチン …………………185
オルニチンカルバモイルトランスフェラーゼ欠損症 ………185
オロト酸 ……………………185
オンコジーン …………………17
悪寒 …………………………77
黄疸 ……………………71,263
嘔気 …………………………61
嘔吐 …………………………61
嘔吐運動 ……………………61
嘔吐中枢 ……………………61
温熱産生の中枢 ……………77
温熱放散の中枢 ……………77

〈カ〉

カテコールアミン ………95,187
カリクレイン …………………95
カリクレイン・キニン系 ……95
カルシウム …………………209
カルシトニン ………………209
カルバモイルリン酸 ………185

カルバモイルリン酸合成酵素I欠損症 …………………185	期外性収縮 ……………103	グルコース-6-ホスファターゼ …………………177
ガストリン ……………285	機械的黄疸 ……………73	グルコース-6-リン酸脱水素酵素 …………………181
からだの制御機構 ………3	機能性雑音 ……………281	グルコキナーゼ ………201
下垂体前葉ホルモン ……111	機能的拮抗 ……………245	グルココルチコイド …199
化学受容器引金帯 ………61	機能的残気量 ……273,273	グルタチオン …………181
化学的拮抗 ……………245	偽薬 ……………………243	グルタチオンパーオキシダーゼ …………………181
加水分解 ………………217	拮抗作用 ………………245	グルタミナーゼ ………209
過換気 …………………209	拮抗薬 ……………………29	グルタミン合成酵素 …183
改訂長谷川式簡易痴呆検査 …165	逆説睡眠 ………………141	グルタミン酸脱水素酵素 …183
外因性不眠 ……………141	吸入 ………………………30	くる病 …………………209
咳嗽 ……………………105	急性炎症 …………………45	空腹時血糖値 …………113
拡散 ……………………273	急性腎炎 ………………129	空腹時血糖値異常 ……113
拡張期血圧 ………………93	急性疲労 …………………41	薬の用量 ………………241
渇中枢 ……………………49	球形囊 …………………143	
活性化剤 …………………15	巨赤芽球性貧血 ………197	〈ケ〉
渇き ………………………49	協関 ………………………3	ケトーシス ……………203
肝機能障害 ………………71	協力作用 ………………245	ケトン体 ……177,191,203
肝後性黄疸 ……………73,73	狭縮性意識 ……………157	ケノデオキシコール酸 …189
肝細胞性黄疸 ……………73	強直間代性発作 ………169	下痢 ……………………15,65
肝小胞体 ………………217	競合的拮抗 ……………245	解熱剤 …………………181
肝小葉 ……………………69	凝固時間 ………………271	経口投与 …………………29
肝性黄疸 …………………73	凝集原 …………………271	経皮経肝胆道造影 ……299
肝性昏睡 …………157,183	凝集素 …………………271	経皮投与 …………………30
肝前性黄疸 ……………71,73	局所作用 …………………25	痙攣 ………………167,209
肝臓性浮腫 ……………129	局所痛 …………………131	痙攣性便秘 ………………67
肝臓の機能 ………………69	局所疲労 …………………41	傾眠 ……………………155
肝臓の構造 ………………69	極量 ……………………245	頸動脈波 ………………281
換気 ……………………273	筋肉 ………………………15	警告反応期 ………………5
換気機能障害 …………275	筋肉注射 …………………29	劇薬 ……………………245
間接型ビリルビン …69,73,295	筋肉疲労 …………………41	激痛 ……………………131
間接作用 …………………25	禁断症状 ……………249,251	欠乏性食欲不振 …………51
関連痛 ……………131,137		血圧 ………………………93,283
還元 ……………………217	〈ク〉	血液型 …………………269
癌 …………………………15	クリアランス …………301	血液凝固 …………………21
癌遺伝子 ……………15,213	クレアチニン …………301	血液脳関門 ……231,233,247
癌抑制遺伝子 ………17,213	クレアチニンクリアランス …305	血液の凝固 ………………83
	クロスオーバーポイント …177	血色素量 ………………267
〈キ〉	グリコーゲン …………175	血尿 ……………………261
キャッスルの内因子 …285	グリコヘモグロビン …113,293	欠神発作 ………………169
キロミクロン …………189,191	グリシン ………………189	血管内血液凝固症候群 …271
記憶障害 ………………163	グリシン抱合 …………225	血小板 ……………83,267
起立性低血圧症 …………99	グリセロール …………189	血小板凝集 ………………19
基質 ………………………13	グルタチオン抱合 ……226	
基礎代謝率 ……………307	グルカゴン …15,111,177,199	
	グルクロン酸抱合 ……223	

血小板血栓 …………………83	高ナトリウム血症 …………159	酸化 …………………………217
血小板粘着 …………………19	高尿酸血症 …………………181	酸血症 ………………………183
血漿 …………………………205	高熱 ……………………………75	酸素瀑布 ……………………105
血漿蛋白 ……………………229	高比重リポ蛋白 ……………193	酸素輸送量 …………………105
血清蛋白 ……………………297	酵素 ……………………………13	残気量 ………………………273
血清蛋白分画 ………………297	膠質浸透圧 …………………127	残余キロミクロン …………191
血清免疫グロブリン …………9	膠質反応 ……………………297	
血糖 ………………109,175,293	興奮作用 ………………………23	〈シ〉
血糖調節 ……………………109	骨髄穿刺針 …………………269	シトルリン …………………185
血餅収縮試験 ………………271	骨髄像 ………………………269	シトルリン血症 ……………185
血餅退縮 ………………………83	骨粗鬆症 ……………………209	ショック ……………………149
顕微鏡的血尿 ………………261	骨軟化症 ……………………209	ショック状態 ………………151
	昏睡 ……………………155,183	シリング試験 ………………285
〈コ〉	昏迷 …………………………155	ジフテリア …………………197
コール酸 ……………………189	混合性換気障害 ……………275	止血 ……………………………83
コリンエステラーゼ ………297		弛緩性便秘 ……………………67
コレステロール …………189,297	〈サ〉	糸球体 ………………………117
コレラ …………………………15	サイクリック・アデノシンモノホスフェイト …………199	糸球体性蛋白尿 ……………119
呼吸機能 ……………………105	サイクリン …………………213	糸球体ろ過値 ………………305
呼吸困難 ……………………107	サイトカイン …………………55	刺激伝導系 …………………279
呼吸商 ………………………177	サルファ剤 …………………181	脂肪酸 ………………………203
呼吸性アシドーシス 153,207,277	作動薬 …………………………29	脂溶性ビタミン …………195,197
呼吸性アルカローシス …207,277	作用持続薬 …………………247	脂溶性薬物 …………………229
甲状腺摂取率 ………………309	作用増強化薬 ………………247	視床下部調節系 ……………139
甲状腺ホルモン ……………307	再生不良性貧血 ………………91	耳性のめまい ………………145
交感神経系 ……………………3	細菌尿 ………………………261	耳石膜 ………………………143
光線過敏症 ……………………21	細胞外液 …………………123,205	自覚症状 ………………………33
好酸球遊走因子 ………………47	細胞外液調節系 ………………52	自発痛 ………………………131
行動薬理学 ……………………23	細胞死 ………………………213	自律神経系 ……………………3
抗原 ……………………………19	細胞周期 ……………………213	持続作用 ………………………25
抗生物質 ……………………195	細胞性免疫 ……………………19	色素性乾皮症 …………………21
抗体 ……………………………19	細胞内液 ……………………123	色素排泄試験 ………………297
抗マラリア剤 ………………181	細網内皮系 ……………………69	浸潤 ……………………………15
抗利尿ホルモン 95,123,125,205	最高血圧 ………………………93	質量作用比 …………………177
抗利尿ホルモン調節系 ………49	最小致死量 …………………245	疾病，傷害および死因統計分類 …………………………35
拘束性換気障害 ……………275	最小有効血中濃度 …………237	実験治療学 ……………………23
恒数 ……………………………87	最小有効量 ………………243,245	主幹動脈高血圧 ………………9
高アンモニア血症 ……183,187	最大吸気量 …………………273	主作用 …………………………25
高オルニチン血症・高アンモニア血症・ホモシトルリン尿症症候群 …………………………185	最大耐量 ……………………245	主要臓器組織別機能の検査 …37
	最大治療量 …………………245	受動輸送 ……………………229
高血圧症 ………………………95	最大有効量 ………………243,245	受容体 …………………………15
高血糖 ……………………109,203	最低血圧 ………………………93	収縮期血圧 ……………………93
高色素性 ………………………87	三半規管 ……………………143	収束促進説 …………………137
高体温 …………………………75	酸塩基平衡 …………………183	収束投射説 …………………137

終止コドン …………………211
習慣性 ………………………245
重炭酸緩衝系 ………………207
出血 ……………………………81
出血時間 ……………………271
出血性ショック ……………153
処方学 …………………………23
徐波睡眠 ……………………141
小赤血球性 …………………87
消化性潰瘍 …………………285
消去方式 ………………………37
常染色体 ……………………211
静脈注射 ………………………29
食作用 …………………11, 229
食欲 ……………………………51
食欲不振 ………………………51
心因性の痛み ………………135
心エコー ……………………283
心音図 ………………………281
心カテーテル法 ……………281
心悸亢進 ……………………101
心機図 ………………………281
心筋梗塞 Myocrdial infaretion
………………………………103
心原性ショック ……………151
心尖拍動図 …………………281
心臓性浮腫 …………………127
心電図 …………………101, 279
心不全 Heat bailure ………103
心理的効果 …………………243
身体的依存（嗜癖）…………249
神経障害による痛み ………135
神経性協関（調節）……………3
神経疲労 ………………………41
浸透圧 ………………………205
浸透性下痢 ……………………65
腎外性蛋白尿 ………………121
腎血流量 ……………………305
腎血管性高血圧 ………………99
腎血漿流量 …………………305
腎実質性高血圧 ………………99
腎性蛋白尿 …………………119
腎性浮腫 ……………………129
腎前性蛋白尿 ………………119

〈ス〉

スターリングの法則 ………125
ステアプシン ………………189
ステロイドホルモン …15, 199
ストレス ………………………5
ストレッサー …………………5
スパイログラム ……………273
スパイロメーター …………273
スプライシング ……………211
水平眼振 ……………………141
水溶性ビタミン ………195, 197
出納試験 ……………………291
睡眠 …………………………139
膵液 …………………………287

〈セ〉

セクレチン試験 ……………289
せき …………………………105
世界保健機構 …………………35
正色素性 ………………………87
正常赤血球 ……………………87
正常体温 …………………75, 77
生化学的拮抗 ………………245
生体内分布 …………………229
生体防御機構 …………………17
生体膜通過形式 ……………229
生物学的半減期 ……………247
生理的蛋白尿 ………………117
性染色体 ……………………211
性ホルモン …………………199
精神性嘔吐 ……………………63
精神的依存（習慣）…………249
精神疲労 ………………………41
精神薬理学 ……………………23
赤血球 ………………………267
赤血球指数 ……………………87
赤血球の生成 …………………85
赤血球容積 ……………………89
摂食中枢 ………………………51
先天性代謝異常症 ……………13
染色体 ………………………211
戦慄 ……………………………77
線維素溶解現象 ………………83
線維素溶解（線溶）……………21

選択作用 ………………………25
譫妄 …………………………157
全身作用 ………………………25
全身性因子 …………………127
全身疲労 ………………………41
全肺気量 ……………………273
全般発作 ……………………169
前庭性中枢性のめまい ……145
前庭性末梢性のめまい ……145

〈ソ〉

ゾリンガー・エリソン症候群 285
阻害剤 …………………………15
組織圧 ………………………127
組織液 ………………………205
組織間液 ……………………123
走化性 …………………11, 19
相加作用 ……………………245
相乗作用 ……………………245
創傷治癒 ………………………19
促通拡散 ……………………175
速効性作用 ……………………25

〈タ〉

タール便 ……………………265
タウリン ……………………189
たん（痰）……………………105
多核白血球遊走因子 …………47
多形核白血球 …………………17
多尿 …………………………257
代謝 ……………………………13
代謝水 …………………123, 205
代謝性アシドーシス …153, 277
代謝性アルカローシス ……277
代謝調節 ………………………15
体位性蛋白尿 ………………117
体液性抗体 ……………………19
体液調節因子 ………………127
体温調節 ………………………75
体温調節中枢 …………………75
体脂肪 …………………………53
体質 …………………………213
体内の水の分布 …………49, 123
体熱の平衡 ……………………75
耐性 …………………………245, 249

耐糖能異常 ……………………113	テトラヒドロビオプテリン …187	糖尿病性昏睡 …………………159
大赤血球性 ………………………87	デオキシリボ核酸 ……………211	糖負荷試験 ……………………293
代償性休止 ……………………103	てんかん ………………… 159,167	糖輸送担体1～5 ……………111
第3因子 ………………………125	でんぷん ………………………175	動悸 ……………………………101
第8脳神経 ……………………145	低血圧症 …………………………99	動脈血ガス分析 ………………277
単球遊走因子 ……………………47	低血糖 …………………………109	特異抗体免疫 ……………………9
単純部分発作 …………………167	低酸素症 ………………………107	特異細胞免疫 ……………………9
炭酸脱水酵素 …………………207	低酸素状態 ………………………7	特異体質と過敏性 ……………241
胆汁 ……………………………189	低色素性 …………………………87	特異的防御機構 …………………19
胆汁色素 …………………………69	低ナトリウム血症 ……………159	特殊な毛細血管網 ………………73
耽溺性 …………………………245	低比重リポ蛋白 ………………191	毒作用 …………………………25
蛋白尿 …………………… 117,259	抵抗期 ……………………………5	毒物 ……………………………23
〈チ〉	鉄欠乏性貧血 ……………91,269	毒薬 ……………………………245
	鉄の代謝 …………………………87	鈍痛 ……………………………131
チオ硫酸ナトリウム …………305	鉄の必要量 ………………………85	〈ナ〉
チトクローム P-450 …… 217,219	鉄の不足 …………………………85	
チミンダイマー …………………21	点滴注射 …………………………29	75ｇブドウ糖経口負荷 ………113
チモール混濁試験 ……………297	転移 …………………………15,17	ナイアシン ……………………197
チロシン ………………………183	転座 ……………………………211	内因子 …………………………195
治療係数 ………………………245	転写調節領域 …………………211	内因性不眠 ……………………141
治療薬 …………………………23	電解質 …………………………205	内外分泌相関 …………………287
致死量 …………………………245	電気軸 …………………………279	内視鏡的逆行性胆管造影 ……299
遅延型アレルギー ………………19	〈ト〉	内耳 ……………………………143
遅効性作用 ………………………25		内耳神経 ………………………145
痴呆 ……………………………163	トランスアミナーゼ …………295	内臓脂肪型肥満 …………………55
窒素平衡 ………………………203	トランスグルタミナーゼ ………21	内臓性食欲不振 …………………51
中心静脈圧 ……………………283	トランスコバラミン …………195	内臓痛 …………………………135
中枢性嘔吐 ………………………63	トランスコルチン ……………199	内臓疲労 …………………………43
中枢性食欲不振 …………………51	トリグリセリド ………………189	内分泌異常 ……………………159
中枢性の痛み …………………135	トリプトファン ………………183	内分泌性浮腫 …………………129
中等度熱 …………………………75	トレッドミル …………………279	〈ニ〉
中毒学 ……………………………23	トロンビン ………………………19	
中毒性食欲不振 …………………51	トロンボプラスチン ……………19	2型糖尿病 ………………113,115
中毒量 …………………………245	努力性肺活量 …………………275	二次性高血圧 ……………………97
注射 ………………………………29	投薬 ……………………………239	二次性低血圧 ……………………99
超低比重リポ蛋白 ……… 189,191	投与経路 ………………………243	二重盲検法 ……………………243
腸肝循環 ………………………263	投与時間 ………………………243	肉眼的血尿 ……………………261
腸内菌叢 ………………………195	糖 ………………………………175	肉体疲労 …………………………41
調節酵素 ………………………177	糖化蛋白質 ……………………203	乳酸 ………………………………15
直接型ビリルビン ………… 69,295	糖化ヘモグロビン ……………203	乳酸脱水素酵素 ………………295
直接作用 …………………………25	糖原病 …………………………179	尿アセトン体 …………………263
直腸性便秘 ………………………67	糖質ステロイド ………………177	尿細管 …………………………117
〈テ〉	糖新生 …………………… 175,177	尿細管性蛋白尿 ………………121
	糖代謝 …………………………201	尿酸 ……………………………301
テタニー ………………………209	糖尿病 …………………… 113,201	尿潜血反応 ……………………261

尿素サイクル …………………185
尿素窒素 ………………………301
尿素窒素の腸肝循環 …………185
尿素分解酵素 …………………185
尿蛋白 …………………………259
尿沈渣 …………………………261
尿糖 ……………………109, 259, 291
尿毒症性昏睡 …………………159
尿比重 …………………………257
尿閉 ……………………………257
尿崩症 …………………………205
尿路感染症 ……………………261
妊娠時の浮腫 …………………129
妊娠糖尿病 ……………………113

〈ネ〉

ネクローシス …………………213
ネフローシス …………………129
熱型 ………………………………77
熱虚脱 ……………………………79
熱痙攣 ……………………………79
熱疲労 ……………………………79
熱射病 ……………………………79
熱中症 ……………………………79

〈ノ〉

ノルアドレナリン ………………95
能動輸送 …………………175, 229
脳幹網様体賦活系 ……………139
脳血管性痴呆 …………………163
脳波検査 ………………………169
膿尿 ……………………………261

〈ハ〉

％VC ……………………………273
バーキットリンパ腫 …………211
バイタル・サイン ………………33
バニールマンデル酸 …………265
パーセント肺活量 ……………273
パラアミノ馬尿酸ソーダ ……305
パラ睡眠 …………………139, 141
パラソルモン …………………209
肺活量 …………………………273
肺気量 …………………………273
排便 ………………………………65

排便反射 …………………………65
薄層塗抹標本 …………………269
麦芽糖 …………………………175
発熱 ………………………………77
白血球 …………………………267
白血球像 ………………………269
白血球遊走因子 …………………47
反射性嘔吐 ………………………63
反応 ……………………………131
半昏睡 …………………………155
汎適応症候群 ……………………5

〈ヒ〉

ヒス束心電図 …………………279
ヒスタミン ………………………19
ヒドロキシメチルグルタリル
　CoA還元酵素 ………………193
ビタミン …………………13, 195
ビタミンB_{12} …………………195
ビタミンD …………195, 197, 209
ビタミンK ………………197, 297
ビタミン依存症 ………………197
ビリルビン ………………263, 295
ピーク・フロー ………………277
ピルベートキナーゼ …………201
皮下脂肪型肥満 …………………55
皮下注射 …………………………29
皮膚の温点 ………………………75
皮膚の冷点 ………………………75
肥胖細胞 …………………………19
肥満 ………………………53, 201, 213
肥満遺伝子 ………………………55
肥満の判定 ………………………53
非エステル化脂肪酸 …………203
非競合的拮抗 …………………245
非前庭性のめまい ……………147
非必須アミノ酸 ………………183
疲憊期 ……………………………5
疲労 ………………………………41
微熱 ………………………………75
標準体重 …………………………53
標的細胞 ………………………199
病態のサイン ……………………33
病的蛋白尿 ……………………119
貧血 ………………………………85

貧血症 ……………………………91

〈フ〉

フィードバック機構 …………199
フィシュバーグ濃縮試験 ……303
フィブリン ………………………19
フェニルアラニン ………183, 187
フェニルケトン尿症 …………187
フルクトサミン ………………115
フレームシフト ………………211
フロー・ボリウム曲線 ………277
ブドウ糖最大再吸収量 ………109
ブラジキニン ……………………95
ブロムサルファレイン排泄試験
　…………………………………297
プラズマ細胞 ……………………19
プラスミン ………………………21
プラセボ ………………………243
プラセボ効果 …………………243
プリンヌクレオチドサイクル 183
プロスタグランジン …………95, 95
プロテアーゼ ……………………17
プロテインキナーゼ ………15, 199
プロトオンコジーン ……………17
プロトロンビン …………………21
プロトロンビン時間 ……271, 297
プロピオン酸血症 ……………185
プロモーター …………………211
不感蒸泄 ………………………123
不整脈 …………………………103
不眠 ……………………………141
負荷心電図 ……………………279
浮腫 ……………………………125
普通薬 …………………………245
部分発作 ………………………167
副交感神経系 ……………………3
副作用 ……………………………25
副腎皮質ホルモン ……………111
複雑部分発作 …………………167
部分トロンボプラスチン時間 271
分岐方式 …………………………37
分子薬理学 ………………………23
分枝アミノ酸 …………………183
分泌性下痢 ………………………65

〈ヘ〉

ヘマトクリット ………89, 267
ヘモグロビン …85, 181, 207, 267
ヘモグロビン尿 …………119
ベネディクト-ロス型呼吸計 307
ベンチロミド試験 …………289
ペースメーカー電位 ………279
ペプチド鎖伸長因子 ………197
平均血圧 …………………93
平均最小 …………………93
平均最大 …………………93
平均赤血球血色素濃度 ……269
平均赤血球血色素量 ………269
平均赤血球容積 ……………269
平衡機能 …………………143
平衡機能検査 ……………147
平衡砂 ……………………143
平衡頂 ……………………145
平衡斑 ……………………143
平熱 ………………………75
閉塞性黄疸 ……………73, 263
閉塞性換気障害 ……………275
米国糖尿病学会 ……………113
辺縁趨向 …………………11
便意 ………………………65
便潜血反応 ………………265
便秘 ………………………67

〈ホ〉

ホスホフルクトキナーゼ ……201
ホスホリラーゼ ……………181
ホットミール ………………291
ホメオステーシス ……………5
ホルター心電図 ……………279
ホルモン …………3, 15, 199
ポリモルフィズム …………213
補酵素 ……………………13
補体 ………………………19
抱合 ………………………217
乏尿 ………………………257
房室ブロック …………103, 279
傍糸球体装置 ………………81
本態性高血圧症 ……………97
本態性低血圧症 ……………99

翻訳領域 …………………211

〈マ〉

マクロファージ …………9, 17
マスターの2階段試験 ………279
マスト細胞 …………………19
マトリックス型方式 …………37
マルトース …………………175
末梢性の痛み ………………135
慢性炎症 …………………45
慢性腎炎 …………………129
慢性膵炎 …………………289
慢性疲労 …………………41

〈ミ〉

ミオクロニー発作 …………169
ミオグロビン尿 ……………119
ミクロゾーム酵素系 ………217
ミトコンドリア膜オルニチン輸送
　蛋白質 …………………185
ミネラルコルチコイド ………199
水 …………………………205
水の出納 …………………123

〈ム〉

むくみ ……………………125
無機質 ……………………205
無効量 ……………………243
夢幻様意識 ………………157

〈メ〉

メチル抱合 ………………227
メチルマロン酸血症 ………185
メチレンテトラヒドロ葉酸 …197
メッセンジャーRNA ………199
メトヘモグロビン …………181
メラニン …………………187
メランジュール ……………267
メルツァ・リオン法 …………299
めまい ……………………143
めまい感 …………………143
明識不能 …………………155
免疫 ………………………19
免疫グロブリン ………… 9, 19
免疫系とは …………………9

免疫の機構 …………………7
免疫反応 …………………9
免疫薬理学 ………………23

〈モ〉

モイレングラハト ……295, 299
もうろう（朦朧）状態 ………157
毛細血管抵抗試験 …………271
毛細血管内圧 ……………127
毛細血管の透過性 …………125
毛細血管網 ………………69

〈ヤ〉

夜盲症 ……………………197
薬剤学 ……………………23
薬事法 ……………………245
薬物アレルギー ……………243
薬物依存 …………………249
薬物受容体 ………………27
薬物代謝 ……………217, 219
薬物代謝酵素 ……………217
薬物動態学 …………235, 237
薬物の血中濃度 ……235, 247
薬物の作用機序 ……………25
薬物の胎盤通過 ……………231
薬物の蓄積作用 ……………245
薬物の排泄 ………………233
薬物抱合 …………………223
薬物乱用 …………………253
薬理学 ……………………23
薬効力学 …………………23

〈ユ〉

有害反応 …………………25
有機酸血症 ………………185
有機リン中毒 ……………15
誘導 ………………………177

〈ヨ〉

予備吸気量 ………………273
予備呼気量 ………………273
用量 ………………………243
用量-反応曲線 ……………243
洋梨型 ……………………55
葉酸 ………………………197

溶血 …………………………181
溶血性黄疸 ……………73,263
溶血性貧血 ……………91,181
抑うつ気分 …………………161
抑制 …………………………177
抑制作用 ……………………23

〈ラ〉

ライ症候群 …………………185
ランゲルハンス島 …………201
卵形嚢 ………………………143

〈リ〉

リジン尿性蛋白不耐症 ……185
リゾチーム …………………17

リトコール酸 ………………191
リパーゼ ……………………189
リボ核酸 ……………………211
リポ蛋白 ……………………191
リポプロテインリパーゼ …189
リンパ流 ……………………127
りんご型 ……………………55
理想体重 ……………………53
硫酸亜鉛混濁試験 …………297
硫酸抱合 ……………………223
臨床薬理学 …………………23

〈ル〉

類蛋白尿 ……………………121

〈レ〉

レチノイン酸 ………………197
レチノール結合蛋白質 ……195
レニン …………………95,205
レニン・アンジオテンシン・アルドステロン系 ………49,81,95
レプチン ……………………55

〈ロ〉

ロイコタキシン ……………11
ロイシンアミノペプチダーゼ 297
ロドプシン …………………197
ろ過率 ………………………305

欧文索引

〈A〉

A-V ブロック ……………103
A 胆汁 …………………299
ACAT ……………………193
acetyl CoA ……………189
acidosis …………183, 203, 207
ACTH ……………………199
activator ………………15
active transport ………229
ADA ……………………113
Adams Stokes 症候群 ……103
addition …………………245
adenylate cyclase ………15
ADH ……………49, 123, 125, 205
ADP リボシル化 …………197
adrenaline ………15, 111, 177
agonist …………………29
alanine cycle …………183
alarm reaction …………5
aldosterone ………125, 205
alkaliphosphatase ………295
alkalosis ………………207
ALP ……………………295
ALT ……………………295
amentia …………………157
aminotransferase ………183
amylase ………………175, 287
amylase-creatinin-clearance ratio ………………287
amylase isozyme ………287
anaphylatoxin …………19
anemia …………………85
angiotensin …………205
angiotensinogen ………205
anorexia ………………51
antagonism action ……245
antagonist ………………29
antibody ………………19
antidiuretic hormone …125, 205
antigen …………………19
apex cardiogram ………281

aplastic anemia ………91
apoptosis ………………213
appetite ………………51
argininemia ……………185
argininosuccinic aciduria …185
arrhythmia ……………103
AST ……………………295
ATP ……………………181, 197
autonomic nervous system …3
autosome ………………211

〈B〉

β_2-microglobulin ………301
β_2-マイクログロブリン ………301
β_3-アドレナリン受容体 ………213
β-hydroxybutyrate ………191
β-アドレナリン受容体 ………55
β-カロテン …………195
β-ケト酸 CoA トランスフェラーゼ ………………191
β-ヒドロキシ酪酸 ………177, 191
β-酸化 ………………189
B-リンパ球 ………………9, 19
B 胆汁 ……………………299
Bedict-Roth 型呼吸計 ……307
behavioral pharmacology …23
Bence-Jones 蛋白尿 ………119
bile pigment ……………69
bilirubin ………………295
biologic half-life ………247
bleeding ………………81
blood-brain barrier ……231
blood glucose …………109
blood pressure …………93
blood type ……………269
blood urea nitrogen ……301
BMG ……………………301
BMI ……………………53
BMI 別有病率 …………57
Body Mass Index ………53
brainstemreticular activating system ………………139

breathlessness, dyspnea ……101
bromsulfalein …………297
BSP ……………………297
BUN ……………………301
Burkitt lymphoma ………211

〈C〉

C 1 ユニット ……………197
C 胆汁 …………………299
calcitonin ……………209
cAMP ……………15, 197, 199
carotid artery pulse ……281
catecholamine …………187
Cellular immunity ………19
ChE ……………………297
chemoreceptor trigger zone …61
chemotaxis ………………19
chills …………………77
cholesterol ……………297
cholinesterase …………297
chylomicron …………189, 191
citrullinemia …………185
clearance ……………301
clinical pharmacology …23
co-ordination …………3
coenzyme ………………13
coma ……………………155
compliment ……………19
Computed Tomography ……55
constipation ……………67
convergence-facilitation theory ………………137
convergence-projection theory ………………137
Cori のサイクル …………15
cough …………………105
creatinine ……………301
cyclin …………………213

〈D〉

delirium ………………157
dementia ………………163

deoxyribonucleic acid ·········211
Depression ·················161
diabetes insipidus ············205
diabetic coma ···············159
diarrhea ····················65
DIC ·······················271
diffusion ···················273
disturbances of consciousness
 ·························155
dizziness ···················143
DNA ····················13, 211
drip injection ················30
drug ······················23
drug dependence ·············249
drug receptor ················27
dyspnea ···················107

〈E〉

ECG ···················101, 279
edema ····················125
electrocardiogram ········101, 279
enzyme ····················13
epilepsy ···················167
ERCP ·····················299
ERV ······················273
exhaution stage ···············5
exon ·····················211
experimental therapeutics ······23
external applications ··········30

〈F〉

Fas 抗原 ···················213
fatigue ····················41
FDP ······················271
feed-back 機構 ··············199
FF ·······················305
fibrin ······················19
Fishberg 濃縮試験 ············303
flow-volume curve ···········277
forced vital capacity ··········275
FRC ······················273
FVC ······················275

〈G〉

γ-carboxyglutamate residue
 ·························197
γ-glutamyl transpeptidase 297
γ-GTP ····················297
γ-カルボキシグルタミン酸残基
 ·························197
γ-グルタミールトランスペプチダーゼ ··················297
G 蛋白質 ···················199
G6Pase ····················177
GAS ·······················5
gastrin ····················285
GDM ·····················113
gene ···················13, 211
general adaptation syndrom ···5
gestational diabetes mellitus
 ·························113
GFR ······················305
glucagon ············15, 111, 177
glucocorticoid ···············177
gluconeogenesis ·············175
glucose-6-phosphatase ········177
glucose-6-phosphate dehydrogenase ·················181
glucuronic acid conjugation 223
GLUT 1〜5 ················111
glutamate dehydrogenase ···183
glutamine synthetase ········183
glutathione ·················181
glutathione peroxidase ······181
glycerol ···················189
glycine ····················189
glycogen ··················175
glycogen storage disease ···179
GOT ·····················295
G protein ··················199
GPT ······················295

〈H〉

Hb ··················85, 207, 267
HbA$_{1c}$ ············113, 203, 293
HDL ·····················193
heat stroke ·················79
heat collapse ················79
heat cramp ·················79
heat exhaution ··············79
heat stagnation ············77, 79
helper T-cell ··················9
hematocrit ·················267
hemoglobin ··········85, 181, 267
hemolytic anemia ········91, 181
hemolytic jaundice ············73
hemotaxis ···················11
hepatic coma ············157, 183
hepatic jaundice ··············73
HHH syndrome ·············185
high density lipoprotein ······193
His bundle electrogram ······279
HMG CoA ·················193
homeostasis ··················5
hormone ···············3, 15, 199
Ht ····················89, 267
humoral co-ordination (regulation) ·····················3
hyperchromic ················87
hyperglycemia ··············109
hypertension ················95
hyperthermia ················75
hypochromic ················87
hypoglycemia ··············109
hypotension ·················99
hypovolemic shock ···········81

〈I〉

^{131}I-RISA 試験 ···············291
^{131}I-オレイン酸試験 ··········291
^{131}I-トリオレイン試験 ········291
IC ························273
ICD ····················35, 35
ICG ······················299
IDDM ················113, 115
IgA ························9
IgE 抗体 ····················47
IgG ·······················9
IgM ·······················9
IGT ··················113, 113
immune pharmacology ········23
immunity ···················19
immunoglobulin ··············19
impaired glucose tolerance 113
indocyanine green ··········299

induction ……………177	magination ……………11	〈O〉
inflammation ……………45	Magnetic Resonance Imaging	
inhalation ……………30	……………55	O_2 cascade ……………105
inhibitor ……………15	malnutrition-related diabetes	ob 遺伝子 ……………55
injection ……………29	mellitus ……………113	obesity ……………53
Injuries and Causes of Death 35	maltose ……………175	obstructive jaundice ……………73
insulin ……………111, 177, 201	margin of safety ……………245	obstructive mechanical ……………73
insulin-dependent diabetes mellitus ……………113	mass action ratio ……………177	OGTT ……………113
	mast cell ……………19	oncogene ……………17, 213
interferon ……………19	maximal effective dose ……………245	opsonin ……………19
International Classification of Diseases ……………35	maximal therapeutic dose ……………245	organic acidemia ……………185
	maximal tolerated dose ……………245	orotic acid ……………185
International Statistical Classification of Disease ……………35	McArdle 病 ……………181	ortho-sleep ……………141
	MCH ……………269	osteomalacia ……………209
intramuscular injection ……………29	MCHC ……………89, 269	osteoporosis ……………209
intravenous injection ……………29	MCV ……………89, 269	oxidation ……………217
intron ……………211	mechanocardiogram ……………281	
iron deficiency anemia ……………91	melanin ……………187	〈P〉
IRV ……………273	metabolism ……………13	p53 ……………213
isozyme ……………13	methemoglobin ……………181	PAH ……………187
	Meurengracht ……………295	pain ……………131
〈J〉	microhematuria ……………261	palpitation ……………101
jaundice ……………71	mineral corticoid ……………199	para-sleep ……………141
	minimal effective dose ……………245	paradoxical sleep ……………141
〈L〉	minimal lethal dose ……………245	parasympathetic system ……………3
lactate dehydrogenase ……………295	molecular pharmacology ……………23	parathormone ……………209
LAP ……………297	MRDM ……………113	passive transport ……………229
LCAT ……………193	MRI ……………55	peptic ulcer ……………285
LDH ……………295	mRNA ……………199, 211	per os ……………29
LDL ……………191		pernicious anemia ……………91
lecithin cholsterol acyltransferase ……………193	〈N〉	PFD 試験 ……………289
	N-アセチルグルタミン酸 ……………185	phagocytosis ……………19
Leptin ……………55	NAD ……………197	pharmaceutics ……………23
lethal dose ……………245	NADPH ……………181	pharmacodynamics ……………23
leucine aminopeptidase ……………297	nausea ……………61	pharmacokinetics ……………235
lipase ……………189	necrosis ……………213	phenylketonuria ……………187
lipoprotein lipase ……………189	neural co-ordination (regulation) ……………3	phonocardiogram ……………281
low density lipoprotein ……………191		pinocytosis ……………229
LPL ……………189, 191	NIDDM ……………113, 115	placebo 効果 ……………243
lysinuric protein intolerance 185	non-insulin-dependent diabetes mellitus ……………113	plasmin ……………21
lysozyme ……………17		platelet ……………267
	normochromic ……………87	poison ……………23
〈M〉	NPY ……………55	polymorphism ……………213
m-AST ……………295		potentiating drug ……………247
macrohematuria ……………261		potentiation ……………245

prolongation drug ………247	shivering …………………77	transcortin ………………199
protein kinase ………15,199	shock …………………149	transport maximum glucose 109
proteinuria ………………117	sinusoid ………………69,73	TRH 負荷試験 ……………309
prothrombin ………………21	sleep …………………139	triglyceride ………………189
prothrombin time ………297	sleeplessness …………141	TTT ………………………297
psycopharmacology ……23	slow wave sleep ………141	TV …………………………273
PSP 試験……………………303	somnolence ……………155	
PTC ………………………299	spirogram ………………273	⟨U⟩
PTH ………………………209	sputum …………………105	UCG ………………………283
purine nucleotide cycle ……185	steapsin ………………189	urease ……………………185
	steroid hormone ………15	uremic coma ……………159
⟨R⟩	stress ……………………5	uric acid …………………301
RAS ………………………139	stressor …………………5	
RBC ………………………267	study of prescription ……23	⟨V⟩
RBF ………………………305	stupor …………………155	vasoactive intestinal polypeptide ………………65
RBP ………………………195	subconsciousness ………155	
reaction …………………131	subcutaneous injection ……29	VC …………………………273
receptor …………………15	substrate ………………13	ventilation ………………273
red blood corpuscle ……267	suppressor T-cell ………9	vertigo …………………143
reduction ………………217	supressor gene …………213	very low density lipoprotein 191
referred pain ……………137	sympathetic system ……3	VIP …………………………65
repression ………………177	synergism action ………245	VLDL ………………189,191
RES ………………………69		vomiting …………………61
resistance stage …………5	⟨T⟩	vomiting center …………61
reticuloendothelial system …69	T-リンパ球 ………………9,19	von Gierke 病 ……………179
Reye syndrome …………185	t 1/2 ………………………247	
ribonucleic acid …………211	target cell ………………199	⟨W⟩
rickets …………………209	taurine …………………189	WBC ………………………267
RNA ………………………211	tetany …………………209	WDHA 症候群………………65
RPF ………………………305	tetrahydrobiopterin ……187	white blood corpuscle ……267
RV ………………………273	thirst ……………………49	WHO ………………………35
	thrombin …………………19	World Health Organization 35
⟨S⟩	thromboplastin …………19	
Schilling test ……………285	thymine dimer …………21	⟨X⟩
second messenger ………201	TLC ………………………273	X 線 CT …………………55
secretin test ……………289	TmG ……………………109	xeroderma pigmentosum ……21
Selye ……………………5	TNF-α ……………………55	
semicoma ………………155	tolerance ………………249	⟨Z⟩
senselessness …………155	toxic dose ………………245	ZTT 297
serum protein ……………297	toxicology ………………23	
sex chromosome ………211	transaminase ……………295	

【著者略歴】

中野昭一 (なかの しょういち)
1927年5月22日生
医学博士/生理学・体力医学・スポーツ医学
東海大学医学部名誉教授,日本体育大学名誉教授

佐伯武頼 (さえき たけより)
1940年12月4日生
医学博士/生化学・栄養学
鹿児島大学医学部教授

堀内正久 (ほりうち まさひさ)
1962年11月5日生
医学博士/生化学・病態医化学
鹿児島大学医学部講師

松宮輝彦 (まつみや てるひこ)
1943年10月28日生
医学博士/薬理学
東京医科大学薬理学教室教授

武田弘志 (たけだ ひろし)
1953年4月17日生
医学博士,薬学博士/薬理学
東京医科大学薬理学教室助教授

足立穣一 (あだち じょういち)
1947年1月18日生
医師/内科学
前・東京慈恵会医科大学第三内科学講師

中野浩志 (なかの ひろし)
1961年9月13日生
医師/精神医学
湘南病院,東京慈恵会医科大学精神医学

———病態生理・生化学・栄養———
＜普及版＞図説・病気の成立ちとからだ [I]　ISBN4-263-70267-0

1981年9月10日　第1版第1刷発行
1998年1月20日　第1版第21刷発行
1999年5月25日　第2版第1刷発行
2000年7月1日　第2版第2刷発行

2001年9月1日　第1版第1刷発行(普及版)
2002年5月30日　第1版第2刷発行

編著者　中野昭一
発行者　藤田勝治
発行所　医歯薬出版株式会社
〒113-8612　東京都文京区本駒込1-7-10
TEL.(03)5395-7626(編集)・7616(販売)
FAX.(03)5395-7624(編集)・7611(販売)
http://www.ishiyaku.co.jp/
郵便振替番号　00190-5-13816

乱丁,落丁の際はお取り替えいたします　　印刷・あづま堂／製本・明光社
Ⓒ Ishiyaku Publishers, Inc., 2001. Printed in Japan [検印廃止]

本書の複製権・翻訳権・上映権・譲渡権・公衆送信権(送信可能化権を含む)は,医歯薬出版㈱が保有します.
JCLS ＜日本著作出版権管理システム委託出版物＞
本書の無断複写は,著作権法上での例外を除き禁じられています.複写される場合は,そのつど事前に日本著作出版権管理システム(FAX.03-3815-8199)の許諾を得てください.

新刊 ダイナミックな図表により，人体の構造と機能，疾病の成り立ちが理解できる図説シリーズ！２色刷で**わかりやすい普及版**‼

普及版　解剖・生理・栄養　図説・ヒトのからだ

■中野昭一（日本体育大学教授）編著　　■B５判・350頁・定価（本体3,000円＋税）

＊人体の構造全般にわたって，その"形態と構造"の基本を図解し，生理機能をわかりやすく関連づけて解説．

ISBN4-263-70266-2

普及版　生理・生化学・栄養　図説・からだの仕組みと働き

■中野昭一（日本体育大学教授）編著　　■B５判・272頁・定価（本体2,800円＋税）

＊生理・生化学・病態栄養に関する基礎知識を，２色刷りの図とその解説を見開き頁に配し，病態における症状や症候が，いかなる生理機能の変化によって起きるか臨床生理学的立場からも解説．

ISBN4-263-70269-7

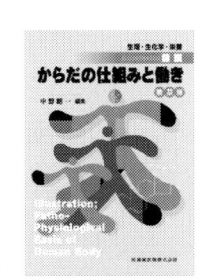

普及版　病態生理・生化学・栄養　図説・病気の成立ちとからだ「Ⅰ」　症候別病態生理編

■中野昭一（日本体育大学教授）編著　　■B５判・336頁・定価（本体3,000円＋税）

＊病気の症状・症候の成り立ちを病態生理学的に，各種の代謝異常のメカニズムをとらえ解説．病気のサインとしての症状や症候の把握，理解に格好の書．

ISBN4-263-70267-0

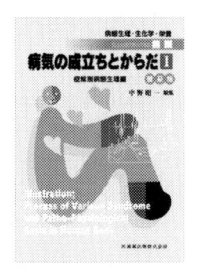

普及版　病態生理・生化学・栄養　図説・病気の成立ちとからだ「Ⅱ」　疾患別病態生理編

■中野昭一（日本体育大学教授）編著　　■B５判・410頁・定価（本体3,400円＋税）

＊各器官を生理機能上８系統に分類，それらの主要疾患について病態生理，生化学，栄養，さらに薬理学的立場から考察．臨床的な対応にも言及．

ISBN4-263-70268-9

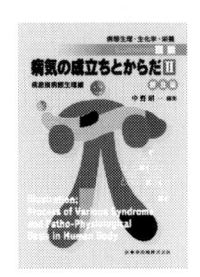

普及版　運動・生理・生化学・栄養　図説・運動の仕組みと応用

■中野昭一（日本体育大学教授）編著　　■B５判・354頁・定価（本体3,800円＋税）

＊運動の仕組み，運動時の体内の変化，栄養の摂取，運動のすすめ方と評価，疾患時の運動療法など，総合的知識が把握できる．

ISBN4-263-70270-0

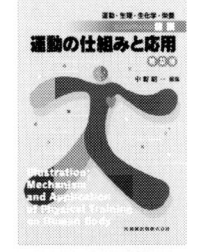

医歯薬出版株式会社／〒113-8612　東京都文京区本駒込1-7-10　TEL.03-5395-7610　FAX.03-5395-7611

●郵送によるご注文は，医歯薬出版発行図書通信販売代行店の㈱東京メール・サービス☎03-5976-0631でうけたまわっております．